CLINICAL ANATOMY & PHYSIOLOGY OF THE SWALLOW MECHANISM
Second Edition

[원서 2판]

삼킴장애

Kim Corbin-Lewis · Julie M. Liss 공저

김자영 · 정다희 공역

학지사

Cengage

Australia • Brazil • Canada • Mexico • Singapore • United Kingdom • United States

Clinical Anatomy & Physiology of the Swallow Mechanism, 2nd Edition

Kim Corbin-Lewis
Julie M. Liss

Original edition © 2015 Delmar, a part of Cengage Learning. *Clinical Anatomy & Physiology of the Swallow Mechanism, 2nd Edition* by Kim Corbin-Lewis and Julie M. Liss
ISBN: 9781435493001

This edition is translated by license from Delmar, a part of Cengage Learning, for sale in Korea only.

ISBN-13: 978-89-997-3421-2

Cengage Learning Korea Ltd.
14F YTN Newsquare 76 Sangamsan-ro
Mapo-gu Seoul 03926 Korea
Tel: (82) 1533 7053
Fax: (82) 2 330 7001

Printed in Korea
Print Number: 01 Print Year: 2025

역자 서문

매년 새로운 연구방법들을 활용한 삼킴장애 관련 논문들을 접하면서 고전적인 내용뿐만 아니라 연구의 동향 및 업데이트된 최신 정보를 반영한 책의 필요성을 느끼고 있었습니다. 이 책은 삼킴의 해부와 생리를 삼킴의 단계에 따라 설명하고 있어 음식물이 입에서 위장까지 전달되는 과정을 이해하고 학습하는 데 효과적이라고 생각됩니다. 또한 이 책은 고전적인 삼킴장애 지식의 습득뿐만 아니라 최신 연구의 동향 및 방향, 임상에서 다른 분야의 전문가들과 협업 시 언어재활사가 담당하고 나아가야 하는 방향을 아우르는 상세한 내용을 포함하고 있어, 삼킴장애에 관심이 있는 분들과 이 지식을 공유하고자 번역 작업을 진행하였습니다.

삼킴은 수많은 해부학적 구조와 근육, 신경계 시스템의 조절이 시의적절하게 통합적으로 이루어지는 복잡한 활동입니다. 원서의 저자들이 언급한 바와 같이, 이 책을 통해 삼킴의 구조 및 시스템을 통합적으로 이해할 수 있기를 바랍니다.

마지막으로 원서의 번역 시 해부 및 신경학적 구조들의 명명에 어려움이 많았습니다. 현재까지도 이 구조들의 명명에 한문과 한글이 혼용되고 있어, 언어병리학에서 빈번하게 사용되는 용어들을 중심으로 번역을 진행하다 보니 한문 또는 한글만을 사용하여 일관적으로 명명하기가 어려웠습니다. 이에 용어 뒤에 영문명을 추가하여 이해를 돕고자 하였으니 독자들의 양해 바랍니다.

이 책이 삼킴장애 이해의 초석이 되길 바라며 글을 마칩니다.

2025년

대표역자 김자영

저자 서문

서론

『삼킴장애(Clinical Anatomy & Physiology of the Swallow Mechanism)』 개정판 작업은 삼킴장애 및 중재에 대한 지식이 증가함에 따라 진행하게 되었다. 2005년에 초판이 출판된 이후로 삼킴 기능과 관련된 구조는 변하지 않았지만, 생리학에 대한 이해와 개념, 그리고 삼킴 관련 구조들이 어떻게 통합적으로 작동하는지에 대한 지식은 발전했다. 우리는 관찰, 추론, 또는 호흡소화관의 생리에 기초하여 삼킴장애의 평가 및 치료를 한다. 초판이 출판된 이후 영상 기술과 생리학적 시스템 측정의 발전, 표본 크기가 증가한 연구의 증가, 언어병리학과 의학, 간호학, 작업치료 및 물리치료, 영상기술의 통합적 힘을 기반으로 하는 학제간 접근 방식의 증가로 인해 관련 증거들이 많아졌다.

이 책의 구성

초판과 마찬가지로 각 장은 평가 시 접할 수 있는 구조와 기능을 통해 독자들의 임상적 사고를 촉진하는 방식으로 구성되었다. 시각적으로 평가할 수 있는 구강(제1장)에서 시작하여 방사선 또는 내시경으로 평가할 수 있는 인두(제2장)와 식도(제3장)로 장을 구성하였다. 제4장은 중추신경계의 관점에서 앞의 세 장에서 다룬 모든 삼킴 과정의 조절을 다룬다. 또한 삼킴의 순서에 영향을 미칠 수 있는 정상적인 원인과 외부의 다양한 원인도 다룬다. 제5장에서는 일반적인 임상 측정 및 방사선학의 일부인 삼킴 메커니즘의 영상 기술에 대해 자세히 개관한다. 전문가 간 교육 모델이 환자에게 더 나은 결과를 제공하는 의료환경에서, 중재 팀 구성원들이 각 분야의 전문적인 치료에 대한 기본적인 이해를 공유하는 것은 중요하다. 제6장과 제7장은 성인에게 일반적으로 나타나는 삼킴의 이상소견과 관련된 생리를 다룬다. 제8장과 제9장은 현재 중재법의 생리를 살펴본다.

2판에서 추가된 내용

초판이 출판된 이후 강사들과 학생들의 피드백을 바탕으로 2판의 수정을 진행하였다. 이 책은 해부 및 생리 교과서이기 때문에 시각적인 보완이 중요하다고 생각되었다. 이에 모든 선화에 대해 일관적인 스타일을 적용한 컬러 이미지를 제공하였고, 해부학적 구조의 위치를 나타내는 해부 사진의 시각화를 향상하였다. 또한 삼킴과 관련한 구조들의 시각화를 향상한 이미지와 머리와 목, 흉강 구조들 간의 관계를 강조하는 이미지를 추가하였다. 삼킴조절의 신경생리학 및 호흡조절과의 통합에 대한 '제4장 정상삼킴의 조절'은 내용이 많이 추가되었다. 두 개의 새로운 장인 '제8장 보상 중재전략의 생리학적 기초'와 '제9장 재활 중재전략의 생리학적 기초'는 중재전략의 개념적 구성을 재구성하였다. 모든 장의 참고문헌은 교과서의 내용을 뒷받침하는 증거를 제공하도록 업데이트되었다.

이 책의 활용법

우리는 임상가에게 필요한 전문적인 용어를 적절히 포함하여 간결한 언어로 이 책을 작성하였다. 각 장에 포함된 임상노트는 임상가들의 의사결정에 도움이 될 일반적이거나 일반적이지 않은 증상과 정보를 강조하는 흥미로운 임상 사례를 제공한다. 독자들이 각 장의 핵심내용에 집중할 수 있도록 **학습목표**를 포함하였으므로 수업에서 또는 혼자 공부할 때 활용할 수 있다. 각 장의 **학습질문**은 독자들이 임상에서 의사결정을 할 때 해부와 생리를 다룰 수 있도록 하기 위해 업데이트하였다. 학습질문의 정답은 부록 B에서 확인할 수 있다. 이를 통해 자기주도학습을 장려하고 도울 수 있기를 바란다. 각 장과 각 주제를 공부하면서 가설 검정의 과학적 방법을 활용하여 새로운 정보에 열린 접근 방식을 익히면 분석 기술을 발달시키는 데 도움이 될 것이다.

삼킴장애의 평가와 진단 기술을 발전시키고 연마하기 위해 시의적절하고 관련성이 있는, 생각을 일깨우는 정보를 찾을 수 있기를 바란다.

Kim Corbin-Lewis

Julie M. Liss

차례

제7장 구조적 삼킴장애의 원인 질환 • 245

제8장 보상 중재전략의 생리학적 기초 • 297

제9장 재활 중재전략의 생리학적 기초 • 327

제 1 장 구강 삼킴단계의 평가

학습목표

이 장을 학습한 후,

- 호흡소화관을 이루는 구강 구조물의 기능을 이해할 수 있다.
- 삼킴의 구강단계와 관련된 해부학적, 생리학적 기전을 이해할 수 있다.
- 음식덩이의 형성 및 구강 운반에 관여하는 뼈와 근육의 구조를 설명할 수 있다.
- 삼킴의 구강단계에서 감각의 역할을 이해할 수 있다.
- 정상 범주에 해당하는 다양한 구강 해부학과 생리학을 이해할 수 있다.

서론

사람의 성대(vocal tract)는 다양하고 풍부한 음성과 말을 산출할 수 있게 진화했지만, 이러한 진화는 사람을 **흡인(aspiration)**과 질식(choking)에 노출시키기도 한다. 이는 후두가 상대적으로 낮게 위치하여 상후두공간(supralaryngeal space)이 형성되기 때문이다. 이 공간은 호흡(breathing), **삼킴(deglutition)**, 말의 음파(sound waves)를 형성하는 통로이다. 상후두공간은 다른 포유류와 달리 인간에게서만 관찰되는 특징으로, 목 윗부분에 위치한 후두(larynx)로 인해 기도(respiratory pathway)와 식도(digestive pathway)가 분리된다. 따라서 호흡, 삼킴, 음성, 말(speech)은 공통된 신체 구조, 즉 호흡소화관을 공유하는 여러 가지 기능이다. 상부 호흡소화관(upper aerodigestive tract)을 깊이 있게 이해하는 데 특화된 언어재활사는 삼킴장애에 대한 학습, 평가, 치료 또한 수행하게 된다.

해부학적 관점에서 말산출 기전을 학습한 언어재활사는 삼킴의 기전을 이해한 바와 다름없다. 말과 삼킴은 효과기(effectors)—입술, 볼, 혀, 입천장 등—가 동일하지만 기능은 근본적으로 다르다. 이 장에서는 우리에게 익숙한 신체 기관을 새로운 시각으로, 즉 해부학적인 특징을 삼킴 기능과 연관 지어 살펴볼 것이다.

삼킴의 단계

전통적으로 삼킴은 네 단계—구강준비단계(oral preparation phase), 구강단계(oral phase), 인두단계(pharyngeal phase), 식도단계(esophageal phase)—로 나뉜다(Logemann, 1988; Logemann & Larsen, 2012). 첫 번째 단계인 구강준비단계에서는 음식을 입에 넣고 한 덩어리로 뭉친 뒤, 운반할 준비가 될 때까지 입 안에 잠시 머금는다. 준비단계에는 음식을 작은 덩어리로 나누는 것, 씹기(음식물과 침을 섞어 부드럽고 응집된 덩어리를 형성하는 것), 혀를 오목하게 만들어 음식물을 머금는 과정이 포함된다. 다음 단계로 넘어가기 전, 혀로 음식물을 경구개에 누른다. 구강단계에서는 음식물을 구강 뒤쪽, 구인두(oropharynx)로 운반한다. 음식물이 구인두에 닿으면 인두 삼킴 반응이 일어나고 인두단계의 기도 보호 및 음식물을 밀어넘기기 위한 일련의 움직임이 시작된다. 식도 위쪽에 있는 **상부식도괄약근(upper esophageal sphincter(UES))**이 이완되고 음식물이 위(stomach)로 내려가면서 식도단계가 시작된다. 삼킴의 네 단계 모델은 매우 직관적이며 이해하기 쉽다. 그러나 삼킴 과정을 학습할수록 삼킴은 음식물의 특징(예: 음식물의 크기, 응집력, 점도, 온도, 맛, 섭취 방법)과 삼키는 사람의 특징(예: 나이, 성별, 해부학적 다양성, 행동적 특이성)에 따라 달라지는 매우 적응적인 기능임을 알 수 있다. 이러한 관점으로 **삼킴**의 여러 단계의 해부학적 및 생리학적 특징을 학습할 것이다.

삼킴의 구조적 틀

삼킴의 구강안면 해부학은 구강안면 구조의 연조직에 대한 구조적 틀에서 시작한다. 특히 삼킴과 씹기(mastication)에 필수적인 안면의 움직임을 담당하는 근육과 그에 부착된 뼈, 구체적으로 상악(maxillae), 입천장뼈(palatine bones), 광대뼈(zygomatic bones), 하악(mandible), 턱관절(temporomandibular joint)에 집중할 것이다(그림 1-1). 해당 부위의 여타 구조물에 대한 포괄적인 설명은 일반 해부학 서적을 참고하기를 바란다.

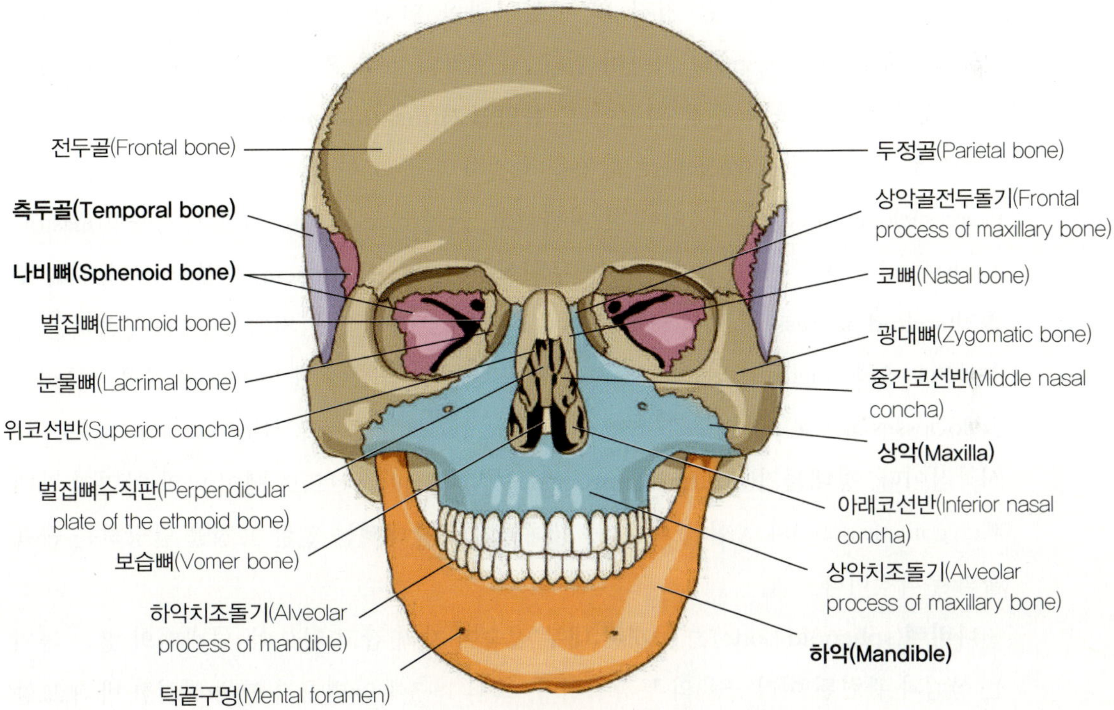

그림 1-1. 두개골(skull)의 앞면

두개골(Cranium)

사람의 두개골은 **봉합(suture)**이라고 불리는 부동 관절로 연결된 뼈 22개로 구성된다. 그중 측두골(temporal bone), 나비뼈(sphenoid bone), 입천장뼈(palatine bone), 상악(maxilla)은 음식덩이의 준비나 밀어넘기기를 담당하는 근육의 부착 지점으로, 삼킴에서 특히 중요한 구조물이다. 하악(mandible)은 안면골격에서 가장 많이 움직이는 뼈로, 다음 섹션에서 구체적으로 설명할 것이다.

모양이 불규칙적인 **측두골(temporal bones)**(그림 1-2)은 두개골의 외측(lateral) 벽을 형성한다. 측두골은 청각 및 전정기관을 단단한 뼈 안에 보호하고, 턱관절(temporomandibular joint)의 기반이 된다. 측두골의 바깥 표면에 있는 세 돌기(process)는 중요한 삼킴 근육의 부착 지점이다. **유양돌기(mastoid process)**는 크기가 크고 시각적으로 두드러지며, 귓불 바로 뒤쪽을 촉진하면 만질 수 있다. 이 부위는 흉쇄유돌근(sternocleidomastoid muscle)의 부착 지점이고, 안쪽(medial)에 위치한 꼭지패임(mastoid notch)은 구강 바닥(floor)을 형성하는 **두힘살근(digastric muscle)**의 부착 지점이다. **붓돌기(styloid process)**는 고리 모양의 뼈로, 촉진으로는 잘 느껴지지 않는다. 붓돌기는 유양돌기의 안쪽(medial), 뒤쪽(posterior)에 위치하며, 삼킴에 관여하는 세 근육—붓혀근(styloglossus muscle), 붓인두근(stylopharyngeus muscle), 붓설골근(stylohyoid muscle)—의 시작점이다. **광대돌기(zygomatic process)**는 앞쪽(anterior)으로 뻗어 나와 안면의 광대뼈(zygomatic bone)와 봉합을 이룬다. 광대돌기와 광대뼈는 얼굴 표정을 담당하는 근육들의 부착점이다.

나비뼈(sphenoid bone)는 두개골 내부 깊숙이 자리 잡고 있으며, 나비뼈의 많은 돌기는 삼킴과 관련된 여러 근육의 부착점이다. 그림 1-3에 안면골격 안에 위치한 박쥐 모양의 나비뼈를 그림으로 표시하였다. 그림 1-3을 통해 나비뼈의 **작은 날개(lesser wings)**와 **큰 날개(greater wings)**의 일부를 확인할 수 있다. 큰 날개 아래쪽(inferior)에서는 **외측(lateral)**과 **안쪽(medial) 날개판(pterigoid plates)**이 뻗어 나오고, 안쪽 날개판에서는 **갈고리(hamulus)**가 내려온다. 이러한 중요 부착점에 대해 더 알아보자.

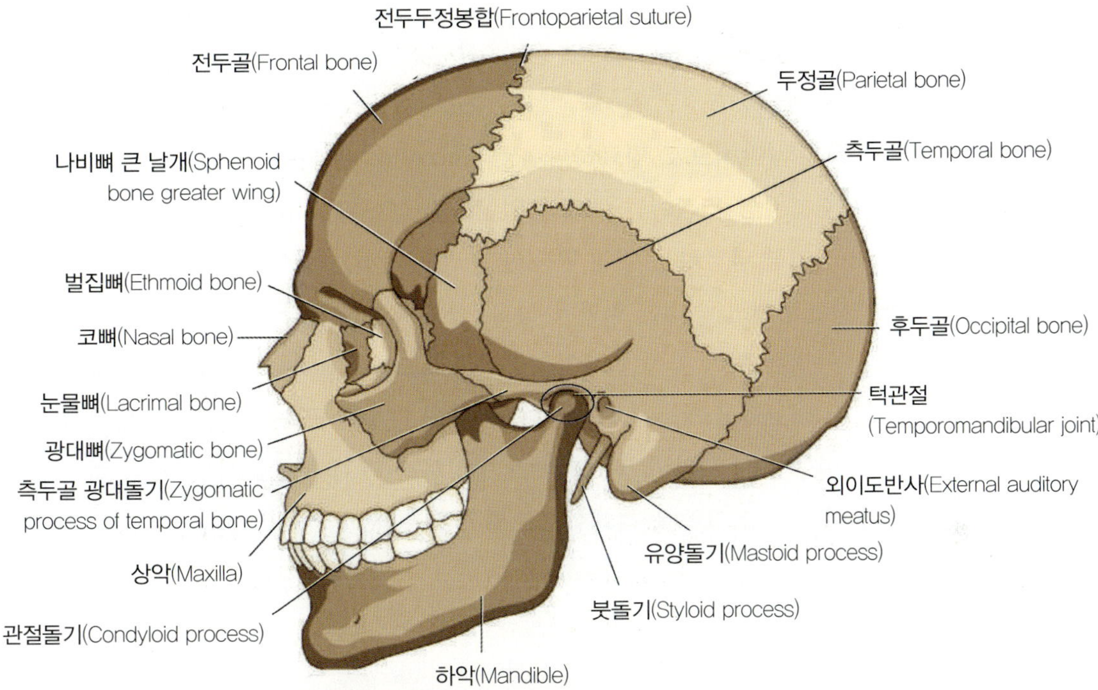

그림 1-2. 두개골(cranium) 및 안면골격(facial skeleton)의 측면

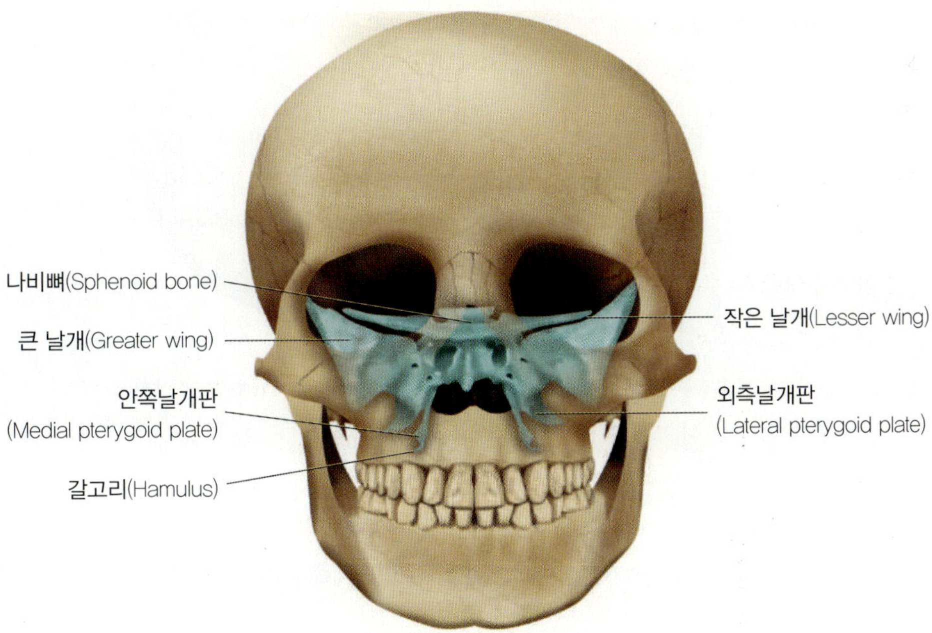

그림 1-3. 정위치의 나비뼈(sphenoid bone)

안면 골격(Facial Skeleton)

구강의 골격은 시각적으로 명료하다. 상악(maxillae)은 위쪽 얼굴을 형성하고, 하악(mandible)은 경첩처럼 움직이는 아래쪽 얼굴을 형성한다(그림 1-4). 이 뼈들은 치아와 얼굴 표정 및 씹기를 담당하는 여러 근육이 뿌리를 내리는 곳이다. 턱관절로 연결된 두 뼈는 구강준비단계에서 중요한 역할을 하고, 삼킴과정의 구강단계에서도 어느 정도의 역할을 한다. 복잡한 씹기 활동은 상악치조궁(maxillary dental arch) 안에 들어맞는 하악치조궁(mandibular dental arch)에 의존한다. 하악에 부착된 근육은 3차원 회전 운동 패턴이 가능하며, 이는 음식을 갈아 음식덩이를 형성하는 데 매우 중요하다. 또한 하악을 내리고 입술과 혀로 구강 앞쪽을 폐쇄함으로써 구강운반단계에 필요한 구강 압력을 형성한다.

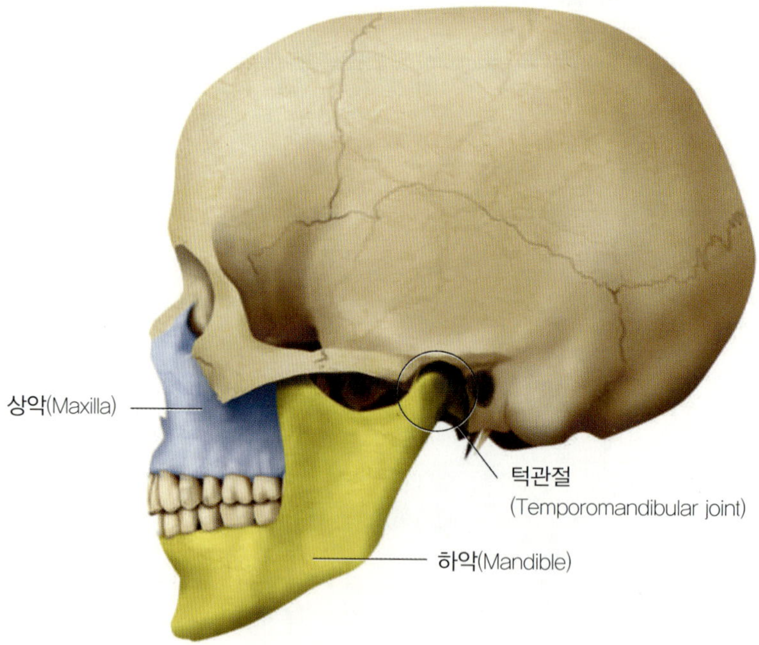

그림 1-4. 상악(maxilla)과 하악(mandible)의 관계가 관찰되는 두개골(skull)과 안면골격(facial skeleton)의 측면

상악과 입천장뼈(Maxillae and Palatine Bones)

상악(maxillae)은 복합적이고 다차원적인 뼈의 집합으로, 다음의 네 벽을 이룬다: **얼굴 중앙(midface)**의 앞쪽(anterior aspect), **경구개(hard palate)**의 앞부분(수평면을 따라서), **안와강(orbital cavity)**의 아랫면(inferior surface) (상외측(superolateral)), **비강(nasal cavity)**의 양쪽 외측(lateral sides) (내측(medially)) (그림 1−5).

상악은 가운데 수평 부분과 이를 둘러싼 U자 모양의 뼈로 이루어진다(그림 1−6). U자 모양의 뼈는 **치조돌기(alveolar process)** 또는 **치조능선(alveolar ridge)**이라고 부르며(그림 1−5), 해면골(cancellous bone)(스펀지 같은 뼈)로 이루어져 있고, 입의 위쪽 두 사분면에 있는 여덟 개의 치아를 위한 치조와를 포함한다. 상악은 치아가 고정되는 곳이기도 하지만, 구강단계에서 혀의 중요한 접촉면이기도 하다. 가운데 수평면에는 두 뼈판이 정중선(midline)에서 만나 **상악간봉합(intermaxillary suture)**을 형성한다. 이는 두 개의 개별적인 판이 정중선에서 만나는 것이 아니며, 대부분 상악의 여러 **입천장돌기(palatine process)**로 이루어진다. 입천장돌기는 입천장 위벽(superior surface) 또는 비강 바닥의 3/4을 차지한다. 입천장의 뒤쪽 1/4은 입천장뼈(palatine bones)로 이루어져 있다. 이 영역은 연구개를 들어올리는 얇은 결합조직인 **입천장널힘줄(palatal aponeurosis)**의 부착면이다. 입천장의 수평 부위의 시작 지점은 **상악전구골(premaxilla)**로 형성된다. 상악전구골은 성인에게서는 잘 관찰되지는 않지만, 상악전구골을 드러내는 봉합선이 상악간봉합에서부터 외측앞니(lateral incisor)와 송곳니 사이의 틈으로 이어진다.

광대뼈(Zygomatic Bones)

광대뼈는 한 쌍의 작은 뼈로, 전두골(frontal), 상악(maxillae), 측두골(temporal bone)의 돌기와 결합하여 볼 뼈(cheek bones)를 형성한다(그림 1−7). **깨물근(masseter muscle)**의 일부 섬유가 광대뼈에서 출발한다.

하악(Mandible)

성인의 하악은 하나의 U자 모양 뼈로, 양쪽의 **가지(ramus)**가 위쪽(superiorly)과 뒤쪽(posteriorly)으로 뻗어 있다(그림 1−8a). **턱끝결합(mental symphysis)**은 앞쪽(anterior)

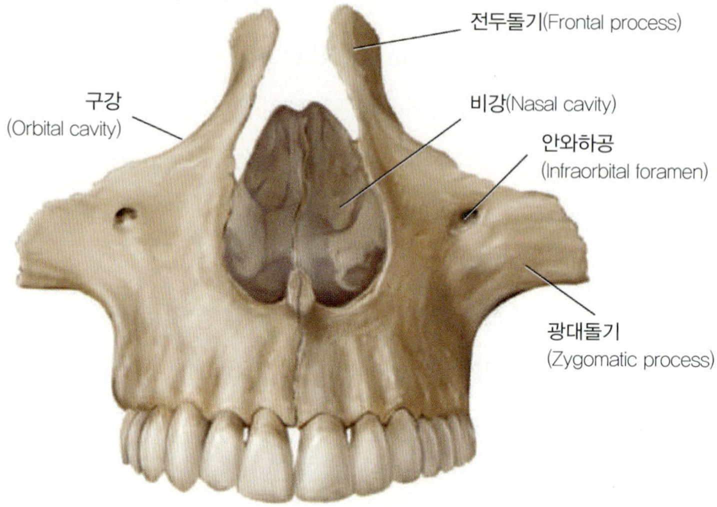

앞면

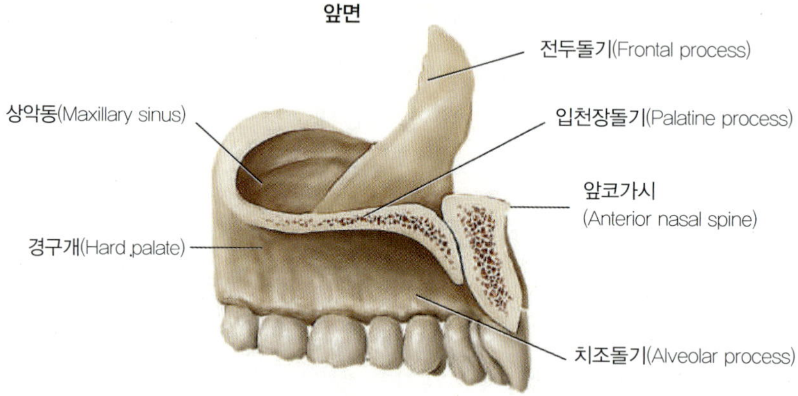

내측면

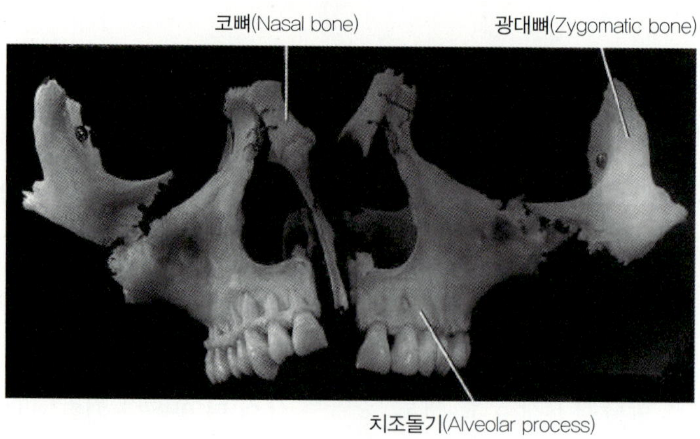

앞면

그림 1-5. 상악(maxillae)의 앞면 및 내측면

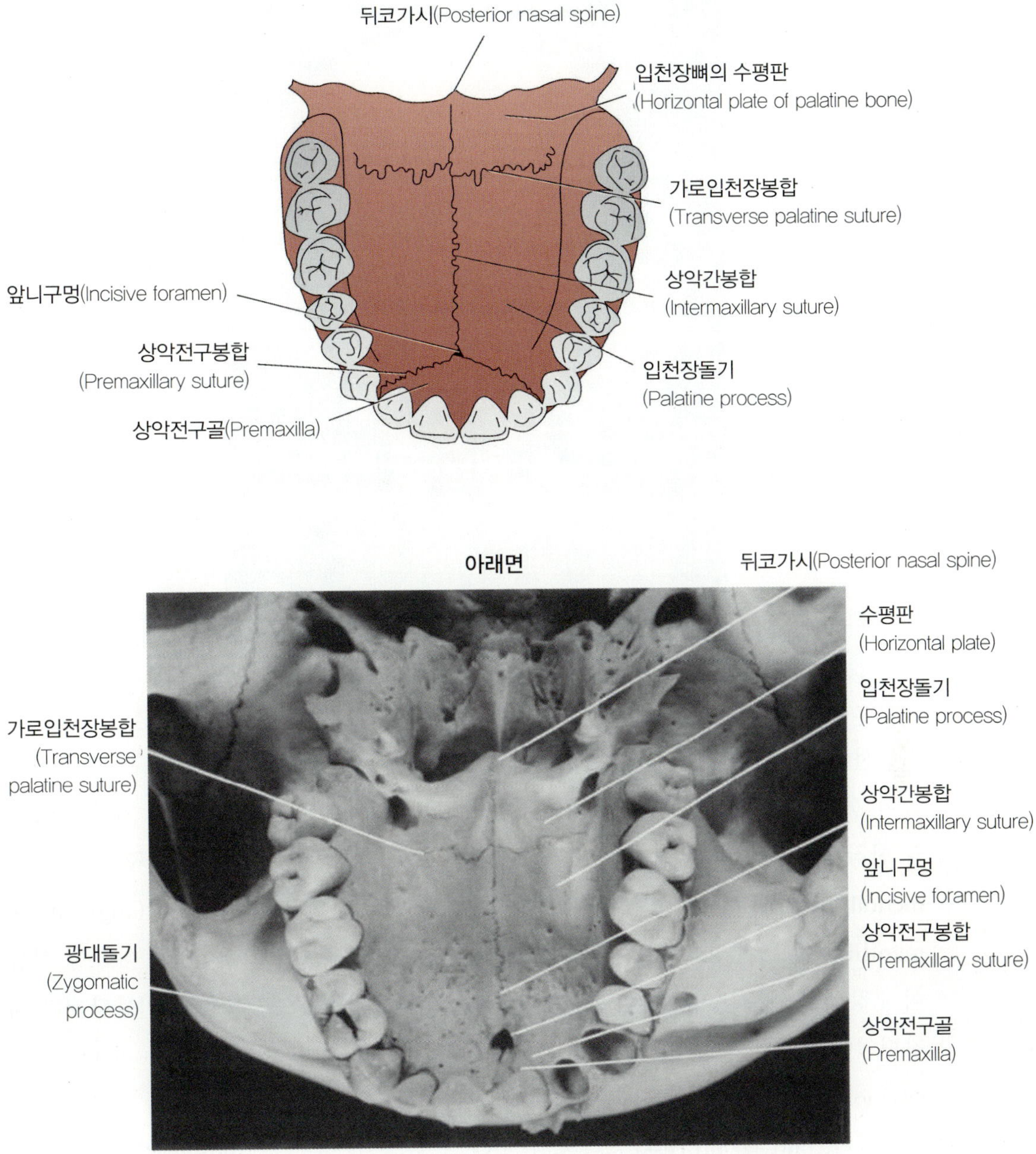

그림 1-6. 경구개(hard palate)의 아래면

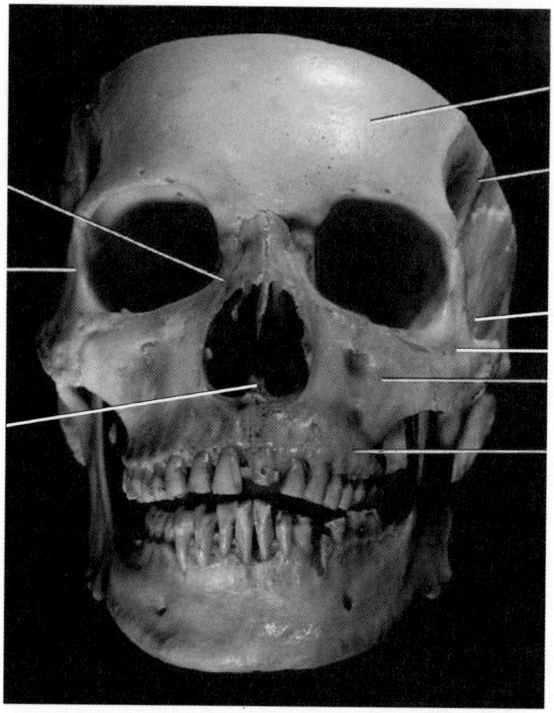

그림 1-7. **두개골(skull)과 안면골격(facial skeleton)의 앞면**

정중선(midline)을 향해 수직으로 뻗어 있으며, 생후 1년 동안 하악의 양 반쪽이 결합하여 경화되는 곳이다. **몸체(corpus)** 앞면(anterior surface)의 대표적인 기준점은 턱끝 신경과 혈관이 뼈 앞쪽 표면(frontal surface)으로 빠져나가는 양측 **턱끝구멍**(bilateral **mental foramen**)이다. 하악은 두부 방사선 영상에서 잘 관찰된다. **하악각(angle of the mandible)**은 몸체의 끝 부분이자 가지(ramus)가 시작되는 곳으로(그림 1-8b), 음식물이 구강에서 인두강으로 넘어가는 지점이다. 음식물이 이 곳을 지날 때 인두단계가 시작되었다고 간주할 수 있다(제2장에서 세부적으로 다룰 것이다). 하악가지(ramus of the mandible)는 앞쪽(anterior projection)에 있는 **근육돌기(coronoid process)**와 뒤쪽에 있는 **관절돌기(condylar process)**로 나눌 수 있다. 근육돌기는 **측두근(temporalis muscle)**의 부착점이다. 관절돌기의 머리 부분은 **하악와(mandibular fossa)**에서 측두골과 연결되어 **턱관절(temporomandibular joint(TMJ))**을 이룬다.

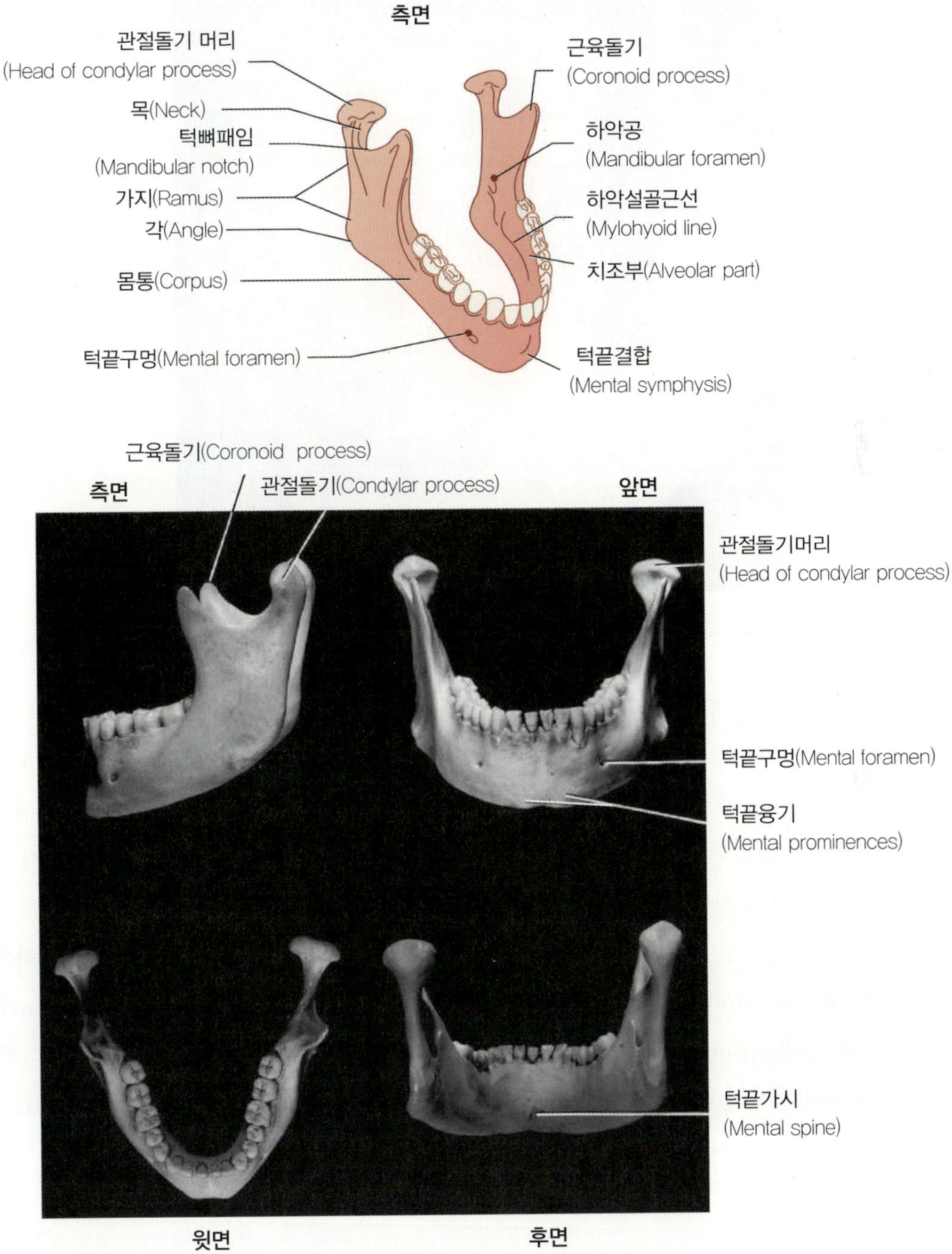

그림 1-8a. 하악(mandible)의 앞/측면

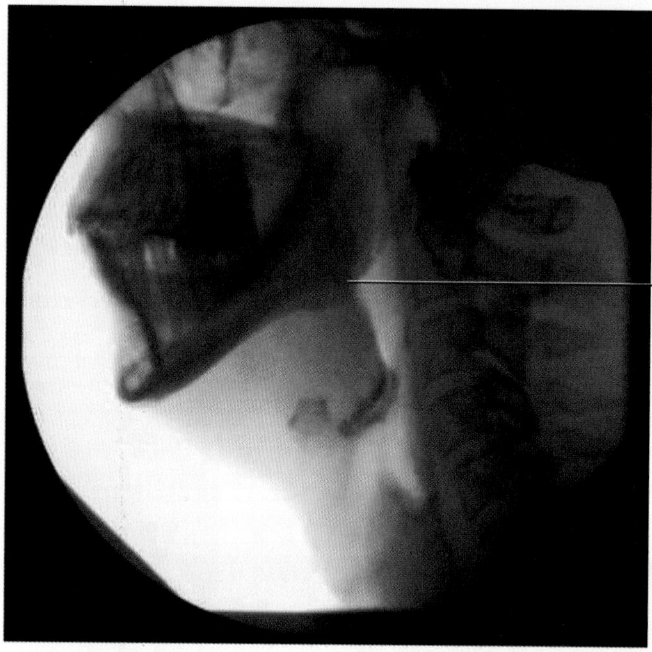

그림 1-8b. 하악각 가지(angle of the mandibular ramus)의 방사선영상

턱관절(Temporomandibular Joint)

턱관절(temporomandibular joint(TMJ))은 하악의 관절돌기가 하악와(mandibular fossa)에서 측두골과 맞물려 형성된다(그림 1-9). 턱관절은 세 평면으로 움직임을 가능하게 하여 턱을 위-아래, 앞-뒤, 좌-우로 움직이게 한다. 말(speech)과 달리 씹기는 주로 세 평면으로 하악을 회전하며 움직인다(Moore, Smith & Ringel, 1988; Komiyama, Asano, Suzuki, Kawara, Wada, Kobayashi & Ohtake, 2003). 관절에 부착된 인대, **측두하악인대(temporomandibular ligament)**, **나비아래턱인대(sphenomandibular ligament)**, **붓아래턱인대(stylomandibular ligament)**는 턱을 안정적으로 고정시키고, 턱이 과다하게 확장되어 턱관절에서 탈구되는 것을 방지한다.

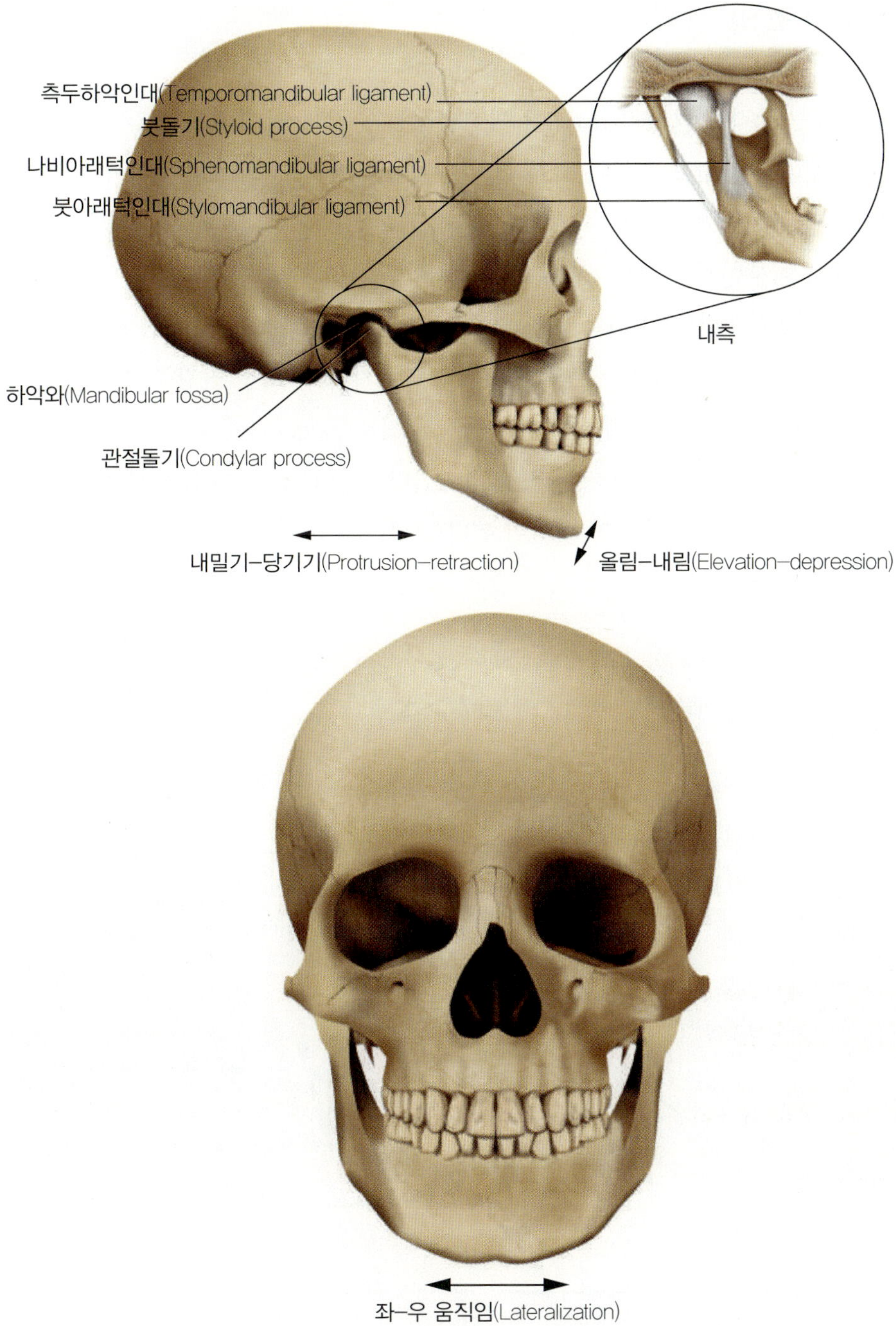

그림 1-9. 턱관절(temporomandibular joint)의 운동 평면과 하악인대(mandibular ligaments)에 대한 분해도

구강 구조의 시각적 검사

지금까지는 골격을 학습하였고, 이 섹션에서는 구강과 안면에서 시각적으로 관찰되는 구조물에 대해 살펴볼 것이다. 구강은 위, 아래, 그리고 네 벽으로 둘러싸인 상자와 같다. 윗면은 경구개와 연구개로, 아랫면은 혀와 구강 바닥으로, 앞 벽은 이빨과 입술로, 양옆 벽은 볼로 이루어진다. 뒷벽(posterior wall)은 두 가지 가능한 형태가 있다. 먼저, 입을 벌리면 인두 뒤쪽(구인두)이 뒤쪽 벽을 이루는 것을 관찰할 수 있다. 혓몸(tongue dorsum)이 이완된 연구개와 접촉하면 또 다른 벽이 만들어지는데, 이는 구강준비단계에서 음식을 씹을 때 주로 나타나는 형태이다. 혀-연구개 접촉(tongue-velum contact)은 평소 코로 숨을 쉴 때 음식이 인두로 넘어가는 것을 방지한다(그림 1-11a). 혓몸이 내려가고 연구개가 상승하면 후인두벽이 상자의 뒷면이 된다(그림1-11b). 이 형태는 인두단계가 시작될

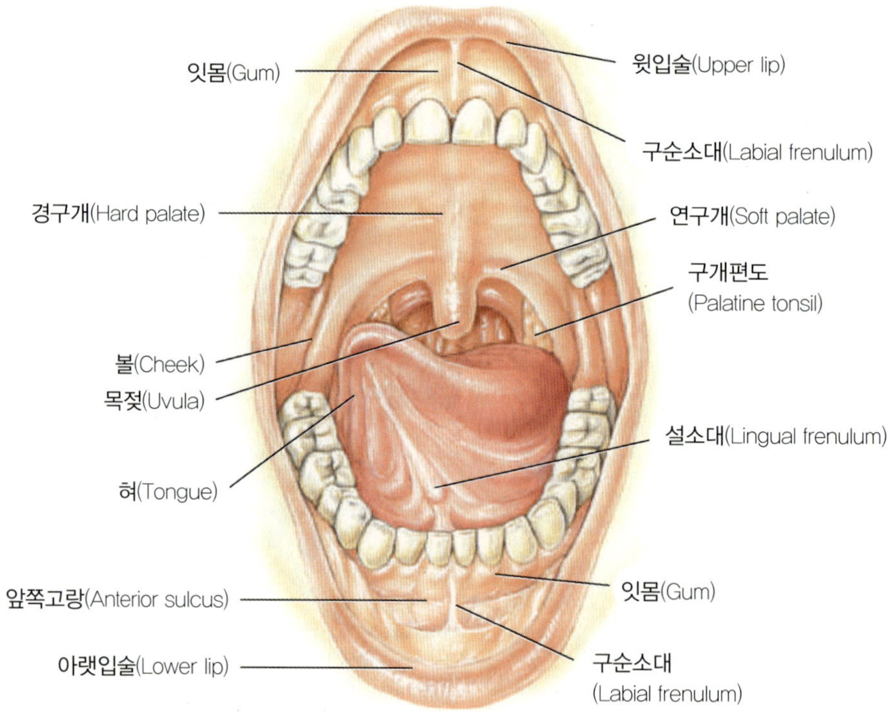

그림 1-10. 구강(oral cavity) 구조 도식

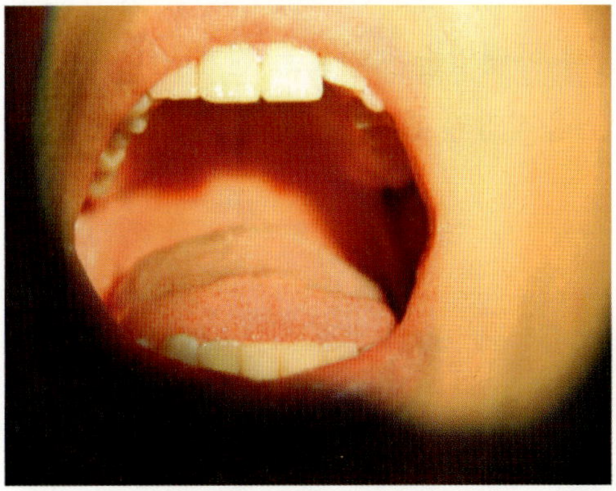

그림 1-11a. **수축한 연구개(soft palate)가 혀 뒷부분을 올린 모습, 앞면**

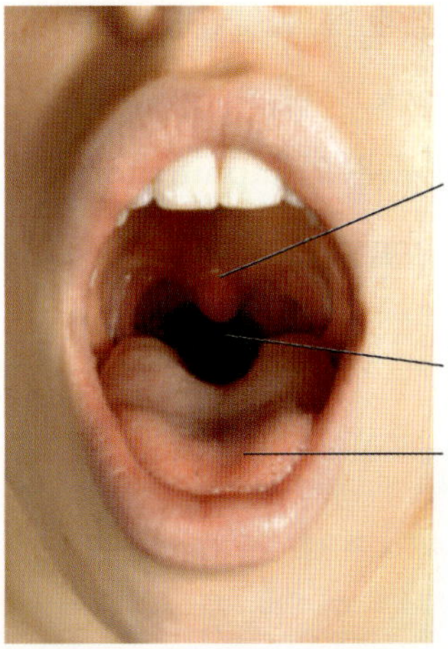

그림 1-11b. **상승한 연구개(soft palate), 앞면**

때 만들어지며, 다음 장에서 깊이 있게 다룰 것이다.

구강안면 구조물의 해부학적 기준점(Landmark)

가상의 상자를 구성하는 해부학적 구조물은 일반적으로 모든 사람에게서 동일하다. 예를 들어 입술과 치아는 언제나 앞 벽, 볼과 치아는 옆 벽을 형성한다. 그러나 구강 내부의 생김새는 그것이 속한 얼굴만큼이나 독특하여, 이러한 구조와 기능의 정상적인 변이는 놀라운 일이 아니다. 따라서 임상가는 "정상"의 범주를 깊이 있게 이해하고 환자를 주의 깊게 살펴 비정상적인 구조와 변별해야 한다. 이 섹션에서는 씹기와 삼킴에 필요한 얼굴, 구강(oral cavity), 구인두(oropharynx)의 기준점(landmark)을 학습할 것이다.

입술(Lips)

입술은 가상 상자의 앞 벽(anterior wall)을 형성하며, 앞쪽 치아를 덮는다(그림 1-12). 바깥 입술은 상피(epithelium)로 구성되어 있으며, 이는 높은 색소 침착으로 주변 얼굴과 구별된다. 색깔의 차이로 인하여 입술 가장자리에는 **붉은 경계(vermilion border)**가 생긴다. 붉은 경계 쪽의 윗입술은 '**큐피드의 활**(Cupid's bow)'이라고도 불리는 **입술결절**(labial tubercle)이며, 이는 코 기저부까지 이어지는 두 **기둥**(columellae)을 형성한다. 기둥 사이의 홈은 **인중**(philtrum)이다. 윗입술과 아랫입술은 가로로 길게 만나며 양쪽 **입꼬리**(oral angles)를 형성한다. 입꼬리는 입술 움직임과 관련된 근육이 부착되는 중요한 기준점이다.

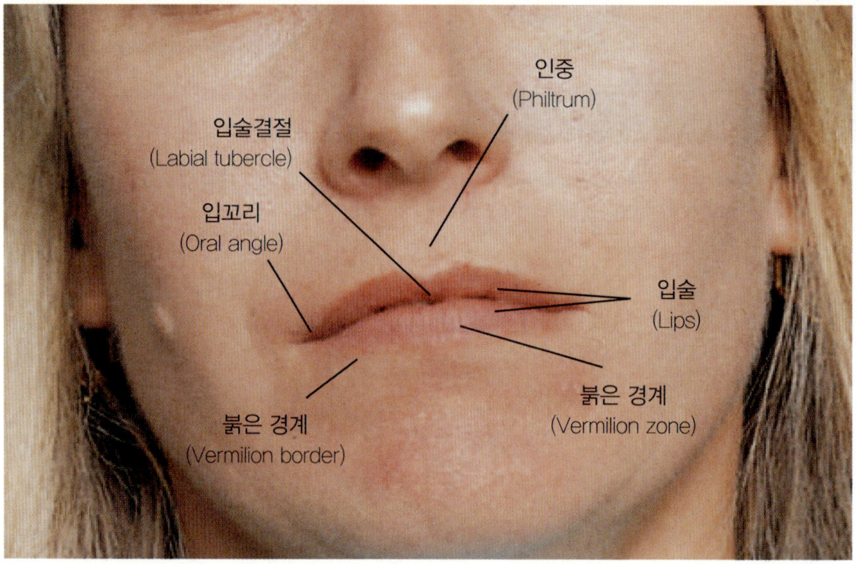

그림 1-12. 얼굴과 입술의 앞면

고랑(Sulci)

입술이 치아 및 잇몸(상악과 하악의 치조능선(alveolar ridges of the maxilla and mandible))과 맞닿는 부위에는 공간, 또는 고랑(sulcus)이 있다. 이를 **입술고랑(labial sulcus)** 또는 **앞고랑(anterior sulcus)**이라고 한다. 위입술고랑(superior labial sulcus)은 윗입술과 잇몸 사이에 있는 고랑을 말하며(그림 1-13), 아랫입술과 잇몸 사이의 고랑은 아래입술고랑(inferior labial sulcus)이라고 한다. 각 고랑 안에는 띠 같은 구강 점막(oral mucosa), 또는 **소대(frenum)**가 입술과 중심앞니(central incisors) 부근의 잇몸을 연결한다. 이를 **상**(upper) 또는 **하**(lower) **구순소대**(labial frena)라고 하며, 윗입술이나 아랫입술을 뒤집으면 볼 수 있다. (옛 영어 용어는 frenulum이라고 하며, frenum과 혼용된다).

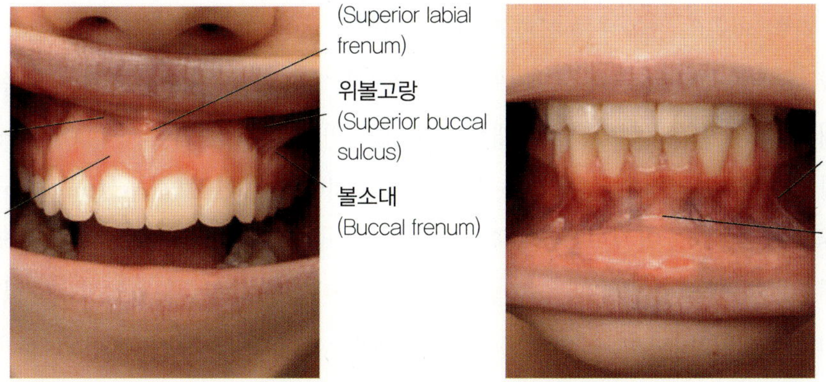

그림 1-13. **입술 및 볼고랑(labial and buccal suci)**

구강의 옆 벽으로 인해 또 다른 고랑이 형성된다. **볼고랑(buccal sulci)** 또는 **외측고랑 (lateral sulci)**은 안쪽 볼과 그와 인접한 이빨 사이의 공간으로, 음식이 자주 고이는 곳이다. 볼의 근긴장도가 저하되어 치아가 맞물리는 부위로 음식물을 이동시키지 못하면 음식물이 고랑으로 흘러내려와 축적되며, 환자 대부분은 이러한 문제를 스스로 잘 인식하지 못한다. 이빨과 잇몸 쪽 볼을 뒤집으면 볼고랑을 관찰할 수 있다.

임상노트 1-1 **다람쥐 같은 행동(Squirreling)**

입술과 볼의 적당한 근긴장도는 구강단계에서 음식이 앞고랑(anterior sulci)이나 외측고랑(lateral sulci)에 축적되는 것을 방지한다. 근긴장도나 감각 저하는 '볼주머니(pocketing)' 또는 '다람쥐 같은 행동(squirreling)'이라고 불리는 증상을 유발할 수 있다. 이 증상은 안면신경(CN VII)의 문제로 인한 안면근육마비(facial muscle paralysis)나 약증(weakness) 환자들에게서 흔하게 나타난다. 이 환자들에게는 식사 중 고랑에 쌓인 음식물을 혀나 손가락으로 제거하라고 지시해야 한다. 고인 음식물이 기도를 막아 질식할 위험이 있기 때문이다. 구강 해부학과 뇌신경에 대한 생리학적 지식을 기반으로 하여 안면신경(CN VII)의 운동신경 또는 삼차신경(CN V)의 감각신경 분포가 부상이나 질병으로 인해 손상된 경우, 환자가 '다람쥐 같은 행동' 증상을 보이지 않는지 잘 관찰해야 한다.

구개궁(Faucial Pillars)

구강의 외측(lateral)에는 볼조직(cheek tissue) 외에 또 다른 기준점이 있다. 바로 구강의 위에서 아래로 뻗은 곡선 모양의 얇은 띠 한 쌍으로 **앞쪽(anterior)**과 **뒤쪽(posterior)** **구개활(faucial arches)** 또는 **구개궁(pillars)**이라고 부른다(그림 1-14a). 앞쪽과 뒤쪽 구개활은 각각 **입천장혀근(palatoglossus muscle)**과 **입천장인두근(palatopharyngeus muscle)**으로 만들어지며, 책의 후반부에서 더 구체적으로 설명할 것이다. 앞쪽과 뒤쪽 구개활 사이에는 감염과 싸우는 림프 조직인 **구개편도(palatine tonsils)**가 있다. 편도 조직의 양은 사람마다 매우 다르며 나이의 영향도 받는데, 어릴수록 편도의 크기가 크다. 편도절제술(tonsillectomy)을 받은 사람의 경우에는 두 구개궁 사이의 공간이 비어 있다.

입천장(Palate)

구강의 위쪽에는 경구개(hard palate)와 연구개(soft palate)가 있으며, 앞쪽(anterior)은 고정되어 움직이지 않지만 뒤쪽(posterior)은 유연하다. 그림 1-14b와 같이, 경구개는 상악(maxillae)의 치조능선(alveolar ridge)에 고정된 윗니로 둘러싸여 있다. 경구개를 덮은 점막 표면(구강 전체의 점막 표면과 연결되어 있음)은 매끄럽지 않다. 혀로 경구개를 쓰다듬으면 중심앞니(central incisors) 뒤로 울퉁불퉁하게 솟은 능선 또는 **주름(rugae)**을 느낄 수 있다. 정중선(midline)에는 경구개를 따라 뻗은 홈(groove)이 있다. 정중선 또는 **정중솔기(median raphe)**라고 하는 이 홈은 태아 발달기에 양쪽 입천장뼈(palatine bones)가 결합하여 형성된 봉합(suture)이다. 연구개(soft palate)(또는 **velum**)는 경구개에 부착되어 구강 뒤쪽으로 이어진다. 연구개와 경구개 부착 부위는 입천장널힘줄(palatal aponeurosis)이라는 넓고 납작한 결합 조직(connective tissue)으로 이루어져 있다. 이 연결 부위는 촉진하여 구별할 수 있지만, 눈으로는 점막 표면을 연구개와 경구개로 정확하게 구별하기 어렵다. 연구개의 끝부분에는 목젖(uvula)이 구인두 내 정중앙에 매달려 있다.

구강 천장의 구성은 변이가 다양하다. 먼저, 입천장의 높이(height)와 넓이(width)의 정상적인 변이가 다양하다. 두 번째로, 간혹 **입천장융기(torus palatinus)**(뼈입천장(bony palate))가 정중솔기(midline raphe)의 앞쪽(anterior) 끝에 위치해 있기도 하다. 이는 태아 발달기에 입천장뼈가 결합하며 튀어나오거나 패드가 만들어지는 것으로 보이며, 특별한

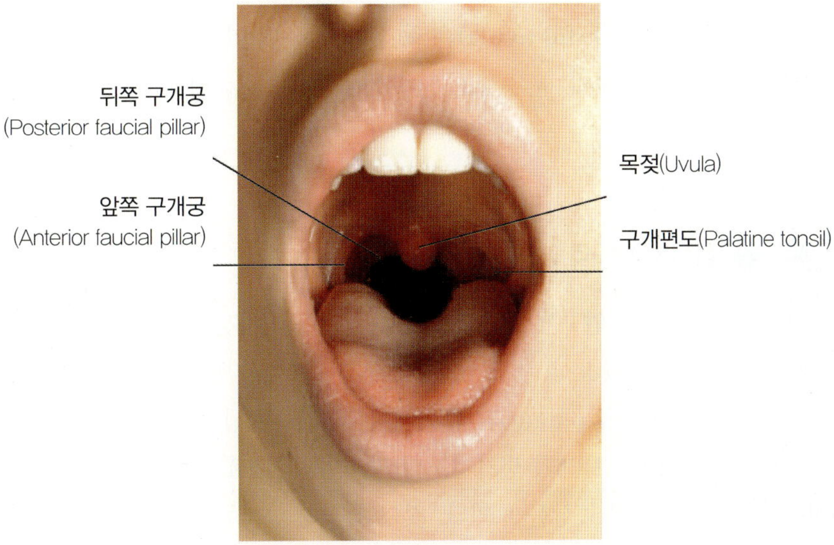

그림 1-14a. 구개궁과 구강(oral cavity)의 기준점(landmarks) 앞면

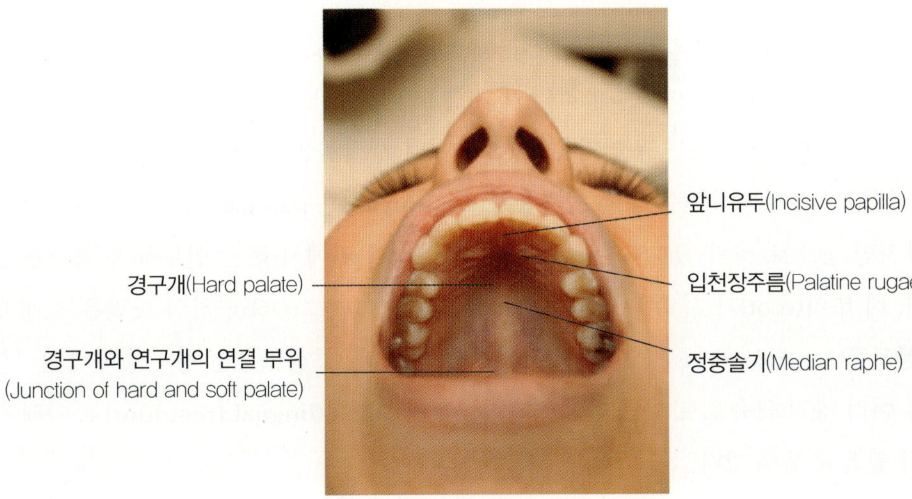

그림 1-14b. 입천장(palate)의 기준점(landmarks)

기능적 중요성이나 결과가 없다. 이 외에도 목젖의 크기나 방향, 구인두강의 깊이가 사람마다 다르다. **갈린 목젖(bifid uvula)**은 목젖이 갈라져 있거나 두 개로 나누어진 것을 말하며, 연구개에 점막밑틈(submucosal cleft)이 있거나, 그와 별개로 양성 종양이 있음을 의미하기도 한다.

임상노트 1-2 틈새(cleft) 및 경구개와 연구개 결함

경구개(hard palate)와 연구개(soft palate)는 구강과 비강을 나누는 구조물이다. 이 벽에 결함이 생기면 삼킴(deglutition), 특히 구강단계에서 심각한 문제가 발생한다. 구조적 결함은 구개열(cleft palate)과 같이 선천적으로 발생할 수 있으며, 수술이나 입천장의 외상(trauma)으로 인해 생기기도 한다. 임상적으로 이러한 환자들은 비강역류(nasal regurgitation)의 증상을 보인다. 젖이나 젖병을 빠는 신생아의 경우, 수유에 어려움이 나타난다.

혀(Tongue)

구강 바닥에는 혀가 있으며, 혀는 하악(mandible)과 구강 바닥의 연조직 구조물(soft tissue structures)로 둘러싸여 있다. 하악의 치조능선(alveolar ridge)과 아래 치아는 구강 바닥의 테두리가 된다. 혀는 우리가 눈으로 보거나 생각하는 것보다 크다. 혀를 최대한 앞으로 내밀어 보아도 울퉁불퉁한 **성곽유두(circumvallate papillae)**가 있는 V자 모양의 영역까지만 눈으로 볼 수 있다(그림 1-15a). 이 영역의 뒤에서 혀는 인두를 향해 90도로 꺾이며, 혀 **뿌리(root)**가 설골(hyoid bone)에 부착된다(그림 1-15b). 혀의 표면은 길게 뻗은 **중심고랑(central sulcus)**을 기준으로 좌우로 나뉜다. 중심고랑은 정중선에서 만나는 좌우의 여러 쌍의 근육으로 인해 만들어진다. 혀는 **설소대(lingual frenulum)**로 인해 구강 바닥 앞쪽에 묶여 있다.

혀, 입천장, 인두, 후두 및 식도의 일부는 약 10,000개의 맛봉오리(taste buds)로 덮여 있다. 맛봉오리에는 미각 수용기 세포가 있어 모든 맛에 반응하지만, 특정 기본적인 맛(신맛, 단맛, 짠맛, 쓴맛)에 가장 강하게 반응하고, 그 외의 맛에는 약하게 반응한다. 눈으로 잘 볼 수는 없지만, 단맛과 짠맛에 민감한 맛봉오리는 혀의 앞부분에 모여 있다. 신맛은 혀의 양 옆쪽에서 가장 잘 느껴지고, 쓴맛은 혀 뒤쪽에 있는 **버섯유두(fungiform papillae)** 영역에서 가장 잘 느껴진다. 혀 앞쪽 2/3에서 느끼는 미각은 뇌신경 7번(CN VII)의 고실끈신경(chorda tympani)이 담당하며, 뒤쪽 1/3은 뇌신경 9번(CN IX)의 특수 감각 섬유가 담당한다.

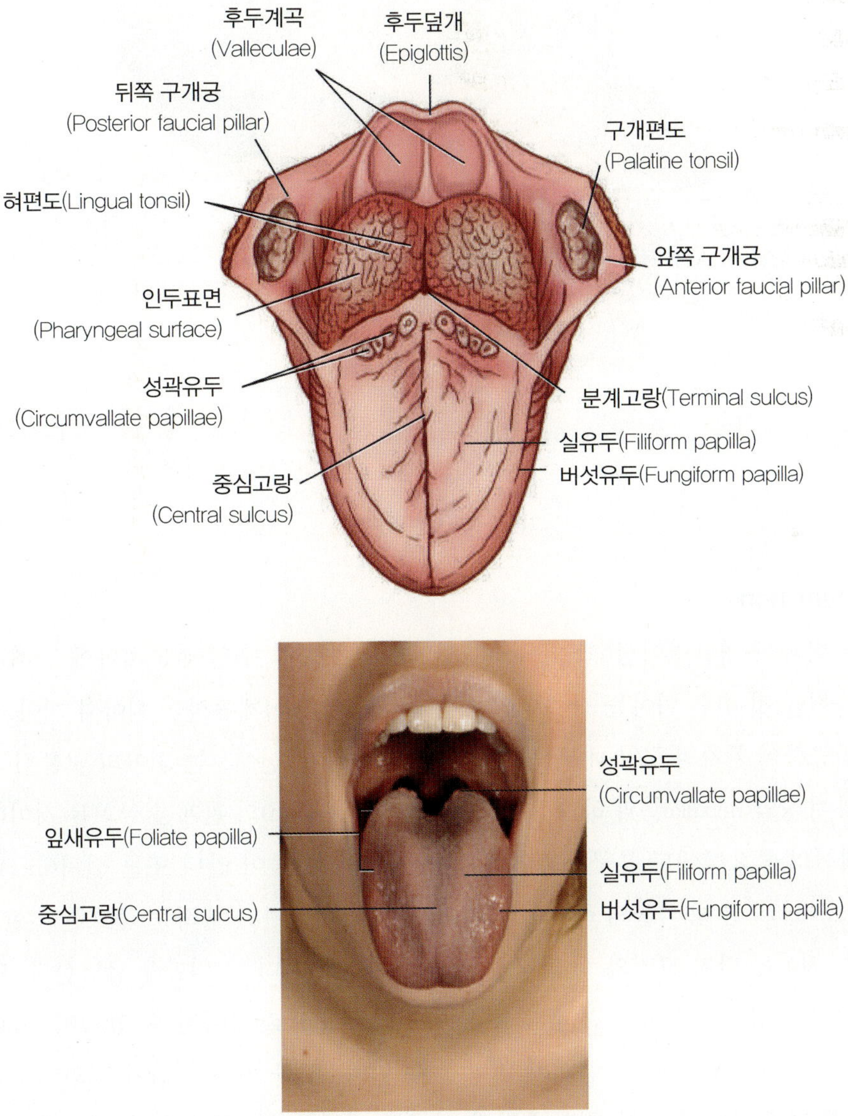

그림 1-15a. 확장된 혀의 상부면

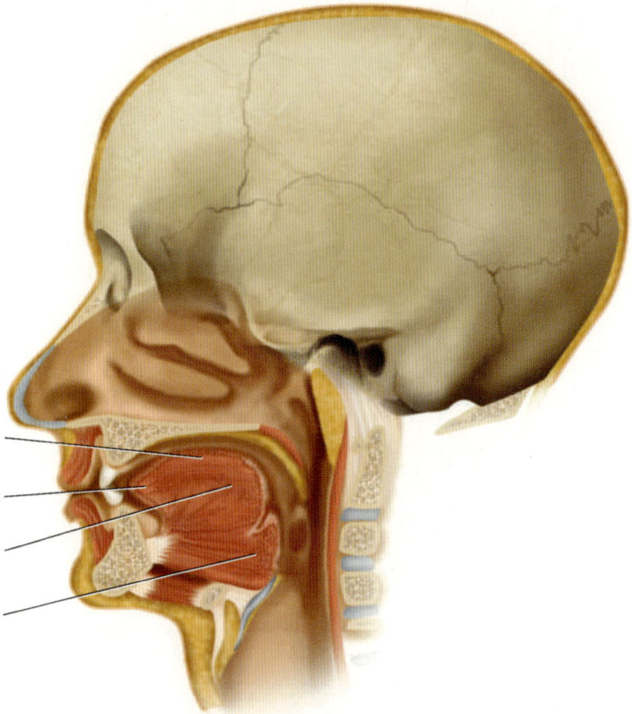

그림 1-15b. 혀의 측면

치아(Dentition)

말 해부학과 두개안면이상(craniofacial anomalies)에 대한 수업에서 치아에 관해 많은 것을 학습했을 것이다. 치아는 잠재적인 조음기이므로, 언어재활사는 치아와 치아 건강, 형태에 집중하여 환자의 구강 내부를 관찰해야 한다. 이 섹션에서는 치아의 맞물림(교합)과 관련하여 상악(maxillary)과 하악 치아(mandibular dentition)의 관계를 살펴볼 것이다.

조음에서의 중요성에도 불구하고, 치아의 명칭—예를 들어 앞니 또는 절치(incisors), 송곳니(canines)—은 음식물의 준비와 삼킴 단계에서 치아가 수행하는 중요한 역할만을 반영한다. 치아는 단지 고기와 생 당근을 씹어먹는 것보다 더 큰 역할을 담당한다. 단 하나의 치아라도 장기간 부재하면 뼈 흡수(bone resorption)로 이어질 수 있으며, 이로 인해 치조능선(alveolar ridge)의 형태가 변형될 수 있다. 또한 치아는 삼차신경(trigeminal nerve)을 통해 음식물에 대한 중요한 감각 정보를 제공한다. 이 감각 정보는 씹기의 강

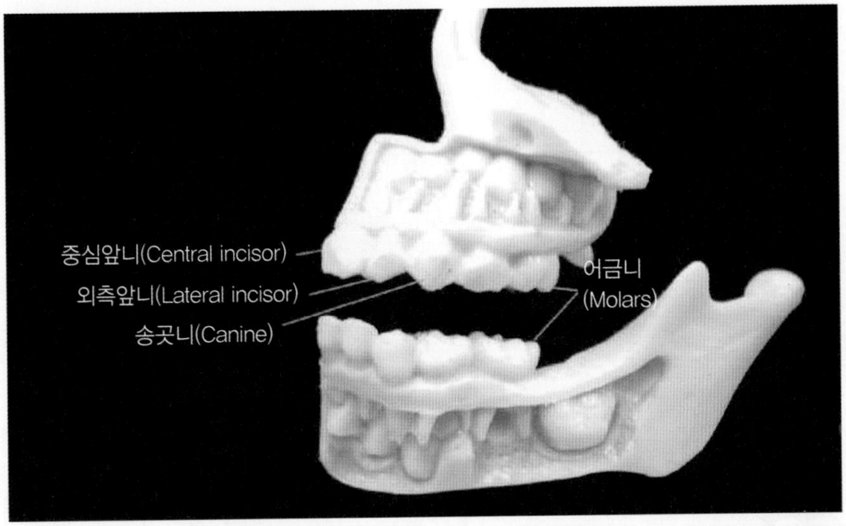

그림 1-16. 상악(maxilla)과 하악(mandible)의 일부를 제거하여 관찰한 젖니(deciduous dentition)의 뿌리와 영구치(permanent dentition)

도, 속도, 시간, 하악의 운동 범위를 조절하는 데 중요한 정보를 제공하고, 타액의 종류와 분비량에 영향을 준다고 알려져 있다. 따라서 치아는 구강준비단계의 씹기에서 핵심 역할을 수행한다고 볼 수 있다.

가장 처음에 나는 치아인 **젖니(deciduous teeth)** 또는 **일차치아(primary teeth)**는 유아의 생애 첫 1년 사이에 난다(그림 1-16). 위와 아래 **중앙(central)** 및 **두 번째 앞니(lateral incisors)**, **송곳니(canine** teeth), **어금니(molar)**를 포함한 전체 치아 20개는 만 3세경에 모두 자라난다(그림 1-17a). 일차치아는 그 후 약 7년에 걸쳐 **영구치(permanent dentition)**로 교체된다. 성인의 상악(maxillae)에는 네 개의 앞니가 있으며 그 옆으로 송곳니 한 쌍과 **작은어금니(bicuspids)** 두 쌍, 그리고 어금니(molars) 두 쌍 또는 세 쌍이 있다. 하악에도 치아가 동일하게 배열되어 총 32개의 치아가 완성된다(그림 1-17b). 정상교합(normal occlusion)의 경우, 상악 치아(maxillary teeth), 특히 앞니와 송곳니가 그에 해당하는 하악 치아와 맞물리며 하악 치아를 살짝 덮는다(그림 1-18). 제1 하악 어금니의 융기(cusps)는 그에 대응하는 상악 치아의 바로 앞쪽, 안쪽에 닿는다(중심교합의 Angle 분류 1급(Angle's Class I neutrocclusion)). 이 배열이 망가지면 수평 피개 교합(overjet)이 나타나 치아가 입술쪽에 이르거나, 수직 피개 교합(overbite)이 나타나 세로로 과하

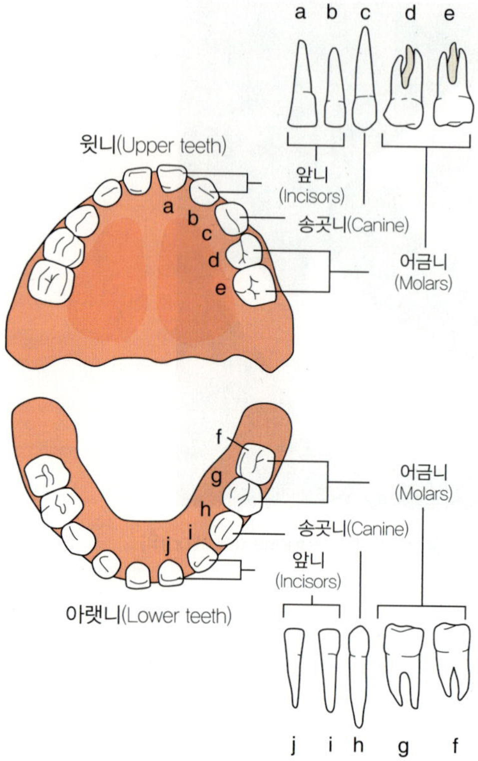

그림 1-17a. 젖니 그림

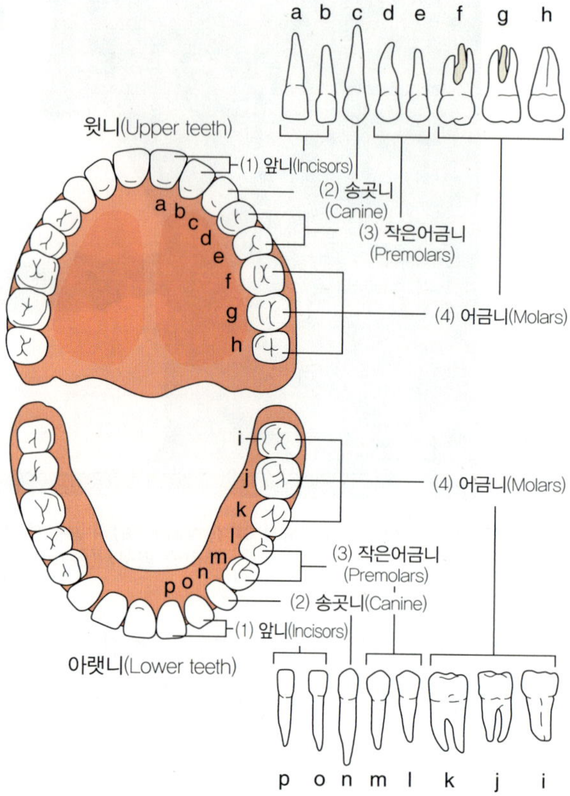

그림 1-17b. 영구치 그림

게 겹쳐칠 수 있다(부정교합의 Angle 분류 2급(Angle's Class II malocclusion)). 또한 교합불완전(underbite)이나 주걱턱(prognathic jaw)(부정교합의 Angle 분류 3급(Angle's Class III malocclusion))이 나타나거나, 치조궁(dental arch)이 외측(laterally)으로 빠지는 교차교합(crossbite)이 나타날 수 있다. 심각한 부정교합(malocclusion)은 구강단계에서 음식물의 준비 과정에 부정적인 영향을 줄 수 있다. 유사하게, 치아가 부재하거나, 부러지거나, 잘못 배열되어도(misalignment) 삼킴에 부정적인 영향을 미친다.

급 (Class)명	어금니(molar) 관계	형태	그림	얼굴 모양
중심교합 (Neutroclusion)	상악 제1 영구 어금니의 안쪽 볼 융기(mesiobuccal cusp of maxillary first permanent molar)가 하악 제1 영구 어금니의 볼고랑(buccal groove of mandibular first permanent molar)과 맞물림	개별 치아 또는 여러 치아가 잘못된 위치에 있는 정상 교합(normal occlusion)과 유사함	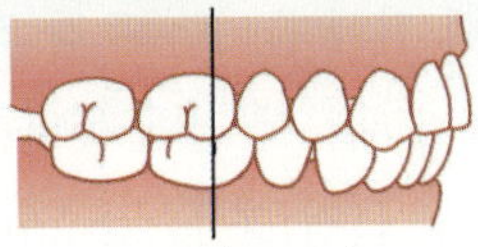 1급(Class I)	약간 돌출 (Mesognathic) 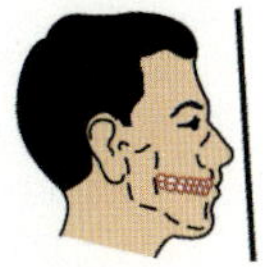
원심교합 (Distoclusion)	하악 제1 영구 어금니의 볼고랑이 상악 제1 영구 어금니의 안쪽 볼 융기와 멀리 떨어져 있음	1류(Division1)-상악 치아의 순측전위(labioversion)	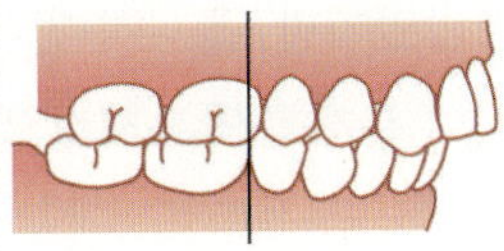 2급, 1류 (Class II, Division 1)	하악후퇴 (Retrognathic) 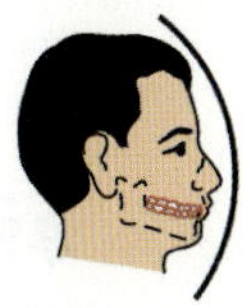
		2류(Division 2)-하악 치아의 설측전위(linguoversion)	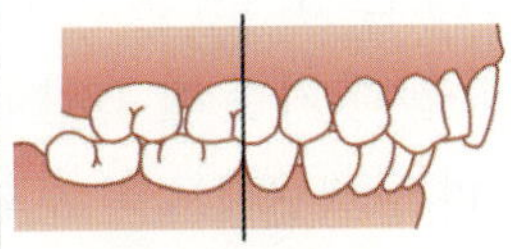 2급, 2류 (Class II, Division 2)	
근심교합 (Mesioclusion)	하악 제1 영구 어금니의 볼고랑이 상악 제1 영구 어금니의 안쪽 볼 융기 안쪽에(mesial) 위치함	하악 치아(mandibular teeth)가 정상 위치보다 안쪽에 위치함	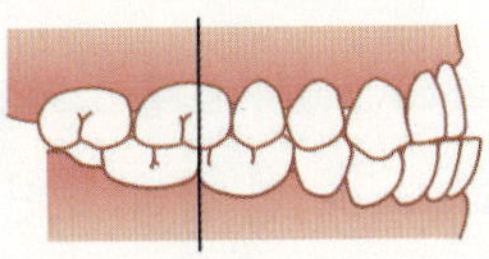 3급 (Class III)	턱 돌출 (Prognathic) 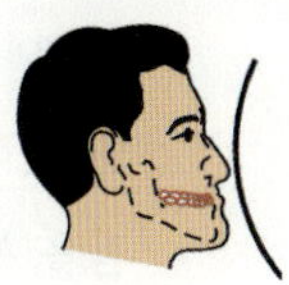

그림 1-18. **교합의 Angle 분류(Angle's classification of occlusion)**

임상노트 1-3 틀니(Dentures)

틀니, 특히 전체 틀니는 구강 점막(oral mucosa)과 치조능선(alveolar ridge)의 많은 부분을 덮기 때문에 전체 틀니를 착용하면 구강단계에서 필요한 감각 정보의 양과 질이 부족해진다. 근전도(electromyography)를 사용한 Veyrune과 Mioche(2000)의 연구는 틀니를 착용한 사람들이 음식물의 질감이 변할 때 적응하기 어려워하는 것을 확인하였다. 연구에 따르면 여러 질감의 고기를 씹을 때 틀니를 착용하지 않은 사람들은 틀니를 착용한 사람들에 비해 근육 활성화가 더 적었다. 또한 무치아(edentulous) 대상자들의 씹기 패턴은 고기의 연함(tenderness)과 관련이 있었지만, 틀니를 착용한 대상자들의 씹기 패턴은 고기의 연함에 덜 의존하였다. 이 연구의 대상자에 삼킴장애 환자가 포함되지는 않았지만, 틀니를 착용한 삼킴장애 환자들의 기계적(mechanical) 및 감각의 저하가 식이 문제를 악화시킬 것이라고 추론할 수 있다.

후인두벽(Posterior Pharyngeal Wall)

구강을 이루는 마지막 벽(wall)은 후인두벽이다. 후인두벽은 연구개가 상승하고 혀 뒤쪽이 내려갔을 때 가장 잘 관찰된다. 구인두 수준에서는 두드러지는 후인두벽의 기준점이 없지만, 다음 섹션에서 이 부위에 대해 더 자세하게 설명할 것이다.

침샘(Salivary Glands)

구강(oral cavity)과 호흡소화관(aerodigestive tract)의 표면은 부드럽고 촉촉한 상피 조직(epithelial tissue)인 점막 표면(mucosal surface)으로 덮여 있다. 구강 내부에는 점막 표면 아래에 있는 샘조직(glandular tissue)이 타액관(salivary duct)이라는 작은 구멍을 통해 침을 분비한다. 매일 1.0에서 1.5리터의 침이 생성되며, 침은 물 99.5%와 용질(solutes) 0.05%로 구성되어 있다. 침은 묽은 장액(serous) 성분, 걸쭉한 점막 성분, 녹말을 용해하는 효소(enzyme), 그리고 그외 기타 단백질, 전해질, 무기화합물로 이루어지며, 표 1-1과 1-2에 그 일부를 설명하였다(Kaufman & Lamster, 2002). 침의 몇 가지 구성 성분은

표 1-1. 침의 유기물

분류	물질 이름	역할
당단백질 (Glucoprotein)	알부민(Albumin)	수용성 프로틴(Water-soluble protein) 높은 농도 = 탈수(dehydration) 낮은 농도 = 영양실조(malnutrition)
당단백질 (Glycoprotein)	면역글로불린 (Immunoglobulin)(IgA) 뮤신(Mucin)	면역 시스템의 일부; 항생제(antibacterial agent); 병원균(pathogen)의 정착을 방지하는 윤활제; 병원균의 정착을 조절
효소 (Enzymes)	프티알린(Ptyalin) 리소자임(Lysozyme) 락토페리옥시다아제 (Lactoperoxidase) 리파제(Lipase)	탄수화물(carbohydrate)을 엿당(maltose)과 덱스트린(dextrin)으로 분해함 항바이러스 효소 항바이러스 효소 음식물의 지방(dietary fat)을 분해함

혈청의 구성 성분이기도 하여 혈액에서도 발견된다. 현재까지 사람의 침에는 단백질이 1,000가지 이상 포함되어 있는 것으로 밝혀졌다. 이중 탈수(dehydration)와 영양실조(malnutrition) 같은 환자 문제와 관련된 가장 중요한 단백질만을 설명할 것이다. 침에 포함된 다수의 물질은 소변과 혈액에도 들어 있다.

침은 구강 내 미생물의 균형을 유지하는 데 있어, 또한 삼킴 기능에 있어 매우 중요하다. 침은 항균, 항바이러스, 항곰팡이, 제산제(antacid) 역할을 하여 치아 부식이나 구강 점막의 감염을 예방한다(Zalewska, Zwierz, Zolkowski & Gindzieński, 2000). 침은 다음의 두 가지 이유로 삼킴에 중요하다. 먼저, 침은 건조하거나 끈적한 음식에 침을 섞어 조절하기 쉬운 음식덩이로 만든다. 또한 구강 점막을 촉촉하게 유지하여 음식물이 통로를 지날 때 마찰을 줄인다. 언어재활사는 침의 역할(구강 구조물을 건강하게 유지하고 음식덩이의 형성 도움)에 대해 잘 알고 있지만, 대부분의 해부학이나 생리학 교재가 소화 과정과 침의 연관성 등에 대해서는 충분히 설명하지 않는다. 표 1-1에 침에 포함된 유기물과 그 기능을 설명하였으며, 표 1-2에는 침에 들어 있는 무기물을 보여 준다.

침의 흐름이 감소하거나 점도가 손상되면 삼킴에 중대한 영향을 미칠 수 있다. **구강**

표 1-2. 침의 무기물

분류	물질 이름
전해질(Electrolytes)	
Na^+	나트륨(Sodium)
K^+	칼륨(Potassium)
Ca^+	칼슘(Calcium)
Mg^+	마그네슘(Magnesium)
Cl^-	염화물(Chloride)
HCO_3^-	중탄산염(Bicarbonate)
PO_4^{3-}	인산염(Phosphate)
I^-	요오드(Iodine)

건조증(xerostomia)은 질병, 약물, 방사선 치료, 신경 손상, 호르몬 변동, 심지어는 정상적인 노화로 인해 발생할 수 있다. 반대로, 침과 위액(gastric fluids)이 역류하여 구강에 침이 너무 많이 분비되는 것을 "속쓰림(water brash)"이라고 하며, 이는 식도가 산화(acidification)되어 구인두 분비를 과도하게 자극하였음을 의미한다.

구강에는 세 개의 주요한 침샘- **턱밑샘(submandibular)**, **귀밑샘(parotid)**, **혀밑샘(sublingual gland)**이 있다(그림 1-19). 이 침샘을 통하여 휴지기에는 분당 0.1ml(0.1ml/분)의 침이 분비되고, 활발하게 분비할 때는 분당 4ml(4ml/분)가 분비된다. 사람마다 삼킴의 빈도가 매우 다른데, 침의 양과 흐름 속도(flow rate)는 개인차를 크게 만드는 핵심 요인이다(Rudney, Ji & Larson, 1995). 턱밑샘은 침을 가장 많이 분비하는 침샘으로, 구강 내 침의 70%가 턱밑샘에서 분비된다. 귀밑샘과 혀밑샘에서는 각각 25%, 5%가 분비된다. 각 침샘은 서로 다른 분비세포(secretion cell)로 이루어진다. 귀밑샘은 장액(serous fluid)만을 분비하고, 혀밑샘은 주로 점액(mucous)을 분비한다. 턱밑샘은 장액과 점액을 모두 분비한다. 따라서 어떤 침샘이 더 많이 관여하였는지에 따라 침의 성분이 달라진다.

가로무늬근(striated muscle)과 달리 침샘은 뇌신경의 자율신경섬유를 통해 자율신경계의 지배를 받는다. 부교감신경과 교감신경의 자극 모두 침의 흐름을 유도한다. 교감신경

임상노트 1-4 **수분 섭취**

삼킴에서는 침과 구인두 구조물을 촉촉한 상태로 유지하는 것이 중요하며, 이는 수분 섭취와 일일 액체 요구량과 관련이 있다. 인체의 약 70%가 수분으로 이루어져 있으며, 액체는 몸무게의 50~60%를 차지한다. 우리는 하루 종일 수분을 섭취하고 배출한다. 음식과 음료를 제외하고도 하루에 2리터 이상을 섭취하지만 증발과 배출을 통해 같은 양을 내보내며, 땀을 많이 흘릴 때는 더 많이 배출한다. 이러한 필수적인 수분 공급으로 인해, 노인들의 갈증 감소는 탈수로 이어질 수 있다. 물은 마른 근육 조직(lean muscle tissue)에 저장되는데, 이는 나이가 들면서 감소하므로 노인에게 수분 섭취는 매우 중요하다. 수분 부족은 약물의 대사에 영향을 미칠 수 있다.

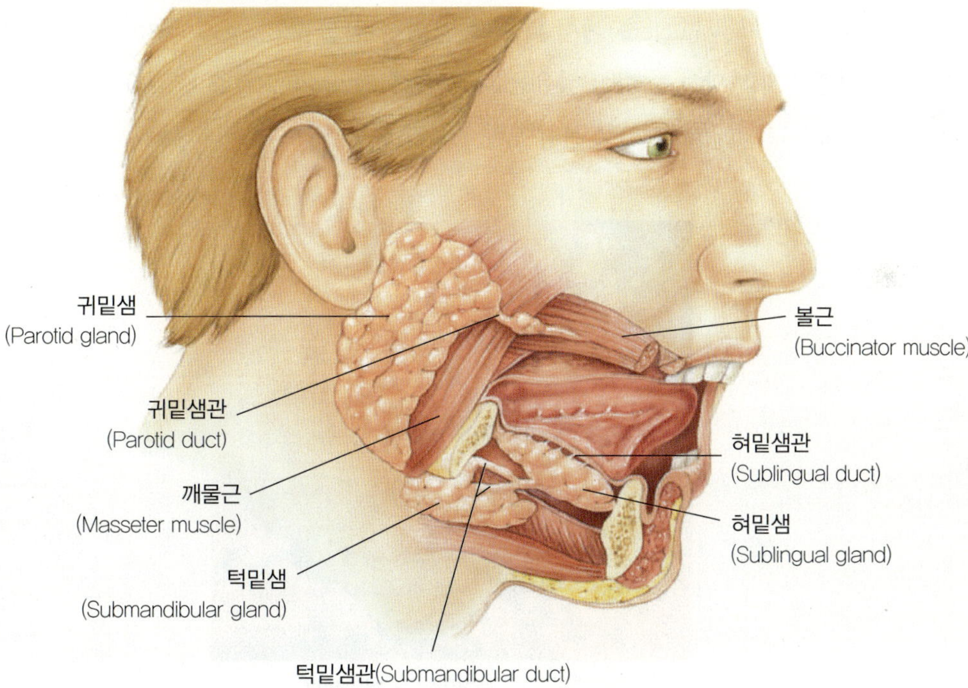

그림 1-19. 하악 부위의 측면에서 본 샘(glands)

계는 침샘을 활성화시켜 직접적으로 작용하며, 부교감신경계는 샘조직(glandular tissue)으로 일정한 혈류를 보내 간접적으로 작용한다. 입 안에 음식이 있으면 침이 분비되지만, 음식과 관련된 시각 또는 후각 자극 또한 침을 분비시킬 수 있다. 음식에 대해 생각하는 것만으로도 침이 흐르는 양과 속도에 영향을 준다.

턱밑침샘(Submandibular Salivary Glands)

턱밑샘(submandibular glands)은 하악 밑에 위치해 있다. 대부분의 턱밑샘조직은 하악의 내부 표면을 따라 분포되어 있지만, 아래턱설골근(mylohyoid muscle) 쪽으로 깊게 자리 잡고 있다. 또한 일부 작은 부분은 설골혀근(hyoglossus muscle) 위에 깊숙이 자리 잡고 있다. 턱밑샘관(submandibular duct)(그림 1−20)은 큰 샘조직에서 뻗어나와 구강 바닥의 설소대 옆 구멍까지 5cm가량 이어진다. 턱밑샘 분비는 뇌교(pons)의 위침분비핵(superior salivary nucleus)에서 나오는 안면신경 섬유(CN VII)의 지배를 받는다. 이는 자율신경계에 해당하므로 이 섬유는 내장운동(visceromotor) 또는 부교감 원심성섬유(parasympathetic efferent fiber)로 분류된다.

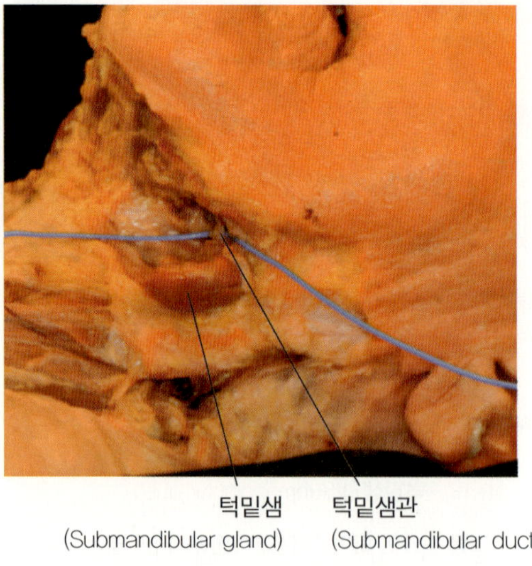

그림 1−20. 턱밑침샘(submandibular glands)의 측면

귀밑침샘(Parotid Salivary Glands)

귀밑샘(parotid glands)은 가장 큰 샘이며, 볼의 뒤(posterior), 아래(inferior) 쪽에 위치한다(그림 1-19). 표면 귀밑샘(superficial parotid gland)은 하악가지(ramus of the mandible)를 덮는다. 몇몇 사람들은 귓불 바로 아래, 앞의 턱 부분을 마사지하여 침의 흐름을 유도할 수 있다. 귀밑샘이 차지하는 공간의 뼈 경계는 앞쪽 하악가지(ramus of the mandible anteriorly), 뒤쪽 꼭지돌기(mastoid process posteriorly), 안쪽 붓돌기(styloid process medially)이다. 따라서 샘조직은 이 뼈에 부착된 근육(깨물근(masseter muscle)과 안쪽 날개근(medial pterygoid muscle), 붓돌기(styloid process)의 붓설골근(stylohyoid muscle), 붓혀근(styloglossus muscle), 붓인두근(stylopharyngeus muscle))과 인접해 있다. 또한 안면신경(CN VII)의 가지와 바깥쪽 목동맥(external carotid artery)이 귀밑을 지나간다. 귀구슬(tragus)에서부터 볼을 지나 인중(philtrum)까지 이어지는 선을 상상해 보았을 때, 귀밑샘관은 이 선을 세 등분한 가운데 부분 바로 아래에 위치한다. 귀밑샘은 뇌간의 뇌교(pons)에 있는 부교감(내장운동) **아래침분비핵(inferior salivary nucleus)**의 설인신경(glossopharyngeal nerve)(CN IX)의 지배를 받아 귀밑샘관을 통해 침을 분비한다.

혀밑침샘(Sublingual Salivary Glands)

혀밑침샘(sublingual salivary glands)은 구강 바닥의 점막 바로 아래에 위치하며, 턱의 안쪽 표면을 따라 턱밑샘보다 얕게 자리 잡고 있다(그림 1-19). 혀와 어금니 뒤쪽의 구강 바닥을 손가락으로 짚어서 혀밑샘의 위치를 어림잡을 수 있다. 손가락으로 안쪽 하악기저부, 구강 바닥 쪽을 짚고 앞쪽으로 움직이면 침샘의 경로를 따라갈 수 있다. 혀밑샘의 샘조직은 아래턱설골근(mylohyoid muscle) 위에, 안쪽 턱끝혀근(genioglossus muscle medially)과 바깥쪽 하악(mandible laterally) 사이에 자리 잡고 있다. 양쪽 침샘은 턱 정중선에서 만난다. 샘마다 관이 하나씩 있는 귀밑샘과 달리, 혀밑샘은 약 20개의 작은 관을 통해 구강 바닥으로 침을 분비한다. 혀밑샘은 얼굴동맥(facial artery)(교감신경)과 턱밑신경절(submandibular ganglion)(부교감신경)의 공급을 통해 경부 신경절(cervical chain ganglia)로부터 자율신경계의 지배를 받는다.

혀밑샘 분비는 뇌간의 뇌교(pons)에 있는 **위침분비핵(superior salivary nucleus)**에서 기원하는 안면신경섬유(CN VII)의 지배를 받는다. 아래침분비핵(inferior salivary nucleus)과 마찬가지로, 이 섬유는 신경절 이전 부교감섬유(preganglionic parasympathetic fiber)이다. 신경절 이후 섬유(postganglionic fiber)는 침샘과 연결된다.

임상노트 1-5 **혀로 침뱉기(Gleeking)**

침샘을 누르는 방법은 다양하다. 어떤 사람은 혀를 위로 올리고 혀밑샘을 눌러 혀밑샘관에서 침을 뿜을 수 있다. 이 기법은 아이들이 자주 치는 장난이기도 하며, 혀로 침뱉기(gleeking)라고 한다. 샘관이 완전히 차 있을 경우, 침을 꽤 먼 거리까지 뿜을 수 있다.

구강안면 구조물의 근육

안면, 혀, 하악 및 연구개 근육은 말소리 산출과 삼킴에 공통적으로 사용된다. 그러나 말산출과 삼킴의 근육 움직임은 상당히 다르다. 이 섹션에서는 삼킴 기능에 사용되는 근육을 중심으로 살펴볼 것이며, 특히 구강단계의 목표를 달성하기 위해 근육이 어떻게 움직이는지를 알아볼 것이다. 음식덩이를 준비하고 구인두로 운반하기 위해서는 입술, 턱, 볼, 혀, 연구개가 매끄럽게 협응되어 움직여야 한다. 표 1-3을 참고하여 각 근육을 지배하는 뇌신경(cranial nerve)을 복습하기를 권장한다.

각 근육의 구성 요소와 그에 따른 특징—예를 들어 느리게 수축하지만 높은 저항(high endurance)을 갖거나, 빠르게 수축하지만 쉽게 피로해지는 특징—을 사용하면 근력 강화 훈련을 계획하는 데 도움이 될 것이다. 표 1-4에 근육을 분류하였으므로 참고하기를 바란다. 음식물의 준비와 운반을 위해 활성화되는 근육의 조합은 음식물의 특징(예: 음식물의 크기, 온도, 농도 등)과 삼키는 사람의 특징(예: 나이, 성별, 구강 구조 및 행동적 특이성)에 따라 결정된다.

표 1-3. 구강안면근육의 신경지배

근육 그룹	명칭	뇌신경	뇌신경가지
얼굴 표정 (Facial expression)	입둘레근(Orbicularis oris)	VII	볼가지(Buccal branch)
	볼근(Buccinator)	VII	볼가지
	입꼬리내림근(Depressor anguli oris)	VII	하악가지(Mandibular branch) 및 볼가지
	아래입술내림근 (Depressor labii inferioris)	VII	하악가지
	입꼬리올림근 (Levator anguli oris)	VII	볼가지 및 광대가지(Zygomatic branch)
	위입술올림근 (Levator labii superioris)	VII	볼가지 및 광대가지
	턱끝근(Mentalis)	VII	하악가지
	입꼬리당김근(Risorius)	VII	볼 및 광대가지
	광대근(Zygomatic)	VII	볼 및 광대가지
혀(내근) Lingual(Intrinsic)	위세로근 (Superior longitudinal)	XII	
	아래세로근 (Inferior longitudinal)	XII	
	가로근 (Transverse lingual)	XII	
	수직근(Vertical lingual)	XII	
혀(외근) (Lingual(extrinsic))	턱끝혀근(Genioglossus)	XII	
	붓혀근(Styloglossus)	XII	
	설골혀근(Hyoglossus)	XII	
	인두혀근(Palatoglossus)	IX, X(인두얼기 (pharyngeal plexus)), XI	인두가지(Pharyngeal branch) 및 인두얼기
씹기 (턱 올림)	깨물근(Masseter)	V	하악가지
	측두근(Temporalis)	V	하악가지의 측두신경
	안쪽 날개근 (Medial pterygoid)	V	하악가지의 안쪽날개신경

씹기 (턱 내림)	외측 날개근 (Lateral pterygoid)	V	하악가지
	두힘살근 전복 (Digastric, anterior belly)	V	하악가지의 아래치조신경의 아래턱설골가지
	두힘살근 후복 (Digastric, posterior belly)	VII	두힘살가지
	아래턱설골근(Mylohyoid)	V	하악가지의 아래치조신경의 아래턱설골가지
	턱끝설골근(Geniohyoid)	C1(목신경고리 (ansa cervicalis))와 XII	
연구개(Soft palate)	입천장올림근 (Levator veli palatini)	XI와 X	10번 뇌신경의 인두가지와 인두얼기를 통한 XI번
	입천장긴장근 (Tensor veli palatini)	V	하악가지

표 1-4. 가로무늬 근섬유(striated muscle fiber)의 종류

종류	형태		생리	
I	작은 지름 (diameter)	느린연축근섬유 (Slow twitch)	적은 힘 (Low force)	높은 저항 (High endurance)
II	큰 지름	빠른연축근섬유 (Fast twitch)	큰 힘 (High force)	낮은 저항 (Low endurance)
IIa	중간 지름	중간연축근섬유 (Moderately fast twitch)	중간 힘 (Medium force)	중간 저항 (Medium endurance)
IIb	큰 지름	빠른연축근섬유 (Fast twitch)	가장 큰 힘 (Greatest force)	쉽게 피로해짐 (very fatigable)

입술(Lips)

입술 근육은 삼킴의 구강단계에서 두 가지 주된 역할을 수행한다. 첫 번째는 물건 집기(prehensile)이며, 두 번째는 구강의 앞부분을 폐쇄하는 것(입술 다물기)이다. 이를 위해 입술은 다양한 정도의 힘과 내밀기로 서로 맞닿아야 한다. 또한 **입을 다물고 잘 씹기** 위해서는 입술 근육이 턱과 잘 협응되어야 한다. 이를 위해 활성화되는 근육은 **얼굴 표정**

근육(muscles of facial expression)에 속한다(그림 1-21). 얼굴 표정 근육은 웃거나 찡그리고, 미간을 찌푸리거나 입술을 내미는 행동 등을 가능하게 하며, 명칭에 그 기능이 반영되어 있다. 이 근육은 모두 안면신경(facial nerve)인 뇌신경 7번의 지배를 받으며(그림 1-22), 신경이 뼈가 아닌 근육이나 피부에서 나오거나 근육이나 피부에 직접적으로 작용한다는 점에서 여타 근육과 다른 특징을 갖는다.

입술 다물기는 위(superior)와 아래(inferior) 입둘레근(orbicularis oris muscles)이 수축하여 일어난다(orbicularis는 '둥글다'를, oris는 '입'을 의미한다). 입 안에 액체류를 머금기 위해서는 입술 다물기가 매우 중요하며, 특히 액체를 구강 앞쪽에 머금을수록 잘 폐쇄되어야 한다. 구강운반단계에서 음식물을 구강의 뒤쪽(posteriorly)으로 보낼 때에도 입술 다물기가 매우 중요하다. 위와 아래 입둘레근은 입술 주변으로 둥글게 자리 잡고 있

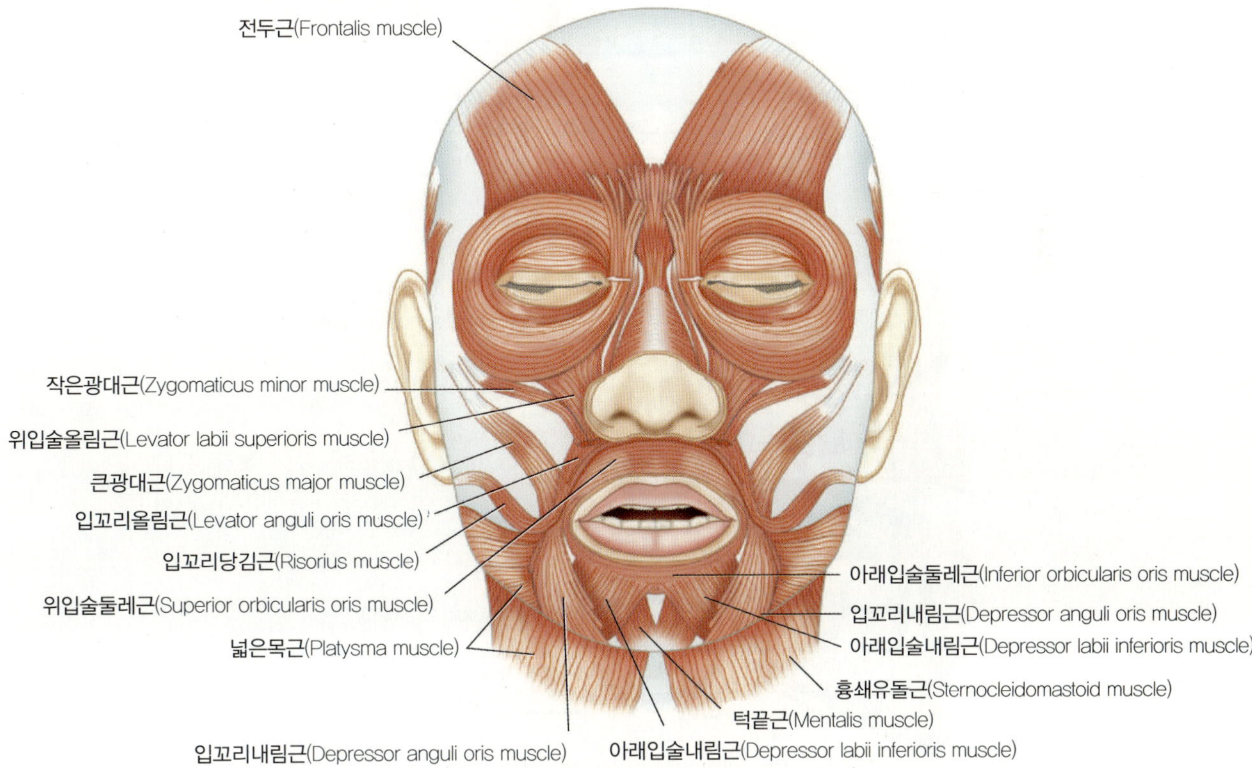

그림 1-21. 얼굴 표정 근육(muscles of facial expression)

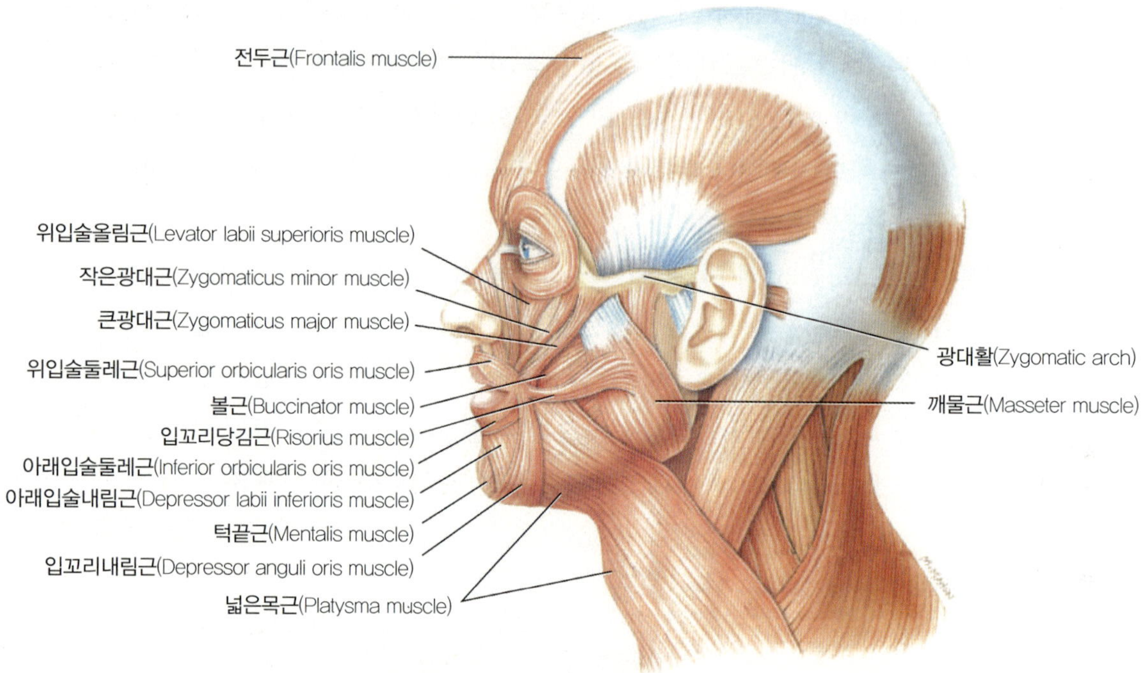

그림 1-21. (계속)

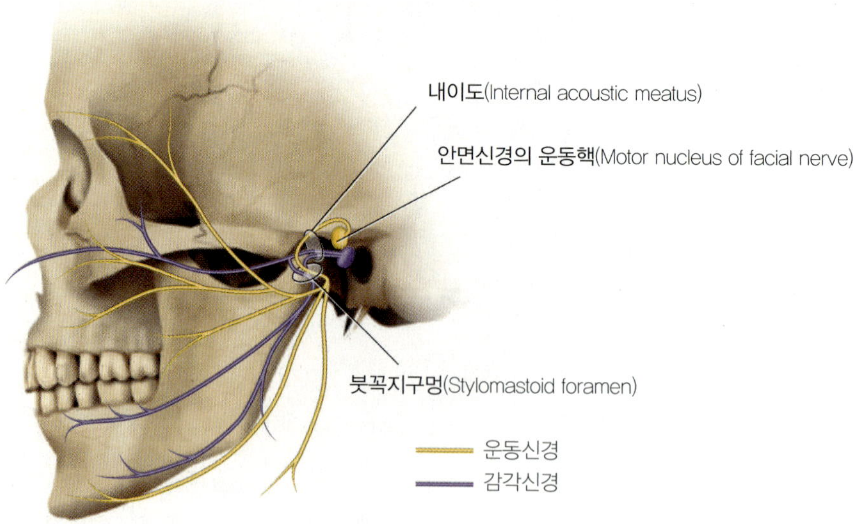

그림 1-22. 안면신경(CN VII)의 감각 및 운동신경

으며, 동시에 수축(co-contract)할 때는 괄약근(sphincter)처럼 움직인다. 입둘레근의 근섬유는 근방의 다른 근육에서 비롯되므로, 구체적인 시작점이나 부착점이 없다. 그러나 위 근육과 아래 근육이 외측(laterally)에서 만나 입꼬리를 형성하며, 입술 근육을 강하게 수축하면 입술을 내밀거나 오므릴 수 있다. 위(superior) 또는 아래(inferior) **앞니입술근 (incisivus labii muscles)**은 입둘레근보다 작고 그와 평행하게 뻗어나가며, 입술을 내미는 것을 돕는다.

끈적한 사탕을 씹어먹을 때 거울을 보면 입술 다물기와 내밀기가 구강준비단계에서 일어나는 입술의 움직임을 모두 설명하지 않는다는 것을 알 수 있다. 우리는 입술을 벌리거나 뒤로 당겼다가 세게 다물기도 한다. 윗입술과 아랫입술은 서로 가까이 갔다가 멀리 떨어지기도 한다. 입술의 왼쪽과 오른쪽은 대칭적으로 움직이기도 하지만 비대칭적으로 움직이기도 한다. 이러한 움직임을 위해서는 입둘레근에 부착된 다른 근육이 활성

임상노트 1-6 **입술의 힘과 과제별 요구 사항**

Murray, Larson과 Logemann(1998)은 숟가락, 빨대, 컵을 사용한 액체 삼킴과 관련하여 입주위근(perioral muscle)의 활동을 근전도검사(electromyographic)를 사용하여 연구하였다. 그 결과 첫째, 입 안에 소량의 액체를 머금을 때는 입주위근의 활동성이 매우 적거나 거의 없었다. 그러나 음식덩이의 크기가 커지면 앞쪽을 폐쇄하기 위해 필요한 근육의 활성화가 증가할 수 있다. 둘째, 입술이 단순히 숟가락이나 컵에 닿을 때는 입주위근의 활성화가 매우 적거나 없었다. 반면에, 입술이 빨대와 닿는 것은 근육의 활성화와 관련이 있었으며, 이는 오므리는(puckering) 동작이 예측되기 때문일 수 있다. 이 연구에서의 가장 흥미로운 점은 빨대로 액체를 빨 때 입주위근의 활성화가 매우 높았다는 점일 것이다. 이 값은 입술을 가장 강하게 다물었을 때 보다 35% 더 높았다. 따라서 빨대를 사용한 빨기 동작을 할 때의 입술 폐쇄는 삼킴의 구강단계에서 입술 근육 약화(labial weakness)로 인한 문제가 있을 때 입술 근력을 키우는 효과적인 치료기법이 될 수 있다. 또한 입술 근육의 약화는 삼킴 능력과 상관관계가 있었는데, 사전연구 결과 입술의 힘을 개선시키는 입술 근육 강화 운동이 뇌졸중 환자들의 삼킴능력의 향상을 야기하였다.

화되어야 한다. 부착된 근육이 개별적으로, 또는 여러 근육이 동시에 수축하면 입술이 기본(중립적인) 위치 또는 살짝 다문 모양에서 변형된다.

이러한 다른 근육들은 윗입술과 아랫입술에서 거울에 비친 것처럼 한 쌍으로 존재한다. 이 근육들의 명칭은 근육의 부착 지점과 근육이 수축했을 때 입술이 움직이는 방향을 반영한다. '올림근(levator)' 또는 '내림근(depressor)'은 각각 입술을 위 또는 아래로 움직인다는 것을 의미하고, **anguli**는 입꼬리를, **labii**는 입술을 의미한다. 또한 이 근육들은 모두 쌍을 이루어 입술의 오른쪽과 왼쪽의 반쪽에 모두 나타난다. 이에 다음의 네 근육이 본질적으로 어떻게 유사한 쌍인지 이해할 수 있을 것이다.

입꼬리올림근(levator anguli oris)—입꼬리내림근(depressor anguli oris)
위입술올림근(levator labii superioris)—아래입술내림근(depressor labii inferioris)

입꼬리올림근은 입꼬리를 올리거나(올림근) 내린다(내림근). 입술근(labii muscles)은 윗입술을 올리거나(위입술올림근) 아랫입술을 내린다(아래입술내림근). 그 외의 다른 근육들은 윗입술과 아랫입술에 반영되지는 않지만 구강의 양쪽에 존재한다. 윗입술은 **광대근(zygomatic muscle)**을 통해 위로 움직일 수 있다. 광대근은 광대뼈(zygomatic bone)에서 시작하여 윗입술과 입꼬리에 부착된다. 아랫입술은 **턱끝근(mentalis muscle)**을 통해 혼자서 삐죽 내밀 수 있다. 턱끝근은 하악(mandible)에서 시작하여 아랫입술의 피부에 부착된다. 턱끝근이 수축하면 아랫입술을 내밀게 하고 턱을 주름지게 한다.

볼(Cheeks)

구강단계에서 볼이 담당하는 주된 기능은 유연한 외측벽으로서 음식물을 조작하는 동안 입 안에 담고 있는 것이다. 볼 근육이 이완되면 씹고 음식덩이를 형성할 때 음식물이 외측고랑(lateral sulci)으로 흘러들어가 일시적으로 저장된다. 볼이 긴장되어 있으면 볼 근육과 혀의 움직임, 씹기 패턴의 협응에 따라 음식물이 외측고랑에서 빠져나와 혀 위나 이빨이 맞물리는 표면에 놓인다(Casas, Kenny & Macmillan, 2003 참고). 볼 근육이 긴장되면 외측고랑의 공간을 축소하여 음식물이 고이는 것을 방지한다. 물을 한 모금 마시면 액체덩어리가 뒤쪽, 구인두쪽으로 이동하면서 볼이 긴장되는 것(윗입술과 아랫입술이 강하게 맞붙는 것)을 느낄 수 있다. 볼 긴장은 얼굴 표정 근육인 **볼근(buccinator)**과 **입꼬리당김근(risorius muscle)**이 수축하여 발생한다. 볼근은 **날개아래턱인대(pterygomandibular ligament)**에서 시작하여 (이곳에서 **위인두수축근(superior pharyngeal constrictor muscle)** 섬유와 결합하여 **날개아래턱솔기(pterygomandibular raphe)**를 형성함) 가로로 뻗어 나가 볼을 형성한다. 입 근처에서 볼근은 윗 부분과 아랫 부분으로 분리되며, 입꼬리에서 위와 아래 입둘레근(superior and inferior orbicularis oris muscle)에 부착된다. 볼근이 수축하면 볼이 긴장되고 입꼬리를 가로로 당긴다. 입꼬리당김근(risorius muscle)은 더 작고, 얕게 위치한 근육이며, 볼근과 평행하게 뻗어 나가 입꼬리를 외측(laterally)으로 당기는 것을 돕는다. 볼근과 입꼬리당김근 모두 안면신경(CN VII)의 지배를 받는다.

혀(Tongue)

혀는 구강단계에서 가장 중요한 구조물이다. 혀는 구강에서 음식물을 머금고 조작하며, 음식물을 뒤쪽(posterior)으로 이동시켜 인두단계를 유발한다. 이 과정은 두 종류의 혀 근육인 혀 내근과 외근을 통해 일어난다. 내근(intrinsic muscle)은 온전히 혀 내부에 한정된 근육이다. 내근이 수축하면 혀가 길어지거나 짧아지고, 납작해지거나 통통해지며, 혀끝이 뾰족해지거나 뭉툭해지는 등 혀 모양이 바뀐다. 혀 외근은 혀 외의 신체 구조물에서 시작하여 혀에 부착된 근육을 말한다. 외근은 하악(mandible)을 기준으로 혀의 위치를 바꾼다(올리기(elevation), 내밀기(protrusion), 당기기(retraction), 내리기(depression)). 혀의 내근과 외근은 협응된 수축 패턴을 만들어내며 혀의 형태와 위치를 다양하게 조절한다.

혀 내근(Intrinsic Tongue Muscles)

네 쌍의 혀 내근은 혓몸을 구성한다(그림 1-23). 내근은 세 방향으로 뻗어나간다: 두 쌍은 세로 방향으로(longitudinal direction), 그리고 나머지 두 쌍은 각각 가로와 수직(horizontal and vertical) 방향으로 뻗는다. 세로섬유(longitudinal fibers)는 혀의 위(superior)

와 아래(inferior) 표면에 위치한다. **아래세로섬유(inferior longitudinal fibers)**는 설골(hyoid bone)과 혀 뿌리(tongue root)에서 기원하여 혀끝(tongue tip)에서 끝난다. 혀아래세로근(inferior longitudinal lingual muscle)이 수축하면 혀가 짧아지고 혀끝이 내려간다. **혀위세로섬유(superior longitudinal fibers)**는 혀뿌리 부근에서 기원하여 혀 중앙을 따

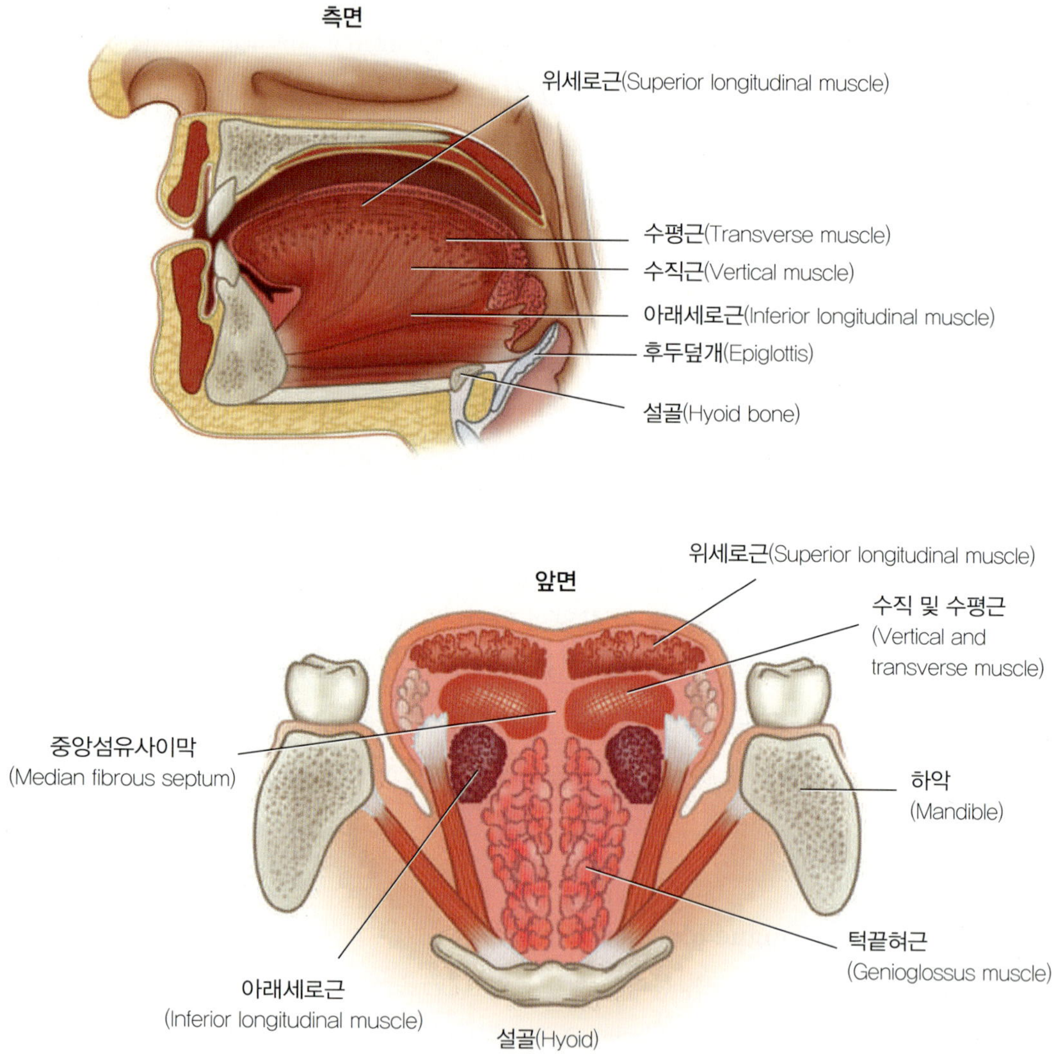

그림 1-23. 혀 내근(intrinsic tongue muscles)

라 이어진 뒤 혀끝에 이르기 전에 끝난다. 일부 섬유는 앞으로(anterior) 이동하면서 바깥 가장자리로 뻗어 나가기도 한다. 혀위세로근(superior longitudinal muscle)이 수축하면 혀 윗부분을 짧게 만들고 혀끝을 위로 올린다. 이 근육의 다른 섬유, 특히 외측으로 뻗어 나가는 섬유가 수축하면 혀 표면이 오목하게 아래로 내려간다. 이 모양은 혀 중앙에 오목한 통로를 만들어 음식물, 특히 액체류를 담는 데 중요한 역할을 한다. 위와 아래세로섬유 사이에는 **가로(transverse)** 섬유가 있다. 가로섬유는 혀 **사이막**(lingual **septum**)에서 시작하여 혀의 외측(lateral) 모서리에 부착된다. 가로섬유가 수축하면 혀가 길고 좁아진다. **수직(vertical)** 섬유는 길이가 짧고, 대부분 혀의 가장 끝에서 발견되며, 혀 아래에서 위로 뻗어 있다. 수직근이 수축하면 혀가 평평해진다(flat). 혀 내근은 모두 설하신경(CN XII)의 지배를 받는다.

혀 외근(Extrinsic Tongue Muscles)

혀 외근에는 세 쌍의 주 외근과 보조적인 한 쌍의 외근이 있다(그림 1-24). 혀 외부의 부착지점이 어디인지에 따라 외근의 기능을 추론할 수 있다. 근육이 혀보다 위에서 기원하는 경우, 근육이 수축하면 혀가 올라간다. 근육이 혀보다 아래에서 기원하는 경우, 근육이 수축하면 혀가 내려간다. 비슷한 원리로, 혀보다 앞에 부착된 근육은 수축하여 혀를 앞으로 내밀고, 뒤에 부착된 경우, 수축 시 혀를 뒤로 당긴다. 이 기본적인 원리는 모든 혀 외근에 적용될 수 있지만, 외근의 세부적인 운동 기전은 매우 복잡하다.

붓혀근(styloglossus muscle)은 측두골의 붓돌기(styloid process of the temporal bone)에서 시작하여 혀의 외측(lateral) 가장자리에 부착된다. 붓돌기에 부착되어 있으므로 이 근육이 수축하면 혀 뒤쪽이 올라간다(elevation). 혀를 앞으로 내민 뒤에는 붓혀근이 혀를 제자리로 당긴다.

설골혀근(hyoglossus muscle)은 설골의 큰 뿔(greater cornu of the hyoid bone)에서 시작하여 혀 뒤쪽, 외측(lateral)에 부착된다. 설골이 고정된 상태에서 설골혀근이 수축하면 혀를 아래, 뒤쪽으로 당긴다.

턱끝혀근(genioglossus muscle)은 방향이 매우 복잡하다. 턱끝혀근은 안쪽 하악의 혀 표면(lingual surface of the mandible)에서 시작하여 혓몸(tongue dorsum) 아래쪽을 따

라 혀 내근에 부착된다. 턱끝혀근은 턱 안쪽에서부터 혀끝까지 짧은 구간만 이동하기 때문에 앞쪽(anterior) 근육 섬유가 짧은 편이다. 반면, 턱끝혀근의 아래 섬유(inferior fibers)는 하악에서 시작하여 설골의 몸통까지 이어진다. 그 중간에는 혓몸에 부착되는 중간길

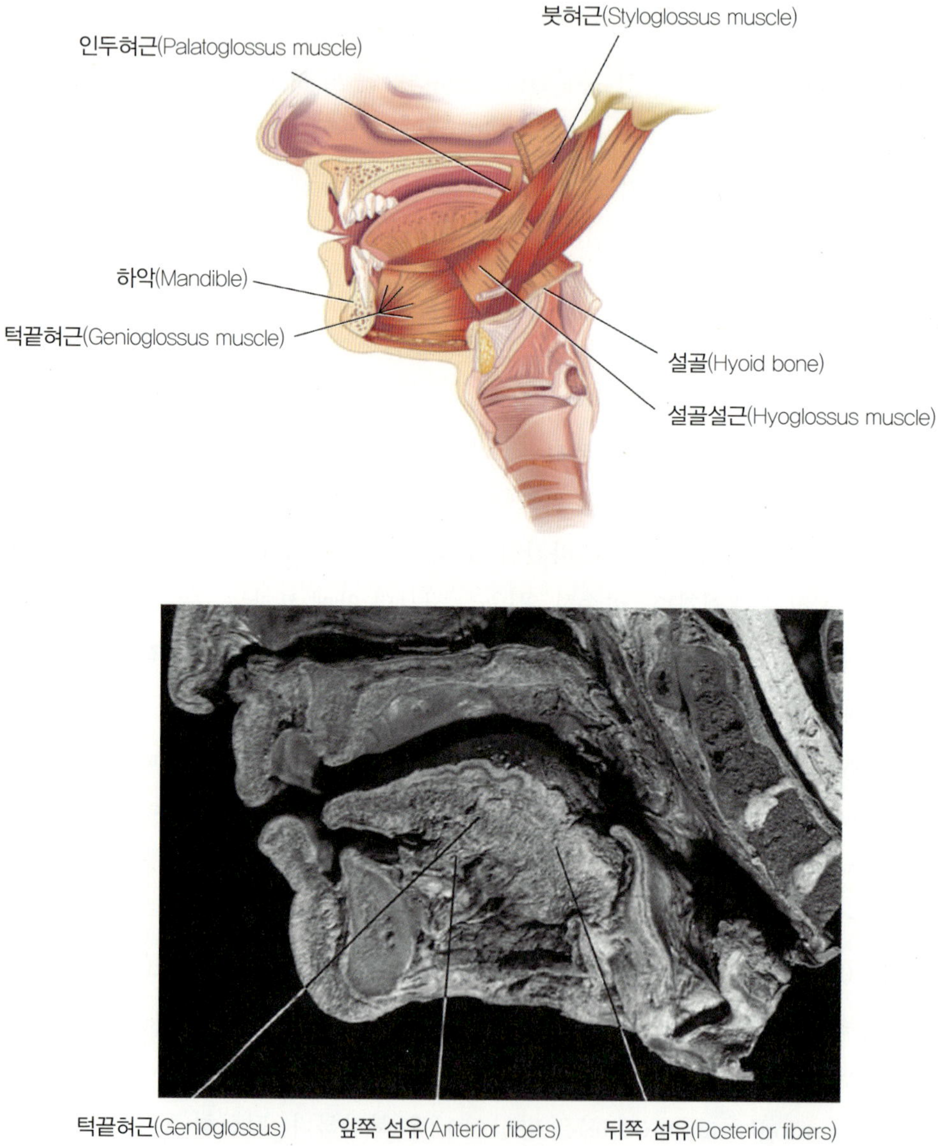

그림 1-24. 혀 외근(extrinsic tongue muscles)

이의 섬유(midlength fibers)가 있다. 턱끝혀근이 수축했을 때는 눈에 띄는 변화가 없지만, 이 근육은 혀의 섬세한 움직임을 가능하게 한다. 앞쪽 섬유가 수축하면 혀끝을 구강 안쪽, 아래쪽으로 당긴다. 앞쪽 섬유가 한 쪽으로만(unilaterally) 수축하면 혀끝을 내밀거나 수축하지 않은 쪽으로 혀끝을 구부린다. 섬유의 앞과 중간 부분이 동시에 수축하면 혀가 전체적으로 내려가거나 혀 위쪽 표면을 따라 통로(channel)가 생긴다. 이러한 형태는 흔하게 나타나며, 빨기(sucking)나 구강내 음압(negative intraoral pressure)을 형성하는 데 중요하다. 턱끝혀근의 중간 섬유가 단독으로 수축하면 혀 뒤쪽이 앞으로 움직이면서 혀끝이 앞으로 이동한다. 턱끝혀근의 아래 섬유는 설골을 위, 앞쪽으로 이동시키기 때문에 구강운반단계와 인두단계에서 중요한 역할을 한다. 마지막으로, 턱끝혀근과 붓혀근(styloglossus muscle)은 길항관계(antagonistic relationship)이다. 두 근육의 상호적인 수축은 혀 움직임이 구강 안에 한정되어 이루어지게 한다.

혀 내근처럼 외근 세 쌍도 설하신경(CN XII)의 지배를 받는다(그림 1-25). 그러나 네 번째 외근인 인두혀근(palatoglossus muscle)은 설인신경(glossopharyngeal nerve)과 미주신경(vagus nerve)(각각 CN IX과 CN X)의 인두얼기(pharyngeal plexus)와 척수부신경(spinal accessory nerve)(CN XI)의 지배를 받는다. 또한 다른 외근들과 달리 인두혀근의 주된 역할은 혀가 움직이지 않을 때 연구개를 내리는 것이다. 그러나 연구개가 연구개 올림 근육에 의해 상승한 상태에서는 인두혀근이 수축하면 뒤쪽 혀가 올라간다. 인두혀근은 뒤쪽 혀의 외측(lateral)에서 시작하여 위로 올라가 인두 외측에 부착되기 때문이다. 이 움직임은 음식물의 운반 초기 단계에서 매우 중요하다.

내근과 외근이 다양하게 조합되면 혀가 다양한 형태를 띨 수 있을 것 같지만, 연구에 의하면 집단 내 또는 집단 간 차이를 고려하였을 때에도(Kennedy et al., 2010; Söder & Miller, 2002; Tasko, Kent & Westbury, 2002) 음식물을 이동시킬 때의 혀 운동은 몇 가지 정형화된 패턴만을 따른다(Hamlet, 1989; Martin, 1991; Stone & Shawker, 1986). 전자구개운동기록법(electropalatography)을 사용한 Chi-Fishman과 Stone(1996)의 연구에 따르면, 음식물을 구인두로 밀어넘길 때 혀는 경구개를 분절적이고(segmentally) 순차적으로(sequentially) 두 방향으로(앞에서 뒤로, 바깥쪽에서 안쪽으로) 누른다. 음식물의 특성에 따라서 각 움직임의 시작 시간이 달라졌으나 움직임의 패턴에는 변화가 없었다. 전자구개

운동기록법에 초음파를 추가한 Chi-Fishman, Stone과 McCall(1998)의 연구는 기존 실험을 반복하여 몇 가지 새로운 결과를 보고하였다. 먼저, 물을 많이 마실 때처럼 반복 삼킴(continuous swallowing) 시의 일련의 혀 운동의 타이밍은 한 모금씩 마시는 개별 삼킴(discrete swallowing) 시의 운동의 타이밍과 매우 달랐다. 개별 삼킴 운동의 주요 요소들이 반복 삼킴에서도 관찰되었지만(혀끝 내림, 혓몸 올림, 혀끝 올림, 혓몸 내림), 이러한 움직임들은 시간적으로 밀접하게 발생했으며 시간이 겹치기도 하였다. 두 번째로, 반복 삼킴 시에는 혀가 입천장과 완전히 접촉하지 않았다. 이 결과를 통해 삼킴에서의 혀 운동 조절의 기전은 일정하나, 과제에 따라 운동 패턴의 타이밍(시간)이 달라지면서 운동 패턴이 다른 것처럼 보인다는 것을 알 수 있다. Kennedy와 동료들(2010)은 일반 성인을 대상으로 개별 삼킴 시의 혀 운동의 타이밍과 압력을 평가하였다. 연구 참여자의 대부분은 물을 머금고 구강 뒤편으로 밀어 넘기기 위한 전형적인 혀의 움직임을 보였지만, 입천장 앞, 중간, 뒤쪽에서 발생하는 혀의 압력에는 개인차가 상당히 높았다.

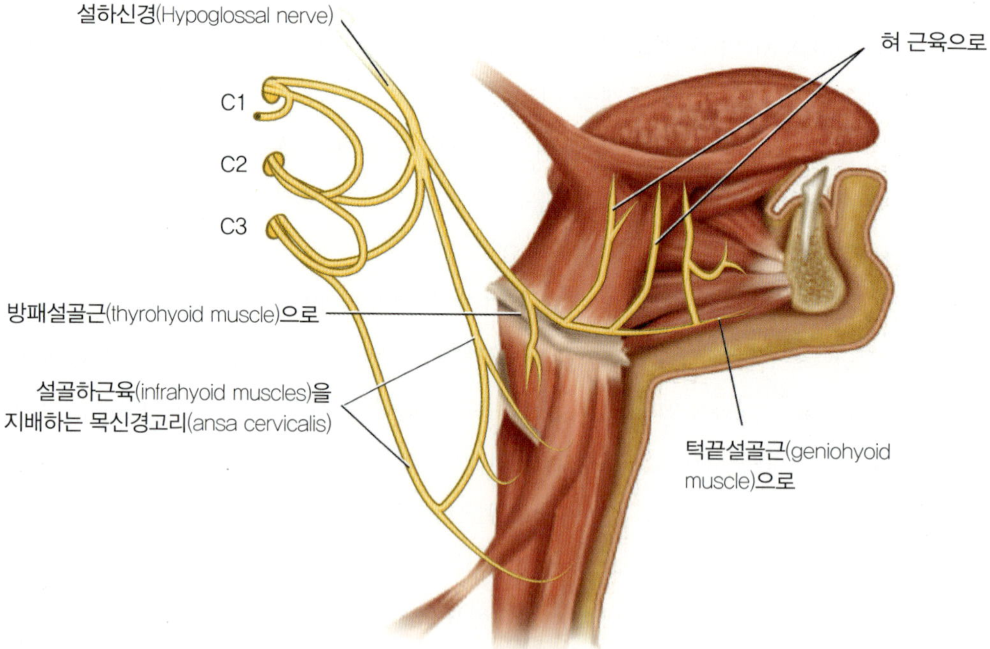

그림 1-25. 설하신경(hypoglossal nerve)의 신경지배

하악의 운동 근육

앞서 턱관절(TMJ) 섹션에서 상악(maxillae)을 기준으로 한 하악(mandible)의 상대적인 움직임을 설명하였다. 하악은 위–아래(올림/내림), 앞–뒤(내밀기/당기기), 좌–우(바깥쪽(lateralization))로 움직일 수 있다. 하악은 한 평면으로만 움직이기도 하지만(예: 음식을 입에 넣을 때 하악을 아래로 내림), 깨물고, 씹고, 잘게 부술 때는 여러 평면으로의 움직임이 함께 나타나기도 한다. 여러 씹기 근육이 수축하여 다방면으로의 움직임을 가능하게 한다(그림 1–26). 씹기근(muscles of mastication)은 두개골(cranium)에서 출발하여 하악에 부착되는 근육 네 쌍을 일컬으며, 삼차신경(CN V)의 하악가지(mandibular branch of trigeminal nerve)의 지배를 받는다(그림 1–27). 세 쌍의 씹기근이 하악 올림(elevation)을 담당하여 입을 다물게 하고, 나머지 한 쌍은 하악 내림(depression), 또는 입 벌림을 담당한다.

하악 올림(Mandibular Elevation)

턱(jaw)을 올리고 구강을 폐쇄하는 근육은 측두근(temporalis muscle), 깨물근(masseter muscle), 안쪽 날개근(medial pterygoid muscle)이다(그림 1–26). 이 중 두 근육은 이빨을 꽉 깨물고 이완하기를 반복할 때 얼굴을 만져보면 쉽게 촉진할 수 있다. 측두 부근을 만지면 측두근의 부채꼴 시작점을 느낄 수 있다. 측두근은 얼굴 피부 아래 섬유가 지나가는 측두와(temporal fossa)에서 시작하여 넓게 퍼진다. 넓게 퍼진 근섬유(muscle fibers)는 점점 모여 측두힘줄(temporalis tendon)을 통해 하악의 근육돌기(coronoid process)와 앞쪽 가지(anterior ramus)에 부착된다. 측두근의 형태는 납작하고, 얇고, 넓어 음식물을 깨물고 뜯을 때 하악을 빠르게 올리고 내리는 기계적인 측면에서 유리하다. 뒤쪽 측두근은 턱의 좌–우 움직임을 담당하기도 한다.

깨물근(masseter muscle)은 얼굴 표면에서 촉진할 수 있는 또 다른 근육이다. 이빨을 꽉 물고 이완할 때 하악각(angle of the mandible)과 하악가지(ramus)에서 깨물근 덩어리를 만질 수 있다. 두껍고 강한 깨물근은 겹겹이 쌓인 세 층으로 이루어져 있으며, 광대뼈에서 시작하여 휘어지고, 하나로 모여 하악각, 아래턱가지, 근육돌기의 외측에 부착된다.

깨물근(masseter muscle)은 그 자체로 힘이 매우 강하지만, 안쪽 날개근(medial pterygoid muscle)(하악을 올리는 세 번째 근육)과 기능적으로 연결되어 있다. 날개근과 깨물근은 양쪽 하악에 일종의 걸이(**아래턱걸이(mandibular sling)**)를 형성한다. 깨물근이 걸이(sling)의 바깥 부분(external portion)을, 안쪽 날개근이 안쪽 부분을 형성하는 것이다. 안쪽 날개근은 나비뼈(sphenoid bone)의 외측 날개판(lateral pterygoid plate) 표면에서 시작하여 하악각(angle of the mandible)과 하악가지(ramus of the mandible)의 안쪽 표면에 부착된다. 깨물근과 안쪽 날개근은 동시에 수축하여 하악을 힘차게 올린다. 안쪽 날개근은 외측 날개근(lateral pterygoid muscle)과 함께 턱 내밀기(protrusion)를 담당한다.

하악 내림(Mandibular Depression)

외측 날개근(lateral pterygoid muscle)은 하악 내림 또는 구강 열림, 그리고 하악 내밀기와 관련된 유일한 근육이다(그림 1-26). 외측 날개근은 나비뼈(sphenoid bone)의 외측 날개판(lateral pterygoid plate)의 큰 날개에서 시작한다(안쪽 날개근과 시작점을 비교해 보

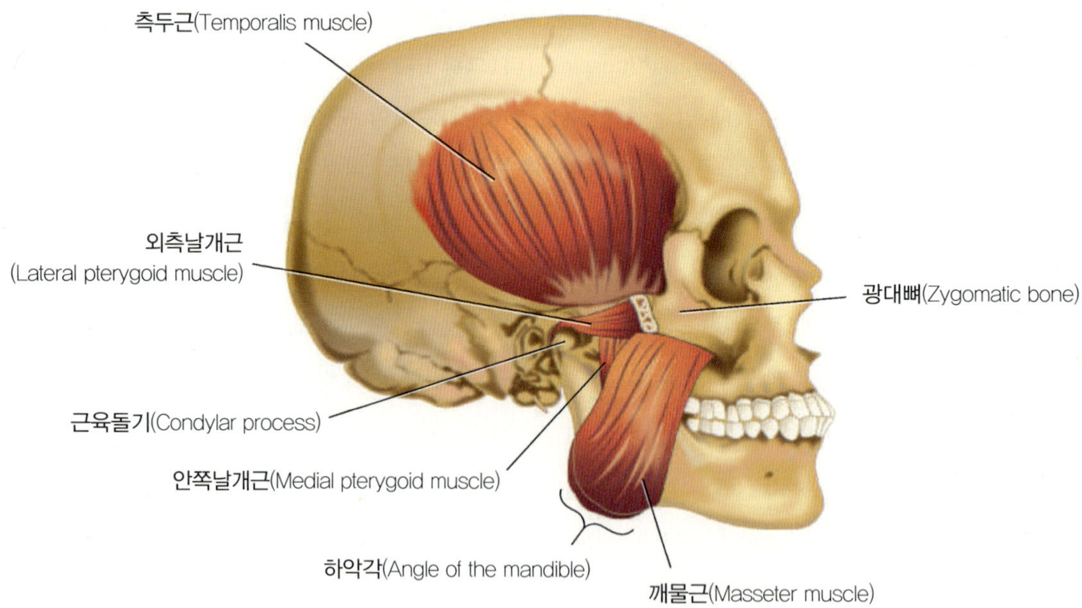

그림 1-26. 씹기근(muscles of mastication)

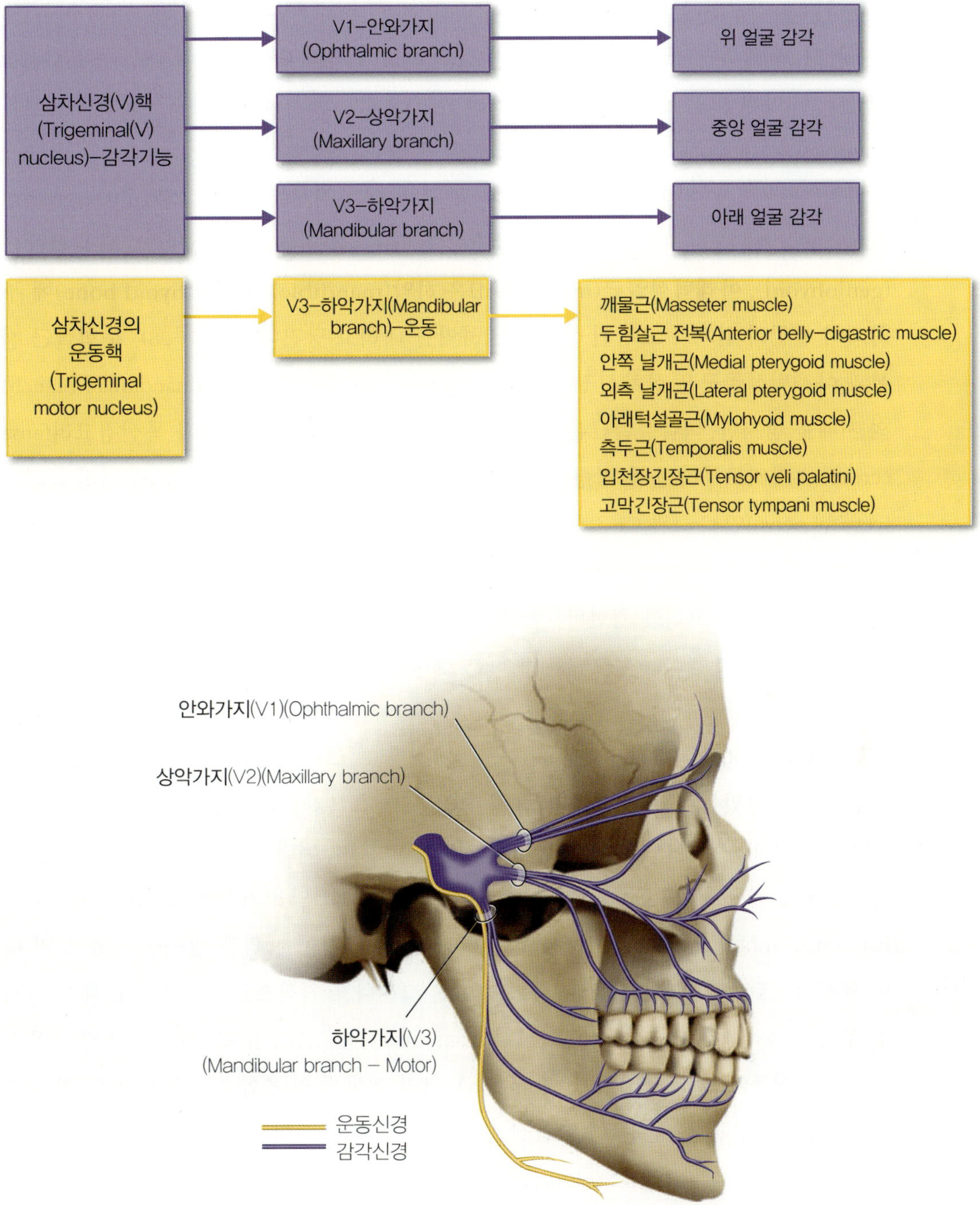

그림 1–27. 삼차신경(trigeminal nerve)(CN V)의 신경지배

라). 그리고 가로로 뻗어 나가 하악돌기(condyle of mandible)의 앞쪽 목(anterior neck)에 부착된다. 외측 날개근은 뻗어 나가는 방향으로 인해 하악 내밀기와 좌–우 움직임에 관여한다. 치아의 교합 표면(occlusal surface) 사이에 놓인 음식을 씹을 때는 일방향 활성화(unilateral activation)로 음식을 갈아내는 동작이 매우 중요하다.

하악 내리기 및 당기기(retraction)와 관련된 나머지 세 근육은 씹기근(muscle of mastication)에 속하지 않는다. **두힘살근**(전복)(**digastric**(anterior belly)), **턱끝설골근(geniohyoid)**, **아래턱설골근(mylohyoid)**은 **하악(mandible)**과 **설골(hyoid bone)**에 부착되어 설골의 위치가 고정된 상태에서 하악을 내리고 당긴다(그림 1–28). **두힘살근 전복**과 아래턱설골근은 삼차신경(trigeminal nerve)(CN V)의 하악가지(mandibular branch)의 지배를 받지만, 턱끝설골근은 설하신경(hypoglossal nerve)(CN XII)과 목신경고리(ansa cervicalis) 가지로부터 운동 명령을 받는다. **목신경고리**는 경추 층위의 첫 세 개의 목신경(cervical nerve)인 C–1과 C–3 사이 층위의 복잡한 신경 섬유 뭉치이다(그림 1–25). Ansa는 '고리' 또는 '활'을 의미하며 C–1과 C–2사이, C–2와 C–3 사이의 목신경얼기(cervical plexus)에 있는 두 고리를 칭한다. 두 고리의 섬유가 재연결되어 목신경고리를 형성하고 설골하근육(infrahyoid muscles)을 지배하는 가지를 배출한다.

씹기(Chewing)

앞서 살펴보았듯이 턱관절(TMJ)의 움직임은 꽤나 복잡하다. 씹기 시 턱의 움직임은 (말산출 시에 비하여) 어느 정도 정형화된 패턴을 따르며, 뇌간(brainstem)의 중앙 패턴 생성기(central pattern generator(CPG))의 통제를 받는다고 알려져 있다(Ostry, Vatikiotis–Bateson & Gribble, 1997; Moore, Smith & Ringel, 1988). 친구가 껌을 씹는 모습을 보면 턱이 규칙적으로 움직이는 것을 관찰할 수 있다. 그러나 규칙적으로 움직인다고 해서 턱관절 부근의 움직임이 단순한 것은 아니다(Komiyama et al., 2003 참고). 씹기와 관련된 움직임은 **평행이동(translation)**, **회전(rotation)**, 그리고 이 둘의 **조합**으로 분류할 수 있다(그림 1–9 참고). 평행이동은 턱이 턱관절 주변의 한 방향으로 미끄러지듯 이동하는 움직임을 말하며, 하악 내밀기(protrusion), 당기기(retraction), 좌–우 움직임(lateralization)이 이에 해당한다. 회전은 턱관절을 기점으로 추 운동(swinging)을 하는 것이며, 하악 올림과

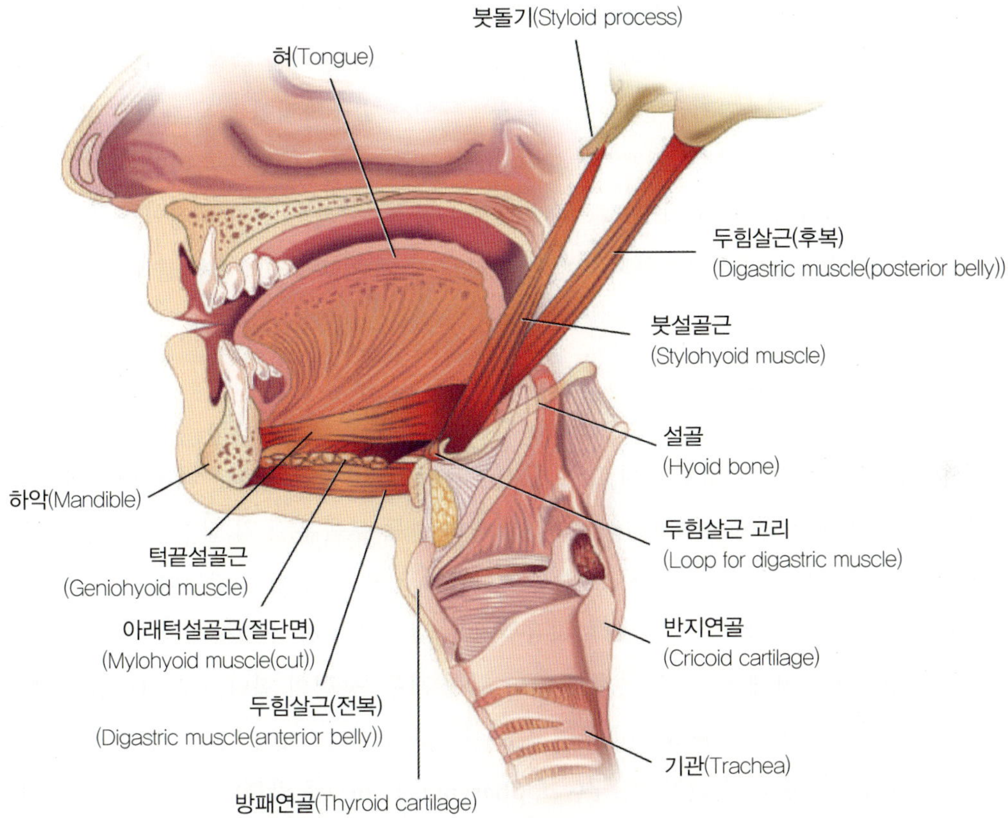

그림 1-28. 하악 내림(mandibular depression) 및 당김(retraction)과 관련된 근육

내림이 이러한 경우이다. 씹을 때는 평행이동과 회전이 함께 일어난다는 것이 특징이다. 턱을 개폐할 때 턱관절을 기점으로 내밀기, 당기기, 좌-우 움직임이 함께 일어난다. 이러한 운동은 음식물을 치아가 맞물리는 표면에 놓고, 조작하고, 갈고(grinding), 부피를 줄이기 위해 혀와 상호보완하며 일어난다.

씹기근(muscles of mastication)에서 살펴본 것과 같이 평행이동(translation)을 담당하는 주요 근육은 안쪽 및 외측 날개근(medial and lateral pterygoid muscles), 뒤쪽 측두근(posterior portion of temporalis), 턱끝설골근(geniohyoid muscle), 아래턱설골근(mylohyoid muscle), 두힘살근 전복(anterior belly of the digastric muscle)이다. 회전운동(rotation)의 경우, 깨물근(masseter muscle), 측두근(temporalis muscle), 안쪽 날개근이 턱을 올리고, 외측

날개근, 두힘살근 전복, 턱끝설골근, 아래턱설골근이 턱을 내린다. 한 근육이 여러 기능을 수행한다는 것은 씹기 시에 여러 근육이 다양하게 협응한다는 것을 의미한다. 근전도 검사를 사용한 연구는 씹기근 중에서 깨물근이 유일하게 규칙적인 운동 패턴을 보인다고 밝혔다. 씹기 과정에서 입을 크게 벌렸을 때 깨물근은 최대한으로 수축하고 입을 닫으면 비활성화된다(Palmer, Rudin, Lara & Crompton, 1992). 턱과 혀의 씹기 움직임과 관련된 다른 근육들은 더 다양하게 활성화되지만, 여전히 중앙 패턴 생성기의 통제를 받는다.

연구개(Soft Palate) 근육

혀, 입술, 얼굴, 턱과 마찬가지로, 연구개는 삼킴의 구강단계에서 매우 중요한 구조이다. 그러나 다른 구강 구조와는 달리 연구개의 활동 부족은 초기 삼킴 단계에서 중요한 역할을 한다. 연구개는 구인두로 내려와 있으며 뒤쪽 혀와 거의 맞닿아 있다. 이러한 형태는 음식물이나 액체가 인두로 미숙유출하는 것을 방지하여 정상적인 코 호흡(nasal breathing)이 가능하게 한다. 정자세로 앉아 있는 경우, 중력의 힘만으로 이러한 형태를 유지할 수 있다. 그러나 음식물이 구인두로 이동하기 시작하면 연구개 및 그와 관련된 구조물은 재빨리 움직여 **연인두입구(velopharyngeal port)**를 막는다. 연구개 상승(velar elevation)이 일어나는 시점을 전통적으로는 삼킴의 인두단계가 시작된 것으로 간주하며, 이에 대하여 다음 장에서 설명할 것이다.

감각수용기

삼킴에서 감각의 역할은 오랫동안 논란이 되었다. 치과 마취를 해 본 적이 있다면 구강 감각의 저하가 구강단계에 영향을 주는 것을 경험해 보았을 것이다. 침의 흐름을 비롯한 기타 자율신경계의 반응이 감각수용기(sensory receptors)의 자극에 따라 달라진다. 하지만 어느 정도의 감각 자극이 삼킴 운동 반응을 유발하는지는 여전히 불분명하다. 이 논의는 구강단계에서 인두단계로 이동하는 기전과도 관련된다. 구강 운동은 음식물의 특성에 맞게 자동으로 조절되기 때문에 감각 정보는 운동 패턴을 형성하는 데 매우 중요하다(Capra, 1995). 이에 대하여 4장에서 더 깊이 있게 다룰 것이다. 음식물의 특징은 구강 점막, 치아 주변, 근육, 턱관절에 있는 감각수용기로 전달된다.

명료한 설명을 위하여 감각수용기를 그 위치와 기능에 따라 분류하였다. 먼저 구강 점막에는 촉각(touch), 운동(movement)(기계수용기(mechanoreceptor)), 온도(온도수용기(thermoreceptor)), 조직의 손상과 관련된 통각(통각수용기(nociceptor)), 그리고 맛(화학수용기(chemoreceptor))을 감지하는 수용기가 있다. 일반적으로 구강 뒤쪽보다 앞쪽에 수용기가 더 많이 밀집되어 있다. 따라서 혀끝과 입술이 경구개나 연구개와 같은 구조물에 비해 더 예민하다.

기계수용기(mechanoreceptor)는 기계적으로 변형되었을 때 활성화된다. 삼킴 과정에서는 음식물이 점막에 닿았을 때, 또는 씹기 과정에서 점막이 다른 구강 구조물과 접촉했을 때 작동할 수 있다. 기계수용기의 일부는 미세한 촉각에도 빠르게 반응한다(마이스너소체(Meissner's corpuscles) 및 자유신경종말(free nerve endings)). 그외 기계수용기는 더 강한 압력이나 오랫동안 들어오는 자극에 반응한다(Ruffini 종말기관(Ruffini's end organs 및 메르켈원반(Merkel's discs)).

고유감각기(proprioceptor)로 알려진 특성화된 기계수용기는 조음기관의 절대적인 위치와 다른 기관과의 상대적인 위치를 알 수 있게 한다. 고유감각기는 근섬유(**신경근방추(neuromuscular spindles)**)와 힘줄(**골지힘줄기관(Golgi tendon organs)**) 안에서 발견된다. 고유감각기는 근긴장도를 유지하고 조절된 움직임을 촉진하는 데 중요한 역할을 담당한다. 신경근방추는 근조직 안에 있는 특별한 수용기이며, 부모근육(parent muscle)이 늘어나 길이가 길어지면 활성화된다. 고유감각기가 활성화되면 부모근육을 수축하게 하며, 이를 **신장반사(stretch reflex)**라고 한다. 신경근방추는 혀, 턱, 연구개 근육에 다양한 정도로 관찰된다. 골지힘줄기관은 턱관절 부근에 많이 분포되어 있으며, 근육이 수축할 때 힘줄의 긴장도 변화에 반응한다. 이 수용기가 작동하면 잠재의식(subconscious) 수준에서 이완고리(reflex loop)에 영향을 주어 부모근육을 이완시킴으로써 힘줄의 긴장도를 낮추고 근육과 관절의 손상을 방지한다.

온도수용기(thermoreceptor)는 온도 변화에 반응하며 구강 점막에 풍부하게 분포되어 있다. 크라우제망울(bulbs of Krause)과 같은 일부 온도수용기는 낮은 온도에 반응하여 차가운 온도에 대한 감각을 전달한다. Ruffini-type 수용기와 자유신경종말(free nerve ending)은 기계수용기이면서 동시에 온도 변화를 감지한다. 자유신경종말은 **통각수용기(nociceptors)**이기도 하여 조직이 손상되었을 때 통각을 전달한다.

맛은 일종의 **화학수용(chemoreception)**이며 구강과 인두에 있는 몇 천개의 맛봉오리(taste buds)를 통해 전달된다. 화학수용기는 혀에 가장 많이 분포되어 있다. 맛과 풍미를 감별하는 기전은 매우 복잡한데, 맛과 수용기의 종류는 일대일로 대응하지 않는다. 맛의 네 가지 기본 범주(짠맛, 단맛, 신맛, 쓴맛)는 음식의 물질이 수용기 세포를 어떻게 탈분극(depolarize)시키는지에 따라 결정된다. 그 다음, 이 정보는 안면신경과 설하신경(CN VII과 CN IX)의 특수 감각 섬유를 통해 뇌간(brainstem)과 시상(thalamus)을 거쳐 체감각피질(somatosensory cortex)의 입 부위로 전달된다. 이곳에서 시상하부(hypothalamus), 후각피질(olfactory cortex), 그리고 다른 뇌간 영역이 부수적으로 활성화되어 맛에 대한 주관적인 경험이 형성된다. 음식의 화학적인 특징 또한 자율신경계를 자극함으로써 침을 분비하며, 이는 음식물의 준비과정에 필수 요소이다.

요약

고체 음식물을 씹는 과정을 통하여 정상 삼킴의 구강 구조의 해부와 생리를 알아보았다. 구강준비단계에서는 음식물을 잘게 부수고, 씹고, 혀로 위치를 조정하며 침을 섞어 크기를 줄이고 촉촉하게 한다. 이렇게 응집된 또는 약간 응집된 덩어리를 적당한 크기로 나누어 혀와 경구개 사이의 공간으로 보낸다. 이때는 다음의 요소가 필요하다:

1. 근육과 침샘의 감각운동을 조절하기 위한 손상되지 않은 중추 및 말초신경계
2. 음식물을 부수고 침과 섞을 때 구강 내 적절한 공간에 배치하기 위한 입술과 볼의 적당한 유연성과 긴장도
3. 구강점막(oral mucosa), 맛봉오리(taste buds), 치아수용기(dental receptors), 근육, 그

리고 관절의 감각수용기를 통해 들어오는 음식물의 특징에 대한 감각 피드백(이를 통하여 적당한 양과 농도의 침을 생성하고 씹는 힘과 경로를 결정할 수 있다.)

4. 음식물을 효율적으로 씹기 위한 깨물근(masseter muscle)과 씹기근(masticatory muscles)의 규칙적이고 패턴화된 운동
5. 음식물을 치아가 맞물리는 표면에 배치하기 위한, 또는 음식물을 혀 위나 외측고랑(lateral sulci)에 일시적으로 보관하기 위한 혀 내근과 외근의 협응된 수축
6. 음식물을 혀로 경구개에 눌러서 다음 삼킴단계를 준비

학습질문

1. 두개골에는 관절이 하나 있다. 이 관절의 이름과 이것이 구강 식이(영양 섭취)에서 담당하는 역할은 무엇인가?
2. 구강 내 세 쌍의 침샘 위치, 출구, 그리고 각 침샘을 지배하는 신경은 무엇인가?
3. 다음 활동에 개입하는 근육과 각 근육을 지배하는 뇌신경은 무엇인가?
   a. 입술 다물기
   b. 볼의 긴장도 유지
   c. 빨기에 중요한 혀 중앙의 하강
   d. 턱의 씹기 운동
4. 삼킴의 첫 두 단계에서 연구개(velum)의 역할은 무엇인지 설명하시오.
5. 감각자극은 구강준비단계와 구강운반단계에서 음식덩이의 형성과 운반에 중요한 역할을 한다. 다음의 문제가 음식덩이의 형성과 운반에 어떤 영향을 주는지 설명하시오.
   a. 치아소실(무치아(edentulous) 상태)
   b. 미각 저하
   c. 구강 감각 저하

참고문헌

Capra, N. F. (1995). Mechanisms of oral sensation. *Dysphagia,10*(4), 235-247.

Casas, M. J., Kenny, D. J. & Macmillan, R. E. (2003). Buccal and lingual activity during mastication and swallowing in typical adults. *Journal of Oral Rehabilitation, 30*(1), 9-16.

Chi-Fishman, G. & Stone, M. (1996). A new application for electropalatography: Swallowing. *Dysphagia, 11*(4), 239-247.

Chi-Fishman, G., Stone, M. & McCall, G. N. (1998). Lingual action in normal sequential swallowing. *Journal of Speech, Language, and Hearing Research, 41*(4), 771-785.

Hagg, M. & Anniko, M. (2010). Influence of lip force on swallowing capacity in stroke patients and in healthy subjects. *Acta Otolaryngologica, 130*(11), 1204-1208.

Hagg, M. & Anniko, M. (2008). Lip muscle training in stroke patients with dysphagia. *Acta Otolaryngologica, 128*(9), 1027-1033.

Hamlet, S. (1989). Dynamic aspects of lingual propulsive activity in swallowing. *Dysphagia, 4*(3), 136-145.

Kaufman, E. & Lamster, I. B. (2002). The diagnostic applications of saliva: A review. *Critical Reviews in Oral Biology & Medicine, 13*(2), 197-212.

Kennedy, D., Kieser, J., Bolter, C., Swain, M., Singh, B. & Waddell, J. N. (2010). Tongue pressure patterns during water swallowing. *Dysphagia, 25*(1), 11-19.

Komiyama, O., Asano, T., Suzuki, H., Kawara, M., Wada, M., Kobayashi, K. & Ohtake, S. (2003). Mandibular condyle movement during mastication of foods. *Journal of Oral Rehabilitation, 30*(6), 592-600.

Logemann, J. A. (1988). Evaluation and Treatment of Swallowing Disorders (2nd ed.). College Hill Press, London, UK.

Logemann, J. A. & Larsen, K. (2012) Oropharyngeal dysphagia: Pathophysiology and diagnosis for the anniversary issue of Diseases of the Esophagus. *Diseases of the Esophagus, 25*, 299-304.

Martin, R. (1991). *A comparison of lingual movement in swallowing and speech production*. Unpublished doctoral dissertation, University of Wisconsin-Madison.

McFarland, D. H. (2009). *Netter's Atlas of Anatomy for Speech, Swallowing, and Hearing*. St.

Louis, MO: Mosby Elsevier.

Moore, C. A., Smith, A. & Ringel, R. (1988). Task-specific organization of activity in human jaw muscles. *Journal of Speech and Hearing Research, 31*(4), 670-680.

Murray, K. A., Larson, C. R. & Logemann, J. A. (1998). Electromyographic response of the labial muscles during normal liquid swallows using a spoon, a straw, and a cup. *Dysphagia, 13*(3), 160-166.

Ostry, D. J., Vatikiotis-Bateson, E. & Gribble, P. L. (1997). An examination of the degrees of freedom of human jaw motion in speech and mastication. *Journal of Speech, Language, and Hearing Research, 40*(6), 1341-1351.

Palmer, J. B., Rudin, N. J., Lara, G. & Crompton, A. W. (1992). Coordination of mastication and swallowing, *Dysphagia, 7*(4), 187-200.

Rudney, J. D., Ji, Z. & Larson, C. J. (1995). The prediction of saliva swallowing frequency in humans from estimates of salivary flow rate and the volume of saliva swallowed. *Archives of Oral Biology, 40*(6), 507-512.

Soder, N. & Miller, N. (2002). Using ultrasound to investigate intrapersonal variability in durational aspects of tongue movement during swallowing. *Dysphagia, 17*(4), 288-297.

Stone, M. & Shawker, T. H. (1986). An ultrasound examination of tongue movement during swallowing. Dysphagia, 1(2), 78-83.

Tasko, S. M., Kent, R. D. & Westbury, J. R. (2002). Variability in tongue movement kinematics during normal liquid swallowing. *Dysphagia, 17*(2), 126-138.

Thexton, A. (1992). Mastication and swallowing: An overview. *British Dental Journal, 173*(6), 197-206.

Veyrune, J. L. & Mioche, L. (2000). Complete denture wearers: Electromyography of mastication and texture perception whilst eating meat. *European Journal of Oral Science, 108*(2), 83-92.

Zalewska, A., Zwierz, K., Zolkowski, K. & Gindzienski, A. (2000). Structure and biosynthesis of human salivary mucins. *Acta Biochimica Polonica, 47*(2), 1067-1079.

제2장 인두 삼킴단계의 평가

학습목표

이 장을 학습한 후,

- 호흡소화관(aerodigestive tract)으로서 인두의 역할을 이해할 수 있다.
- 삼킴과 기도보호의 인두단계와 관련된 해부 및 생리를 이해할 수 있다.
- 삼킴의 인두단계와 관련된 주요 근육을 설명할 수 있다.
- 혀 기저부(base of the tongue), 설골(hyoid bone), 후두(larynx) 사이의 기계적인 연관성을 이해할 수 있다.
- 관련된 근육이 순차적으로 활성화되는 패턴의 변동성을 이해할 수 있다.

서론

삼킴의 구강준비단계(oral preparatory phase)와 구강운반단계(oral transport phase)와는 달리, 인두단계(pharyngeal phase)는 많은 부분이 자발적인 통제에서 벗어난다. 일단 삼킴반사가 유발되면, 음식물은 상승된 연구개를 거쳐 후두덮개(epiglottis)와 보호된 후두기도 영역(laryngotracheal region)을 지나 **상부식도괄약근(upper esophageal sphincter: UES)**을 통과하게 된다. 이 장에서는 음식물이 식도수준까지 안전하게 이동할 수 있는 구조와 기능에 초점을 맞춘다.

인두단계(pharyngeal phase)

인두단계는 정상적으로 단일한 개별 음식물(a single, discrete bolus)을 삼키는 것을 생각하면 개념화하기 쉽다. 지난 장의 마지막 부분에서 씹은 음식물이 구인두단계(oropharynx)로 들어가는 여정을 시작했다. 혀(tongue)는 경구개(hard palate)에 대항하여 부분적이고 순차적으로 음식물을 후방으로 누른다. 동시에 씹기를 멈추고, 혀 앞쪽(anterior tongue)은 저하되고 후퇴되며, 입술은 세게 닫히고 볼은 긴장된다. 그 순간 혀등(tongue dorsum)이 빠르게 저하되고 후퇴하여 경사를 만들고 음식물은 앞쪽 구개활(anterior faucial arches)을 지나 구인두로 전달된다. 이것이 앞쪽 구개활과 혀 기저부(base of the tongue)의 감각 수용기(sensory receptors)를 지나 삼킴반사를 유발하는 음식물의 운반이다.

인두단계는 연인두폐쇄(velopharyngeal closure), 후두 입구로 젖혀진 후두덮개, 설골후두복합체(hyolaryngeal complex)의 앞쪽과 위쪽으로의 움직임, **심실주름(ventricular folds: 가성대)**과 **방패호미근(thyroarytenoid muscle: 진성대)**의 닫힘, 점진적인 인두 수축, 상부식도괄약근의 열림으로 구성된다. 따라서 인두단계는 불수의적으로 기도를 보호하고 음식물을 밀어내는 일련의 과정이다. 표 2-1은 삼킴의 인두단계에서 사용되는 근육과 관련 신경지배를 나열하였다. 설골위근육(suprahyoid muscles) 중 몇몇은 씹기(혀의 움직임, 턱 벌리기 등) 및 설골-후두의 움직임에도 사용될 수 있기 때문에 제1장의 구강안면 근육(orofacial muscle)의 신경지배 표에도 포함되어 있다.

관련 해부를 다루기 전에 몇 가지 중요한 사항이 있다. 먼저 인두단계는 대체로 불수의적이다. 일단 삼킴이 시작되면 삼킴을 통제하기 위해 할 수 있는 것이 거의 없다. 둘째, 예전에는 개별삼킴(discrete swallow) 시 음식물의 속성이나 말초의 감각정보와는 상관없이 인두단계가 상대적으로 고정된 순서로 진행된다고 생각했다. 하지만 지금은 정상적으로 삼키는 사람들의 기도를 보호하고 음식물을 밀어내는 순서가 음식물의 종류에 따라 상당히 다르다는 증거들이 많이 있다(예: Leonard & McKenzie, 2003; Molfenter & Steele, 2011). 세 번째로 호흡소화관에서 삼킴반응을 일으키는 지점은 한 개가 아니다. 삼킴반응을 가장 쉽게 야기하는 부위는 앞쪽 구개활, 아래턱의 밑 테두리 수준(level)의 혀 기저부, 후두계곡(valleculae), 조롱박굴(pyriform sinuses), 심지어 후두 자체를 포함한다. 넷째, 삼킴반응이 유발되지 않으면 기도 보호 및 음식물을 밀어내는 과정은 일어나지 않는다. 마지막으로 음식물은 구강에서 식도까지 기계적인 힘과 압력에 의해 밀어 넘겨진다.

해부의 기계적인 기여만을 고려한다면, 혀의 피스톤 같은 활동으로 음식물을 구인두로 밀어내고, 인두 수축근의 분절적인 쥐어짜는 활동과 중력에 의해 음식물을 열려진 상부식도괄약근으로 옮기는 것으로 결론지을 수 있다. 하지만 이것이 전부는 아니다. 음식물은 호흡소화관의 지름 변화와 다양한 밸브의 열고 닫힘에 의해 야기되는 압력 차이에 의해 옮겨진다.

압력 차이의 개념은 보이는 것처럼 복잡하지 않다. 호흡소화관의 한 부분이 인접한 부분에 비해 크기가 감소하여(압력이 증가) 발생하는 단순한 국소 공백을 말한다. 입술에서 식도로 이어지는 호흡소화관은 양쪽 끝이 잠재적으로 닫힌 유연한 관(tube)이다. 관의 한 부분을 쥐어짜거나 압축하면 해당 영역의 부피(또는 영역)가 감소하고 그 영역의 압력이 증가하는데, 이것이 보일의 법칙(Boyle's Law)이다. 인접한 영역의 압력이 낮아지면 공백이 생성되어 고압 부위의 내용물이 저압 영역으로 흡입된다.

음식물 뒤쪽 영역은 음식물 앞쪽 영역에 비해 상대적으로 부피가 작아져 압력이 높아진다(그림 2-1). 이 압력차의 파동(wave)은 근육의 수축과 음식물 뒤쪽 구조들의 압축(고압을 생성하기 위해) 및 음식물 앞쪽의 근육 이완과 내강(lumen)의 확장(저압을 생성하기 위해)에 의해 수행된다. 근육의 활동 수준과 압력 생성 사이의 정확한 관계는 잘 알려져 있지 않지만, 음식물이 인두를 통과하는 것은 인두의 분절적 수축(음식물 뒤쪽의 부피를 감소시키고 압력을 증가시키기 위한)과 상부식도괄약근의 열림(음식물 앞쪽의 압력 감소를 위한)에 의해 수행된다.

인두단계의 일반적인 틀이 확립되었으므로 삼킴의 특정 활동과 관련된 구조 및 기능을 다루도록 하겠다. 참고로 다양한 삼킴 이벤트에 대한 표준적 정의는 표 2-2에 언급되어 있다.

표 2-1. 구개근과 인두근의 신경지배

부위	근육명	뇌신경	뇌신경가지
연구개 (soft palate)	입천장긴장근(Tensor veli palatini)	V	아래턱가지(mandibular branch)
	입천장올림근(Levator veli palatini)	XI, X	X의 인두가지(pharyngeal branch)와 인두얼기(pharyngeal plexus)를 통한 XI
	입천장혀근 (Palatoglossus)	XI, X	X의 인두가지(pharyngeal branch)와 인두얼기(pharyngeal plexus)를 통한 XI
	입천장인두근(Palatopharyngeus)	XI, X	X의 인두가지(pharyngeal branch)와 인두얼기(pharyngeal plexus)를 통한 XI
	목젖근(Uvula)	XI, X	X의 인두가지(pharyngeal branch)와 인두얼기(pharyngeal plexus)를 통한 XI
인두 (Pharynx)	붓인두근 (Stylopharyngeus)	IX	
	상인두수축근(Superior pharyngeal constrictor)	XI, X	X의 인두가지(pharyngeal branch)와 인두얼기(pharyngeal plexus)를 통한 XI
	중인두수축근(Medial pharyngeal constrictor)	XI, X	X의 인두가지(pharyngeal branch)와 인두얼기(pharyngeal plexus)를 통한 XI
	하인두수축근(Inferior pharyngeal constrictor)	XI, X	X의 인두가지(pharyngeal branch)와 인두얼기(pharyngeal plexus)를 통한 XI, X의 되돌이후두신경 및 상후두신경의 외가지
	귀인두관인두근(Salpingopharyngeus)	XI, X	X의 인두가지(pharyngeal branch)와 인두얼기(pharyngeal plexus)를 통한 XI
후두 (내부) (Larynx (intrinsic))	방패호미근 (Thyroarytenoid)	X	되돌이후두신경(Recurrent laryngeal)
	외측반지호미근 (Lateral cricoarytenoid)	X	되돌이후두신경(Recurrent laryngeal)
	호미간근 (Interarytenoid)	X	되돌이후두신경(Recurrent laryngeal)
	뒤반지호미근(Posterior cricoarytenoid)	X	되돌이후두신경(Recurrent laryngeal)
후두 (외부 설골상부) (Larynx (extrinsic suprahyoid))	아래턱설골(Mylohyoid)	V	V의 하치조신경(inferioralveolar nerve)의 아래턱설골가지(mylohyoid branch)
	두힘살근 후복(Digastric-posterior belly (only))	VII	두힘살근가지(digastric branch)
	붓설골(Stylohyoid)	VII	붓설골가지(stylohyoid branch)
	설골혀근(Hyoglossus)	XII	설골가지(hyoglossal branch)
	턱끝설골(Geniohyoid)	XII, C1	설하섬유(fibers of hypoglossal)를 포함한 C1
후두 (외부 설골하부) Larynx (extrinsic infrahyoid)	가슴설골(Sternohyoid)	C1-C3	목신경고리(Ansa cervicalis)
	어깨설골(Omohyoid)	C1-C3	목신경고리(Ansa cervicalis)
	가슴방패근(Sternothyroid)	C1-C3	목신경고리(Ansa cervicalis)
	방패설골(Thyrohyoid)	XII, C1	설하섬유(fibers of hypoglossal)를 포함한 C1

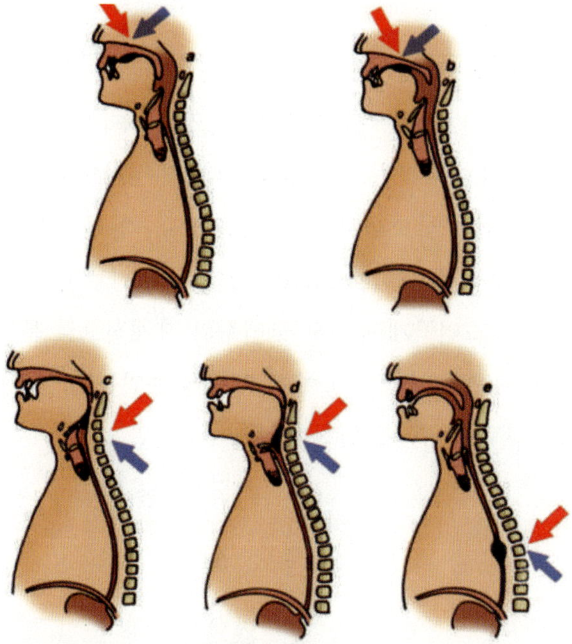

그림 2-1. 음식물 뒤쪽의 높은 압력과 음식물 앞쪽의 낮은 압력을 나타낸 위장관의 압력차, Lateral view

표 2-2. 비디오투시영상검사(videofluorographic examinations)에서 흔히 관찰하는 삼킴 이벤트에 대한 표준화된 정의 및 규준

용어	정의	평균 소요시간
구강 통과시간 (Oral transit time: OTT)	음식물을 뒤쪽으로 밀어넘기는 시점부터 음식물의 앞부분이 아래턱의 기저부를 통과하는 시점까지의 시간	0.5초 이내
인두 통과시간 (Pharyngeal transit time: PTT)	OTT가 끝난 시점에서 음식물의 뒷부분이 UES를 통과할 때까지의 시간	0.8초 이내
후두 폐쇄기간 (Duration of laryngeal closure)	후두전정(laryngeal vestibule)의 닫힘기간	0.8초 이내
상부식도괄약근 열림기간 (Duration of UES opening)	삼키는 동안 UES가 열려있는 기간	0.5초 이내
설골 상승기간 (Duration of hyoid elevation)	설골상승의 시작점에서 설골하강 완료까지의 기간	0.6초 이내

인두의 해부

인두는 비강 뒤의 두개골 기저부에서 상부식도괄약근까지 이어지는 관 모양의 구조이다. 단, 인두는 완전한 관이 아니라는 점이 중요하다. 본질적으로 뒤쪽이 닫힌 반원 모양으로 인두의 앞쪽에는 인접한 구조들과 빈 공간만 있다. 인두는 **비인두(nasopharynx), 구인두(oropharynx), 후두인두(laryngopharynx)**의 세 부위로 나뉜다(그림 2-2). 비인두는 비강 바로 뒤에 위치하고 연구개에 의해 구인두와 잠재적으로 분리된다. 구인두는 구강의 앞쪽 구개활 바로 뒤에서 설골까지 이어진다. 후두인두는 설골에서 경추 6번 수준의 식도까지 이어지는 후두의 뒤쪽을 말한다.

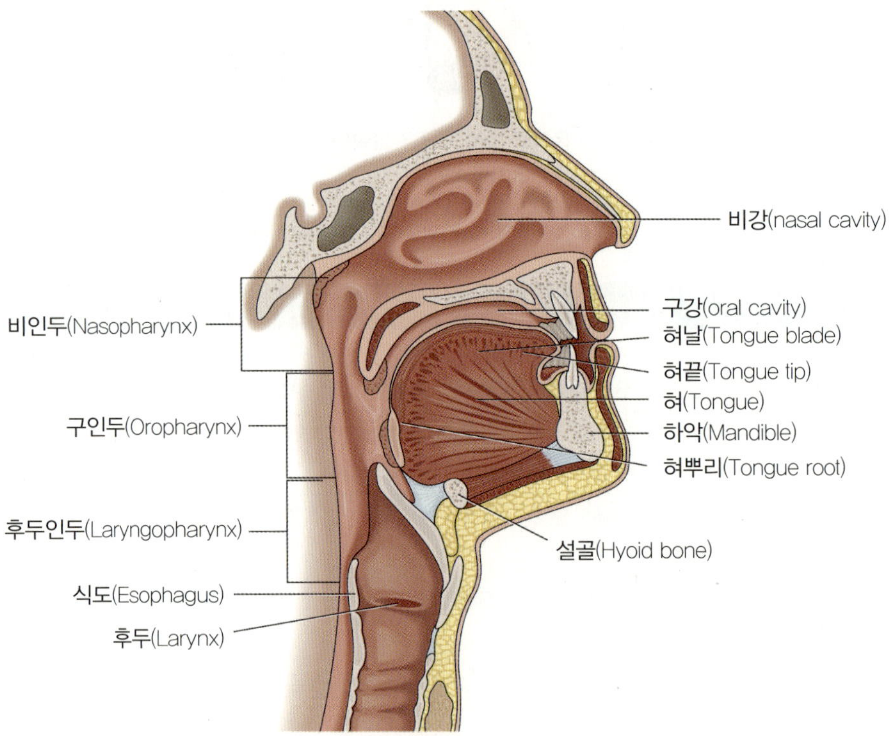

그림 2-2. 인두강, Lateral view

인두는 강한 널힘줄층(layer of pharyngeal aponeurosis)에 의해 두개골 바닥으로부터 연결된 세 세트의 반원형 근육으로 구성되는데, 이 근육들은 **상, 중, 하인두수축근(superior, middle, and inferior pharyngeal constrictors)**이다(그림 2–3a). 하인두수축근은 가장 강한 인두근이며, 두 가지 주요 구성 성분인 **방패인두근(thyropharyngeus muscles)**과 **반지인두근(cricopharyngeus muscles)**을 포함한다. 방패인두근은 방패막(thyroid lamina)에서 유래하고 반지인두근은 반지연골에서 유래한다. 근육들은 앞쪽 부착부의 뒤쪽으로 연결되어 인두 뒤쪽을 따라 정중선에서 합쳐져 **뒤쪽 인두 솔기(posterior pharyngeal raphe)**(그림 2–3b)를 형성한다. 따라서 이 근육들이 수축하면 주로 인두의 지름을 수축하거나 줄인다. 인두는 구강과 비강, 후두, 그리고 식도의 인접 구조들과 연결된 점막(mucosal membrane)으로 덮여 있다.

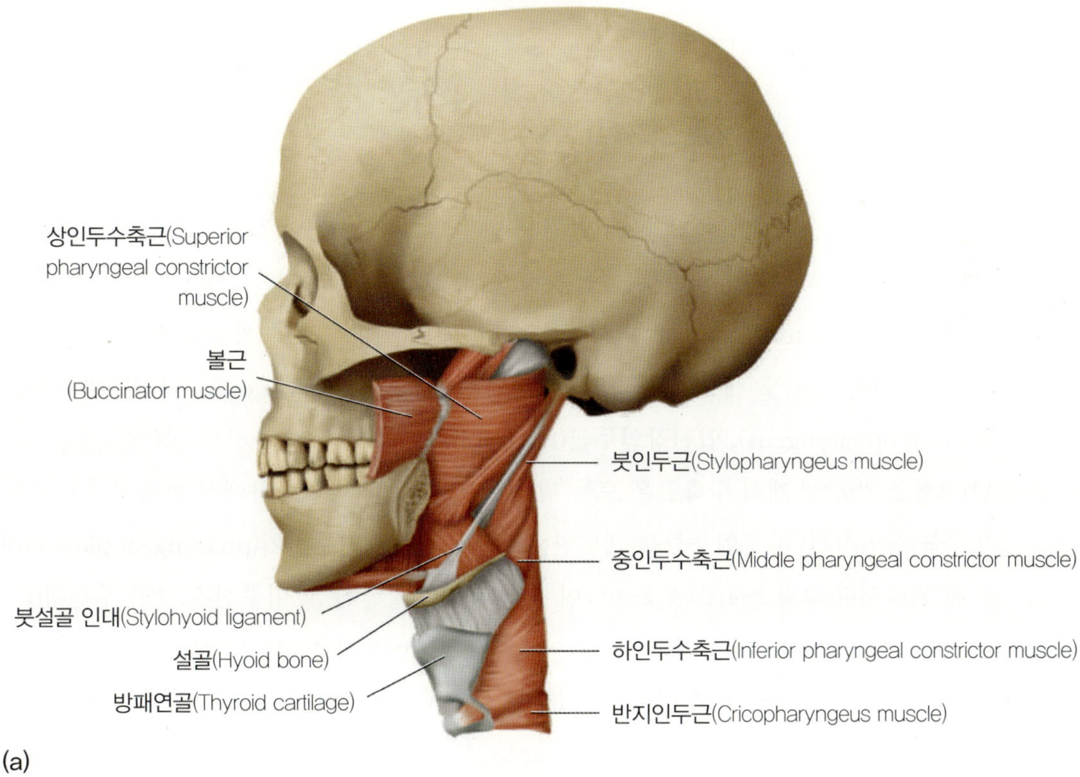

그림 2–3a. **인두수축근**, Lateral view

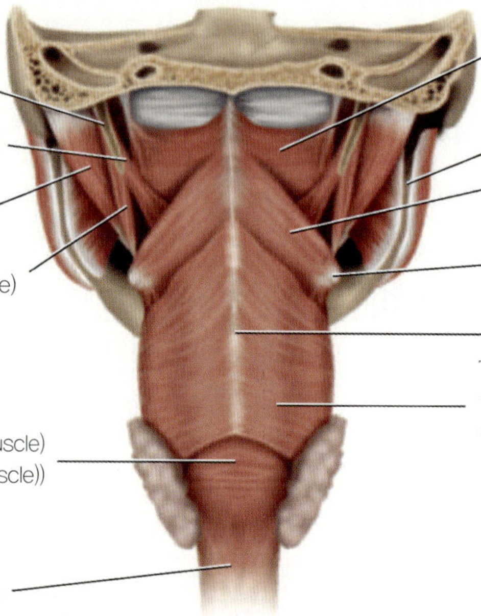

(b)

그림 2-3b. **인두수축근**, Posterior view

인두후벽은 경추의 앞쪽에 놓여 있지만 인두와 척추는 근막초(fascial sheath)층에 의해 완전히 분리되어 있다. 인두는 척추에 붙어 있지 않고 특수한 **근막(fasciae)**과 **성근조직(areolar tissue)**으로 구성되어 있기 때문에 수직방향으로 자유롭게 단축과 연장이 가능하다. 적어도 세 세트의 근육인 **붓인두근(Stylopharyngeus)**, **귀인두관인두근(Salpingopharyngeus)**, **입천장인두근(Palatopharyngeus)**이 수축하면 인두를 상승시킨다(그림 2-3b). 세 개의 수축근은 모두 뒤쪽 인두 솔기의 위쪽 방향에서 합쳐지기 때문에 인두를 상승시킨다. 붓인두근을 제외한 두 개의 근육은 **인두얼기(pharyngeal plexus)**에 의해 지배된다(그림 2-4, 2-5, 2-6). 이 신경다발은 설인신경, 미주신경, 척수부신경(CN IX, X, XI)의 섬유들로 구성된다. 그림 2-4, 2-5, 2-6은 세 신경들의 상호연관성을 보여주고 **신경얼기(plexus)**의 개념화를 돕는다. 붓인두근은 설인신경(CN IX)의 운동가지에 의해 지배된다.

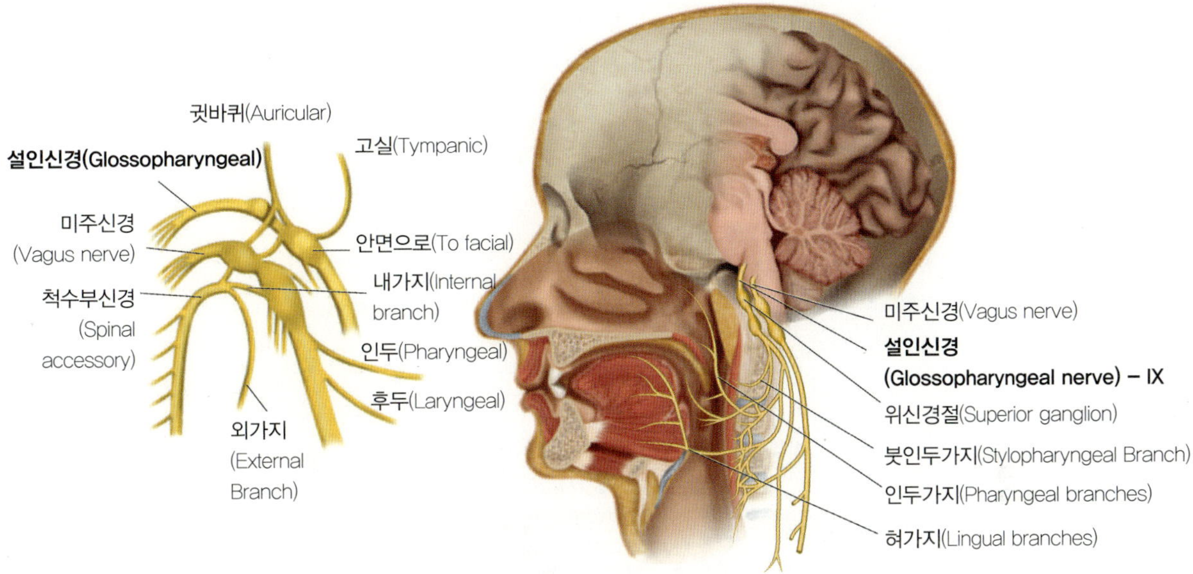

그림 2-4. 설인신경(9번 뇌신경)(Glossopharyngeal nerve (CN IX))의 신경지배

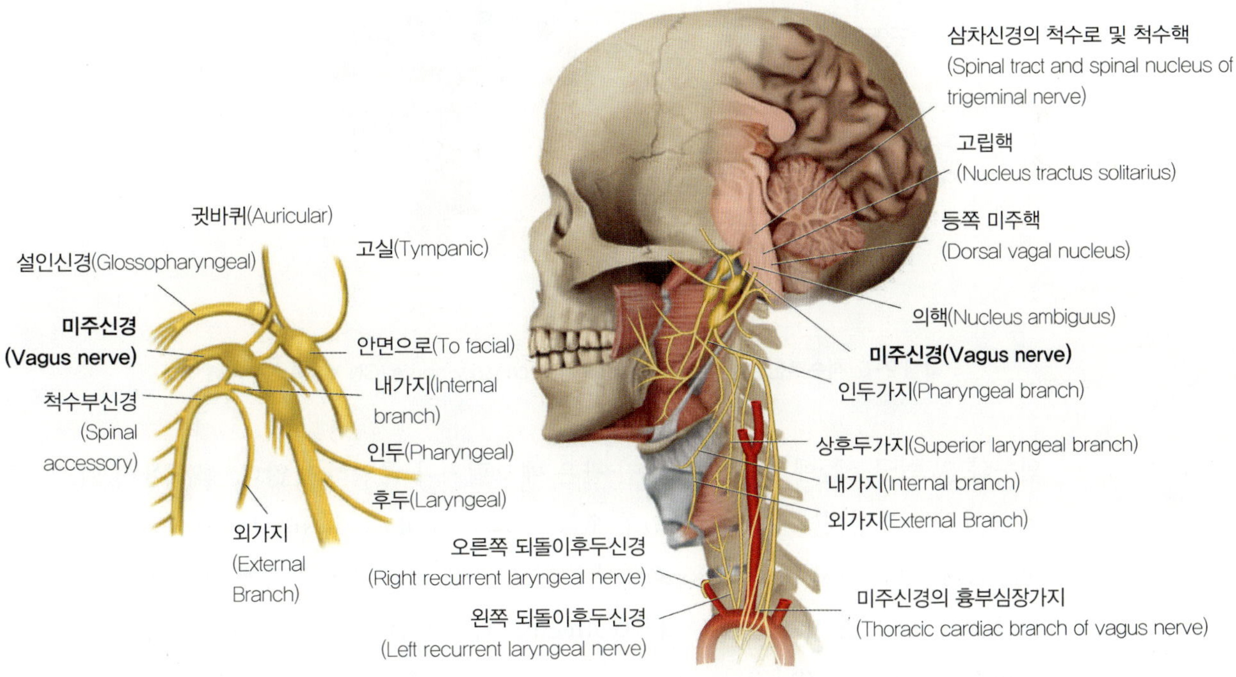

그림 2-5. 미주신경(10번 뇌신경)(Vagus nerve (CN X))의 신경지배

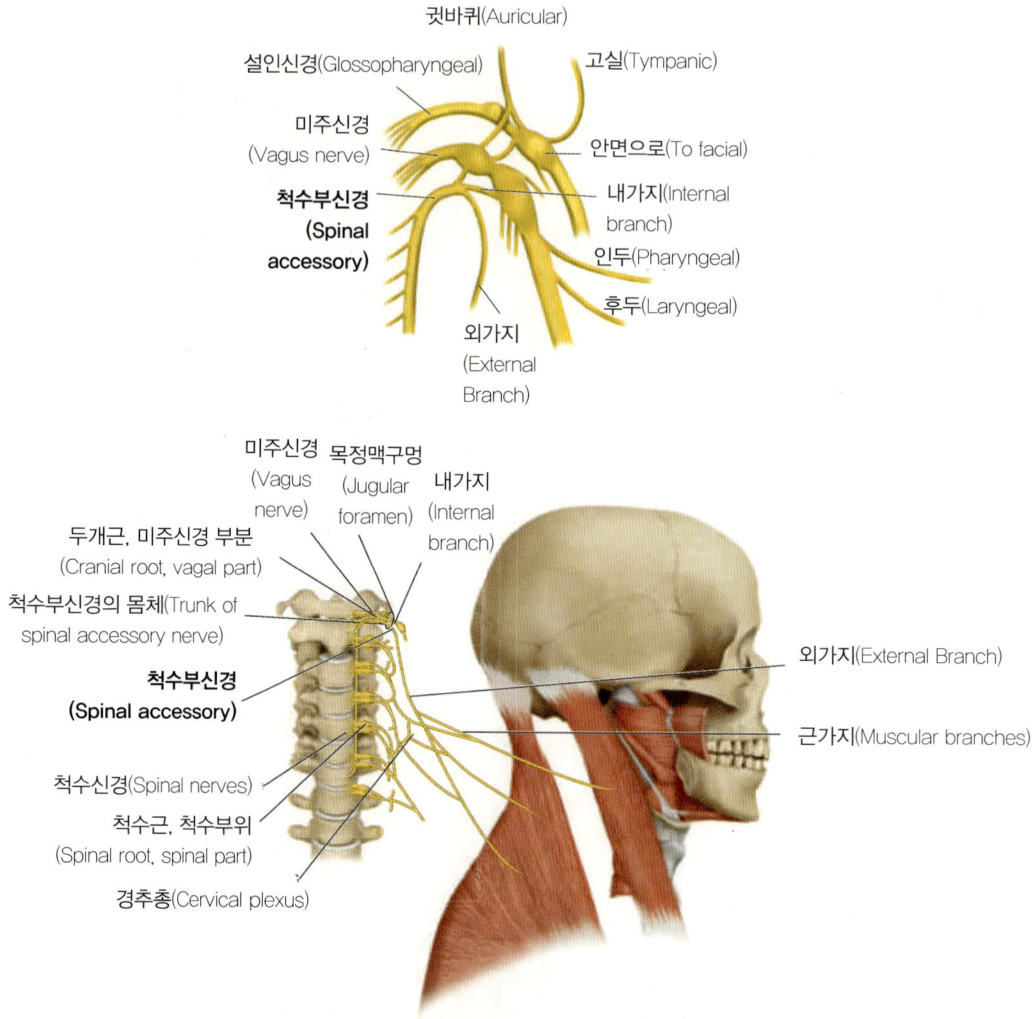

그림 2-6. **척수부신경(11번 뇌신경)(Spinal accessory nerve (CN XI))의 신경지배**

인두와 앞쪽 구조들에 의해 만들어진 관은 매끄럽거나 균일하지 않다. 음식물이 인두를 통과하는 과정에는 두 세트의 인두 오목부(pharyngeal recesses)가 있다. 이 오목부는 비디오투시영상(videofluoroscopy)에서 액체를 삼킬 때 가장 명확하게 관찰된다. 먼저 음식물은 L-모양 오목인 **후두계곡(valleculae)**을 채웠다가 아래 오목인 **조롱박굴(pyriform sinuses)**을 지나간다(그림 2-7). 음식물은 후인두의 외측 채널을 통해 이동한

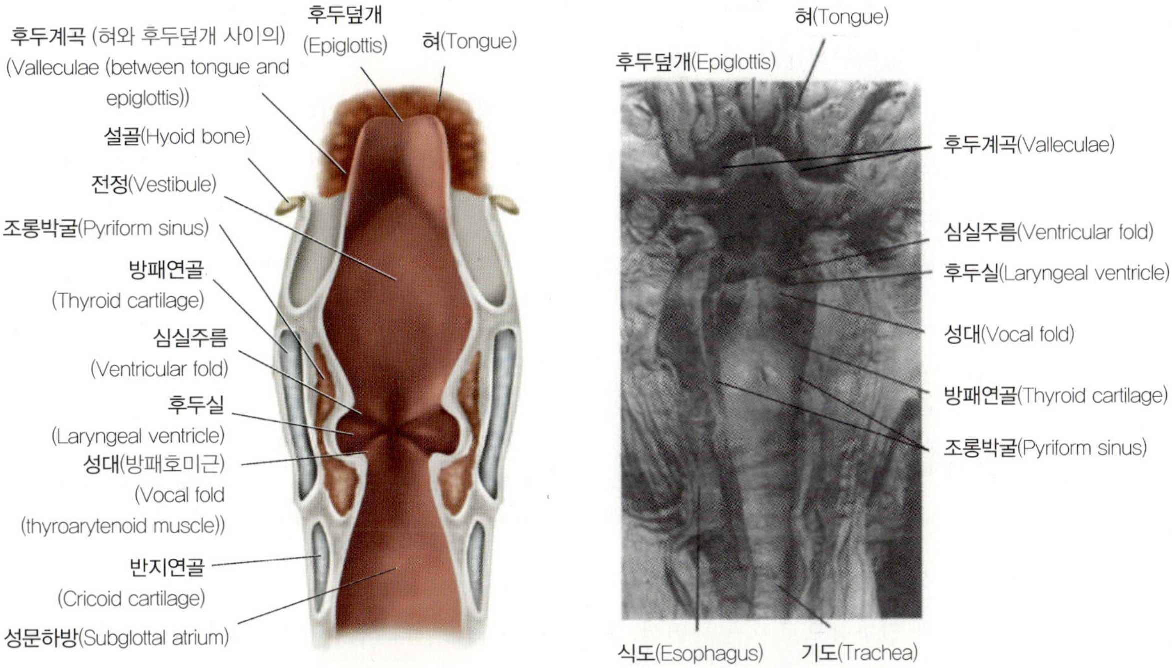

그림 2-7. 인두 오목부의 Posterior view, 관상면

다. 이것은 비디오투시영상의 전-후면(anterior-posterior view)에서 관찰할 수 있다.

후두계곡(valleculae)은 혀의 기저부와 후두덮개 사이에 위치한다. 후두덮개는 잎 모양의 연골로 그 줄기가 **방패후두덮개 인대(thyroepiglottic ligament)**를 통해 후두의 갑상선 각 아래쪽에 부착되어 있다. 후두덮개의 넓은 잎 모양 부위는 혀 기저부에 있는 **설골후두덮개 인대(hyoepiglottic ligament)**를 통해 설골에 부착되어 있다. 후두계곡은 혀 기저부와 후두덮개 사이의 설골후두덮개 인대 양쪽에 형성된 공간이다. 이 공간은 비디오투시영상 검사의 전-후면(anterior-posterior view) 및 측면(lateral view)에서 쉽게 관찰된다. 또한 이 공간은 후두덮개가 아래, 뒤로 젖혀져 후두 입구를 막는 인두삼킴이 일어나는 동안에는 거의 없어진다.

인두의 두 번째 오목부는 조롱박굴(pyriform sinus)이다. 이 공간은 인두의 가장 아랫부분이자 상부식도괄약근의 바로 위에 위치한, 방패연골의 양쪽에 위치한다. 이 공간은 하부 수축근의 섬유가 앞쪽 방패연골에 부착되기 위해 감싸면서 형성된다. 후두계곡과 마찬가지로 조롱박굴도 비디오투시영상 검사에서 관찰된다. 하지만 이 공간은 바륨 잔여물의 이점 없이는 시각화하기 어려운 경우가 많다.

인두삼킴반응이 시작되기 전에 인두는 기도를 향해 열려 있다. 기도입구는 위치에 따라 다양한 이름을 가진다. **후두입구(laryngeal aditus)**는 입구의 가장 위쪽이고 **후두전정(laryngeal vestibule)**은 입구와 심실주름(가성대주름) 사이의 성문위 공간이다. 인두삼킴반응은 삼키는 동안 이 입구를 닫기 위해 여러 구조들의 반응을 유발한다.

인두삼킴반응의 유발

잠시 시간을 내어 실험을 해 보자. 액체나 음식물 없이 빠르고 연속적으로 몇 번이나 삼킬 수 있는가? 아마 침이 고갈된 후 두어 번 정도 더 삼킬 수 있을 것이다. 삼킴을 수의적으로 시작할 수는 있지만 감각정보의 입력 없이 반복적으로 삼킬 수는 없다. 음식물은 구강과 인두강으로 이동하면서 감각정보를 제공한다. 음식물은 표면 또는 심층의 감각 수용기를 자극하는데, 많은 수용기들이 안면, 설인, 미주신경(CN VII, IX, X)을 통해 **고립핵(nucleus tractus solitarius: NTS)**이라고 하는 **연수 망상체(medullary reticular formation)**로 향한다. 이 뇌간영역은 삼킴의 중심부(swallowing center)로 알려져 있고 삼차핵(CN V)으로부터의 감각자극 또한 통합하고 있을 가능성이 있다. (표준적인 신경해부학 참고문헌들은 고립핵으로 향하는 신경에 대해 다양하게 기술한다). 적절한 패턴과 강도의 감각정보가 이 영역으로 입력이 되면 고립핵은 운동핵, 특히 **의핵(nucleus ambiguous)**으로 신호를 보내고, 그곳에서 뇌간의 수직으로 위치한 뇌신경 IX, X, XI의 세포체가 작동한다. 의핵은 주로 설인, 미주, 척수부신경(CN IX, X, XI)을 통해 연구개, 인두, 후두, 상부식도의 근육을 지배한다. 이러한 정형화된 운동 반응을 인두삼킴반응(pharyngeal swallow response)이라고 한다.

호흡소화관에는 적절한 자극의 유형, 강도, 지속시간이 주어지면 인두삼킴반응을 유발할 수 있는 영역이 많다. 하지만 구인두 내의 특정 영역은 삼킴반응을 효율적으로 유발하는데, 아마도 이 영역들은 고립핵과 강한 연관성을 가지고 있는 경우일 것이다. 이 부위들은 앞쪽 구개활, 아래턱의 밑 테두리 수준의 혀 기저부, 후두계곡, 조롱박굴, 후두

입구를 포함한다.

이 중에서 앞쪽 구개활은 주의 깊게 살펴볼 필요가 있다. 앞쪽 구개활은 삼킴 분야에서 수많은 임상 및 연구의 주제가 되어 왔다. 앞쪽 구개활의 점막과 근육들에 위치한 감각 수용기의 형태는 구강의 다른 수용기들과 다르지 않다(Kuehn, Templeton & Maynard, 1990; Liss, 1990 참고). 하지만 이 부위를 특별하게 만드는 것은 이러한 감각 수용기와—설인신경(CN IX)의 구심성 섬유(afferent fibers)를 통한—고립핵과의 강한 연관성 때문이다. 특히 앞쪽 구개활의 기계적 자극(mechanical stimulation)은 인두삼킴반응을 유발하는데 효과적이다. 사실, 삼킴장애의 고전인 Logemann 책의 1판은 앞쪽 구개활을 인두삼킴단계를 유발하는 지점으로 칭하였다(Logemann, 1998). 이후의 추가적인 연구들은 앞쪽 구개활이 많은 젊은 성인들의 인두삼킴반응을 유발하는 일반적인 지점이긴 하나, 노년층에서는 구인두의 훨씬 더 아랫부분에서 삼킴반응이 유발될 수 있다고 하였다(Steele & Miller, 2010). 정상삼킴에서는 인두의 아래부위와 후두덮개의 가장자리 또한 삼킴반응을 유발하는 지점이다(Dua, Surapaneni, Kuribayashi, Hafeezullah & Shaker, 2011). 그럼에도 불구하고 앞쪽 구개활은 삼킴반응의 지연을 치료할 때 사용된다. **온도-촉각 자극법(thermal-tactile stimulation: TTS)**의 임상 절차는 인두 반응을 유발하는 속도를 높이기 위해 시원한 금속 후두경으로 구개활을 문지르는 것을 포함한다. 온도–촉각 자극법이 단기 피질 가소성 메커니즘을 통해 감각 삼킴영역의 기능적인 피질 변화를 유발한다는 예비 증거가 있다(Teismann et al., 2009). 몇몇 행동학적 연구들이 온도–촉각 자극법의 즉각적인 효과를 보여 주었지만, 지속적인 삼킴영역의 향상에 대한 결과는 확정적이지 않았다(Geeganage, Beavan, Elender & Bath, 2012). 이 내용은 제8장에서 더 자세히 논의할 예정이다.

요약하자면 고립핵이 말초 수용기로부터 적절한 강도의 패턴화된 감각정보를 받으면 의핵에서 정형화된 원심성 반응이 유발된다(그림 2–8 참고). 비록 감각자극은 호흡소화관의 많은 지점에서 발생할 수 있지만 인두삼킴반응을 유발하는 것은 전반적인 자극의 패턴일 것이다. 대부분의 삼킴반응은 음식물이 아래턱의 밑 테두리 수준인 혀 기저부에 닿았을 때 유발된다. 다음의 여러 섹션에서는 인두삼킴반응과 관련된 해부 및 생리에 대해 자세하게 다룰 것이다. 삼킴반응이 유발되지 않으면 이러한 활동들은 일어나지 않는

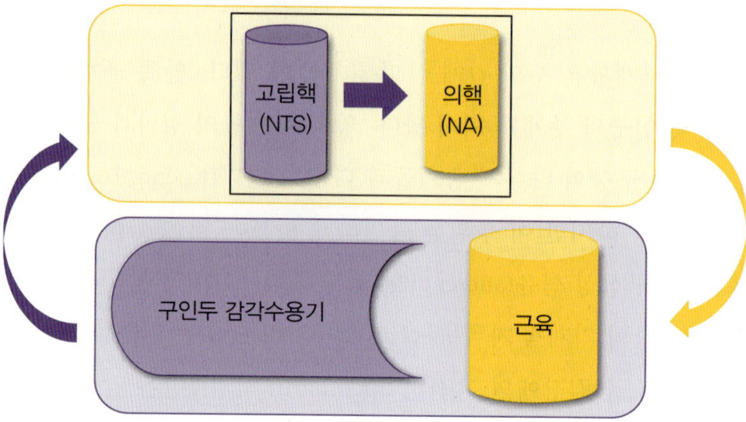

그림 2-8. 중앙 패턴 생성기(Central Pattern Generator(CPG)) 뇌간 통제 도식

다는 점을 기억해야 한다.

연인두폐쇄

말산출 과정에서 연인두폐쇄는 실무율(all-or-none)을 전제로 하지 않는다. 비음이든 비음이 아니든 연구개는 천천히 느리게 움직이는 조음기관이다. 지각체계는 비음 문맥에 포함된 모음의 비강화와 같은 비강 공동조음 효과를 용인한다. 그러나 삼킴 메커니즘은 연인두폐쇄가 빠르고, 인두의 높은 부분에서 연구개가 후인두벽에 완전히 닫히는 형태를 요한다. 다행히 삼킴반응과 관련한 운동명령은 필요로 하는 움직임을 특정화한다.

흥미롭게도 삼킴에서의 연구개 상승은 말(speech)산출 시 연구개의 단순한 수직 움직임보다 더 복잡하다(Perry, 2011). 종종 인두벽 쪽으로 향하는 연구개 뒤쪽의 빠른 움직임에 선행하는 연구개 앞쪽의 빠른 움직임이 있다. 그러나 삼킴에서 연인두폐쇄를 담당하는 근육들은 말산출의 연인두폐쇄를 담당하는 근육들과 동일하다. 종합하면 연인두폐쇄의 근육들은 세 가지 움직임을 산출한다: (1) 연구개 상승, 앞쪽의 움직임 후에 인두후벽을 향하는 뒤쪽으로의 움직임; (2) 외측 인두벽의 안쪽 움직임; (3) 후인두벽의 앞쪽 움직임이 그것이다. 이 폐쇄는 0.5~1초 정도 지속된다. 연인두폐쇄와 관련된 근육들은 주로 미주신경(CN X)의 인두가지와 함께 인두얼기(pharyngeal plexus)에 의해 지배된다.

연구개 상승을 담당하는 근육을 살펴보자(그림 2-9). **입천장올림근(levator veli palatini)**은 연구개의 대부분을 구성한다. 입천장올림근의 위쪽 끝은 **귀인두관융기(torus tubarius)** 근처인 두개골의 기저에 부착되어 아래로 이어지고 연구개의 중심선에서 합쳐진다. 입천장올림근의 앞쪽 섬유는 구개널힘줄(palatal aponeurosis)에 삽입된다. 입천장올림근의 수축은 연구개를 강하고 빠르게 후인두벽으로 상승시킨다. 동시에 작은 **목젖근(musculus uvulae)**의 수축은 추가적으로 연구개의 뒤쪽 사분면을 상승시켜 연인두 접촉을 더 조인다. 이 근육은 비강 뒤쪽에서 뻗어나와 목젖의 몸통에 연결된다. **입천장긴장근(tensor veli palatini muscle)**은 말산출 시 연구개의 긴장 또는 상승에 거의 기여하지 않는다. 하지만 귀인두관융기와 나비뼈의 내측 날개판(medial pterygoid plate of the sphenoid bone)의 갈고리(hamulus)로부터 구개널힘줄까지 이어지는 근육은 삼킴의 연구개 상승에 기여한다(Perry, 2011). 입천장긴장근은 입천장올림근과 함께 수축하고 삼킴의 상승기간 동안 앞쪽 연구개를 긴장시키는 역할을 한다. 또한 입천장긴장근은 청각관을 열어 삼키거나 하품할 때 귀가 뚫리게 한다. 입천장긴장근은 연구개의 다른 근육들과는 다르게 삼차신경(CN V)으로부터 운동지배를 받는다.

연구개가 후인두벽으로의 빠른 상승을 하기 전, 앞쪽의 빠른 움직임 시 어떤 근육들이 기여하는지는 명확하지 않다. 이것은 후인두벽으로의 빠른 움직임을 만들기 위해 연구개가 움직일 수 있도록 하는 준비과정일 수도 있다.

연인두폐쇄의 다음 구성요소인 인두벽의 외측 움직임은 대부분 입천장인두근의 수평 섬유들이 수축하여 수행된다. 입천장인두근의 대부분이 연구개 하강근이어서 연인두폐쇄 동안에는 활성화되지 않는다. 하지만 입천장인두근의 몇몇 섬유밴드는 연구개 수준에서 수평적으로 진행되어 인두벽으로 삽입된다. 이 근육들이 수축하면 외측 인두벽을 중앙으로 당겨 상승된 연구개의 측면을 껴안는다.

후두 폐쇄의 마지막 구성요소는 **상인두수축근**에 의해 수행된다. 이 근육은 두개골의 기저부에 나비뼈의 내측 날개판(medial pterygoid plate of the sphenoid bone)의 갈고리(hamulus)로부터 수직으로 이어진 날개 아래턱 인대(pterygomandibular ligament)에서 발생한다. 또한 지난 장에서 배운 바와 같이 이 인대는 볼근(buccinator muscle)의 후방에 붙어 있다. 이 두 개의 근육으로부터 나온 섬유들이 인대에 부착되어 합쳐지면서 날개 아래턱 솔기(pterygomandibular raphe)를 형성한다. 상수축근의 섬유들은 뒤쪽으로 진행하여 중간에서 합쳐져 후인두솔기(posterior pharyngeal raphe of the pharynx)를 형성한다. 이 근육이 수축하면 후인두벽을 앞쪽으로 당긴다. 몇몇 사람들은 입천장인두근과 상수축근의 수평 섬유들이 동시에 수축하여 후인두벽의 돌출부를 형성한다고 하는데, 이것은 **파사반트 융기(Passavant's pad)**로 알려져 있다. 이 용어는 말산출 시 연인두폐쇄에 대해 배울 때 다룬다.

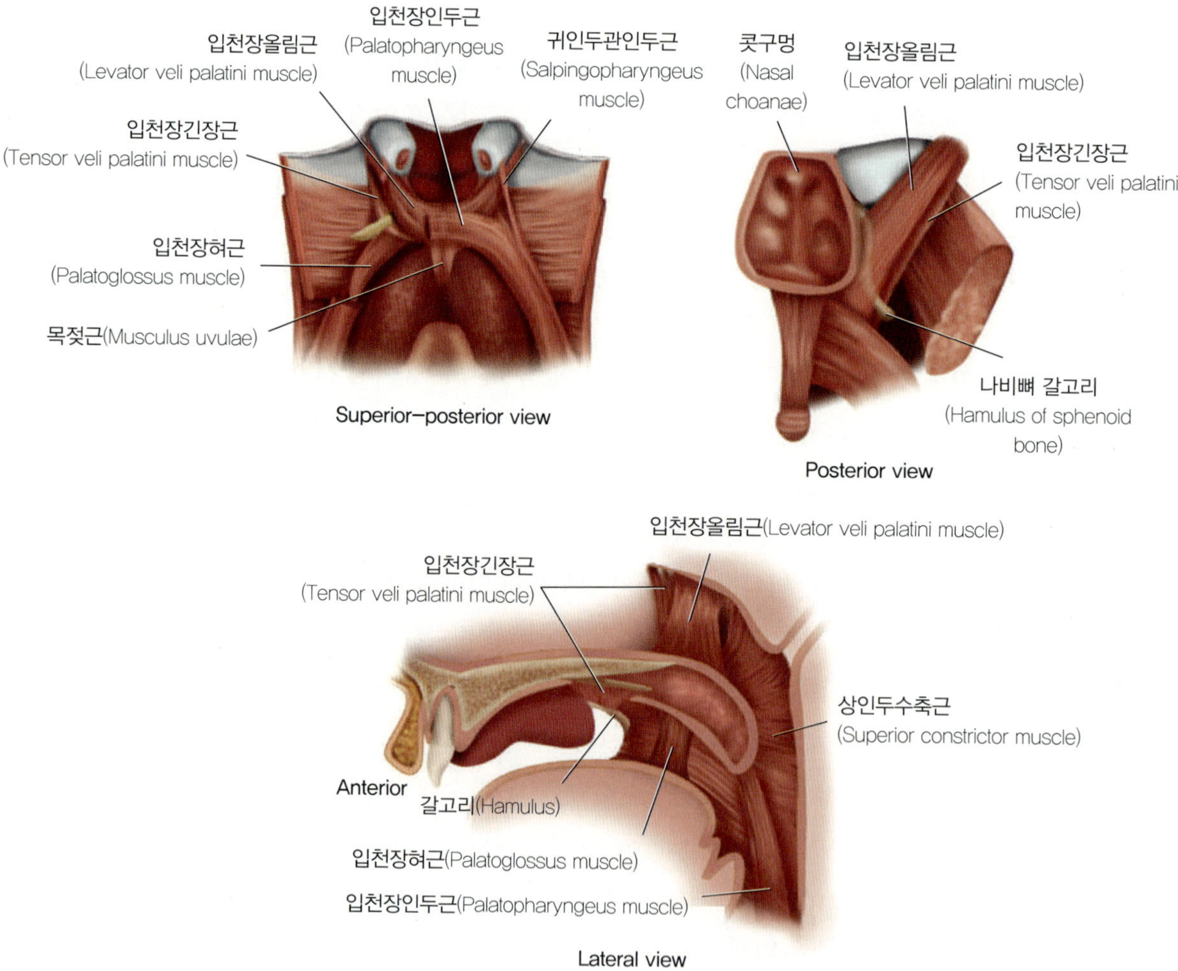

그림 2-9. 연인두폐쇄 근육

설골후두 상승

연인두폐쇄의 시작과 거의 동시에 설골과 후두연골 기둥의 윗쪽, 앞쪽 움직임이 시작된다(설골후두복합체(**hyolaryngeal complex**)). 설골후두복합체의 최대 상승과 앞쪽으로의 움직임은 대략 0.5초 정도 걸리고, 상승된 상태를 약 0.25초 정도 더 유지한다(Inamoto et al., 2011). 이 구조들은 어느 정도 독립적으로 움직이지만, 혀 기저부와 설골, 후두는 근육과 힘줄에 의해 불가피하게 연결되어 있다. 구강바닥을 구성하는 혀 근육

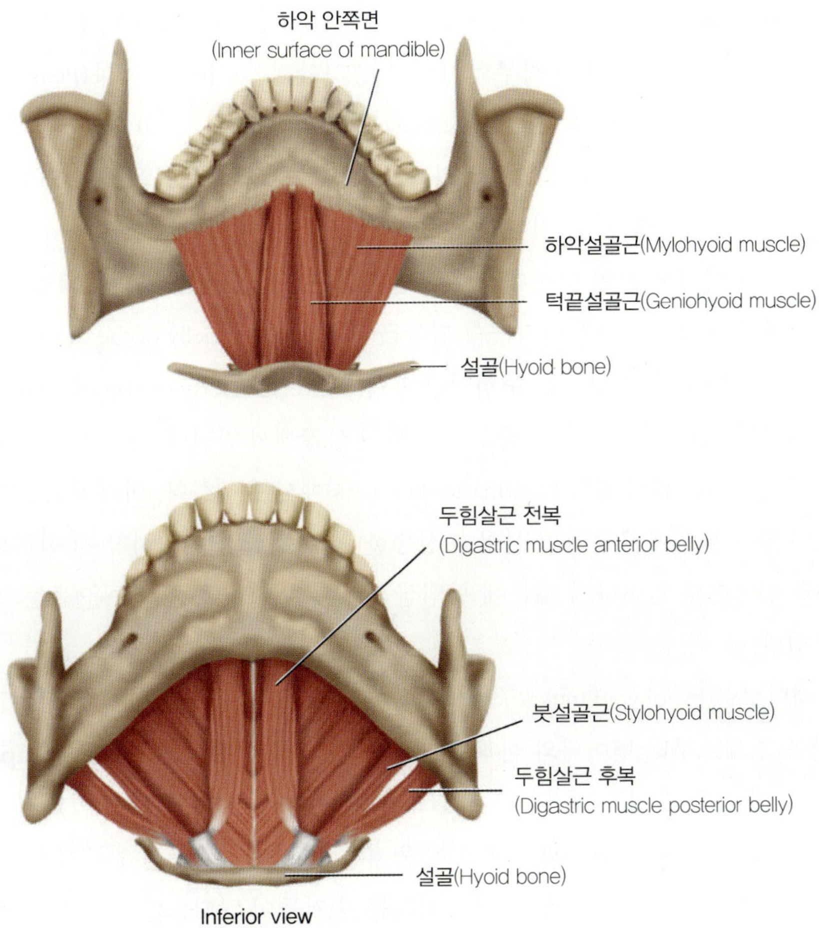

그림 2-10. 설골후두 근육

이 수축하면 설골이 끌어 올려지고 결국 후두를 상승시키는 경향이 있다. 아주 최근까지도 설골위근육(suprahyoid muscles)과 방패설골(thyrohyoid)만이 설골후두 상승에 주요한 역할을 한다고 생각했었다(그림 2-10). 설골후두 상승에는 두힘살근 전복(anterior belly of the digastric), 아래턱설골(mylohyoid), 턱끝설골(geniohyoid)이 관여하고, **방패설골근(thyrohyoid muscle)**에 의해 보조된다. 방패설골근의 수축은 상부식도괄약근의 팽창에도 기여하는데 이 현상은 다음 장에서 상세히 다룰 것이다.

그러나 다른 근육들도 설골후두 상승에 기여한다는 연구결과가 도출되고 있다. 인두 깊숙한 곳에 있는 이 근육들은 **입천장인두근(palatopharyngeus)**과 **붓인두근(stylopharyngeus)**을 포함한다. 이 근육들이 인두를 단축하고 상승시켜 설골후두복합체의 상승에 기여한다는 해부학적이고 생리학적 증거들이 있다(Pearson, Hindson, Langmore & Zumwalt, 2013; Pearson, Langmore, Yu & Zumwalt, 2012). 이 결과는 설골후두 상승을 이해하는 데 있어 중요한 변화를 보여 주고, 긴 인두근육들의 역할을 명확하게 하는 추가적인 연구로 이끌 것이다.

접근성의 이점으로 인해 상대적으로 설골위근육은 상세하게 연구되었다. 삼킴의 구강단계에서 아래턱을 하강시키는 두힘살근 전복(anterior belly of the digastric)은 이전 장에서 논의하였다. 두힘살근은 **두힘살근 후복(posterior belly of the digastric)**도 포함한다. 두힘살근 전복과 후복은 힘줄고리를 통해 설골에서 만난다. 전복은 아래턱에서 유래하고 후복은 측두골의 유양돌기(mastoid process)에서 유래한다. 아래턱이 고정되어 있고 이 근육들이 동시에 수축하면 설골은 상승한다. 인두삼킴반응 시작 시 설골의 움직임이 위쪽과 앞쪽으로 일어나기 때문에 두힘살근 전복은 설골후두 상승을 돕는 기계적인 이점이 있다.

아래턱설골(mylohyoid muscle)의 섬유들은 구강바닥을 구성한다. 이 섬유들은 아래턱의 안쪽 경계로부터 뻗어나와 아래쪽과 안쪽을 지나 **중앙솔기(midline raphe)**에서 합쳐진다. 이 근육의 뒤쪽 섬유들은 설골의 몸통에 부착된다. 그래서 아래턱설골의 섬유들이 수축하면 설골을 위쪽과 앞쪽으로 움직인다. 아래턱설골은 인두삼킴 시작 시 설골을 **위쪽으로** 당기는 가장 중요한 근육이라는 증거들이 많다(그래서 설골후두복합체이다)(Pearson, Langmore & Zumwalt, 2011; German et al., 2011은 해부학에 기초한 이 결론에 주의를 요했다).

턱끝설골(geniohyoid)도 설골을 위쪽과 앞쪽으로 움직인다. 턱끝설골은 턱끝결합(mental symphysis)에서 유래하여 뒤쪽과 아래쪽을 지나 설골의 앞쪽에 부착된다. 삼차신경(CN V)에 의해 지배되는 두힘살근 전복과 아래턱설골과는 달리, 턱끝설골은 설하신경(CN XII)에 의해 지배된다.

방패설골(thyrohyoid)은 외측 갑상선층에서 설골의 큰 뿔의 아래 경계로 뻗어 있다. 설골이 고정되면(위쪽으로 당겨지면) 방패설골의 수축이 방패연골을 상승시킨다. 이 근육은 다른 설골아래근육들과 마찬가지로 설하신경(CN XII)과 경추위신경(upper cervical nerves)의 섬유들로부터 지배를 받는다.

여러 연구들은 삼키는 동안 설골후두복합체를 상승시키는데 포함된 근육의 활성화 패턴을 특징화하려고 시도했다. 결론적으로 음식물의 이동과 관련한 혀의 움직임과 설골위근육의 활성화 사이에는 시간적으로 겹치는 부분이 많다. 인두삼킴단계에서 중요한 요소로서의 설골후두 상승은 삼킴의 요구사항을 맞추기 위해 굉장히 유연하고 조정 가능하다고 생각하는 것이 최선일 것이다(Molfenter & Stele, 2011; Pearson, Langmore & Zumwalt, 2011).

설골후두 상승의 근육들 간에 활성화되는 패턴이 다양함에도 불구하고 연구자들은 설골 운동학(hyoid kinematics)에 대한 일반적인 믿음에 도전해 왔다. Ishida, Palmer와 Hiiemae(2002)는 액체와 고체 삼킴 시 설골의 위쪽과 앞쪽의 움직임을 측정했고, 위쪽으로의 움직임이 자주 극도로 작다는 것을 발견했다. 그러나 설골의 앞쪽 움직임은 삼킴 전반에서 비슷하거나 두드러졌다. 이 연구결과는 설골의 움직임은 가변적이지만, 설골후두복합체와 상부식도괄약근 간의 기계적인 연관성이 설골상승의 앞쪽 움직임에 대한 자유도를 거의 초래하지 않는다는 다른 연구결과들과 일치한다. 또한 Chi-Fishman과 Sonies(2002)는 초음파를 사용하여 설골 운동학을 연구했다. 무엇보다 이들은 음식물의 크기와 점도에 따른 과제 의존적인 설골 움직임의 패턴을 많이 발견했다(Molfenter & Stele, 2011, 2012 참고).

임상노트 2-1 해부학적 명명

많은 구조, 근육, 이벤트가 다양한 이름으로 불리는 이유가 여러 가지 있다. 첫째, 일반적인 해부학 분야는 구조의 이름뿐만 아니라 해부학적 설명이 포함된 용어를 사용한다(예를 들어, 유스타키오관 대신 청각관으로 사용하거나 롤란도고랑 대신 중심고랑으로 사용하는 것). 둘째, 분야에 따라 일관적으로 선호하는 특정 용어들이 있다. 한 분야에서는 반지인두근이라고 부르고 다른 분야에서는 상부식도괄약근이라고 부른다. 셋째, 근육은 시작점과 삽입점을 기준으로 역할에 따른 이름으로 부른다. 예를 들어, 입천장혀근은 혀를 상승시키는 것보다 연구개를 하강시키는 역할을 할 때 혀입천장근이라 부른다. 일반적으로 시작점을 먼저 적고 삽입점을 두 번째에 적어 명명하기 때문이다. 혀입천장근은 혀는 고정되어 있고(시작점을 고정된 지점이라고 가정하고) 수축 시 입천장이 혀쪽으로 당겨진다는 의미이다. 이러한 동의어들은 학생들과 경력 있는 임상가들에게 혼란스러울 수 있다. 표 2-3은 이 책에 사용된 많은 용어들의 동의어를 포함하고 있다.

표 2-3. 해부학적 동의어

구조 위치	이름	동의어	
중추신경계 (CNS)	중심고랑 (Central sulcus)	롤란도고랑 (Sulcus of Rolando)	
	외측열 (Lateral fissure)	실비안열 (Sylvian fissure)	
	기저핵 (Basal ganglia)	기저핵 (Basal nuclei)	
구강 (Oral cavity)	구개활 또는 구개궁 (Faucial arches or Faucial pillars)	입천장혀근과 입천장인두근 (Palatoglossus and palatopharyngeus muscle)	혀입천장근과 인두입천장근 (Glossopalatine and pharyngopalatine muscle)
	앞쪽고랑 (Anterior sulcus)	입술고랑 (Labial sulcus)	
	외측고랑 (Lateral sulcus)	볼고랑 (Buccal sulcus)	

머리와 목 근육 (Head and neck musculature)	입천장올림근 (Levator veli palatini muscle)	입천장상승근 (Palatal elevator)	
	입천장긴장근 (Tensor veli palatini muscle)	입천장긴장근 (Palatal tensor)	
	뒤쪽 인두 솔기 (Posterior pharyngeal raphe)	뒤쪽 중앙 솔기 (Posterior median raphe)	
	내측/외측 날개판 (Medial/lateral pterygoid)	내측/외측 날개판 (Internal/external pterygoid)	
후두 (Larynx)	성대; 성대근; 방패호미근 (Vocal fold; vocalis; thyroarytenoid(TA))	방패성대근 또는 내측 방패호미근 (Thyrovocalis; internal thyroarytenoid; medial thyroarytenoid)	방패근; 외측 방패호미근; 외측 방패호미근 (Thyromuscularis; external thyroarytenoid; lateral thyroarytenoid)
	심실주름 (Ventricular folds)	가성대 (False vocal folds)	
식도 (Esophagus)	상부식도괄약근 (Upper esophageal sphincter(UES))	반지인두괄약근 (Cricopharyngeal sphincter)	인두식도 분절 (Pharyngoesophageal segment(P-E segment))
	근육층신경얼기 (Myenteric plexus)	근육층신경얼기 (Auerbach's plexus)	
	점막하신경얼기 (Submucous plexus)	점막하신경얼기 (Meissner's plexus)	
기타 (Other terms)	삼킴무호흡 (Swallow apnea)	삼키기 전 무호흡 (Preswallow apnea)	무호흡 기간 (Apneic period)
	점진적인 인두 수축 (Progressive pharyngeal contraction)	인두 연동작용 (Pharyngeal peristalsis)	

후두보호

삼킴반응의 가장 중요한 결과는 기도를 3단계로 보호하는 것이다. 이 단계는 후두입구(laryngeal aditus)로 후두덮개가 젖혀지는 것과 심실주름(가성대)과 진성대의 닫힘이다. 이전에는 이러한 활동들이 상대적으로 고정된 순서로 일어나서, 진성대가 먼저 닫히고 심실주름(가성대)이 닫힌 다음 후두덮개가 젖혀진다고 믿었다. 그러나 다중 슬라이스 컴퓨터 단층촬영 기술의 도래로 후두 구조들을 삼키는 동안 3-D 이미징한 결과, 삼킴 이벤트의 순서는 고정적이지 않았다. Inamoto와 동료들(2011)은 이 기술을 사용하여 6명의 건강한 성인을 대상으로 걸쭉한 액체 삼킴을 살펴보았다. 모든 경우 첫 번째 이벤트는 설골상승의 시작이었고, 두 번째는 상부식도괄약근이 완화되어 열린 다음, 기도가 닫혔다. 심실주름(가성대) 닫힘과 관련한 호미근의 움직임은 항상 진성대 닫힘보다 선행하거나 동시에 일어났다. 이 결과는 심실주름(가성대) 닫힘이 기도 보호를 위한 첫 번째 방어선으로 진성대 닫힘보다 훨씬 중요하다는 Kawasaki, Fukuda, Shiotana 및 Kanzaki(2001)의 연구결과와 일치한다.

다른 후두 구조들의 움직임에 비해 삼키는 동안 성대내전의 시작은 고정적인 순서로 일어나지는 않지만, 모든 경우에 설골상승이 최대치에 도달했을 무렵 일어난다(Inamoto et al., 2011). 삼키는 동안의 성대내전은 방패호미근(thyroarytenoid) (**방패성대근(thyrovocalis)**과 **방패근(thyromuscularis)** 부위로 세분화됨), **외측 반지호미근**(lateral cricoarytenoid)과 **호미간근(interarytenoid)**(그림 2-11a-c; 임상노트 2-2 참고)의 수축으로 일어난다. 이 내부근육은 미주신경(CN X)의 되돌이후두가지에 의해 지배되며 발성 목적의 성대내전 근육과 동일하다. 그러나 수의적인 삼킴에서 성대 닫힘의 압력은 발성을 위한 압력을 능가하는 것으로 알려져 있다(Shaker, Dua, Ren, Xie, Funahashi & Schapira, 2002). 두 개의 후두내근육(intrinsic laryngeal muscles)—후두외전에 관여하는 **뒤반지호미근(posterior cricoarytenoid: PCA)**과 미주신경(CN X)의 상후두신경에 의해 지배되고 주로 음도를 변화시키는 **반지방패근(cricothyroid: CT)**—은 삼킴과 직접적인 관련이 없다.

외측 반지호미근(lateral cricoarytenoid)은 반지연골판(cricoid lamina)에서 호미연골의 근육돌기(muscular process)까지 이어진다. 외측 반지호미근의 수축은 호미연골의 성대돌기를 중앙으로 이동시켜 성대내전을 야기한다. 두 개의 호미내근은 호미연골을 더 가깝게 당겨 성대내전을 돕는다(그림 2-11b). **빗호미내근(oblique interarytenoid muscle)**은 한 연골의 정점에서 다른 연골의 근육돌기(muscular process)까지 이어진다. 가로부분은 연골 뒤쪽 사이로 외측으로 연결된다. 빗호미내근의 수축은 성대 뒷부분의 안쪽 수축

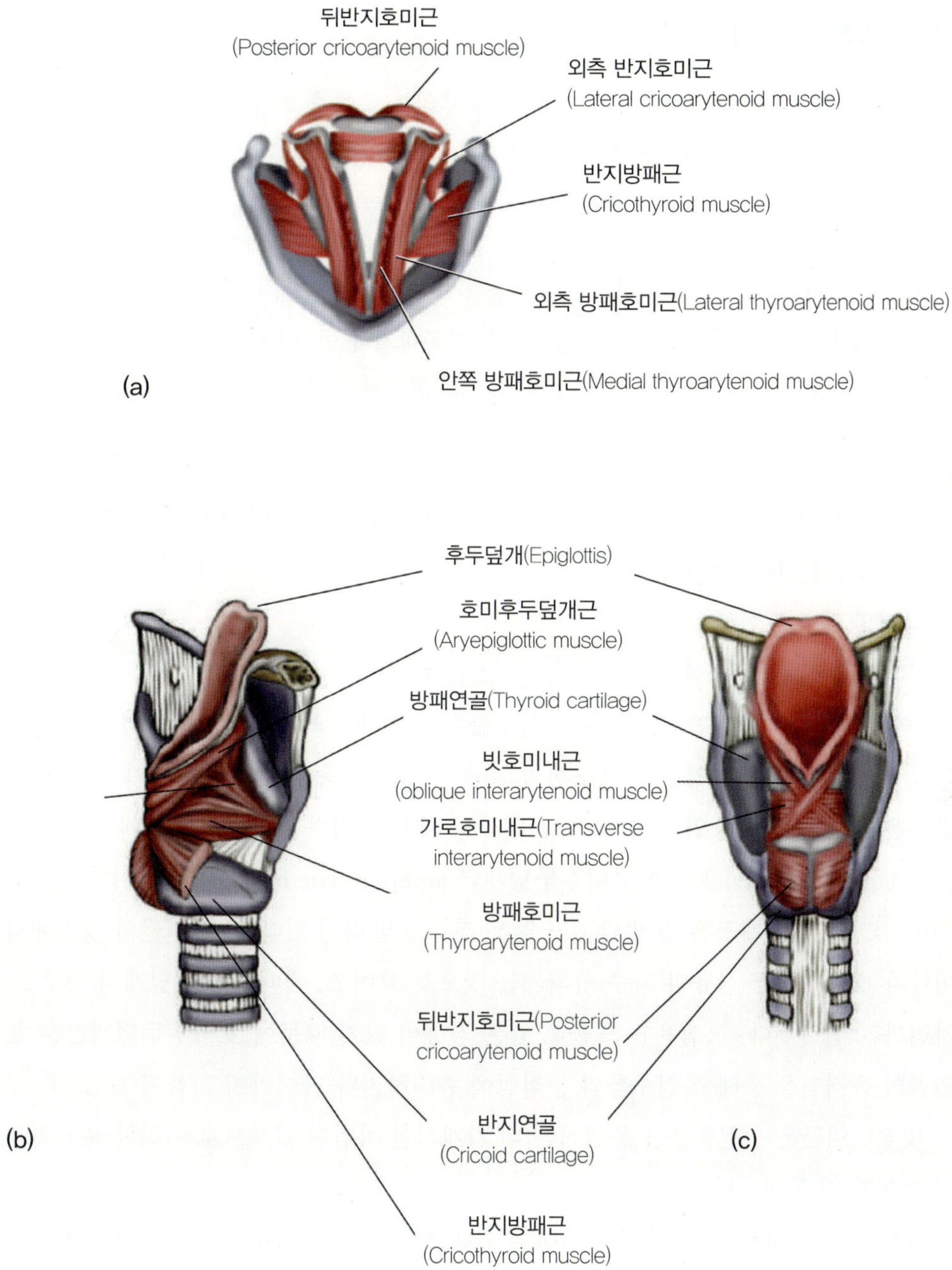

그림 2-11. (a) 후두내근육. (b) 후두내근육의 Lateral view. (c) 후두근육의 Posterior view.

임상노트 2-2 후두 기침반사

후두의 마지막 방어선은 성대 또는 성대 아래 부위로 들어간 이물질을 빼내기 위해 강제적으로 기침하는 것이다. 연구에 따르면 후두 기침반사가 없거나 약한 것은 신경학적 질환 또는 손상 환자에게 흡인성 폐렴(aspiration pneumonia)을 발생시키는 위험과 관련이 있다고 한다(Pitts et al., 2010, 2012). 그래서 연구자들은 후두 기침반사가 손상된 환자들을 식별하는 임상 프로토콜을 만들기 위해(Imoto, Kojima, Osawa, Sunaga & Fujieda, 2011), 자발적인 기침을 강화하거나 반사적인 기침의 역치를 낮추는 재활 프로토콜을 연구하여 긍정적인 예비 결과를 도출하였다(Pitts et al., 2010).

을 돕는다. 마지막으로 방패호미근(thyroarytenoid muscle)은 호미연골의 근육돌기에서 방패각까지 연결된다. 방패호미근의 수축은 호미연골과 방패연골 사이의 거리를 줄임으로써 성대의 단축과 이완을 돕는다.

가성대로 알려져 있는 심실주름은 근육구조는 아니다(방패근으로부터 나온 섬유들이 심실주름까지 연결되어 있지만). 오히려 심실주름은 진성대근의 바로 위쪽에 있고 호미연골의 앞쪽-외측에 붙어 있는 점막조직의 돌출부이다. 근육구성이 부족하기 때문에 심실주름은 호미연골이 중앙과 앞쪽으로 움직일 때만 내전한다. 이 움직임에는 빗호미내근(oblique interarytenoids)과 **호미후두덮개근(aryepiglottic muscle)**이 관여한다(그림 2-11b). 호미후두덮개근은 잘 발달되지 않은 것으로 알려져 있다. 호미연골의 정점에서 뻗어나와 빗호미내근 섬유와 자주 합쳐지는 것으로 보이고, 때때로 후두덮개의 상부 가장자리까지 연결된다. 근섬유는 드물고 얇은 경향이 있기 때문에 호미후두덮개근은 호미연골의 움직임을 통해 심실주름의 움직임에 관여하거나 관여하지 않을 수도 있다. 그러나 빗호미내근은 심실주름을 움직이는 데 기계적인 이점이 있으므로 이러한 움직임에 대한 기여가 더 확실하다.

앞에서 언급한 대로, 후두덮개는 인대로 인해 후두의 방패각과 설골에 묶여 있다. 이에 설골후두 상승이 일어나면 근육과 비근육의 힘이 기도를 덮으면서 후두덮개의 두 가지 개별적인 움직임에 기여한다(Van Daele, Perlman & Cassell, 1995). 첫 번째 움직임은 수직의 정지 위치에서 수평으로의 움직임이다. 이것은 방패후두덮개 부착점 수준에서 일어나고 초기 설골의 앞쪽-위쪽 움직임에 의해 발생할 가능성이 크다. 그 후, 후두가 방패설골의 수축에 의해 더 상승하면 설골후두덮개 인대(hyoepiglottic ligament) 수준에서 후두덮개의 상위 1/3이 인두쪽으로 구부러진다. 이 움직임들은 후두입구를 덮고 음식물을 인두의 측면으로 전달한다. 또 음식물이 전달되는 통로가 나눠지지 않으면 음식물을 인두의 한쪽으로 전달하거나 덮여진 후두입구의 중앙으로 안전하게 전달한다(Dua et al., 2011).

대부분의 정상삼킴에서는 음식물을 식도까지 적절하게 전달한다. 그러나 후두를 보호하는 기계적인 장벽이 완벽하지는 않아서 음식물이 때때로 잘못된 통로로 전달되는 것을 경험한다. 그때 우리는 기침을 해서 이물질을 뱉어내고 눈물이 나기도 하지만 몇 초나 몇 분 안에 회복된다. 이것은 반사적인 두 번째 방어선으로 인해 발생한다. 후두와 기도는 미주신경(CN X)의 상후두가지와 되돌이후두가지를 통해 이물질이 침입했다는 정보를 전달하는 굉장히 민감한 수용기를 가지고 있다. 성대 위의 후두 점막 표면은 상후두신경의 내가지에 의해 보조되고(Pitts, Morris, Lindsey, Davenport, Poliacec & Bolser, 2012; Steel & Miller, 2010), 성대와 기도의 안쪽 표면은 되돌이후두신경가지에 의해 보조된다. 이 부위에 있는 수용기들이 자극되면 강제적으로 이물질을 빼낼 때까지 반사적인

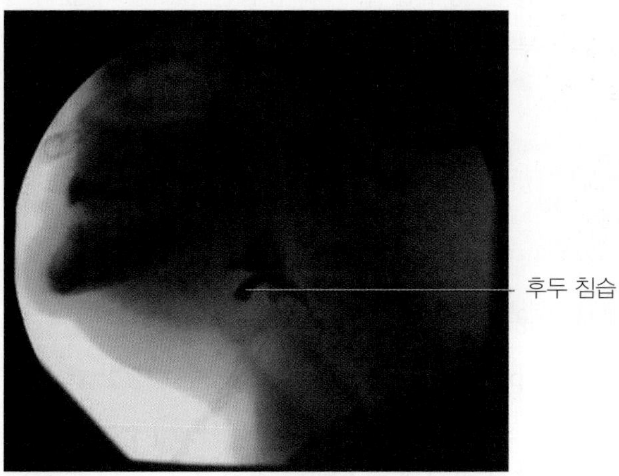

그림 2-12. **후두침습**, Lateral view

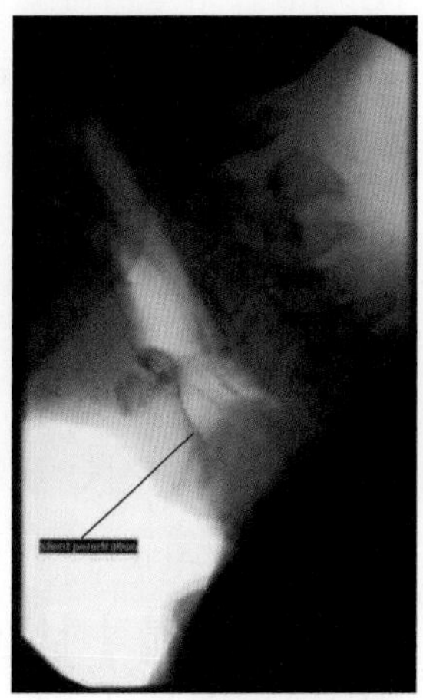

그림 2-13. **흡인**, Lateral view

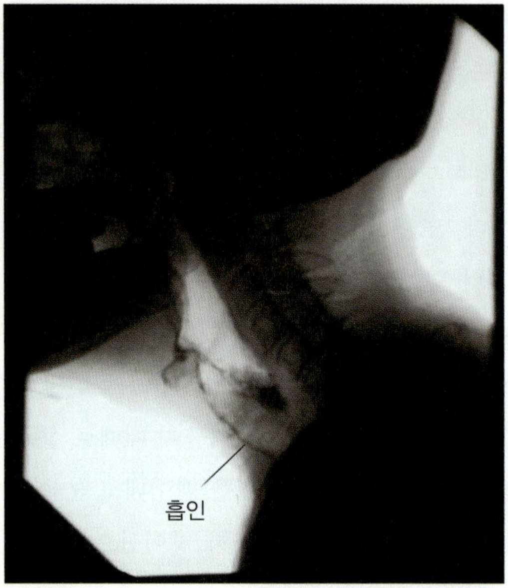

그림 2-14. 무증상 흡인(환자반응 없음), Lateral view

기침을 유발한다(Pitts et al., 2012). 음식물이 성대 위 수준의 후두입구로 들어가면 **침습**(**penetration**)이 발생하고(그림 2-12 참고), 음식물이 진성대 아래인 기도 또는 더 아래로 유입되면 **흡인**(aspiration)이 발생한다(그림 2-13). 음식물이 기도에 침입하여도 반사적인 기침이 유발되지 않아 음식물이 빠지지 않는 경우를 후두에 침입한 음식물의 깊이에 따라 **무증상 침습**(silent penetration) 또는 **무증상 흡인**(silent aspiration)이라 부른다(그림 2-14 참고).

점진적인 인두수축

어느 분야에서든 발전하는 과정에서의 용어 변경은 일반적인데, 삼킴 분야도 예외는 아니다. 최근까지 **인두연동**(pharyngeal peristalsis)이란 용어는 인두삼킴반응에 의해 유발되는 분절적이고 순차적인 인두벽의 수축을 특징짓는 용어였다. 연동은 음식물이 시스템을 통해 이동할 때 식도와 위장관의 움직임에 적용되는 용어이다. 그러나 인두의 움직임에 연동이란 용어가 적절하지 않은 이유가 두 가지 있다. 먼저 연동은 근육관의 움직임을 의미하는데, 인두는 반원의 근육에 가깝다. 둘째, 연동은 공식적으로 불수의적인 근육의 순차적이고 분절적인 움직임과 더 연관되어 있다. 우리가 인두수축근의 수축 패턴을 수의적으로 변경할 수는 없지만 모든 인두수축근은 가로근이고 수의적이다. 그래서 많은 연구자들은 연동이랑 용어를 사용하지 않고 **점진적인 수축**(progressive contraction)과 같은 다른 용어를 선호한다.

이 장의 앞부분에서 분절적인 수축을 담당하는 근육들을 언급하였다. 상, 중, 하부 수축근은 두개골로부터 연결되어 인두의 외측과 뒤쪽벽을 구성하는 세개의 반원 근육 밴드이다. 이 근육들의 주요기능은 인두의 내강(lumen)을 수축하고 들어올리는 것이다. 세개의 근육들은 뒤쪽 인두 솔기를 형성하는 후인두벽의 정중선에서 끝난다. 상부 수축근은 날개 아래턱 솔기로부터 뒤쪽으로 뻗어나와 뒤쪽 인두 솔기까지 이어진다. 날개 아래턱 솔기는 날개 아래턱 인대의 볼근 섬유들과 섞인 상부 수축근의 섬유로 형성된다. 중부 수축근은 설골의 큰 뿔에 있는 좁은 밴드에서 유래하여 상부 수축근의 바로 아래 있는 뒤쪽 인두 솔기로 되돌아간다. 하부 수축근은 방패연골과 반지연골(방패연골에서 유래한 방패인두근; 반지연골에서 유래한 반지인두근)을 따라 넓게 유래하여 중부 수축근 아래의 뒤쪽 인두 솔기로 연결된다. 이 근육들은 인두얼기에 의해 지배된다.

삼킴반응에 의해 작동하는 인두수축은 효율적으로 음식물을 상부식도괄약근으로 보내는 데 필요한 힘과 압력을 생성한다(이 과정은 약 1초 정도 소요). 파동은 혀 기저부가 후인두벽에 단단히 접촉하면서 시작된다. 이것은 음식물의 끝부분이 구인두로 운반되면 발생하는데, 혀의 기계적인 힘과 음식물 위(supra-bolus)공간의 감소에 의해 형성된 압력 증가는 음식물을 아래로 내려 보낸다. 인두 수축근의 분절적이고 순차적인 수축은 음식물의 끝부분을 따라 이어지고, 약 13cm/초의 속도로 인두에 남아 있는 잔여물로 안내하고 제거하는 역할을 한 번에 수행한다(Omari, Kritas & Cock, 2012).

근육의 수축에 의해 인두에 생성되는 압력은 동일하지 않다. 혀 기저부와 상부 수축근 부위의 최대압력은 하부 수축근 부위의 최대압력보다 낮다. 이것은 기계적이고 신경학적인 이유 때문인데, 먼저 인두는 상부 분절의 지름이 하부 분절의 지름보다 더 크다. 전에 논의했던 압력-부피의 관계를 기억해 보면, 이미 부피가 작다면 주어진 수축의 수준에 대해 높은 압력이 생성되기 쉽다. 같은 양의 근육 수축과 인두 수축이 일어난다면 좁은 인두영역의 압력이 더 큰 부위의 압력보다 높을 것이다. 두 번째, 수축근 세 개의 앞쪽 시작점은 이동성이 다르다. 이 이동성은 앞쪽 구조들을 뒤쪽으로 당겨 내강이 얼마나 감소할 수 있는지를 결정한다. 마지막으로 세 개의 근육은 뇌간의 다른 운동세포 풀에 의해 신경지배된다. 삼킴센터는 이 근육들의 순차적인 수축을 조직화한다. Palmer, Tanaka 및 Ensrud(2000)는 개별적인 신경지배 패턴의 개념을 지지하는 증거들을 찾았다. 이들은 삼키는 동안 인두를 단축하는 것이 구인두보다 하인두의 더 큰 상승에 의해 수행된다는 점을 발견하였다. 또한 후두상승은 인두상승보다 덜 극단적이어서 단순한 생체기계학적인 연결로는 두 움직임을 설명할 수 없었다. 개별적인 신경학적 활동 소스가 작동해야만 한다.

근육 활성화의 지속시간과 강도가 음식물의 특성에 영향을 받을지라도, 근육 활성화의 순서는 고정적이고, 상대적으로 음식물의 특성에 영향을 받지 않는 것처럼 보인다. 자세는 혀의 힘과 연구개, 인두압력의 관계에 영향을 미친다는 점을 유의해야 한다(Perry, Bae & Kuehn, 2012). 누워 있거나 거꾸로 있으면 혀의 추진력은 증가하고 하인두의 압력 역학이 변한다(Dejaeger, Pelemans, Ponette & Vantrappen, 1994).

상부식도괄약근의 열림

인두삼킴반사의 마지막 요소는 상부식도괄약근의 열림이다. 다음 장에서 자세히 다루게 될 이 괄약근은 하인두수축근으로 구성된 방패인두근과 반지인두근, **상부 경추식도(upper cervical esophagus)**의 근섬유(muscle fibers)로 구성된다. 상부식도괄약근은 인두와 식도 사이의 경계에 위치하고 긴장된 상태로 닫혀 있다. 그러나 인두삼킴반응이 일어나면 반지인두근의 섬유가 이완하여 상부식도괄약근이 확장되기 시작한다. 이것은 인두벽에서 반지연골을 당겨 기계적으로 입구를 더 확장시키는 설골후두복합체의 상승에 해당한다. 이 입구는 음식물이 상부식도괄약근에 도달하기 훨씬 전부터 중요하다. 상부식도괄약근의 확장은 부분적으로 인두를 따라 형성되는 압력차—인두상승과 수축에 의한 음식물 뒤쪽의 높은 압력과 상부식도괄약근의 확장으로 인한 음식물 앞쪽의 낮은 압력—에 의한 것으로 생각된다. 이는 Kendall, Leonard 및 McKenzie(2003)가 최대 인두

수축은 항상 상부식도괄약근이 최대로 열린 후에 일어난다고 한 결과와 일치한다. 이것은 음식물을 당기고 밀어내는 것을 돕는다(Omari, Kritas & Cock, 2012 참고).

삼킴과 호흡

이 책의 맨 앞부분에서 말, 삼킴, 호흡은 호흡소화관에서 산소공급을 통해 생명을 유지하는 기능이 중복된다는 점을 강조했다. 횡격막신경(phrenic nerve) 신호는 횡격막을 수축하고 주변의 공기를 기도로 끌어들인다. 공기는 폐를 구성하는 폐포낭을 채우고 모세혈관계는 이산화탄소를 혈관에서 끌어내어 산소와 교환한다. 흉강의 경동맥 분기점 근처에 위치한 **경동맥소체(carotid body)**의 특정 화학수용기 세포들은 산소가 감소하면 뇌간의 심폐 조절 센터에 신호를 보낼 수 있도록 혈액의 산소 수준을 모니터링한다. 산소가 더 필요하면 호흡 속도와 양을 증가시키고 심박수를 늘리며 경쟁적인 활동인 말이나 삼킴을 억제한다.

이 장에서는 음식물로부터 기도를 보호하는 상부관의 구조들에 대해 논의하였다. 삼킴과 호흡을 위한 신경조절은 고도로 통합된 조직이기 때문에 삼킴과 호흡을 동시에 하는 것은 사실상 불가능하다. 삼킴의 인두단계가 시작되면 호흡근육의 중앙 억제 또한 시작된다. 이것을 삼키기 전 무호흡(preswallow apnea) 또는 **무호흡 기간(apneic period)**이라고 부른다. 많은 연구자들은 호흡과 삼킴의 협응(coordination)을 연구했고 비슷한 결론에 도달했다(Edgar, 1994; His, Treole & Stuart, 2001; Martin-Harris, Brodsky, Michel, Ford, Walters & Heffner, 2005). Hardemark Cedborg와 동료들(2010)은 건강한 개인의 경우 삼키기 전 무호흡 시기에 변화가 거의 없다고 기술했다. 삼킴은 전형적으로 호기 시에 일어난다. 즉, 삼킴을 준비하는 시기에 숨을 약간 내쉰 후 숨을 멈춘다. 그리고 음식물이 식도로 안전하게 이동하면서 숨을 1초 미만으로 참고(무호흡 기간) 삼킨 다음, 호기를 마친다(Martin-Harris et al., 2005 참고). 이러한 호기-삼킴-호기 패턴은 음식물의 크기와 삼키는 자세, 또 호흡 구동(정상 산소량 대비 감소된 산소)에 걸친 정상삼킴의 대부분을 설명한다. 정상삼킴에서 적은 비율로(Cedborg 연구에서는 3%) 삼킴 후 흡기가 바로 일어나기도 하지만, 호기−삼킴−흡기의 패턴은 덜 안전한 삼킴으로 간주된다. 인두에 남은 잔여물이 후두전정(laryngeal vestibule)과 기도로 들어갈 수 있기 때문이다.

호흡기 문제를 가진 대상자들에 대한 연구는 산소공급에 대한 요구가 안전한 호흡−삼킴의 패턴을 방해하여 환자들을 흡인의 위험에 빠뜨릴 수 있다는 점을 보여 준다(Edgar, 1994; Gross, Atwood, Ross et al., 2009). Cvejik과 동료들은 안정적인 상태의 COPD 환자들의 침습과 흡인을 처음으로 확인하였다(Cvejik, Harding, Churchward et al., 2011). 호흡 측정치를 포함한 턱밑 비디오투시영상(submandibular videofluoroscopy)에서는 정상군에 비해 COPD 환자들이 흡인 유무와 관계없이 더 자주 침습을 보였는데 많은 양(100mL)에서만 그러하였다. COPD 환자들이 건강한 대상자들보다 삼킴 후 숨을 들이쉬는 경향(호기−삼킴−흡기)이 있다고 보고한 Gross와 동료들(2009)의 연구와는 달리, 환자들은 자주 흡기−삼킴−호기 패턴을 보였다. 침습/흡인의 예측 변수들은 빠른 호흡, 감소된 설골후두 상승, 삼킴 후 침습, 산소 불포화를 포함하였다. 흥미롭게도 일부 환자들을 36개월 후에 추적한 결과 침습/흡인의 결과는 향후 호흡기 건강과 질병률에 있어 예측 가능한 변수였다. 이 결과는 호흡기 기능이 손상된 환자의 기도 보호 능력이 취약하다는 점을 강조한다.

현재까지의 모든 연구는 다음의 경우에 기도 보호가 최대로 이루어진다고 제안했다.

- 호기가 삼킴 전과 후에 일어날 때
- 삼키는 동안 인두와 후두가 최대로 분리되어 있을 때
- 후두 기침반사가 손상되지 않았을 때

이러한 보호요소를 방해하는 문제는 질식 및 흡인의 위험을 증가시킨다.

Pitts와 동료들은(2012) 현재까지 알려진 반사적인 기침의 해부와 생리에 대해 정리하여 기침−삼킴 협응의 작동 모델로 발전시켰다. 요약하자면, 상후두 영역의 점막 수분 수용체의 자극은 상후두신경 내가지의 감각 섬유에 의해 중재되는 기침반사를 유도하고, 일련의 근육 수축을 배치하는 중앙 패턴 생성기(central pattern generator)를 작동시킨다. 횡격막은 강하고 갑작스럽게 수축하여 흉곽이 확장되고, 이로 인해 열린 성문을 통해 공

기를 끌어들인다. 그 후 내빗근(internal obliques)과 외빗근(external obliques)과 같은 호기 근육들이 강하게 수축하여 성대는 급격하게 내전하고 이로 인해 높은 성문하압이 생성된다. 미주신경이 중재하는 기관지의 협착으로 인해 압력은 훨씬 더 증가하고, 단면적이 줄어들며 이로 인해 더 큰 전단력(shear forces)이 생성된다. 이물질을 빼내는 기침의 효율성은 얼마나 큰 성문하압이 생성되는지, 또 성대가 얼마나 팽팽하게 내전되는지에 따른다.

요약

인두단계는 음식물이 구인두로 밀어넘겨지면 시작된다. 적절한 패턴과 강도의 감각 자극이 고립핵으로 전달되면 의핵에 일련의 운동활동을 유발한다. 이 과정은 수의적인 통제하에 있지 않은 기도 보호와 음식물을 밀어넘기는 아래의 활동을 포함한다.

1. 연인두폐쇄(연구개의 짧은 앞쪽 움직임 후에 외측과 뒤쪽 인두벽으로의 빠른 상승과 단단한 접촉)
2. 설골후두복합체의 상승과 앞쪽 움직임
3. 상부식도괄약근의 열림
4. 심실주름과 성대의 닫힘, 그리고 숨쉬기 멈춤
5. 후두입구로 후두덮개가 젖혀짐
6. 음식물의 뒷부분을 따라 점진적인 인두수축

음식물은 기계적인 힘과 압력-역학의 힘(pressure-dynamic forces)에 의해 인두로 밀어넘겨진다. 압력차는 음식물 위 인두의 수축과 음식물 아래 상부식도괄약근의 열림에 의해 생성된다. 호기는 보통 인두단계에 따르고, 이물질이 성문상부로 들어가면 기침반사가 유발된다.

학습질문

1. 인두삼킴반응과 관련한 구조적인 이벤트들은 무엇인가?
2. 호흡소화관에서 인두삼킴반응을 효율적으로 유발하는 부위는 어디인가?
3. 압력차가 음식물의 이동에 어떻게 기여하고, 압력 형성을 담당하는 구조와 활동은 무엇인가?
4. 어떤 말초감각구조와 뇌영역이 인두삼킴반응과 반사적인 기침의 중재에 관여하는가?
5. 호흡-삼킴의 전형적인 협응을 설명하라. 이것은 특정 질병상태에 어떤 영향을 미치는가?

참고문헌

Chi-Fishman, G. & Sonies, B. C. (2002). Effects of systematic bolus viscosity and volume changes on hyoid movement kinematics. *Dysphagia, 17*(4), 278-287.

Cvejik, C. L., Harding, R., Churchward, T., Turton, A., Finlay, P., Massey, D., Bardin, P. & Guy, P. (2011). Laryngeal penetration and aspiration in patients with stable COPD. *Respirology, 16*, 269-275.

Dejaeger, E., Pelemans, W., Ponette, E. & Vantrappen, G. (1994). Effect of body position on deglutition. *Digestive Diseases and Sciences, 39*(4), 762-765.

Dua, K. S., Surapaneni, S. N., Kuribayashi, S., Hafeezullah, M. & Shaker, R. (2011) Pharyngeal airway protective reflexes are triggered before the maximum volume of fluid that the hypopharynx can safely hold is exceeded. *American Journal of Physiology, Gastrointestinal, and Liver Physiology, 301*(2), G197-202.

Edgar, J. (1994). *Meal-related patterns of respiration and deglutition in patients with chronic obstructive pulmonary disease*. Unpublished dissertation, University of Minnesota.

Geeganage, C., Beavan, J., Ellender, S. & Bath, P. M. (2012). Interventions for dysphagia and nutritional support in acute and subacute stroke. *Cochrane Database of Systematic Reviews, 17*, 10.

German, R. Campbell-Malone, R., Crompton, A., Ding, P., Holman, S., Konow, N., Thexton, A. (2011). The concept of hyoid posture. *Dysphagia, 26*, 97-98.

Gokyigit, M. C., Pazarci, N. K., Ercan, I., Seker, S., Turgut, S., Ertekin, C. (2009). Identification of distinct swallowing patterns for different bolus volumes. *Clinical Neurophysiology,*

120(9), 1750-1754.

Gross, R. D., Atwood, C. W., Ross, S. B., Olszewski, J. W. & Eichhorn, K. A. (2009). The coordination of breathing and swallowing in Chronic Obstructive Pulmonary Disease. *American Journal of Respiratory Critical Care, 179*(7), 559-565.

Hardemark Cedborg, A. I., Boden, K., Witt Hedstrom, H., Kuylenstierna R., Ekberg. O., Eriksson, L. I. & Sundman, E. (2010). Breathing and swallowing in normal man-Effects of changes in body position, bolus types, and respiratory drive. *Neurogastroenterology & Motility, 22*(11), 1201-1208.

Hiss, S. G, Treole, K. & Stuart, A. (2001). Effects of age, gender, bolus volume, and trial on swallowing apnea duration and swallow/respiratory phase relationships of normal adults. *Dysphagia, 16*(2), 128-135.

Imoto, Y., Kojima, A., Osawa, Y., Sunaga, H. & Fujieda, S. (2011). Cough reflex induced by capsaicin inhalation in patients with dysphagia, *Acta Otolaryngologica, 131*(1), 96-100.

Inamoto, Y., Fujii, N., Saitoh, E., Baba, M., Okada, S., Katada, K., Ozeki, Y., Kanamori, D. & Palmer, J. B. (2011). Evaluation of swallowing using 320-detector-row multislice CT. Part II: kinematic analysis of laryngeal closure during normal swallowing. *Dysphagia, 26*(3), 209-217.

Ishida, R., Palmer, J. B. & Hiiemae, K. M. (2002). Hyoid motion during swallowing: Factors affecting forward and upward displacement. *Dysphagia, 17*(4), 262-272.

Kawasaki A, Fukuda H, Shiotani A, Kanzaki J. (2001). Study of movements of individual structures of the larynx during swallowing. *Auris Nasus Larynx, 28*(1), 75-84.

Kendall, K. A., Leonard, R. J. & McKenzie, S. W. (2003). Sequence variability during hypopharyngeal bolus transit. *Dysphagia, 18*(2), 85-91.

Kuehn, D. P., Templeton, P. J. & Maynard, J. A. (1990). Muscle spindles in the velopharyngeal musculature of humans. *Journal of Speech and Hearing Research, 33*(3), 488-493.

Liss, J. M. (1990). Muscle spindles in the human levator veli palatini and palatoglossus muscles. *Journal of Speech and Hearing Research, 33*(4), 736-746.

Logemann, J. A. (1993). *Evaluation and treatment of swallowing disorders*. Austin, Texas: Pro-Ed.

Martin-Harris, B., Brodsky, M. B., Michel, Y., Ford, C. L., Walters, B. & Heffner, J. (2005). Breathing and swallowing dynamics across the adult life span. *Archives of*

Otolaryngology: Head Neck Surgery, 131, 762-770.

Molfenter, S. M. & Steele, C. M. (2011). Physiological variability in the deglutition literature: Hyoid and laryngeal kinematics. *Dysphagia, 26*(1), 67-74.

Molfenter, S. M. & Steele, C. M. (2012). Temporal variability in the deglutition literature. *Dysphagia, 27*, 166-172.

Omari, T., Kritas, S. & Cock, C. (2012). New insights into pharyngoesophageal bolus transport revealed by pressure-impedance measurement. *Neurogastroenterology Motility, 24*(11), e549-556.

Palmer, J. B., Tanaka, E. & Ensrud, E. (2000). Motions of the posterior pharyngeal wall in human swallowing: A quantitative videofluorographic study. *Archives of Physical Medicine and Rehabilitation, 81*(11), 1520-1526.

Pearson, W. G., Hindson, D. F., Langmore, S. E. & Zumwalt, A. C. (2013). Evaluating swallowing muscles essential for hyolaryngeal elevation by using muscle functional magnetic resonance imaging. *International Journal of Radiation Oncology, Biology & Physiology, 85*(3), 735-740.

Pearson, W. G., Langmore, S. E., Yu, D. B. & Zumwalt, A. C. (2012). Structural analysis of muscles elevating the hyolaryngeal complex. *Dysphagia, 27*, 445-451.

Pearson, W. G., Langmore, S. E. & Zumwalt, A. C. (2011). Evaluating the structural properties of suprahyoid muscles and their potential for moving the hyoid. *Dysphagia, 26*(4), 345-351.

Perry, J. L. (2011). Anatomy and physiology of the velopharyngeal mechanism. *Seminars in Speech and Language, 32*, 83-92.

Perry, J. P., Bae, Y. & Kuehn, D. P. (2012). Effects of posture on deglutive biomechanics in healthy individuals. *Dysphagia, 27*(1), 70-80.

Pitts, T., Morris, K., Lindsey, P., Davenport, B., Poliacek, I. & Bolser, D. (2012). Coordination of cough and swallow in vivo and in silico. *Experimental Physiology, 97*(4), 469-473.

Pitts, T., Troche, M. S., Carnaby-Mann, G., Rosenbek, J. C., Okun, M. S. & Sapienza, C. M. (2010). Utilizing voluntary cough to detect penetration and aspiration during oropharyngeal swallowing in patients with Parkinson's disease. *Chest 138*, 1426-1431.

Shaker, R., Dua, K. S., Ren, J., Xie, P., Funahashi, A. & Schapira, R. M. (2002). Vocal cord closure pressure during volitional swallow and other voluntary tasks. *Dysphagia, 17*(1),

13-18.

Steele, C. M. & Miller, A. J. (2010). Sensory input pathways and mechanisms in swallowing: A review. *Dysphagia, 25*(4), 323-333.

Teismann, I. K., Steinstrater, O., Warnecke, T., Suntrup, S., Ringelstein, E. B., Pantev, C. & Dziewas, R. (2009). Tactile thermal oral stimulation increases the cortical representation of swallowing. *BMC Neuroscience*, 10:71.

Van Daele, D. J., Perlman, A. L. & Cassell, M. D. (1995). Intrinsic fibre architecture attachments of the human epiglottis and their contributions to the mechanism of deglutition. *Journal of Anatomy, 186* (Pt. 1), 1-15.

제3장 식도 삼킴단계의 평가

학습목표

이 장을 학습한 후,

- 식도의 해부와 생리를 설명할 수 있다.
- 식도의 신경학적 통제와 혈액공급을 설명할 수 있다.
- 성공적인 삼킴을 위한 구조들의 협응을 논의할 수 있다.
- 상부식도괄약근(upper esophageal sphincter: UES)과 하부식도괄약근(lower esophageal sphincter: LES)의 유사점과 차이점을 설명할 수 있다.
- 구인두와 식도단계의 장애를 구별할 수 있다.

서론

이 장 전체에서 삼킴의 식도단계와 관련된 구조—수의적인 통제를 받지 않거나 임상가가 사용하는 행동학적인 중재전략으로 처리할 수 없는 단계—를 다루는 것이 이상하게 보일 수 있다. 하지만 식도 관련 구조와 단계를 이해하는 것은 식도의 구조 또는 운동성 장애와 관련하여 구인두 삼킴장애로 나타날 수 있는 문제를 식별하는 데 중요하다(Cook, 2008; Liu & Kahrilas, 2006). 상당 수의 원위(distal) 식도병변이 구인두 증상과 함께 나타나고 구인두와 식도의 삼킴장애는 종종 동시에 발생한다(McFarland & Tremmlay, 2007; Triadafilopoulos, Hallstone, Nelson-Abott & Bedinger, 1992). 건강관리팀의 일원으로서 언어재활사는 식도단계의 문제를 언제 더 살펴봐야 하는지 파악하고, 식도단계의 해부와 생리에 익숙해져야 한다. 언어재활사들은 비디오투시영상으로 전체적인 문제점을 파악하여 방사선 전문의와 1차 진료의사가 관찰된 문제점을 추적할 수 있도록 해야 한다. 병원 기반의 언어재활사에게 가장 중요한 것은 구강 또는 인두단계의 역학 문제로 인한 삼킴장애를 상부식도괄약근의 열림 문제와 구별할 수 있어야 한다는 것이다. 구인두와 상부식도 구조들 간의 타이밍과 협응을 이해하는 것은 정확한 진단과 치료 계획에 필수적이다. 그림 3-1은 흉강(thoracic cavity) 내 식도, 횡격막, 복강(abdominal cavity)으로 이어지는 소화관을 보여 준다. 이 책에서 복부 장기(abdominal organs)에 대해 논의하지는 않지만 식도 및 위(stomach)와 관련하여 그 위치를 아는 것은 도움이 된다.

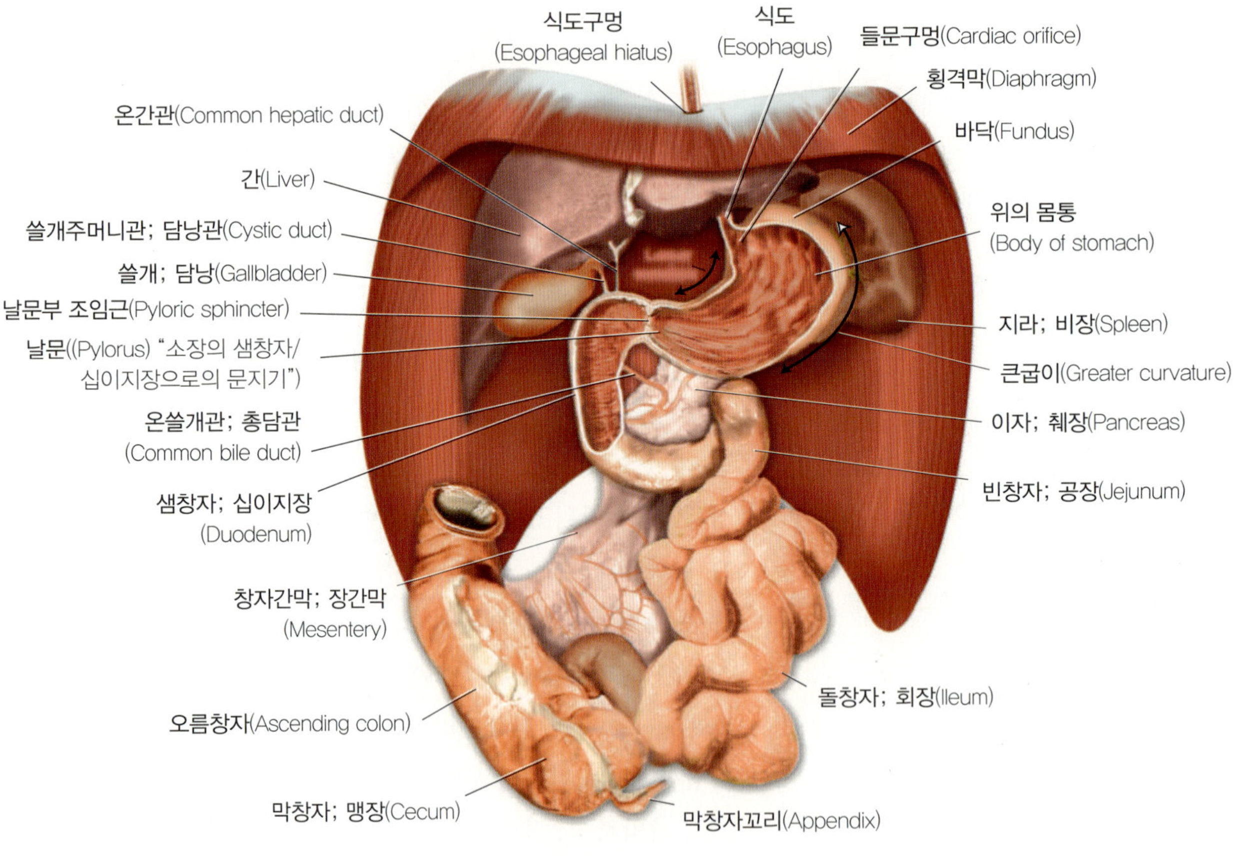

그림 3-1. 복강의 구조

식도의 세부 사항은 기본적인 것에서 극도로 상세하고 복잡한 것까지 다양하다. 식도는 복강 및 신체의 다른 기관들과 기능적으로 신경, 림프, 순환계적 상호연결이 많은 놀라운 구조이다. 이 장의 목표는 언어재활사가 식도의 기능을 이해할 수 있도록 식도의 해부와 생리에 대한 세부 정보를 충분히 제공하는 것이다. 지식이 있는 임상가는 인두와 식도의 증상을 구별할 수 있어야 하고, 가능하다면 식도와 인두단계에서 중복되는 부분도 이해할 수 있어야 한다. 이를 통해 의사 및 의료진과 효율적인 의사소통을 하고, 필요한 경우 소화기내과 전문의에게 의뢰할 수 있다.

식도의 구조

식도는 소화시킨 음식물을 위(stomach)로 빠르고 효율적으로 전달하도록 고안된 음식물 관(food tube)으로, 성인의 경우 그 길이가 약 18~26cm이다. 식도는 가만히 있을 때 붕괴되거나 평평해져 있고, 폐와 심장 시스템 뒤, 척추(spinal vertebrae) 앞쪽에 위치한다(Vaezi, 2010). 그림 3-2는 기도와 식도의 위치 관계를 보여 준다. 식도는 앞쪽-뒤쪽면에서의 두께보다 외측이 더 넓다(그림 3-3). 필요한 경우 큰 음식물을 수용할 수 있도록 측면에서 약 3cm, 전-후면에서 약 2cm 늘어날 수 있다. 이러한 이유로 식도의 안쪽은 주름이 져 있고, 추가적으로 그 길이가 늘어날 수 있다(그림 3-4). 평평한 휴식기의 위치는 식도나 위(stomach)에 과도한 공기가 들어가는 것을 막거나 이전에 삼킨 물질이 역행하는 것을 막도록 고안되어 있다. 식도는 수직으로 이어져 경추(cervical vertebrae) C5-6 수준의 후인두의 바닥에서 횡격막을 관통하고 흉추(thoracic vertebrae) T-10 수준에서 위(stomach)와 연결되는 복강으로 들어간다.

식도는 척추의 위치에 따라 상대적으로 구별이 가능한 경부식도(cervical esophagus), 흉부식도(thoracic esophagus), 복부식도(abdominal esophagus)의 3개 영역으로 나눌 수 있다. **경부식도(cervical esophagus)**는 상부식도괄약근에서 뻗어나오고 줄무늬 근섬유(striated muscle fibers)로 구성된다. 길이는 인두와 식도의 접합부에서 흉골 상단까지 약 4~5cm이다. **흉부식도(thoracic esophagus)**는 식도의 대부분을 구성하고 가슴 또는 흉

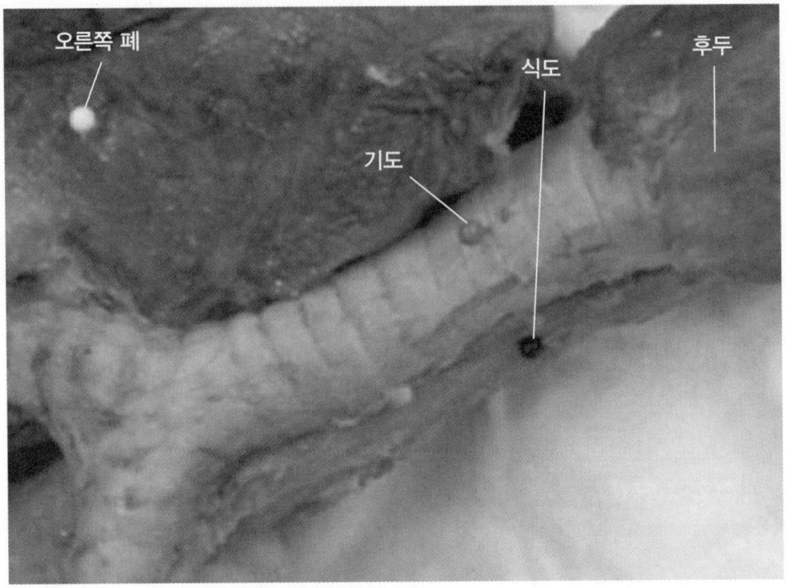

그림 3-2. 목 경추 부위에서 기도와 식도의 관계

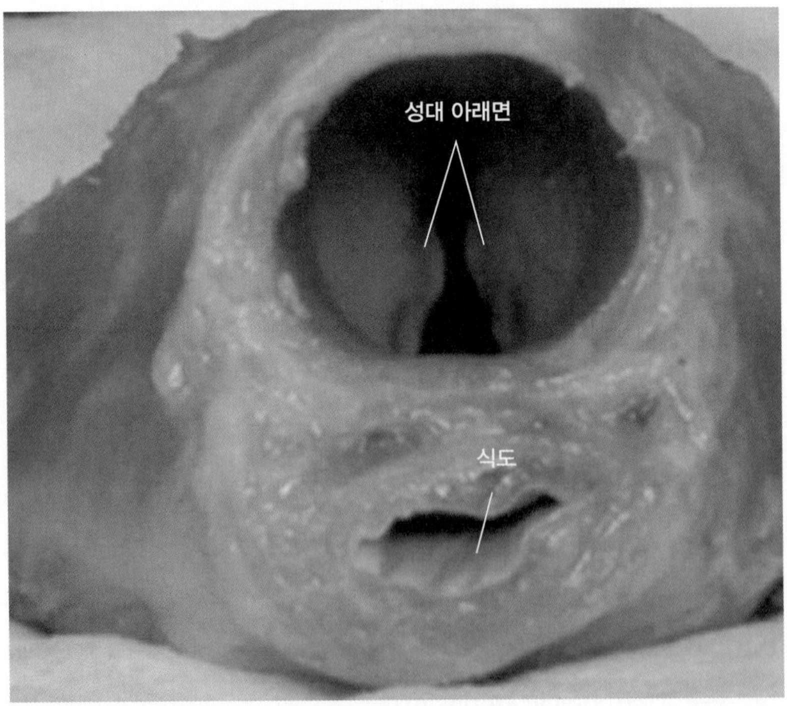

그림 3-3. 절제된 후두 바로 아래의 기관 및 식도의 횡단면을 아래에서 바라 본 모습

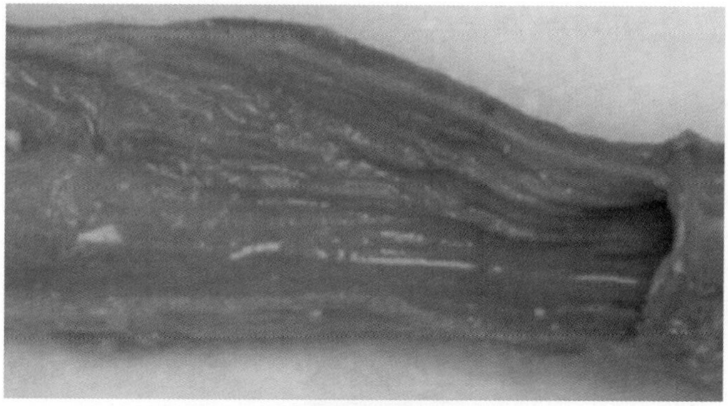

그림 3-4. 흉부식도의 내부 단면

강에 위치한다. 흉부식도는 심장이 있는 주머니인 종격(mediastinum) 때문에 기도 뒤에서 대동맥궁의 오른쪽 방향으로 중앙선을 약간 벗어나 지나간다. 흉부식도는 횡격막 수준에서(대략 흉추 T-8) 대동맥의 앞쪽을 지나 왼쪽을 가로지른다. 흉부식도의 윗부분은 식도 근섬유의 두 종류인 줄무늬 근섬유와 민무늬 근섬유로 구성된다. 오른쪽과 왼쪽 기관지가 각 폐로 향하는 기도 분기점 근처에는 줄무늬 근섬유와 민무늬 근섬유가 혼합된 전이영역(transition zone)이 몇 센티미터 정도 있다. 원위 흉부식도(또는 입에서 가장 먼 부위)는 민무늬 근섬유로 구성되어 있다. **복부식도(abdominal esophagus)**는 척주(vertebral column)의 T-10 수준에서 장기(organ)가 횡격막을 관통한 후 복강의 왼쪽에 위치하는 0.5~2.5cm의 짧은 부분이다. 식도는 중앙선의 왼쪽에 있는 위(stomach)로 비스듬히 들어간다. 원위 복부식도는 위(stomach)로 들어가는 입구인 **하부식도괄약근(lower esophageal sphincter: LES)**에서 끝난다. 그림 3-5는 문헌에서 흔히 찾아볼 수 있는 식도분절의 예를 보여 준다(Schuenke et al., 2011). 원위 식도는 **운동성에 문제(motility disorders)**가 생길 수 있는 취약한 부위이다(Vaezi, 2010).

식도는 판막 장기(valved organ)로 개념화할 수 있다. 앞서 언급했듯이 식도의 가장 높은 판막은 상부식도괄약근(UES)으로 **반지인두괄약근(cricopharyngeal (CP) sphincter)** 또는 **인두식도분절(pharyngoesophageal (PE) segment)**로도 불린다. 일반적으로 괄약근에 가장 크게 기여하는 반지인두근은 하인두수축근의 구성요소이다. 이 책에서는 의학문헌에서 가장 많이 찾아볼 수 있는 일반적인 용어인 UES를 사용하고자 한다. 하부식도괄약근(LES)은 위(stomach) 상단에 있는 판막이다. UES와 LES 모두 긴장하여 닫혀 있어서(오랜 시간 동안 근육의 수축을 유지) 아래 방향으로 이동하는 음식물이 식도에서 인두로 역류하거나 위(stomach)에서 식도로 역류하지 않도록 한다. 이와 같이 두 개의 괄약근은 판막의 역할을 하지만 실제 판막은 아니다.

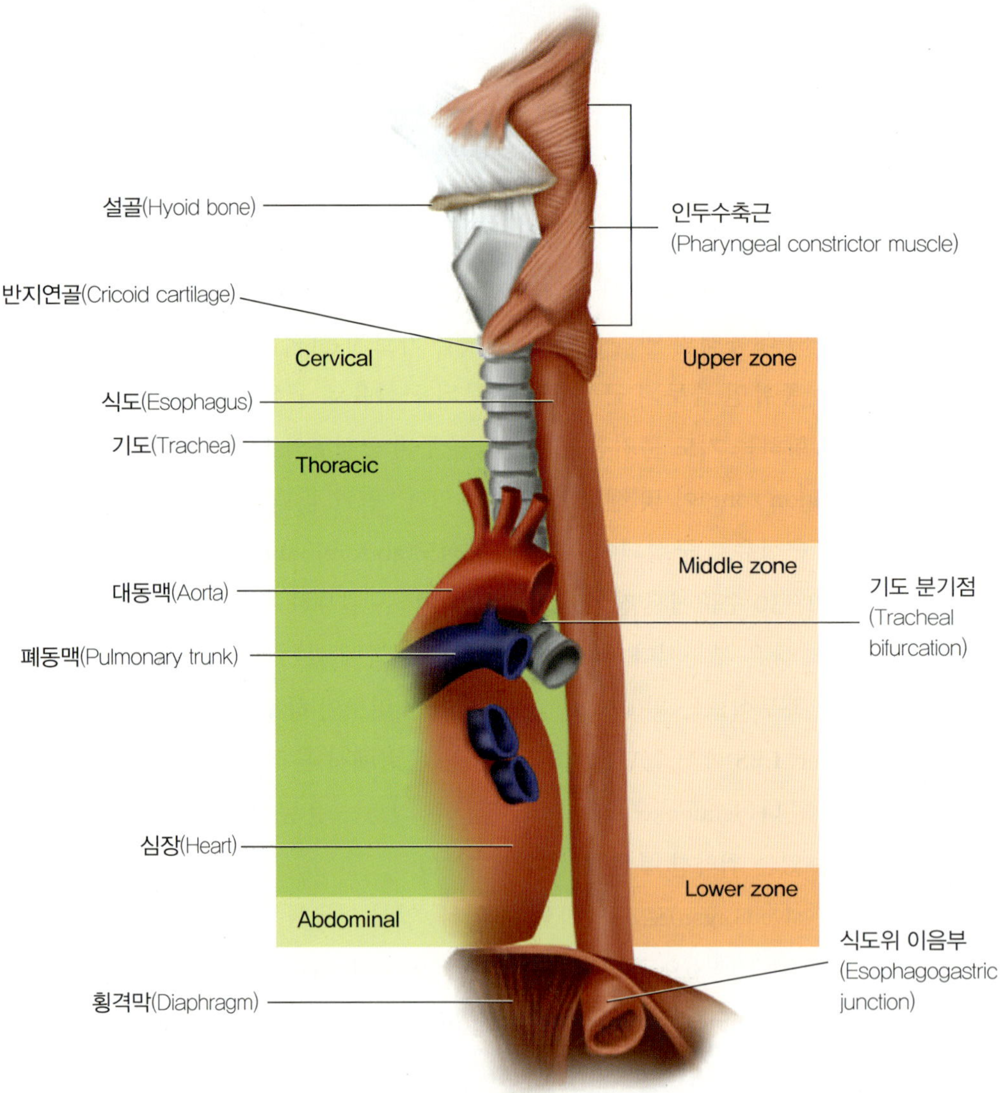

그림 3-5. 식도의 일반적인 해부학적 및 기능적 구분

식도에는 근섬유가 서로 다른 방향으로 배열된 4개의 조직 층이 있어 음식물의 운반을 용이하게 한다. 가장 안쪽 층은(식도를 통해 이동하는 음식물에 가장 가까운 층) 두꺼운 **점막(mucosa)**이다. 이 점막은 일반적으로 분홍빛이 나는 회색으로 UES에서 LES까지 눈에 띄는 혈관 형성이 있다. 점막은 LES에서 눈에 띄는 혈관 형성 없이 갑자기 짙은 붉은색을 띠는 주황색으로 변한다. 점막 깊은 곳에는 결합조직(connective tissue)과 점액 분비샘(mucous-secreting glands)으로 구성된 **고유판(lamina propria)**(성대에서 보이는 것과 유사한)이 있고, 그 아래로 **근육 점막(muscular mucosa)**과 **점막밑층(submucosa)**이 있다(Schuenke et al., 2011). 음식물의 운반을 돕는 점액 분비 외에도 식도 샘은 역류가 발생했을 때 위산을 중화시키는 중탄산염 이온(bicarbonate ions)을 생산한다. 제1장에서 중탄산염이 침에도 존재하고 입에서도 비슷한 역할을 한다는 것을 기억할 것이다.

식도 내 점막조직의 깊이나 두께는 잠재적인 마모 손상에 대한 보호기능을 한다. 점막 깊은 곳의 근육층은 원형 섬유로 구성되고 가장 바깥쪽은 세로섬유로 구성된다. 단면에서는 점막부터 근육까지 다양한 층을 볼 수 있다(그림 3-6).

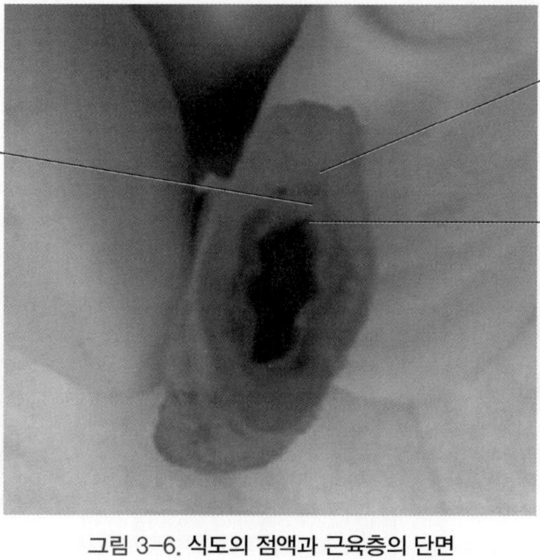

그림 3-6. 식도의 점액과 근육층의 단면

표 3-1. 근섬유 종류

섬유 종류	정의	설명 및 위치
줄무늬(Striated)	근육 잔섬유(myofilament)의 겹침으로 인한 줄무늬 섬유 외관	수의근 또는 골격근 조직(예: 팔, 다리)
민무늬(Smooth)	눈에 띄는 줄무늬 없이 방추 모양의 세포로 이루어진 수축성 섬유	내부 장기, 혈관, 모낭의 불수의근
심장(Cardiac)	특정 연결 가로 줄무늬 근섬유	심장이나 심근(myocardium)에 특화

식도의 근섬유는 종류가 다양하다(표 3-1 참고). 그림 3-7에서 보는 것처럼, 식도 위쪽의 1/3은 줄무늬 모양의 근섬유이고(수의근의 섬유 종류), 중간 1/3은 혼합형이며(줄무늬와 민무늬), 아래 1/3은 소화관의 나머지 조직과 유사한 민무늬 근섬유이다. 식도 내에

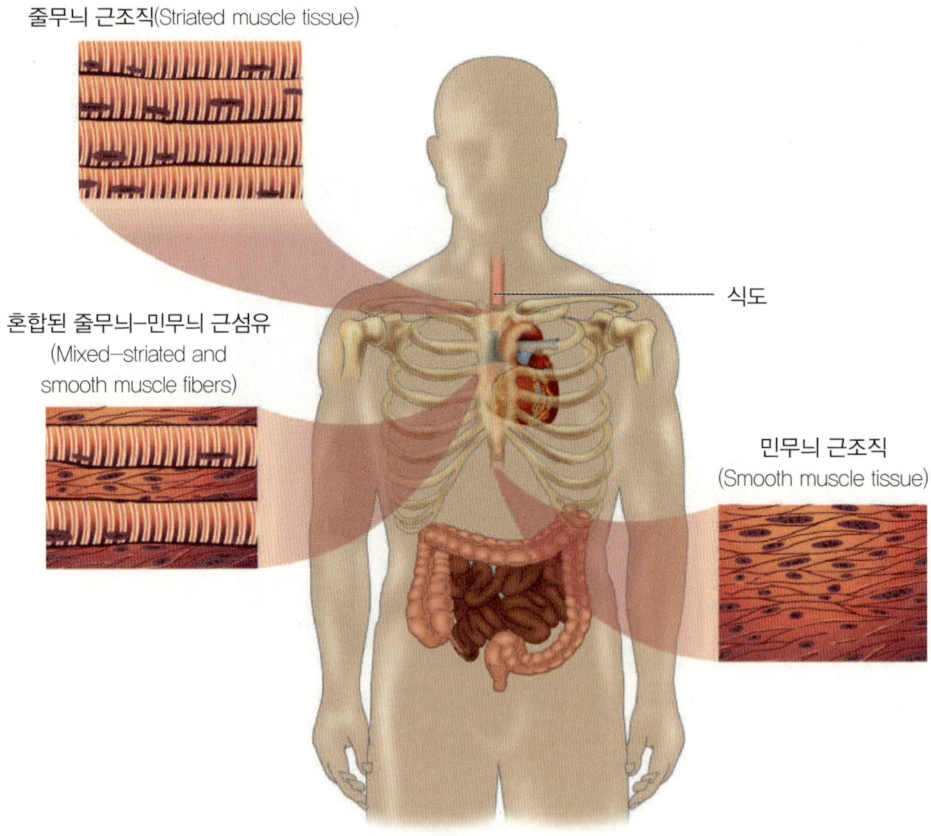

그림 3-7. 식도의 근 구성요소

섬유 유형의 변화가 나타나는 위치를 이해하는 것은 정상삼킴과 삼킴장애의 생리적인 기능을 평가할 때 중요하다. 부분적으로 근섬유의 종류에 따라 원위와 근위(proximal)의 신경학적 조절이 다르기 때문이다. 위쪽의 줄무늬 부분이 골격근과 다른 점은 발생학적으로 **몸분절(somites)**(사지근처럼)이 아닌 꼬리 아가미 궁(caudal branchial arches)에서 발달했다는 점과 조직학적으로 다른 줄무늬근과 다른 유형의 운동종판, 섬유 지름, 대사 성분(**미오신 ATP가수분해효소**)을 가진다는 점이다. 이는 식도를 통해 음식물을 효율적으로 이동시키는 구체적인 기능을 고려할 때 이해할 만하다.

식도의 신경지배

위장관은 구강에서 위(stomach)로 음식물을 운반하기 위해 순차적이고 단계적인 근수축을 수행하는데 이를 위해 소화관을 따라 다양한 수준에서 작동하는 서로 다른 조절 시스템을 가지고 있다. 이러한 고도로 협응된 움직임은 음식물을 위(stomach)까지 효율적으로 전달하기 위해 원위 근섬유의 이완과 동시에 근위 근섬유의 수축을 포함한다. 식도 내 **연동**(peristalsis)은 **1차(primary), 2차(secondary), 3차의 연동파(tertiary peristaltic waves)**로 나뉜다. 1차 연동파는 인두삼킴에 의해 유발되지만 2차 연동파는 삼킴에 의해 유발되는 것이 아닌 정상적인 연동파이다.

2차 연동파는 식도 내 일부 음식물의 국소 압력과 팽창으로 유발될 수 있다. 노인에게서 흔히 볼 수 있는 3차 연동파는 1차와 2차 연동파와 동시에 식도의 몸체에서 일어나는 수축으로 정의된다. 3차 연동파는 눈에 띄는 영향 없이 일어나거나 삼킴장애나 가슴 통증을 경험할 정도의 수준일 수도 있다(Goroll & Mulley, 2009). 젊은 층에서의 3차 연동파는 종종 비정상적인 것으로 간주된다.

연동을 조절하기 위해 사용되는 다양한 조절 시스템은 관을 따라 다르게 구성된 근육의 유형과 관련이 있다. 구인두와 경부식도의 줄무늬근은 뇌간 수준의 말초신경계에 의해 통제된다. 흉부와 복부식도의 민무늬 근섬유는 **장신경계**(enteric nervous system)라고 불리는 말초신경계의 특정 부분에 의해 통제된다. 장시스템은 소화관에 고유한 것으로, 구조들을 조절하는 세포체가 말초관 조직에 내장되어 있다. 이것은 고유한 조절 시스템으로 다른 기관계에서는 찾아볼 수 없다. 이 고유한 신경 시스템은 위장운동, 혈류, 수분 및 전해질 운반, 산 분비를 통제한다. 장신경계의 독특한 특성은 다음에서 자세히 논의할 것이다.

말초신경계의 조절

식도는 신경계의 여러 수준에서 정보를 받는다. 신경계의 분류에 대한 요약은 표 3-2에 있다. 말과 언어 산출에 있어, 신경계는 전형적으로 뇌와 척수로 구성된 중추신경계(central nervous system: CNS)와 12쌍의 뇌신경과 31쌍의 척수신경으로 구성된 말초신경계(peripheral nervous system: PNS)로 나뉘고, 말초신경계의 다른 부분인 자율신경계(autonomic nervous system: ANS)에는 관심을 거의 기울이지 않는다. 자율신경계는 주로 민무늬근과 심장근, 샘을 지배한다. 말초신경계의 체성부위—뇌와 척수로부터 근육까지 이어지는 하나의 뉴런으로 구조를 지배할 수 있는(혀를 지배하는 설하신경과 같은)—와는 다르게 자율신경계는 두 개의 뉴런을 필요로 한다. **신경절 이전 신경세포(preganglionic neuron)**라고 불리는 첫 번째 뉴런의 세포체는 중추신경계의 운동핵에 위치한다. 그 축삭은 중추신경계 외부의 **자율신경절(autonomic ganglion)**에 위치한 두 번째 뉴런—**신경절 이후 신경세포(postganglionic neuron)**—의 세포체와 시냅스를 이룬다. 신경절 이후 신경세포(또는 시냅스후 뉴런 축삭)는 신경이 분포하는 장기나 샘으로 이동한다. 자율신경계와 체성신경계의 주요 차이점은 자율신경계의 세포체의 위치가 두 개라는 점이다. 한 개는 중추신경계(핵)에 있고, 다른 하나는 말초신경계(자율신경절)에 있다. **핵(nucleus)**은 중추신경계에 위치한 세포체의 집합체이고, **신경절(ganglia)**은 (몇 가지를 제외하고) 말초신경계(중추신경계 외부)에 위치한 신경세포체의 집합체이다. 식도는 근위의 줄무늬근과 원위의 민무늬근으로 구성되어 있는데 자율신경계의 기능은 원위 식도의 정상적인 생리에서 중요하다. 뇌의 중앙수준에서의 감각과 운동정보는 삼킴의 순서에 영향을 미치고 조절한다. 장신경계, 특히 **부교감신경(parasympathetic)**과 **교감신경(sympathetic)**의 신경섬유와 상호작용하는 것은 말초신경계의 **자율신경계**

(autonomic division)이다(ANS에 대한 임상노트 3-1 참고). 이 섬유들의 세포체는 뇌간의 미주신경의 등쪽 운동핵에 위치한다. 운동 부교감신경의 섬유는 미주신경(CN X)에 의해 전달되고, 위장관의 분비와 운동성을 증가시켜 조절활동을 증가시키는 데 중요한 역할을 한다. 위장관의 활동은 정상적인 신체활동을 하는 동안 가장 활발하고, **투쟁 또는 도피**(fight-or-flight)의 스트레스 상황에서는 활발하지 않기 때문에 부교감 시스템이 자주 작동하기는 어렵다. 식도로 이동하는 신경절 이전의 부교감섬유는 식도벽에 있는 신경절에서 끝난다.

표 3-2. 신경계 분류

중추신경계 (central nervous system: CNS)	말초신경계 (peripheral nervous system: PNS)
뇌와 척수	체성기능(수의적인 줄무늬근): 뇌신경, 척수신경
	자율기능(불수의적인 민무늬근, 심장근, 샘): 교감신경(내장활동의 증가; fight-or-flight), 부교감신경(내장활동의 감소; 시스템 균형)

임상노트 3-1 **ANS의 기능**

자율신경계는 심장, 민무늬근, 샘과 같은 내부 장기 시스템의 주요 조절자(regulator)이다. 소화관은 민무늬근으로 구성된 하나의 시스템이다. 자율신경계의 교감 기능은 활동성을 증가시키고(**투쟁 또는 도피 반응**), 부교감 기능은 활동성을 감소시키거나 진정시키는 것으로 장기 시스템을 다시 평형상태로 되돌린다. 자율신경계에 의해 지배되는 내장기관은 다음 그림처럼 침샘, 식도, 위, 장관, 폐, 심장, 신장, 방광, 혈관을 포함한다.

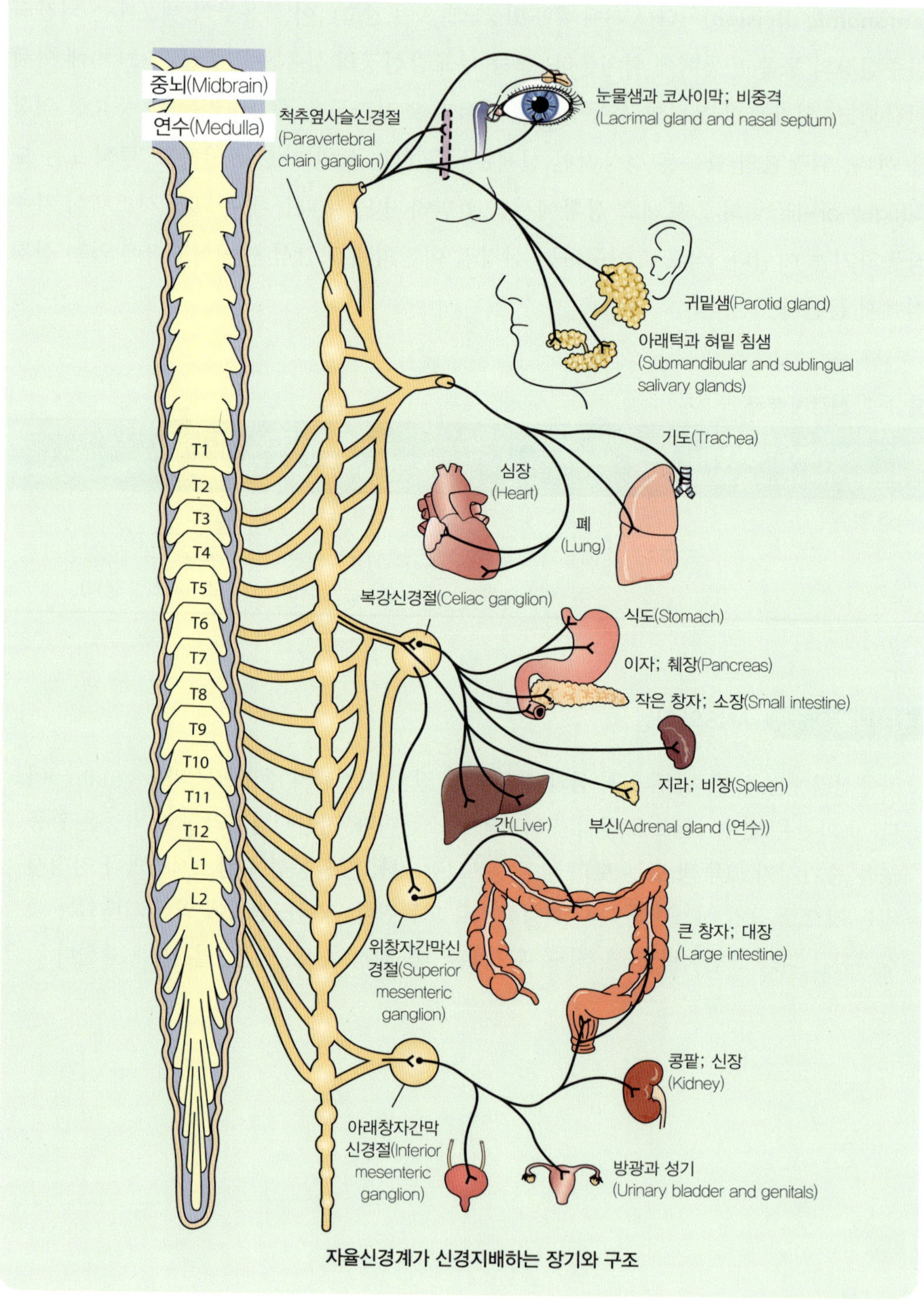

자율신경계가 신경지배하는 장기와 구조

미주신경(CN X)은 식도단계에 영향을 미치는 신경계에서 중요한 역할을 한다. 인두와 후두감각, 연인두 기능, 음성 산출과 관련한 미주신경의 몇몇 감각과 운동가지는 언어재활사에게 익숙하다. 미주신경의 인두가지의 감각영역은 연구개, 편도, 인두의 점막에 대한 감각을 담당한다. 인두가지는 (입천장긴장근을 제외한) 연구개근의 운동기능도 담당한다. 후두로의 운동기능은 상후두신경의 외가지에 의해 반지방패근(cricothyroid muscle)으로 공급되고, 되돌이후두신경에 의해 반지방패근(cricothyroid muscle)을 제외한 모든 후두내근육으로 공급된다. 되돌이후두신경은 성대와 성문하후두로부터의 감각에도 관여한다. 상후두신경의 내가지는 후두와 후두덮개로부터 감각정보를 전달한다. 미주신경은 13개의 주요가지를 가진 큰 신경가지이다. 미주신경의 전체 가지 목록은 표 3-3에 언급되어 있고 미주신경의 조절 역할에 대한 자세한 목록은 임상노트 3-2에 언급되어

표 3-3. 미주신경 가지

신경가지	세부 분류
수막(Meningeal)	
귀(Auricular)	
인두(Pharyngeal)	
윗목심장(Superior cervical cardiac)	
경동맥소체(Carotid body)	
상후두(Superior laryngeal)	내후두(Internal laryngeal)
	외후두(External laryngeal)
아랫목심장(Inferior cervical cardiac)	
되돌이후두(Recurrent laryngeal)	기도(Tracheal)
	식도(Esophageal)
	아래후두(Inferior laryngeal)
흉부심장(Thoracic cardiac)	기관지(Bronchial)
식도얼기(Esophageal plexus)	
앞쪽미주신경줄기(Anterior vagal trunk)	위(Gastric)
	간(Hepatic)
뒤쪽미주신경줄기(Posterior vagal trunk)	복강(Celiac)
	위(Gastric)

있다. 미주신경은 많은 감각과 운동기능을 가진 대표적인 뇌간 구조이다. 해부 과목에서 배웠듯이 미주세포체를 많이 가지고 있는 세개의 주요 핵은 **등쪽운동핵(dorsal motor nucleus)**, 고립핵(nucleus tractus solitarius)(안면, 설인, 미주신경에서 감각정보를 받는 [CN VII, IX, X]), 의핵(nucleus ambiguous)(설인, 미주, 척수부신경의 운동핵이 있는[CN IX, X, XI]) 이다.

임상노트 3-2 미주신경

미주신경은 길고 순환하는 경로를 따라 많은 종류의 근육과 장기에 영향을 미친다. 언어재활사들은 미주신경의 운동기능에 초점을 두지만 미주신경은 주로(90%) 감각신경이다. 이 중요한 신경의 섬유는 네 가지의 기능 유형으로 분류될 수 있다. **일반 내장 구심성(General visceral afferent: GVA)** 섬유는 인두, 후두, 흉강, 복부근육에서 뇌간의 고립핵으로 감각정보를 운반한다. **일반 내장 원심성(General visceral efferent: GVE)** 섬유는 상부 뇌간의 등쪽 운동핵에서 유래하여 식도, 장관, 호흡계, 심장계로 운동명령을 보낸다. **특수 내장 구심성(Special visceral afferent: SVA)** 섬유는 인두와 후두덮개의 미각정보를 연수의 고립핵으로 전달한다. **특수 내장 원심성(Special visceral efferent: SVE)** 섬유는 연수의 의핵에서 연구개, 인두, 후두의 근육으로 공명, 발성, 삼킴을 위한 운동명령을 전달한다(Bhatnagar, 2008).

경추식도는 음성산출을 위해 후두내근육에 운동기능을 제공하는 되돌이후두신경에 의해 지배된다. 삼키는 동안의 기도 보호와 UES의 이완을 조절하는 것이 동일한 신경에 의해 수행된다는 것은 기능적으로 의미가 있다. 이러한 신경학적 배열은 역류된 음식물이 기도로 들어가는 것을 막기 위해 높은 수준의 협응을 한다(임상노트 3-3. 식도 성문 닫힘 반사(esophagoglottal closure reflex) 참고). 많은 기능을 수행하는 되돌이후두신경의 손상은 삼킴장애, 음성장애, 기도 보호의 약화라는 심각한 결과를 가져올 수 있다.

임상노트 3-3 식도 성문 닫힘 반사(esophagoglottal closure reflex)

소화관의 상부와 기도는 기능적으로 연결되어 있다. 뇌간 조절 메커니즘과 반사는 흥분성 및 억제성 작용을 통해 위(gastric)의 내용물로부터 기도를 보호한다. 반사는 인두, 후두, 또는 식도의 자극으로 인해 발생할 수 있다. 식도 근위의 팽창은 성대의 반사적인 닫힘을 유발하는데, 이것을 식도 성문 닫힘 반사라고 한다. 이 반사는 아동과 성인 모두에게서 역류된 음식물로부터 기도를 보호하는 반사적인 역할을 하는 것으로 여겨진다(Jadcherla, Gupta, Coley, Fernandez & Shaker, 2007; Shaker, 2006; Shaker & Lang, 1997).

미주신경의 오른쪽과 왼쪽가지는 교감섬유와 섞여 **식도얼기**(esophageal plexus)를 형성한다. 이 얼기의 아래쪽이자 횡격막의 위에 있는 주요 미주신경의 줄기는 **앞쪽 미주신경줄기**(왼쪽)와 **뒤쪽 미주신경줄기**(이전에는 오른쪽 미주신경줄기)로 구성된다. 앞/뒤쪽 미주신경줄기가 횡격막을 관통한 뒤, 앞쪽(또는 왼쪽) 미주신경줄기는 위(stomach)로 전달되는 **앞쪽위가지**(anterior gastric branches)와 간으로 전달되는 **간가지**(hepatic branch)로 나뉜다. 뒤쪽(또는 오른쪽) 미주신경줄기는 **뒤쪽위가지**(posterior gastric branches)와 복부내장을 담당하는 매우 큰 신경얼기인 **복강 신경얼기 가지**(celiac plexus)가 된다(Schuenke et al., 2011). 다양한 신경그룹(윗목신경절, 교감신경 사슬, 주요 내장신경, 흉부 대동맥 신경얼기 및 복강신경절)에서 유래하는 교감섬유는 억제효과가 있고 주로 음식물이 이동하는 동안 괄약근의 이완(근육수축의 억제)에 기여한다.

장신경계(enteric nervous system) 조절

장(enteric)은 그리스어로 '장'을 뜻하는 '**enteron**'에서 유래했다. 장신경계(enteric nervous system)는 장(intestines)의 신경계이다. 이 신경들은 식도와 장관(intestinal tract)의 벽에 위치하는데, 이 신경섬유가 그룹으로 형성된 것을 얼기(plexus)라고 한다. 식도, 위, 장관에는 두 개의 얼기가 있다. 아우어바흐얼기(Auerbach's plexus)로도 알려진 **근육층**

신경얼기(myenteric plexus)는 세로근육층과 원형근육층 사이에 위치한다. 다른 얼기인 **점막하얼기**(submucous plexus)는 마이스너얼기(Meissner's plexus)로도 불리며 소화관의 점막하에 위치한다. 이 배열은 2차 연동파와 같은 반사가 중추신경계와는 독립적으로 중재될 수 있도록 한다(Richter & Castell, 2012). 그러나 중추신경계에 식도와 장관에 대한 조절기능이 없다는 것은 아니다. 독립적으로 작동할 수 있지만, 중앙 조절이나 통제는 종종 소화기능의 일부이다(Diamant, 2012). 장시스템은 흉부 교감신경 사슬의 **복강신경절**(celiac ganglia)과 **아드레날린신경절**(adrenergic ganglia)과 같은 다른 신경절을 통해 중추신경계로 정보를 전달한다(Furness, Nguyen, Nurgali & Shimizu, 2009). 동맥 혈액 공급은 그림 3-8에 언급되어 있다.

식도의 혈액 공급

식도로의 혈액공급은 대부분 분절적(segmental)이어서, 다른 동맥 공급원과 겹치거나 보상적인 공급이 거의 없다. 경부식도는 주로 **하갑상선동맥**(inferior thyroid artery)의 가지에서 혈액을 공급받는다. 흉부식도는 **대동맥**(aorta), **오른쪽 갈비사이동맥**(right intercostal artery), **기관지동맥**(bronchial artery)의 가지에서 혈액을 공급받는다. **왼쪽 위동맥**(left gastric artery), **짧은 위동맥**(short gastric artery), **왼쪽 아래 횡격막동맥**(left inferior phrenic artery)의 가지는 복부식도에 혈액을 공급한다.

정맥배수(venous drainage)는 표면이나 점막수준에서 식도조직을 거쳐 큰 정맥에 도달하는 많은 수준으로 구성된다. 소화기관에서 아래로 내려가거나 멀어지는 단계로 쉽게 시각화가 가능한데, 처음에는 다소 미세하고 좁은 혈관 또는 지류이지만 점점 더 커진다.

상피내통로(intraepithelial channels)는 **상피하 표재성얼기**(subepithelial superficial plexus) 또는 통신 네트워크로 이어진다. 이 얼기는 점막하 **심부내정맥**(deep intrinsic veins)으로 이어지고, 혈액은 심부내정맥에서 **외정맥**(adventitial veins)으로 빠져나간다. 외정맥은 경부식도에서 **하갑상정맥**(inferior thyroid vein), **심부경추정맥**(deep cervical vein), **척추정맥**(vertebral vein), **기관주위정맥얼기**(peritracheal venous plexus)로 배수하고, 흉부식도에서는 오른쪽 **홀정맥**(azygous vein)과 왼쪽 **반홀정맥**

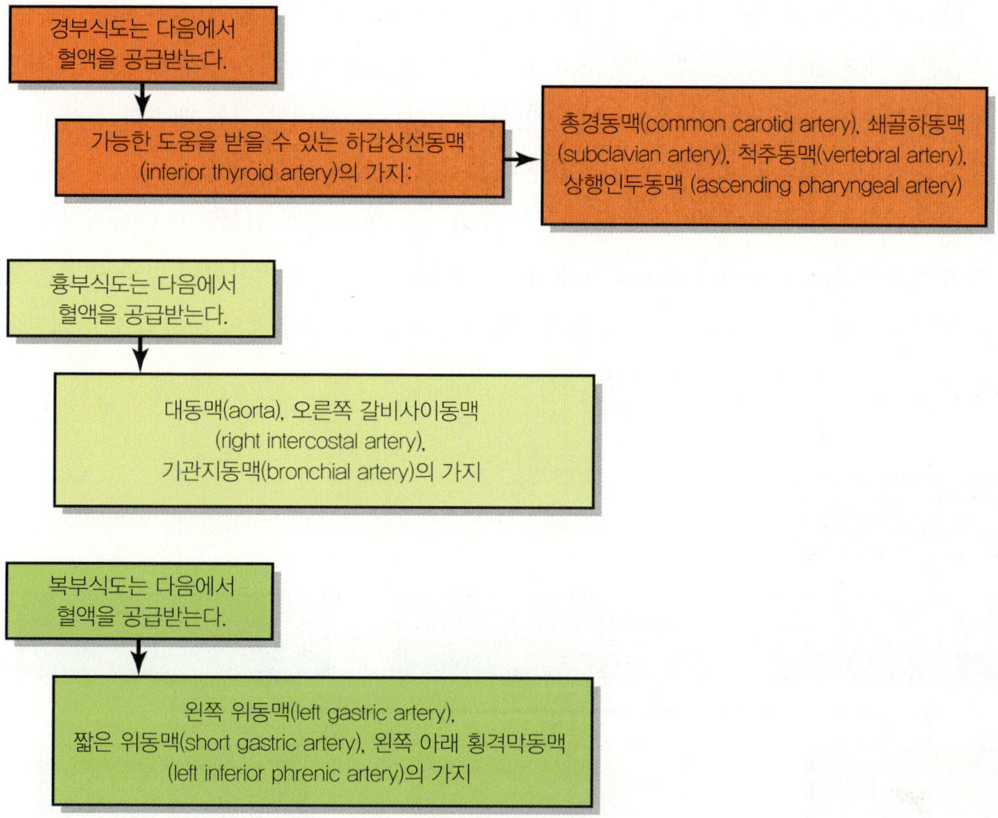

그림 3-8. 식도로의 동맥 혈액 공급

(hemiazygos vein) 또는 **갈비사이정맥**(intercostal veins)으로 배수한다. **식도위접합부**(esophagogastric junction)에서는 배수가 다른데, 표재성 정맥얼기와 심부내정맥은 위혈관(gastric vessels)으로 배수한다. 이 위식도접합부(gastroesophageal junction)의 문맥(portal) 수준에서는 체계적인 혈액순환을 통해 식도, 횡격막, 위(stomach), 췌장(pancreas), 비장(spleen), 후복막강(retroperitoneum)(위강(stomach cavity) 뒤쪽 부위)으로부터의 혈액 반환을 처리한다. 그림 3-9에서는 이러한 분지형 배수 패턴을 도식화하였다. 많은 장기로부터의 혈액이 섞이는 점을 고려하면 **전이성 질환**(metastatic disease)인 암이 이 부위에 빈번하게 발생하는 이유를 알 수 있다. 많은 종류의 암세포는 혈관을 통해 이 부위에서 저 부위로 쉽게 이동한다.

림프계는 흉강과 복강의 식도와 위(stomach) 부위에서 매우 활동적이다. 림프계는 모세혈관에서 빠져나온 혈장 단백질(plasma proteins)을 순환계로 다시 운반한다. 식도부위의 **림프배수(Lymphatic drainage)**는 분절적이지 않다는 점에서 정맥 배수와 유사하다. 식도의 점막과 점막하 림프혈관의 조밀한 네트워크는 결절 사슬(nodal chains) 사이의 여러 상호연결로 구성되어 있다. 혈관은 식도의 외벽을 따라 길게 위치하고 근육벽을 관통하여 **외림프절(adventitial lymph nodes)**로 배수된다. 배수 부위 사이의 다중 연결은 효율적으로 종격(mediastinum) 구조들을 연결한다. 이로 인해 순환계와 마찬가지로 식도암이 다른 부위로 확산되는 것이 쉬워진다.

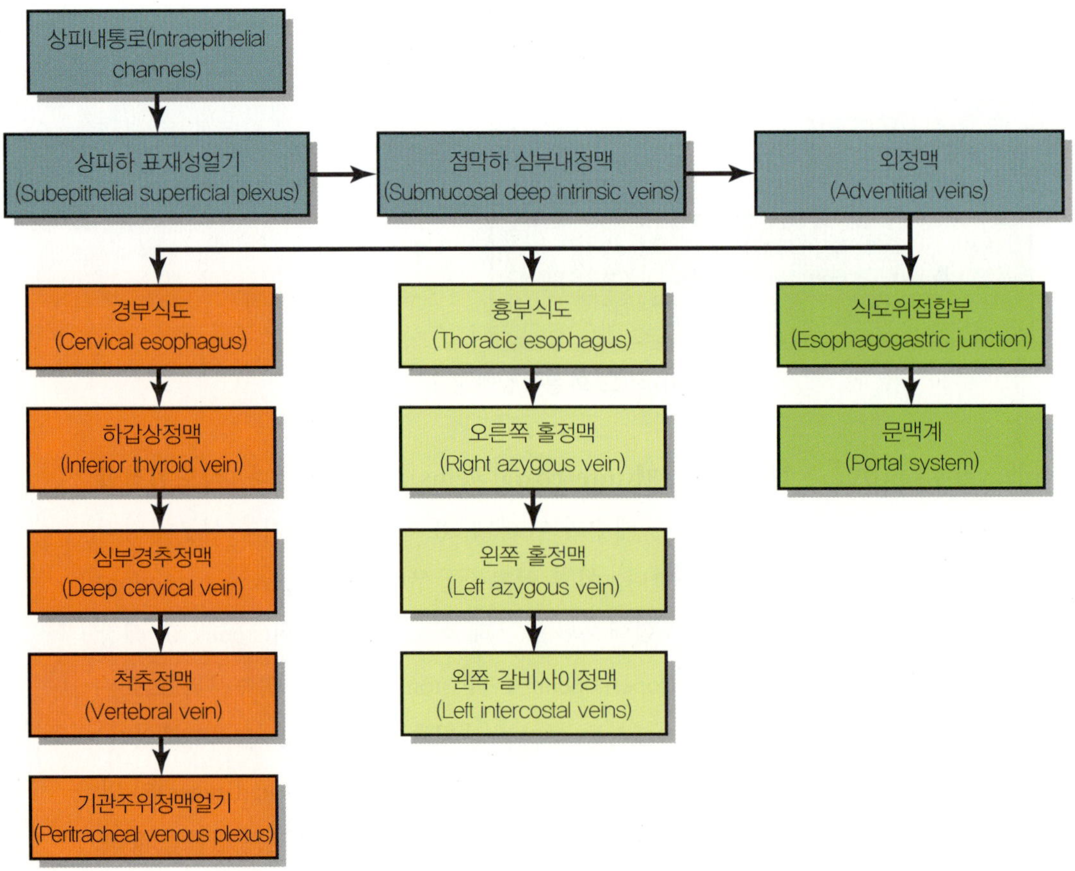

그림 3-9. 식도의 정맥배수

식도의 생리

식도는 음식물을 위(stomach)로 운반하고, 구토나 트림을 하는 동안 역행의 움직임도 허용한다. 식도와 두 개의 괄약근의 생리는 근육구조 내 적절한 압력을 유지하는 것(괄약근과 식도체의 압력은 다름)을 기반으로 하여 시의적절한 연동파와 함께 음식물을 위(stomach)로 이동시킨다. 연동(peristalsis)은 음식물 앞쪽의 근육 이완과 동시에 음식물 뒤쪽의 근육을 체계적으로 쥐어짜는(squeezing) 활동이다. 이 활동은 때때로 인두와 식도 내 박리작용(stripping action)으로 언급되기도 하는데, 이는 뱀이 설치류를 삼킬 때 볼 수 있는 움직임으로 쉽게 시각화할 수 있다.

음식물 뒤쪽의 근수축은 음식물을 위(stomach)로 밀어넘긴다. 이 움직임은 음식물의 앞쪽과 뒤쪽의 압력차로 설명할 수 있다(삼키는 동안 상부 소화관의 압력 차이에 대한 설명은 제2장 참고). 삼킴 시작 시 설골후두복합체의 위쪽과 앞쪽 움직임은 음(negative)의 하인두압(hypopharyngeal pressure)을 야기하는 반면 혀의 추진압력(driving pressure)은 음식물 뒤쪽에 상당한 양압(positive pressure)을 야기한다. 어떤 식으로 개념화를 하든지 구강과 인두강의 온전하고 기능적인 근육의 중요성은 명백하다. 적절한 혀의 추진압력은 음식물을 밀어넘기는 데 필수적이다. UES와 LES의 열림과 닫힘은 효율적인 삼킴을 위해 시의적절해야 한다. 마찬가지로 인두에서 식도로의 효율적인 음식물의 이동은 음식물의 초기 추진력에 의해 영향을 받는데, 이 추진력은 삼킴의 구강단계의 혀로 인해 생성되어 주요(또는 첫 번째) 연동파가 시작된다(Kahrilas & Pandolfino, 2009; Yazaki & Sifrim, 2011). 일단 UES를 통과하면 중력과 연동 둘 다 음식물의 움직임에 영향을 미친다. 중력은 음식물의 종류와 사람의 자세에 따라 달라진다. 직립자세에서 액체는 LES에 도달하기 위해 연동보조를 덜 필요로 하지만, 고체는 연동보조를 더 필요로 한다. 액체는 LES가 열리기 전에 LES에 도달하고, 연동파가 따라잡을 때까지 기다렸다가 LES가 열리면 음식물을 밀어넘긴다. 젖은 삼킴(wet swallow)(물삼킴)에서는 마른 삼킴(dry swallow)(또는 침삼킴)과는 달리, UES의 열림 시간이 더 길고 원위 식도에서 연동파가 더 큰 진폭을 가진다(Dalmazo & Dantas, 2010; Dodds, Hogan, Reid, Stewart & Arndorfer, 1973). 고체는 종종 연동수축에 의해 앞으로 이동하면서 그 자체의 압력에 의해 이완된 LES의 열림을 보조한다. 식도에 어떤 음식물이라도 남아 있으면 장시스템(불수의적인)에 의해 시작된 2차 연동파가 음식물을 LES를 통해 아래로 운반하여 식도의 음식물을 완전히 내보낸다. 이것은 역류한 음식물을 식도에서 내보내는 것과 동일한 메커니즘이다; 2차 연동파는 음식물을 원래 속했던 위(stomach)로 되돌려 보낸다. 2차 연동작용을 시작하도록 하는 수용기의 유형은 기계 수용기(mechanoreceptors)와 산(acid) 또는 삼투압수용기(osmotic pressure receptors)를 포함한다. 2차 연동작용의 생리는 현재 연구해야 하는 분야로 남아 있다(Pandolfino, Shi, Zhang & Kahrilas, 2005).

상부식도괄약근

해부학 분야에서 UES의 구성요소와 신경학적 조절을 정의하는 것은 논쟁이 계속되는 주제였다. 부분적으로, 육안 해부에서 발견된 개별 구조의 수가 생리학적으로 괄약근 열림에 관여하는 것으로 밝혀진 구조보다 적을 경우 어려움이 발생했다. 예를 들어, 1~2cm 너비의 반지인두근이 식도의 열림에 관여한다고 알려져 있는데, 생리학 연구들은 반지인두근의 2~6cm 부위에서 긴장성 닫힘이 증가하는 것으로 나타났다. 괄약근에는 반지인두근뿐만 아니라 다른 근육의 구성요소들도 있다. 이러한 형태학과 생리학의 차이는 UES 열림/닫힘의 시기와 지속시간으로 인해 삼킴장애가 야기될 때 삼킴장애의 평가와 치료에 영향을 미쳤다. UES 문제의 정확한 진단과 치료는 삼킴장애 중재 시 어려운 과제이다(임상노트 3-4 참고).

임상노트 3-4 반지인두근 절제술의 결과

근절제술(myotomy)은 근육조직을 외과적으로 절단하는 수술이다. **반지인두근 절제술**(cricopharyngeal myotomy)은 UES의 열림을 촉진하기 위해 등쪽 표면의 정중 솔기 아래를 따라 반지인두근을 절단하는 것이다. 한 연구에서는 두경부암의 종양 절제(혀 기저부 또는 성문위 부위) 시, 반지인두근 절제술을 받은 집단과 받지 않은 집단 간, 수술 6개월 후의 삼킴 기능에 차이가 없었다(Jacobs et al., 1999). 반지인두근의 열림은 (절제술로 해결될 수 없는) 인접한 구조들의 신경학적 조절과 생체역학적 움직임 간의 복잡한 상호작용으로 일어난다. UES의 기능은 장애에 기저하는 생리에 따라 다른데, CVA와 같은 신경학적 손상은 두경부암과 같이 해부학적 구조가 변경된 경우와는 다른 방식으로 운동학적 손상이 일어날 수 있다. 식도로의 음식물 운반 문제를 해결하려고 할 때는 설골후두 상승 동안 UES에 가해지는 기계적 견인력과 신경학적 긴장 닫힘을 모두 고려해야 한다(Robbins, Daniels & Baredes, 2009). 절제술의 대체 치료법은 UES의 확장과 보톡스 주입이다.

상부식도괄약근의 해부 및 생리

반지인두근(cricopharyngeal muscle), 하부 수축근섬유(inferior constrictor muscle fibers)와 근위 식도가 UES 괄약근의 열림과 닫힘에 관여한다는 것은 널리 알려져 있다. UES는 하나의 특정 해부학적 구조라기보다는 기능적인 용어이다. 신체의 다른 괄약근과는 다르게 UES는 완전한 원형의 근육고리는 아니다. 오히려 반지인두근과 하부 수축근섬유는 뒤쪽에서는 C자 모양을 형성하고 앞쪽으로는 반지연골에 삽입된다(그림 2-3 참고). 그림 3-10은 닫힌 UES를 강조하는 투시영상 그림(fluorographic image)이다. UES의 압력이 높은 부위의 바로 아래 부분에서 마지막 음식물이 삼켜지는 것을 볼 수 있다.

UES 섬유의 공간적 배열은 임상적 의미를 갖는다(젠커게실(Zenker's diverticulum), 임상노트 3-5 참고). UES 근육의 구성요소는 괄약근이 열리는 방식에 영향을 미친다. UES는 긴장하여 수축되어 있는데, 이는 삼키는 동안 활동이 억제되는 2~6 cm 영역 내의 일정한 EMG 활동으로 확인할 수 있다. UES는 전-후면이 측면보다 더 높은 압력을 가진다. 최근 반지인두근의 조직학적 평가를 통해 각 근육세포 주변을 둘러싼 콜라겐 섬유의 복잡한 네트워크가 알려졌다(Travares et al., 2011). 이 배열은 탄력적인 콜라겐 섬유가 UES의 괄약근이 빠르고 단단한 폐쇄를 촉진하도록 돕는다.

근섬유의 이완은 괄약근의 열림에 부분적으로 기여하는 삼킴 과정의 일부이다. 적시에 UES를 열리게 하는 가장 중요한 요소는 설골후두복합체의 위쪽과 앞쪽 움직임이 괄약근에 가하는 견인력이라고 생각된다.

UES의 열림에서 설골의 기계적인 영향을 이해하는 것은 중요하다. 음식물의 특성에

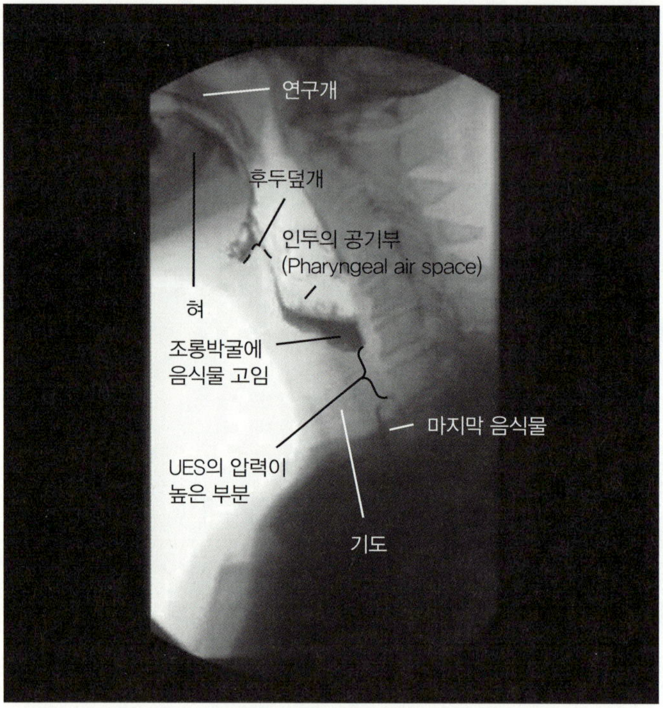

그림 3-10. UES를 강조한 투시검사 영상

임상노트 3-5 젠커게실(Zenker's diverticulum)에 취약한 형태

UES의 근섬유는 식도 상단에 수평으로 배치된 원형의 근육고리와 내측 솔기(medial raphe)(인두 뒤쪽에서 수직으로 내려오는)에 부착된 비스듬히 각진 근섬유로 구성된다. 이로 인해 후방 하인두에 약한 삼각형 부위를 형성하는데 이를 킬리안 삼각형(Killian's triangle)이라고 한다. 삼키는 동안 상당한 압력이 이 부위에 생성되면 점막이 돌출되거나 밀려나오는데 이것을 젠커게실(Zenker's diverticulum)이라 하며, 보통 수술로 치료한다.

따른 UES 열림의 시기, 진폭, 기간의 다양성은 제4장에서 논의할 것이다. 음식물의 통로가 방해받고 삼킴 후 잔여물이 조롱박굴(pyriform sinuses)에서 관찰되면 의사들은 종종 적절한 UES 열림의 부족을 신경학적 문제로 가정한다—이에 반지인두근 절제술로 해결될 수 있다고 본다. 만일 문제가 설골후두 상승의 저하라면 UES 섬유를 자르는 절제술은 음식물의 이동을 향상시키지 않는다. 이와 같은 이차적인 UES의 기능 저하는 설골후두 상승을 다루는 다른 치료를 요구한다. 종종 부적절한 절제술은 위(stomach)의 내용물이 인두로 역행하는 것을 막기 위한 괄약근의 온전함을 손상시켜 역류 문제를 야기하는데, 이 경우 음식물의 제거가 유일한 문제였을 때보다 환자의 상태는 더 악화된다.

상부식도괄약근의 신경지배

다양한 신경과 신경얼기(nerve plexuses)들은 UES를 구성하는 근육에 영향을 미친다. UES 내 근육조직을 통한 신경분포의 패턴은 정의되지 않았다. 최근 염색기법(쉴러 염색; Sihler's stain)의 사용은—반투명한 결합 및 근육조직에 대항하여 신경조직의 염색으로 시각화가 가능한—UES의 신경지배 패턴과 괄약근의 구조에 대한 특정 신경지배를 다루는 중요한 정보를 제공했다.

일반적으로 뇌간의 체성신경은 줄무늬근(인두와 상부식도)으로 공급되고, 자율신경은 식도의 민무늬근으로 공급된다. 식도의 줄무늬근과 민무늬근 모두 인두얼기의 섬유에 의해 신경지배되는데, 주로 미주신경(CN X)의 체성가지와 자율가지를 통해 이루어진다. 하인두수축근과 반지인두근은 인두얼기의 다양한 요소에 의해 신경지배된다. 수술 중의 근전도검사 결과 일부 대상자들에게서 미주신경의 되돌이후두신경이 이 근육들을 신경지배했다. 식도는 미주신경(CN X)의 가지를 통해 자율신경계의 신경지배를 받고 고도로 발달한 국소 회로 조절시스템(local circuit control system)을 갖는다(Brok et al., 1999; Mu & Sanders, 2001).

하부식도괄약근

LES는 음식물을 담고 있는 위(stomach)쪽으로 열리고 소화가 시작된다. 구강식이의 대안으로 식도와 LES를 우회하여 위(stomach)에 직접적인 영양을 공급하는 경우가 많다. 비경구식이법에 대한 논의는 임상노트 3-6에 언급되어 있다.

LES는 식도의 점막내층 손상을 야기하는 위 내용물(gastric contents)의 역류를 막는 중

임상노트 3-6 장관식이(enteral feeding)와 비경구식이(parenteral feeding)의 차이점

장관식이법은 튜브를 통해 위장관(gastrointestinal tract)에 직접적으로 영양을 공급하는 방법이다. 튜브는 코, UES, 식도, LES를 통과하는 비위관(nasogastric tube)일 수 있다(그림 3-11). 또한 위(위창냄술; gastrostomy)나 빈창자(jejunum; 소장의 일부)로 직접 삽입되는 관일 수도 있다. 삽입의 방법은 수술적이거나, (요새는 일반적으로) 내시경을 통해 경피적(피부를 통해)으로 진행한다. 이 시술을 PEG-피부 경유 내시경 위창냄술(PEG-percutaneous endoscopic gastrostomy)이라 부른다. 그림 3-12의 프레임은 내시경으로 관찰되는 위(stomach)의 구멍을 보여 준다; 그림 3-13은 위창냄술 고리(collar)가 올바른 안착된 그림이다. 고리는 약 6개월 간격으로 교체된다. 이후 이 시술은 외부 위(external stomach)로부터 복부근육(abdominal muscles)으로 이어지는 조직관이 치유되면 더 쉬워진다. (이 시술은 기도-식도 음성보철(tracheo-esophageal voice prosthesis)과 비슷하다).

비경구식이는 위장관이 아닌 다른 방식으로 음식을 전달하는 것을 의미한다. 보통 정맥주사(intravenous (IV) injection)를 통해 이루어진다.

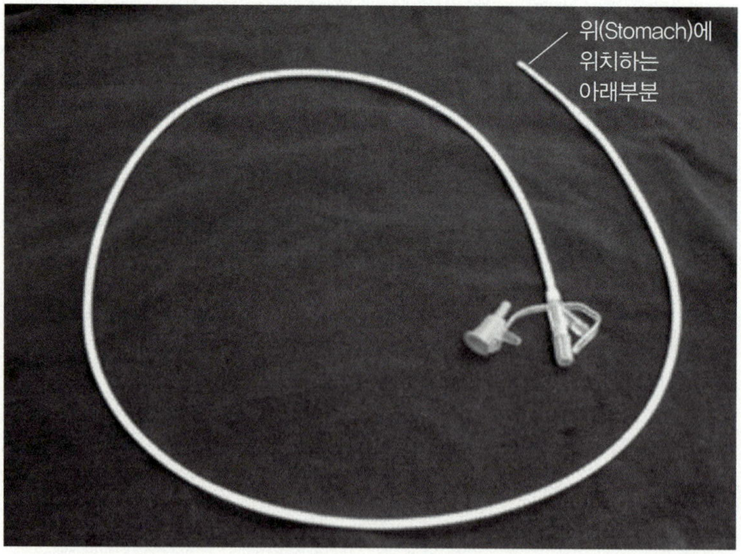

그림 3-11. 비위관 튜브

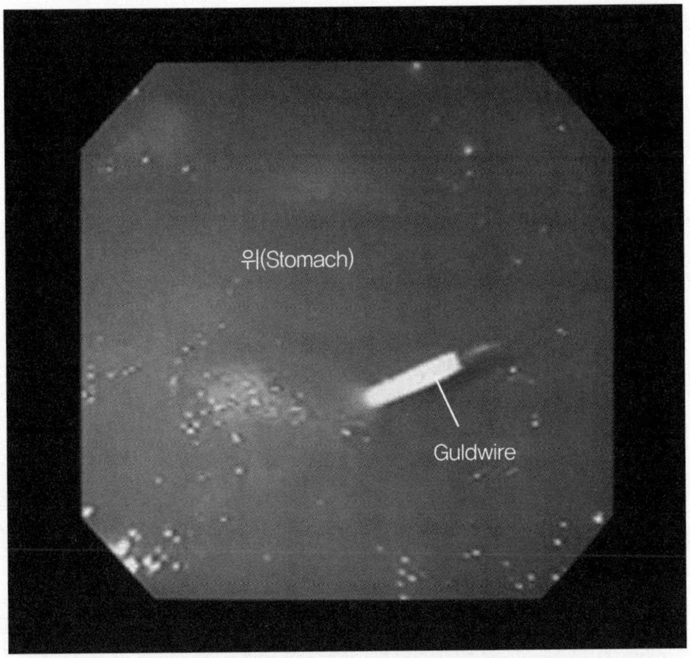

그림 3-12. PEG 삽입, 내시경 뷰 – guidewire

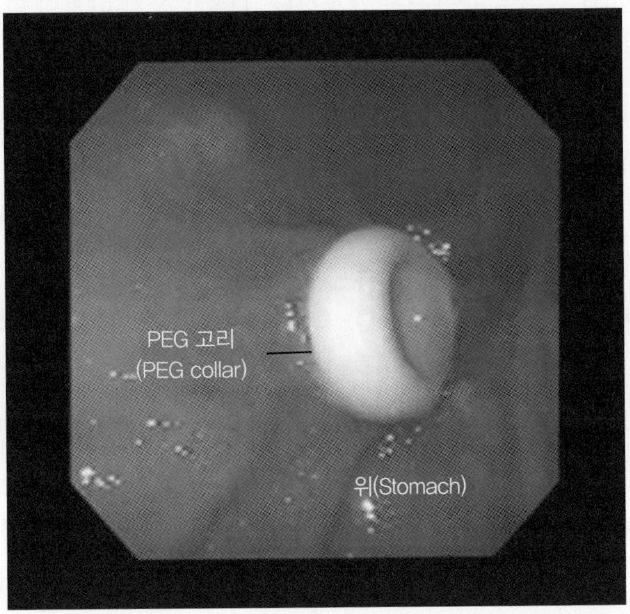

그림 3-13. PEG 삽입, 내시경 뷰 – 고리(collar) 안착

요한 장벽이다. 상부와 하부식도괄약근 둘의 유사점과 차이점을 강조하기 위해 여러 비교를 해 볼 수 있다.

하부식도괄약근의 해부 및 생리

먼저 LES의 형태는 UES와 상당히 다르다. LES는 식도에 위치한 원형 근섬유의 조직학적 변화와 두께의 증가로 인해 형성된다. 이 완전한 근육고리는 UES처럼 연골에 삽입되지 않는다. LES는 횡격막의 다리섬유(crural fibers) 근처 또는 사이에 위치하는데, 숨을 깊게 들이쉬거나 기침할 때, 또는 닫힌 성문을 들어올릴 때와 같이 압력이 증가할 때 LES의 폐쇄를 돕는다. UES와 마찬가지로 LES는 휴식 상태 시 3~5cm의 고압 영역을 따라 긴장하여 수축되어 있다. 그러나 UES와는 달리 LES의 이러한 긴장성 수축은 계속적인 신경학적 점화의 결과가 아닌, 주로 근섬유의 고유한 특성에 기인한다. LES는 삼킴의 시작 시에는 이완하지 않지만 식도의 중간 부분(민무늬근 부위)에 연동파가 있을 때 이완한다. UES와 마찬가지로, 괄약근이 열리기 위해서는 외부의 힘이 필요하다. UES에서는 설골후두의 앞-위쪽 움직임이 열림의 견인력을 형성한다. LES에서는 음식물의 압력이 연동력(peristaltic force)과 합쳐져 괄약근을 개방한다. LES가 삼킴 이전의 압력으로 회복하는 데에는 약 5초 정도 소요된다. 이후에는 수축후 압력(after-contraction pressure) 또는 반동압력(rebound pressure)이 뒤따른다(Kwiatek & Kahrilas, 2011).

음식물의 특성이 인두삼킴과 UES 기능에 미치는 영향은 다음 장에서 다룰 것이다. UES와는 달리, 음식물의 특성은 LES의 수축과 이완을 조절하는데 중요한 역할을 하지 않는다. 그러나 음식물의 화학적 구성은 LES의 기능에 영향을 미칠 수 있다. 기름진 튀긴 음식과 같은 음식물의 특성은 LES의 휴식 시 압력을 감소시켜 위식도역류(gastroesophageal reflux)에 취약하게 만든다(임상노트 3-7 참고). LES의 휴식 시의 압력은 자세에 따라서도 다르다. LES의 압력은 누워 있을 때 더 높고 서 있을 때 더 낮다(Iwakiri et al., 1999). 이것은 누워 있을 때와 같이 중력이 음식물을 위(stomach)에 유지하는 데 도움이 되지 않을 때 식도와 위(stomach) 사이의 장벽이 더 단단해야 하기 때문이다. 나이와 관련한 LES의 기능 변화에 대한 연구는 LES의 압력 측정치나 이완 기간에 있어 큰 차이가 없다는 점을 보여 준다(Besanko et al., 2011).

임상노트 3-7 역류

역류 가능성을 높이는 음식으로는 튀긴 기름진 음식, 카페인, 알코올, 초콜릿, 민트 향료 등이 있다. 비만, 임신, 열공 탈장(hiatal hernia), 당뇨, 흡연, 결합조직질환과 같은 특정 컨디션은 역류 문제의 가능성을 증가시킬 수 있다. 역류 증상을 조절하기 위해 약물이 필요할 수도 있지만 생활습관의 변화가 증상을 완화시키는 데 도움이 된다. 여기에는 체중을 유지하고 식사 후 최소 2~3시간 동안 누워 있는 것을 피하며 더 적은 양을 더 자주 먹는 것을 포함한다. 또한 침대의 머리 부분을 올리는 것은 중력이 위(stomach) 내용물을 제자리에 유지하도록 하는 데 도움이 된다.

압력계(manometry)를 이용한 식도압 측정

괄약근이 이완되고 수축하는 정도와 연동파의 강도는 압력 측정을 통해 알아볼 수 있고, 이를 통해 열림과 닫힘의 기울기 또는 연동파의 진폭을 측정하고 논의할 수 있다. UES와 LES에서 식도압을 측정하는 것을 **식도 압력계(esophageal manometry)**라고 하고, 일반적으로 병원 세팅의 소화기내과 전문의가 압력계(manometry)를 사용하여 측정한다. 여러 개의 압력 센서가 있는 유연한 튜브가 코를 지나 UES를 통과하고 식도 아래 LES를 지나 위(stomach)로 들어간다. 삼킴이 꼬리 방향으로 진행되기 때문에 센서로 변환기에 가해지는 근육의 힘을 측정할 수 있다. 각 센서의 위치에서 시간에 따른 힘의 양이 수은주 밀리미터(millimeters of mercury; mm Hg) 단위로 측정되어 정상적인 삼킴에 매핑(mapping)된다. 이 검사에 대한 자세한 설명은 구인두와 식도의 직접적이고 간접적인 측정방법을 다루는 제5장에서 다룬다.

UES에서 생성된 긴장된 압력(tonic pressure)은 옆면보다 앞-뒤쪽면에서 더 높다. 즉 UES는 좌우보다 앞뒤로 더 쥐어짜진다. 사람이 깨어 있든 깊은 잠을 자든 간에, UES에서 생성되는 실제 압력에 많은 요인이 영향을 미칠 수 있다. 깊은 잠을 잘 때 UES의 압력은 감소하지만, 원위 식도의 역류는 휴식 중인 UES의 압력을 높인다. 휴식 시 UES의 압력은 약 50~60mmHg이다.

임상 세팅에서는 일반적으로 누운 자세로 압력을 측정하는데 누운 자세에서의 물 삼킴 표준 압력치가 존재하며 소화기내과 전문의가 식도의 운동성 문제를 평가하고 진단할 때 이를 수행한다. 따라서 이 수치는 식사하는 동안의 직립자세 결과와 적절하게 비교할 수 없다. 연구결과에 따르면 직립자세에서는 삼킴장애를 보고하지 않은 정상인에게서 비정상적인 비연동 파형의 발생률이 높은 것으로 나타났다(Sears, Castell & Castell, 1990). 음식물의 크기와 유형에 따른 UES 열림의 시기와 기간은 다음 장에서 논의할 것이다. 음식물의 특성은 UES에서 생성되는 압력의 크기에 영향을 미친다(Kahrilas, Dodds, Dent, Logemann & Shaker, 1988).

나이와 성별이 식도압에 미치는 영향

압력계로 측정된 관내 식도압의 정상적인 변화를 이해하는 것은 질병을 진단할 때 매우 중요하다. 적절한 판단을 하기 위해서는 특정 개인이나 그룹의 정상적인 상태(normal)가 어떠한지를 알아야 한다. 압력 측정치에 큰 영향을 미치는 두 가지 중요한 특성은 나이와 성별이다. 현재까지 기술 제한(사용한 변환기의 유형, 대상자의 제한적인 연령 범위, 작은 표본 크기로 인해) 없이 나이와 성별이 운동 중에 생성되는 식도압에 미치는 영향을 조사한 대규모의 연구는 거의 없다. 예비 연구결과에 따르면 나이와 성별 둘 다 인두와 UES의 압력에 중요한 영향을 미친다(van Herwaarden, Katz, Gideon, Barrett, Castell, Achem & Castell, 2003). 60세 미만의 젊은 성인보다 60세 이상의 성인에게서 인두 수축의 진폭(mmHg로 측정된)이 더 컸고, 최대 인두수축에 도달한 시간과 수축의 기간이 더 길게 나타났다. 휴식 시의 UES의 압력은 나이에 따라 감소하였다. 정상 노인의 UES의 이완 속도는 젊은 성인에 비해 느렸다. 성별 효과를 측정했을 때 정상 여성은 남성에 비해 휴식 시의 UES 압력이 더 높았다. 결과의 일반화를 위해서는 대규모의 정상 성인을 대상으로 한 연구가 필요하다. 중요한 점은 나이와 성별 둘 다 삼킴 역학의 생리에 다른 영향을 미칠 수 있다는 점이다.

요약

이 장에서는 아래의 구조들과 관련한 삼킴의 식도단계를 논의하였다.

- 반지인두근의 주 구성요소인 UES
- 정상 식도
- 위(stomach)로 들어가는 입구인 LES
- UES, 식도, LES로 인해 생성되는 압력

UES는 기능적으로 삼킴의 순서에서 초기에 이완되는 2~6cm의 고압부위이다. UES의 열림에 설골후두 상승과 앞쪽의 움직임은 동일하게 중요하다. UES는 중추(centrally)의 신경지배를 받지만 식도는 주로 장신경계의 지배를 받는다. 뇌간의 삼킴센터에서는 상부식도의 연동을 조정하고, 국소적인 장신경계에서는 식도의 민무늬근 부위의 연동을 담당한다. LES는 음식물이 식도의 민무늬근 부위에 접근했을 때 이완하고 음식물이 위(stomach)로 들어간 후 약 5초 후에 삼키기 전 압력으로 돌아간다.

언어재활사는 인두단계의 설골후두 복합체의 앞쪽과 위쪽의 움직임이 식도단계 시작 시 UES가 열리는 데에 중요하다는 것을 이해해야 한다. 설골후두 복합체의 움직임이 감소하면 UES의 열림이 감소하여, 2차적인 UES 기능장애가 발생할 수 있다. 삼킴반응이 유발되면 UES가 더 이상 긴장한 상태로 닫혀 있지는 않지만, 견인력이 UES를 열 때까지는 닫힌 상태로 있다. 삼킴반응의 다른 동적 구성요소가 손상되지 않은 1차 UES의 기능장애는 2차 UES의 기능장애와 주의 깊게 구별되어야만 한다. UES의 이완 부족은 UES의 열림을 향상시키기 위한 의학적 또는 수술적 중재 이전에 압력적으로 문서화될 필요가 있다. 진단을 하기 위한 의사결정 시에는 나이와 성별에 따른 정상 압력치의 차이도 고려해야 한다.

학습질문

1. 식도로 혈액을 공급하는 세 가지 주요 부위(division)는 어디인가?
2. 1차와 2차 연동운동의 차이점은 무엇인가?
3. UES가 열리는 과정의 생리를 설명하시오.
4. UES와 LES의 해부 및 생리에서 2개의 유사점과 2개의 차이점을 설명하시오.
5. "Smith 씨의 반지인두근 절제술 일정을 잡을 예정입니다. 조롱박굴에 음식물이 고이는 것은 UES의 기능 저하를 의미합니다. 수술로 UES를 열면 삼키는 것이 쉬워질 것이라 확신합니다."라고 말하는 의사에게 뭐라고 대답할 것인가?

참고문헌

Besanko, L. K., Burgstad, C. M., Mountifield, R., Andrews, J. M., Heddle, R., Checklin, H. & Fraser, R. J. L. (2011). Lower esophageal sphincter relaxation is impaired in older patients with dysphagia. *World Journal of Gastroenterology, 17*(10), 1326-1331.

Bhatnagar, S. C. (2008). *Neuroscience for the study of communicative disorders* (3rd ed.). Baltimore, MD: Lippincott Williams & Wilkins.

Brok, H. A. J., Copper, M. P., Stroeve, R. J., Ongerboer de Visser, B. W., Venker-van Haagen, A. J. & Schouwenburg, P. F. (1999). Evidence for recurrent laryngeal nerve contribution in motor innervation of the human cricopharyngeal muscle. *The Laryngoscope, 109*(5), 705-708.

Cook, I. J. (2008). Diagnostic evaluation of dysphagia. *Nature Clinical Practice Gastroenterology & Hepatology, 5*, 393-403.

Dalmazo, J. & Dantas, R. O. (2010). Esophageal contractions after wet and dry swallows in patients with esophagitis, Chagas' disease and idiopathic achalasia. *Gastroenterology Research, 3*(4), 156-162.

Diamant, N. E. (2012). Functional anatomy and physiology of swallowing and esophageal motility. In J. Richter & D. O. Castell, (Eds.), *The esophagus* (5th ed.). Walden, MA: Blackwell Publishing, Ltd.

Dodds, W. J., Hogan, W. J., Reid, D. P., Stewart, E. T. & Arndorfer, R. C. (1973). A comparison between primary esophageal peristalsis following wet and dry swallows. *Journal of Applied Physiology, 35*(6), 851-857.

Furness, J. B., Nguyen, T. V., Nurgali, K. & Shimizu, Y. (2009). The enteric nervous system and its extrinsic connections. In T. Yamada (Ed.), *Textbook of gastroenterology*. Oxford, UK: Blackwell Publishing Ltd. DOI:10.1002/9781444303254.ch2.

Goroll, A. H. & Mulley, A. G. (2009). In A. H. Goroll & A. G. Mulley (Eds.), *Primary care medicine: Office evaluation and management of the adult patient* (6th ed.). Philadelphia, PA: Lippincott, Williams, & Wilkins.

Iwakiri, K., Sugiura, T. Kotoyori, M., Yamada, H., Hayashi, Y., Nakagawa, Y., Kawakami, A. & Kobayashi, M. (1999). Effect of body position on lower esophageal sphincter pressure. *Journal of Gastroenterology, 34*(4) 305-209.

Jacobs, J. R., Logemann, J., Pajak, T. F., Pauloski, B. R., Collins, S., Casiano, R. R. & Schuller, D. E. (1999). Failure of cricopharyngeal myotomy to improve dysphagia following head and neck cancer surgery. *Archives of Otolaryngology-Head and Neck Surgery, 125*(9), 942-946.

Jadcherla, S. R., Gupta, A., Coley, B. D., Fernandez, S. & Shaker, R. (2007). Esophago-glottal closure reflex in human infants: A novel reflex elicited with concurrent manometry and ultrasonography. *American Journal of Gastroenterology, 102*(10), 2286-2293.

Kahrilas, P. J., Dodds, W. J., Dent, J., Logemann, J. A. & Shaker, R. (1988). Upper esophageal function during deglutition. *Gastroenterology, 95*(1), 52-62.

Kahrilas, P. J. & Pandolfino, J. E. (2009). In T. Yamada, D. H. Alpers, A. N. Kalloo, N. Kaplowitz, C. Owyang & D. W. Powell (Eds.), *Textbook of gastroenterology* (5th ed.). Hoboken, NJ: Wiley-Blackwell.

Kwiatek M.A. & Kahrilas, P. J. (2011). Physiology of the LES. *Diseases of the Esophagus*, DOI: 10.1111/j.1442-2050.2011.01184.x.

Liu, J. J. & Kahrilas, P. J. (2006). Pharyngeal and esophageal diverticula, rings, and webs. *GI Motility online*, DOI: 10.1038/gimo41.

McFarland, D. H. & Tremblay, P. (2007). Clinical implications of crosssystem interactions. *Seminars in Speech and Language, 27*(4), 300-309.

Mu, L. & Sanders, I. (2001). Neuromuscular organization of the human upper esophageal sphincter. *Annals of Otolology, Rhinology, and Laryngology, 107*, 370-377.

Pandolfino, J. E., Shi, G., Zhang, Q. & Kahrilas, P. J. (2005). Absence of a deglutitive inhibition equivalent with secondary peristalsis. *American Journal of Physiology-Gastrointestinal and Liver Physiology, 288*(4), G671-G676.

Richter, J. E. & Castell, D. O. (2012). *The Esophagus, Fifth Edition*. Walden, MA: Blackwell Publishing, Ltd.

Robbins, J., Daniels, S. & Baredes, S. (2009). Diagnostic-based treatment approaches. In A. Blitzer, M. Brin & L. O. Ramig (Eds.), *Neurologic disorders of the larynx* (2nd ed.). New York: Thieme Medical Publishers.

Schuenke, M., Schulte, E., Schumacher, U., Ross, L. M., Lamperti, E. D., Voll, M. M. & Wesker, K. H. (2011). *Neck and internal organs* (THIEME atlas of anatomy). New York: Thieme, Stuttgart.

Sears, V. W., Jr., Castell, J. A. & Castell, D. O. (1990). Comparison of effects of upright versus supine body position and liquid versus solid bolus on esophageal pressures in normal humans. *Digestive Diseases and Sciences, 35*(7), 857-864.

Shaker, R. (2006). Reflex interaction of pharynx, esophagus, and airways. *Goyal and Shaker GI Motility Online*, DOI: 10.1038/gimo11.

Shaker, R. & Lang, I. M. (1997). Reflex mediated airway protective mechanism against retrograde aspiration. *American Journal of Medicine, 103*(5A), 64S-73S.

Travares, R. A., Sennes, L. E., Mauad, T., Imamura, R., da Silva, L. F. F. & Carrau, R., (2011). Extracellular matrix composition in the cricopharyngeal muscle. *Dysphagia*, DOI: 10.1007/s00455-011-9364-y.

Triadafilopoulos, G., Hallstone, A., Nelson-Abbott, H. & Bedinger, K. (1992). Oropharyngeal and esophageal interrelationships in patients with non-obstructive dysphagia. *Journal of Digestive Diseases and Sciences, 37*(4), 551-557.

van Herwaarden, M. A., Katz, P. O., Gideon, R. M., Barrett, J., Castell, J. A., Achem, S. & Castell, D. O. (2003). Are manometric parameters of the upper esophageal sphincter and pharynx affected by age and gender? *Dysphagia, 18*(3), 211-217.

Vaezi, M. F. (2010). The esophagus: Anatomy, physiology, and diseases. In P. W. Flint, B. H. Haughey, V. J. Lund, J. K. Niparko, M. A. Richardson, K. T. Robbins & J. R. Thomas (Eds.), *Cummings otolaryngology: Head and neck surgery* (5th ed.) *Volume 1*, 953-980.

Maryland Heights, MO: Mosby, Inc.

Yazaki, E. & Sifrim, D. (2011). Anatomy and physiology of the esophageal body. *Diseases of the Esophagus*, DOI: 10.1111/j.1442-2050.2011.01180.x.

제4장 정상삼킴의 조절

학습목표

이 장을 학습한 후,

- 삼킴과 관련된 중추신경계의 구조와 기능을 설명할 수 있다.
- 삼킴의 감각과 운동 조절에 연관된 정상적인 피질, 피질하, 말초 연결을 이해할 수 있다.
- 삼킴의 단계모델의 장점과 한계를 이해할 수 있다.
- **운동 동등성**(motor equivalence)을 정의하고, 삼킴의 생리에 있어 그 중요성과 삼킴의 다른 모드(예: 식사 시 삼키기와 독립적인 삼키기, 단서 후 삼키기와 자발적 삼키기)에 따른 변이를 이해할 수 있다.
- 삼킴의 생리에 영향을 미칠 수 있는 음식물의 특성 및 삼키는 사람의 특성을 나열할 수 있다.

서론

삼킴장애에 대한 체계적인 연구는 언어병리학이 삼킴장애의 진단 및 치료에 진입한 데 힘입은 비교적 새로운 시도이다. 이 분야에 대한 연구는 삼킴의 생리학적 과정을 영상화하고 측정하는 기술적 능력에 의한 역동적인 연구이다. 다른 의학 또는 관련 건강 분야에서와 마찬가지로 삼킴장애와 정상삼킴의 조절에 대한 지식은 계속 업데이트되고 있다. 이 책의 초판에 언급된 많은 '사실'들은 더 정교한 영상 기술의 도입으로 인해 새롭고 더 정확한 삼킴 과정에 대한 설명으로 대체되고 있다. 임상에서 삼킴장애를 다룰 때 우리 분야의 진화적 특성에 예민해야만 하고 가장 최근 정보를 임상에 통합할 준비가 되어 있어야만 한다. 이 책의 장(chapters)들이 쓰이고 수정되었지만, 새로운 연구결과는 여기에 포함된 정보를 증명하기도 하고 반증하기도 할 것이다. 삼킴장애 분야의 진보가 계속됨에 따라 자신의 지식을 신중하게 수정하는 것은 임상가들의 책임이다.

제1장과 제2장에서는 삼킴에서 말초 감각 수용기와 뇌간의 감각핵(고립핵) 및 운동핵(의핵)과의 의사소통이 중요함을 강조하였다. 그러나 고립핵으로 신호를 전달하는 말초 수용기와 의핵에서 나오는 운동명령 사이의 고리는 삼킴의 신경조절의 일부일 뿐이다. 이 장에서는 삼킴과 관련한 **중추신경계의 해부와 생리**를 소개하고 설명할 것이다. 언어병리를 공부하는 학생들에게 익숙한 말과 음성산출의 조절과 삼킴의 연관성 또는 유사성도 강조할 예정이다. 그 후 특정 삼킴 과제와 관련된 영향을 논의하고 삼킴의 결과에 미치는 효과도 살펴볼 것이다.

삼킴에 관여하는 핵상(supranuclear; 뇌간 위)구조

말과 음성산출에서와 같이, 삼킴에 대한 수의적 조절 또는 영향은 피질 뇌영역과 피질하(subcortical) 구조들의 연관성에 의해 중재된다. 삼킴에 관여하는 중요한 영역은 말, 음성, 언어에서 논의되는 영역과 동일하다. 그 영역은 중심고랑(central sulcus) 앞쪽의 운동피질(motor cortex), 중심고랑(central sulcus) 뒤쪽의 감각(체감각)피질(sensory (or somatosensory) cortex), 전두엽의 운동 띠 앞쪽의 전운동(pre-motor) 및 보충운동피질(supplemental motor cortex), 이 영역들과 반구 사이의 기능을 통합하는 뇌섬(insula)이다(Lowell, Reynolds, Chen, Horowitz & Ludlow, 2012). 브로드만 영역(Brodmann areas)이 표시된 이 영역들은 그림 4-1에서 볼 수 있다.

그림 4-2는 피질 산출물을 조절하기 위해 뇌간 및 피질과 의사소통하는 피질하(subcortical) 구조의 측면을 보여 준다. 이 구조들은 대뇌반구 내에 깊숙이 위치한 시상(thalamus)과 기저핵(basal ganglia), 뒤쪽의 소뇌(cerebellum)를 포함한다. 말산출에서와 같이, 시상(thalamus)은 음식물과 삼킴의 특성과 상황(circumstances)에 대한 정보를 다른 피질과 피질하 구조들에게 전달하는 **감각 중계소(sensory relay station)** 역할을 한다. 이 장에서는 시상이 삼킴의 감각정보를 전달한다는 점에서 **구심성 시스템(afferent system)**의 핵심 역할을 한다는 점을 강조한다. 기저핵(basal ganglia)(꼬리핵(caudate nucleus), 창백

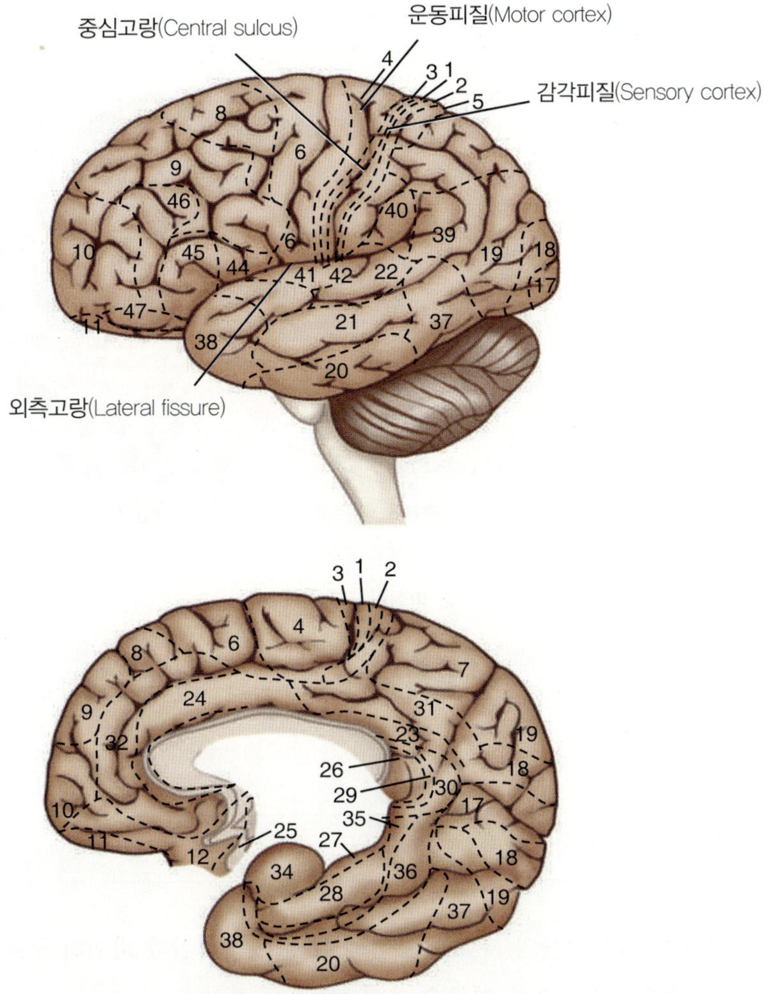

그림 4-1. 브로드만 영역(Brodmann areas), 좌뇌

핵(globus pallidus), 조가비핵(putamen))은 시상과 다른 피질 및 피질하 구조들과 광범위하게 연결되어 있다. 기저핵은 운동조절에 있어 피질과 소뇌 산출물을 조절한다는 점에서 **원심성 시스템(efferent system)**의 가장 중요한 구성요소이다. 기저핵은 말, 걷기, 쓰기 등과 같은 다른 운동활동에서도 동일한 역할을 한다. 소뇌(cerebellum)는 시상과 기저핵 둘 다와 광범위하게 의사소통을 하고 삼킴과 관련한 구심성 정보를 **모니터**하며 피질 원심성 산출물을 조정하여 원심성 산출물을 **수정하는 역할**을 한다. 다음 섹션에서는 이

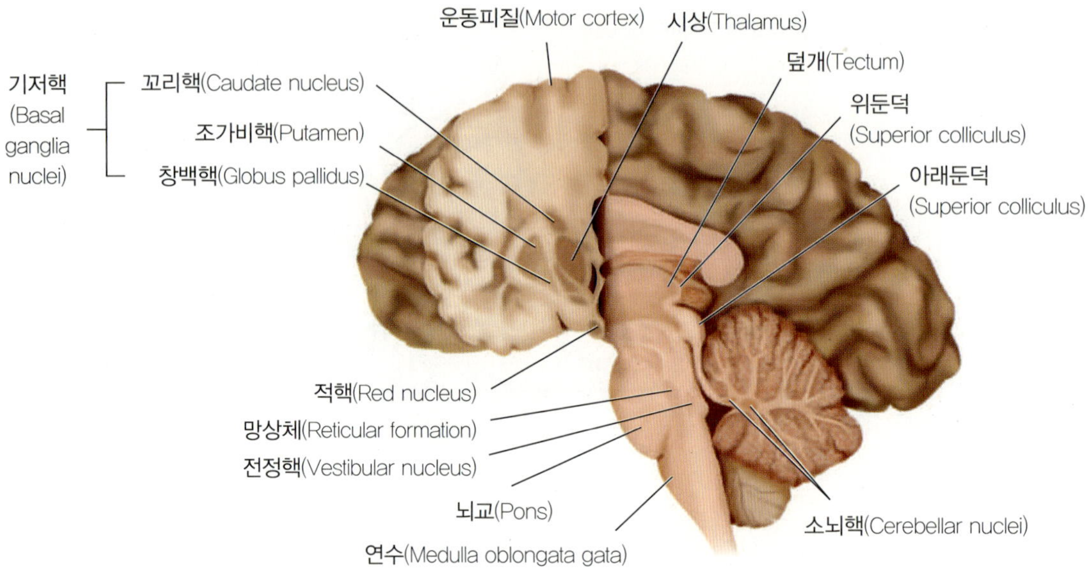

그림 4-2. **피질하 구조들의 절단 측면**

러한 피질과 피질하 구조들이 삼킴을 조절하기 위해 어떻게 작동하는지 논의할 것이다.

삼킴의 신경학적 조절

영상연구와 임상기반의 자료를 종합해 보면 대뇌피질과 피질하 구조들은 자동적이고 수의적인 삼킴에서 중요한 역할을 한다(Humbert & German, 2013; Martin, Goodyear, Gati & Menon, 2001; Leopold & Daniels 2010 Teismann et al., 2007). 삼킴에 대한 피질배열은 다초점적이고 양측이지만, 적어도 몇몇 삼킴과제는 반구 지배적이라고 알려져 있다(Lowell et al., 2012). 삼킴에 중요한 영역은 대뇌피질, 기저핵, 시상, 소뇌이다. 이 삼킴의 영역들은 감각운동통합을 통해 삼킴의 시작 및 삼킴과 관련한 운동 매개변수의 미세조정에 중요한 역할을 하는 것으로 생각된다. 이러한 상위 구조들 사이의 기능적인 고리나 모듈은 안전하고 효율적인 삼킴을 위해 뇌간의 핵에 정보를 제공한다(Mosier & Bereznaya, 2001). 그림 4-3은 제2장에서 배운 그림에 피질 및 피질하 구조들을 추가하였다(그림 2-8). 이

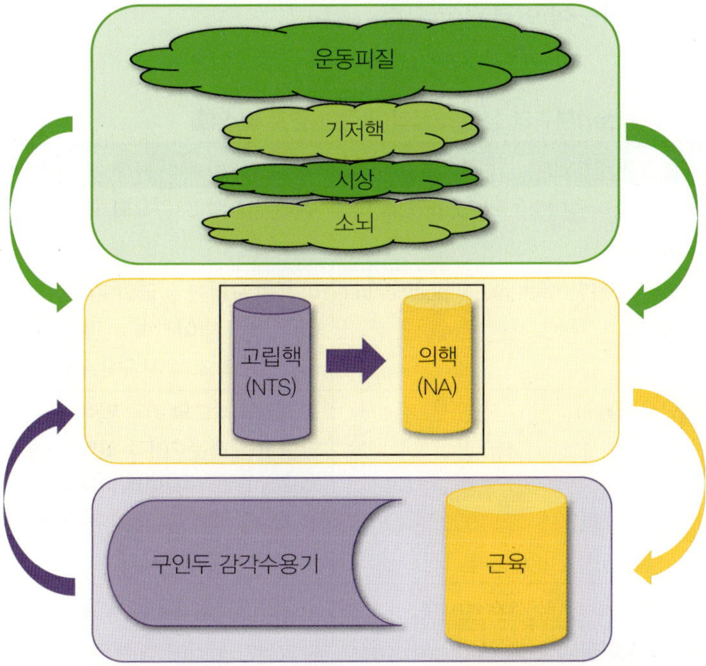

그림 4-3. 피질과 피질하 기능 고리: 중앙 패턴 생성기(central pattern generator: CPG)

구조들은 고립핵으로 정보를 제공하고 의핵에 대한 산출물을 수정한다.

이 피질 입력이 음식물에 특화된 효율적인 시너지를 촉진하여 근육에 대한 삼킴명령을 수정한다는 증거가 있다(Humbert & German, 2013). Teismann과 동료들(2007)은 구인두 마취가 건강한 성인의 피질운동(자기뇌파검사(magnetoencephalography: MEG)를 통해)과 삼킴활동(턱밑(submental) 근전도검사(electromyography: EMG)를 통해)에 미치는 영향을 평가하였다. 구강마취는 1차 감각피질과 운동피질 모두의 활동을 감소시켰다. 이것은 다른 연구에서와 마찬가지로 운동활동에 대한 중요한 감각-운동연결을 보여 준다. 또한 구인두 감각이 손상되면 턱밑 근육활동이 더 강해졌다. 이것은 고립핵에 충분한 피질 입력이 부족하면 뇌간 구조가 다소 맹목적으로 작동하여 비효율적이고 높은 수준의 근육활동을 야기한다고 해석할 수 있다. 그래서 핵상(supranuclear)(뇌간 위의 피질과 피질하 신경조직) 구조들은 운동명령의 반사적인 연쇄반응의 매개변수를 수정하는 데 있어서 뇌간에 중요한 정보를 제공한다. 표 4-1은 문헌에 보고된 가장 최근의 핵상 구조들에 대한 개요와 삼킴조절 기능이 언급되어 있다.

표 4-1. 핵상(supranuclear)부위의 삼킴 조절과 관련한 경로 및 역할

구조	부위	역할
대뇌피질 (Cerebral cortex)	외측 중심앞이랑(Lateral precentral gyrus)	구강, 인두, 식도근육의 1차 운동배열
	외측 중심뒤이랑(Lateral postcentral gyrus)	미각을 포함한 얼굴의 감각정보 처리; 타액 축적이나 액체 덩어리의 측면(aspects)을 모니터링; 구강단계의 조작 시 구인두의 감각 담당
	뇌섬(Insula)	구인두와 식도의 감각 입력과 운동 산출물을 중재; 맛을 매개하는 "미각 피질"의 일부를 포함; 외부자극에 대해 예상되는 반응을 다른 피질 영역과 상호 작용; 특히 앞뇌섬은 삼킴조절과 관련-반구 내 및 반구 간 주요 통합자
	이마덮개(Frontal operculum)	구강안면의 감각운동 활동
	앞대상피질(Anterior cingulate cortex)	수의적인 삼킴에 대한 주의력 할당; 감각운동 계획의 선택
	전운동피질-두정피질 고리(Premotor cortex-parietal cortex loop)	구강, 인두, 후두, 식도 구조 간의 삼킴 운동 순서의 계획
	후두두정피질(Occipitoparietal cortex)	감각 및 운동정보를 처리하고 통합; 감각 입력의 특성에 따라 적절한 운동 계획을 선택
	뇌실주위 백질(Periventricular white matter)	삼킴에서 특히 혀의 협응과 관련
피질하 경로 (Subcortical pathways)	브로카 영역(Broca's area), 감각피질(sensory cortex), 뇌량(corpus callosum), 기저핵(basal ganglia), 시상(thalamus)의 고리	음식물의 특성에 대한 감각정보를 삼킴활동의 내부 배열과 통합하여 적절한 매치(시상, 소뇌)를 이루게 하고 운동 산출물(소뇌 및 기저핵)을 업데이트 및 수정

(Daniels & Foundas, 1999; Daniels, Brailey & Foundas, 1999; Humbert & German, 2013; Kern et al., 2001; Leopold & Daniels, 2010; Lowell et al., 2012; Malandraki, Perlman, Karampinos & Sutton, 2011; Martin et al., 2001; Mosier & Bereznaya, 2001.)

삼킴과 삼킴장애의 모델링

이 장의 목적은 정상삼킴에 대한 온전한 개념을 전달하는 것이다. 이를 위해 이 책의 첫 세 장을 구성했던 틀인 삼킴의 생리 4단계를 면밀하게 살펴보아야 한다. 프랑스 과학자 Magendie가 삼킴의 구인두식도 모델을 설명하고 난 거의 150년 후에(Magendie, 1836) Logemann이 그녀의 책에서 이 모델을 확장하였다(Logemann, 1988). 이 모델은 구강단계의 개별적인 두 가지 기능을 포착하여 준비와 운반 구성요소로 세분화하였다. 이 모델의 발견적이고 직관적인 매력은 매우 심오하여 삼킴장애의 진단과 치료 및 정상삼킴의 탐색을 위한 조직체계가 되었다. 그러나 모델이라는 것은 본질적으로 불완전하고, 삼킴의 4단계 모델도 예외는 아니다. 실제로 Robbins와 동료들은 "구인두삼킴을 단계로 구분하는 것은 기능적으로 연결된 역동적인 시스템을 인위적으로 개념화하는 것이다."라고 하였다(Robbins, Hamilton, Lof & Kempster, 1992). 이 인위적인 단계의 경계는 신경계에 의해 인식되거나 지배되지 않는다. 또한 이 모델은 정상적으로 먹고 마시는 과정에서 일어나는 모든 변화를 포함하지 않는다. 이 변화는 최소 세 가지의 상호연관된 요소인 **운동 동등성(motor equivalence), 음식물의 특성(bolus characteristics), 삼키는 사람의 변수(individual swallower variables)**에 의해 야기된다. 우리는 4단계 모델을 사용하지 말아야 한다는 것을 제안하는 것이 아니다. 단계 모델은 여전히 유용한 조직체계로 남아 있다. 그러나 삼킴의 생리학적 복잡성을 계속 발견하고 있기 때문에 단계 모델의 한계를 인식하고 개선해 나가야 한다. (이전 장에서 삼킴의 구성요소를 "stages"보다 "phases"로 언급했던 것을 눈치챘을 것이다. 삼킴문헌에서는 이 용어들이 같은 의미로 사용되지만 삼킴 과정의 복잡한 생리학적 연속성 때문에 우리는 "phase"를 선호한다).

운동 동등성(motor equivalence)

삼킴은 전통적으로 주로 낮은 수준의 신경학적 반사와 통제 센터에 의해 조절되는, 비교적 고정된 운동활동으로 간주되어왔다. 과학자들은 삼킴의 불변적이고 안정적인 요소를 발견하고, 전형적인 단계를 특징짓는 근육 활성화의 패턴과 구조적 시너지를 찾으려고 노력했다. 현재까지의 연구결과에 따르면, 개인 간 또는 삼킴의 조건에 따라 상대적으로 안정적인 삼킴의 몇몇 측면이 있다. 이러한 안정적인 측면은 주로 뇌간에 위치한 중앙 패턴 생성기(central pattern generators)에 의해 중재되는 뇌 하부영역에 의해 통제된다. 그러나 상대적으로 안정적인 측면도 말초감각입력 또는 상위 뇌영역의 입력에 따라 다양한 형태로 나타날 수 있다(Kendall, Leonard & McKenzie, 2003; Molfenter & Steele, 2012; Steele & Miller, 2010 참고). 삼킴 구성요소의 많은 부분이 다소 **부드럽게 조립되어 있어** 많은 유연성을 가진다.

운동기능의 유연성은 적응력이 높고 긍정적인 발달 현상이다. 모든 운동목표는 관련 구조들을 움직이는 데 사용되는 관절과 근육의 수 및 조합에 따라 다양한 방법으로 달성된다. 이 능력은 보통 운동조절 문헌에서 **운동 동등성(motor equivalence)**으로 언급된다. 우리는 이 책의 첫 세 장에서 삼킴의 운동 동등성에 대한 개념을 여러 번 언급하였다. 예를 들어, 씹기는 리드미컬한 턱의 열고 닫는 회전적인 움직임을 포함하지만, 움직임 자체는 상당히 정형화되어 있다. 그러나 이 움직임에 관여하는 모든 근육들을 샘플링하면 오직 깨물근(masseter)만이 씹는 주기 동안 예측 가능한 운동패턴을 보인다. 이는 다른 근육들이 깨물근과 협력하여 목표를 달성하지만, 신경계가 작업을 완료하기 위해 근육들을 활성화하는 방법에 대한 제한이 상대적으로 느슨하다는 것을 의미한다. 결과가 같을지라도 개인 간 또는 개인 안에서 근육 조정행동의 불변적인 패턴은 없다. 모든 운동 시스템에서 운동 동등성의 이점은 주변의 교란이나 변화를 수용하는 능력인데, 이것은 우리가 즐기는 다양한 음식과 음료, 또한 그 음식을 즐기는 상황 때문에 특히 중요하다. 표 4-2는 삼킴 메커니즘의 다양한 목표에 기여하는 근육들이 요약되어 있다.

표 4-2. 삼킴과 관련된 근육 활동

삼킴활동	근육	활동	신경지배
음식물 봉쇄 (Bolus Containment)	입둘레근(Orbicularis oris) (상부와 하부) 앞니입술(Incisivus labii) (상부와 하부)	입술 앞쪽 봉합(특히 더 큰 음식물에서); 빨대로 빠는 동안 매우 활동적임	VII

음식물 조절 (Bolus control)	볼근(Buccinator), 입꼬리당김근(Risorius)	치아의 교합면 사이에 음식물을 지니기 위해 볼 긴장을 제공; 측면고랑의 면적을 줄임	VII
	턱끝혀근(Genioglossus), 내부혀근(Intrinsic tongue muscles)	혀 끝 앞쪽을 하강; 정중선 하강 또는 통로의 생성	XII
씹기 (Mastication)	깨물근(Masseter), 내측 날개근(Medial pterygoid), 측두근(Temporalis)	아래턱을 들어올림	V
	외측 날개근(Lateral pterygoid), 두힘살근 전복(Anterior belly digastric)	아래턱을 내림	V
	턱끝설골(Geniohyoid), 아래턱설골(Mylohyoid)	아래턱을 내림	각각 XII, V
	입꼬리올림근(Levator anguli oris), 입꼬리내림근(Depressor anguli oris), 위입술올림근(Levator labii superioris), 아래입술내림근(Depressor labii inferioris), 광대근(Zygomaticus), 턱끝근(Mentalis)	씹는 동안 턱과 혀가 함께 입술을 움직임	VII
구강에서 음식물을 뒤로 밀어넘기기 (Oral bolus propulsion)	입둘레근(Orbicularis oris) (상부와 하부)	음식물 운반이 시작되는 동안 위/아래 입술을 함께 누르고 앞쪽 입술고랑을 없앰	VII
	볼근(Buccinator)	음식물 운반이 시작되는 동안 뺨을 긴장시키고 외측고랑을 없앰	VII
	내부혀근(Intrinsic lingual muscles), 턱끝혀근(Genioglossus)	혀의 중앙에 통로를 형성; 구개에 대항하여 혀를 점진적이고 순차적으로 누름	XII
연인두폐쇄 (Velopharyngeal closure)	입천장올림근(Levator veli palatini), 목젖근(Musculus uvulae)	연구개 상승	인두얼기 (Pharyngeal plexus)
	입천장긴장근(Tensor veli palatini)	앞쪽 연구개의 긴장과 청각관(auditory tube)의 열림	V
	상부 수축근(Superior constrictor), 입천장인두근의 수평섬유(Horizontal fibers of palatopharyngeus)	외측 인두벽을 내측으로 이동시킴; 후인두벽에 파사반트 융기(Passavant's pad) 생성	인두얼기 (Pharyngeal plexus)
	입천장혀근(Palatoglossus)	설정반응(set up response)으로써 초기에 연구개의 앞쪽 하강	인두얼기 (Pharyngeal plexus)

설골후두 상승 (Hyolaryngeal elevation)	아래턱설골(Mylohyoid)	설골상승	V
	턱끝설골(Geniohyoid)	설골을 앞쪽으로 끌어당김	XII
	두힘살근 전복(Anterior belly digastric)	설골을 앞쪽으로 끌어당기고 올림	V
후두보호 (Laryngeal protection)	호미간근(Interarytenoid), 외측반지호미근(Lateral cricoarytenoid), 방패호미근(Thyroarytenoid), 방패설골근(Thyrohyoid), 호미후두덮개(Aryepiglottic)	성대내전, 후두덮개를 젖힘	X
후두상승과 수축 (Pharyngeal elevation and constriction)	상, 중, 하부 수축근(Superior, middle, and inferior constrictors), 붓인두근(Stylopharyngeus), 귀인두관인두근(Salpingopharyngeus)	인두의 점진적인 수축과 상승	인두얼기 (Pharyngeal plexus)

정상적인 식사 또는 **컵으로 마시는 연속삼킴**과 같이 분리가 되지 않는 작업 중에 삼킴 기능을 평가함으로써 삼킴 메커니즘의 유연성을 밝히려는 연구가 많이 이루어졌다. Dua, Shaker, Ren, Podvrsan 및 Trifan(1997)은 15명을 대상으로 **정상적인 식사를 하는** 동안 비디오내시경 및 비디오투시영상검사를 진행하여 개별적인 삼킴 연구에서 알려진 사실과는 다른 여러 가지 삼킴 이벤트를 문서화했다. 예를 들어, 76%의 고형식과 60%의 액체 삼킴은 삼킴반응 시작 전에 음식물이 인두에 머물렀다. 즉, 대부분의 경우 삼킴의 구강단계가 진행되는 동안 음식물이 인두에 머물러있었다. 건강한 성인을 대상으로 한 이러한 결과는 인두삼킴반응 이전에 음식물이 인두로 들어가는 것을 잠재적 병리로 간주하는 일반적인 임상 관행과 상충된다. (명령에 따른 것이 아니라) 액체를 자발적으로 삼킬 때 일반적으로 인두삼킴이 하인두(hypopharynx)에서 유발된다는 최근의 연구결과는 이러한 연구결과를 확증했다(Nagy et al., 2013).

단일삼킴의 역학이 빨대로 여러 번 마시는 연속삼킴으로 확장될 수 없다는 연구에서도 비슷한 결과가 보고되었다. Daniels와 Foundas(2001)는 10초 간격으로 여러 번 삼키면 삼킴반응이 인두의 후두계곡(valleculae), 후두덮개(epiglottis), 조롱박굴(pyriform sinuses)을 포함한 여러 부위에서 유발된다고 보고했다. 또한 설골후두 움직임의 세 가지 다른 패턴을 설명했다. Type I 움직임은 후두덮개가 직립위치로 돌아가고 삼킴 후에 후두전정(laryngeal vestibule)이 열리는 반복삼킴으로 정의된다. Type II 설골후두 움직임은 연속삼킴 사이에 계속 젖혀져 있는 후두덮개와 후두전정의 닫힘으로 구성된다. Type III 움직임은 10초 동안 빨대로 마시는 과제에서 Type I과 II의 조합으로 이루어진다. 이 연구를 진행하는 동안, 건강한 성인 남자들은 삼킴 시작 전에 음식물이 인두(종종 조롱박굴 수준)에 머물렀다. 적은 수의 표본에서 얻어진 예비결과이지만 삼킴이 수행되는 방법에 대한 개인별 또한 개인 간의 유연성이 크다는 결론을 내릴 수 있다. 정상 성인의 고형식 삼킴에서 인두에 음식물이 고이는 것을 발견한 연구(Palmer, Rudin, Lara & Crompton, 1992; Hiiemae & Palmer, 1999; Palmer, 1998)와 삼킴 과제에 따라 근육 활성화 패턴의 차이를 보여 준 EMG와 뇌파검사(electroencephalography: EEG) 연구에서도 이 결과를 뒷받침했다(Ding, Larson, Logemann & Radmaker, 2002).

이 연구들은 삼킴 메커니즘의 유연성을 강조하지만, 연속삼킴 연구는 음식물을 후방으로 밀어넘기는 동안 혀 운동이 삼킴에서 안정적인 구성요소 중 하나라는 사실을 밝혔다. Chi-Fishman과 동료들은 정상적인 개별삼킴과 연속삼킴에서 혀 움직임의 뚜렷한 유사점을 보고하였다(Chi-Fishman, Stone & McCall, 1998). 과제 및 음식물 크기의 다양성에도 불구하고, 혀의 움직임 패턴은 간단하고 고정적이었다. 혀는 음식물을 뒤로 밀어넘길 때 앞에서 뒤로 순차적으로 상승했다. 두 작업 간에는 움직임의 시기만 차이가 있었는데 이것은 혀 조절이 불변의 요소일 뿐만 아니라 변화하는 요소도 가지고 있다는 것을 의미한다.

그러나 다른 삼킴지표(parameters)들은 개별삼킴과 연속삼킴 간에 차이가 있었다. Chi-Fishman과 Sonies(2000)는 과제 간 및 개인 간 구강 및 인두 삼킴 이벤트의 표준 지속시간의 다양성이 크다고 보고하였다. 가장 놀라운 차이는 기도 보호 메커니즘의 고전적인 이해에 도전하는 부분이다. 개별삼킴의 연구들은 인두단계가 고정적이고 불수의적이며, 음식물이 특히 앞쪽 구개활 부위에 닿으면 유발된다고 하였다. 이 자극은 기도 보호를 위한 불수의적인 일련의 삼킴 이벤트인 가성대와 진성대의 닫힘, 후두 상승, 후두입구로 후두덮개의 젖혀짐에 필수적인 것으로 생각되었다. 그러나 Chi-Fishman과 Sonies(2000)는 연속삼킴 시에는 삼킴반응이 시작되기 전에 자주 음식물이 인두 깊숙이 축적되고, 기도입구가 닫혀 있을지라도 후두는 완전히 상승하지 않았다고 보고했다. 또한 연구 대상자의 30%는 후두전정(laryngeal vestibule)으로의 음식물의 침습(penetration)이 관찰되었고,

연속삼킴이 완료되었을 때 그 침습이 사라졌다. 이것은 후두침습과 퇴출이 정상성인에게 주기적으로 발생한다는 이전 연구를 뒷받침하였다. 개별삼킴과 연속삼킴 간의 중요한 차이점은 정상삼킴에서 인두단계의 구성요소가 우리가 믿는만큼 고정적인 것은 아니라는 것이다(Kendall et al., 2003 참고). 인두단계는 수의적인 삼킴 매뉴버와 관련하여 피질 메시지의 영향을 받을 수 있기 때문에 실제로 **불수의적**이지는 않다. 구강단계처럼 운동동등성의 구성은 인두단계에서도 작동한다(Humbert & German, 2013 참고).

이러한 연구들은 적절한 맥락에서 삼킴 조절의 유연성 및 4단계 모델이 어떻게 인식되어야 하는지를 보여 준다. 고정된 순서가 일부 존재하지만, 대부분의 구성요소들이 결합하여 다양한 방식으로 목표를 달성하므로 4단계 모델의 경계를 침해한다. 다음 섹션에서는 이 복잡한 문제에 음식물의 특성이 어떤 역할을 하는지 살펴보겠다.

음식물의 특성

삼킴의 4단계 모델에 대해 알고 있는 대부분은 비디오투시검사에서 바륨이 섞인 음식물의 개별삼킴을 관찰함으로써 수집되었다. Kendall과 동료들은 정상삼킴 이벤트의 타이밍 및 액체 바륨의 개별삼킴과 관련한 구조적 변위에 대해 연구하였다(Kendall, McKenzie, Leonard, Goncalves & Walker, 2000; Leonard, Kendall, McKenzie, Goncalves & Walker, 2000; Kendall et al., 2003). 그 결과는 이전의 연구결과를 지지하며 확장하였고, 삼킴장애 진단을 위한 비교의 표준기준을 제공하였다. 그리고 음식물의 특성이 삼킴의 매개변수에 어떻게 영향을 미치는지를 설명하였다. 정상삼킴의 메커니즘은 다음과 같은 여러 연속체에 따라 변하는 음식물을 수용할 수 있어야 한다.

- 음식물의 양(크기)
- 농도/점도
- 온도
- 맛

표 4-3에는 이러한 음식물의 특성이 정상적인 삼킴 패턴에 어떻게 영향을 미치는지에 대한 최근 문헌이 요약되어 있다. 이 결과들은 개별삼킴과 관련이 있다는 점을 명심하라.

표 4-3. 다양한 음식물의 특성이 삼킴에 미치는 영향

변수	최근 연구결과 요약
음식물의 크기(양)	음식물 크기의 증가는 다음과 관련이 있다. • 증가된 구강 및 인두 통과시간 • 혀기저부 앞쪽 움직임의 조기 시작(earlier onset) • 구개상승의 조기 시작과 길어진 지속기간 • 설골후두복합체의 조기 상승 • UES의 조기 열림 및 UES 열림 기간과 지름의 증가 • 전정주름(vestibular folds)의 조기 변위 • 삼킴 무호흡 기간의 증가 • 큰 음식물을 수용하기 위해 구강과 인두를 더 큰 범위로 재구성 • 작은 음식물을 밀어넘기는 데 걸리는 시간과 같은 시간 동안 큰 음식물을 밀어넘기기 위해 혀와 인두에 더 큰 추진 압력을 생성 • 방패호미근의 수축 기간 증가 • 큰 범위의 설골 상승(Molftenter & Steele, 2012 참고)
농도/점도	고체 또는 반고체 음식물(액체와 비교했을 때)은 다음의 결과를 야기한다. • 긴 단계 전환기간 • 긴 연구개 운동기간 • 긴 인두 통과기간 • 짧은 UES 열림기간 • 정상적인 식사 시 후두의 중앙선을 따라 인두를 통해 단일 통로로 음식물이 이동(액체처럼 쪼개지지 않음)
	점도가 높아지면 다음의 결과를 야기한다. • 긴 인두 수축파의 지속시간 • 입과 인두에서 음식물을 제거하기 위해 여러 번 삼키는 횟수의 증가 • 구강 및 인두 통과시간의 증가 • 늦은 성대폐쇄 및 짧아진 지속시간 • 음식물 운반의 시작과 추진력을 위해 필요한 혀의 힘 증가
온도	• 차가운 자극이 앞쪽 구개활에 닿으면 인두삼킴반응의 시점에 영향을 미친다는 것에 상반된 증거가 존재; 이후의 삼킴반응을 빠르게 할 수 있음
맛	• 신경학적 삼킴장애에서 신맛이 나는 음식물은 구강단계의 구성요소를 강화할 수 있음 • 에탄올, 산, 탄산화는 여성의 삼킴 무호흡 기간을 변화시킴 • 건강한 삼킴에서 맛과 탄산화는 맛이 없는(non-taste) 음식물에 비해 더 큰 턱밑 활동과 혀-구개의 압력을 야기

(Butler et al., 2009; Chi-Fishman & Sonies, 2002; Dantas, Kern, Massey, et al., 1990; Ertekin, Pehlivan, et al., 1995; Gokyigit et al., 2009; Hamlet, Choi, Zormeier, et al., 1996; Hiiemae & Palmer, 1999; Hoffman, Ciucci, Mielens, Jiang & McCulloch, 2010; Hiss, Treole & Stuart, 2001; Kahrilas, Lin, Chen & Logemann, 1996; Krival & Bates, 2011; Logemann, Pauloski, Colangelo, et al., 1995; Miller & Watkins, 1996; Perlman, VanDaele & Otterbacker, 1995; Plonk, Grace-Martin & Pelletier, 2011.)

일반적으로 큰 음식물은 작은 음식물에 비해 조기에, 빠르게, 더 먼 거리를 이동하는 구조들과 관련이 있다. 동작이 완료되는 데 걸리는 시간인 움직임의 잠복시간은 측정되고 비교될 수 있다. 고체 또는 반고체 음식물의 삼킴은 액체보다 UES 열림의 지속시간이 짧지만, 이 외의 삼킴지표에서는 더 긴 잠복시간과 관련이 있다. 점도가 높은 음식물은 삼킴지표에서 더 긴 잠복시간을 갖고, 낮은 점도의 음식물에 비해 높은 추진력을 가진다. 삼킴에서 다양한 온도와 맛의 효과는 많이 알려져 있지 않다. 앞쪽 구개활에 차가운 자극을 제공하면 인두삼킴반응을 촉진한다는 일부 증거가 있지만 그 메커니즘과 지속시간은 명확하지 않다. 맛과 탄산화(신맛 수용기가 관여된 맛의 한 형태)는 삼킴의 다양한 특성에 영향을 미치고 침의 흐름을 증가시킨다. Kribal과 Bates(2011)는 탄산과 강한 풍미(생강 우려냄)의 결합이 건강한 여성들의 혀–구개압력의 생성에 효과적이라고 보고하였다. 맛이 없는(nonflavored) 탄산수와 비탄산수에 의해 유발되는 압력과 비교하였을 때, 더 강한 압력은 삼킴치료에서 맛 조작의 잠재력을 강조한다.

음식물의 특성이 삼킴패턴에 미치는 영향을 평가하면, 삼킴생리의 유연성과 유연한 조합이 드러난다. 이를 통해 기도침입 없이 연속적인 차원에서 다양한 음식물을 성공적으로 처리하고 소화시킬 수 있다. 이 신경조절 방정식의 마지막 구성요소는 먹는 사람의 특성이다. 이것은 다음 섹션에서 논의된다.

삼키는 사람의 변수

나이, 성별, 크기, 구–인두–후두 형태, 특이한 운동조절 전략, 자세 변수는 삼킴패턴의 개인별 다양성에 기여한다. 이러한 변수들은 매우 밀접하게 연결되어 있어서 구별하여 연구하기는 어렵다. 예를 들어, 남성의 삼킴구조들은 여성보다 커서 성별과 크기 변수를 구별하기 어렵다. 그러나 삼키는 사람의 변수에 대한 연구들이 증가하고 있고, 그중에서 나이는 삼킴장애의 병리와 정상 노화를 구별하는 데 도움이 되는 변수이다.

노화는 세월의 흐름뿐만 아니라 유전적 구성과 환경적 요인에 의해 결정되는 복잡한 과정이다. 노화의 신체적 징후는 다양하지만 변화에 관한 몇몇 일반적인 원칙은 모두에게 적용된다. 한때 얇고 유연했던 조직은 두껍고 딱딱해지는데 시간이 지날수록 조직의 유연성이 감소하고, 지방과 결합조직은 근육이 차지했던 공간을 대체한다. 감각 수용기는 그 수가 줄어들고 형태가 변화한다. 감각과 운동 신경섬유 모두 전도 속도가 감소하여 운동수행의 정확성이 느려지고 저하되며, 감각자극을 인식하는 예민함이 감소하게 된다.

임상노트 4-1 **약물 부작용**

모든 약물은 경미-심각한 수준의 부작용이 있다. 의사와 환자는 잠재적인 이점에 반하는 위험성을 판단한다. 다음의 표는 직간접적으로 삼킴을 변화시킬 수 있는 다양한 예시이다. 대부분의 약물이 침의 가용성을 감소시켜 구강건조증(xerostomia)을 야기하는 반면, 어떤 약물들은 메스꺼움/구토로 인해 식욕을 감소시키거나 설사로 인한 탈수의 위험을 증가시킨다. 이러한 부작용은 영양과 수분공급의 요구를 충족시킬 수 있는 사람의 능력을 감소시킨다.

분류	병명	삼킴에 영향을 미치는 부작용	약명(일반명칭)
알츠하이머 치매/치매	알츠하이머병 및 파킨슨병과 관련된 경도-중등도 치매	메스꺼움; 식욕부진; 구토	Aricept(donepezil); Exelon(rivastigmine)
안지오텐신 전환 효소(ACE) 억제제	고혈압; 울혈성 심부전(CHF)	기침, 만성적인 목 가다듬기, 메스꺼움/구토, 복통	Vasotec(enalapril); Zestril(lisinopril); Lotensin(benazepril)
항생제	감염	구강 근염; 효모 감염	Amoxil; Augmentin (penicillin); tetracycline
항콜린성; 무호흡	천식; 만성 폐쇄성 폐질환(COPD)	무호흡; 기침; 메스꺼움; 구강건조증; 목 자극; 소화불량	Atrovent HFA(ipratropium bromide inhaled); Proventil HFA(albuterol inhaled); Advair HFA(fluticasone/salmeterol inhaled)
항우울제 (벤조디아제핀)	불안; 공황장애	식욕 변화; 마비말장애; 실조증; 구강건조증	Xanax(alprazolam); Ativan(lorazepam);
항히스타민제 (2세대)	알레르기성 비염, 두드러기, 멀미, 불면증	복통; 건조한 점막; 구강건조증; 설사; 인두염	Alavert(loratadine); Allegra(fexofenadine); Claritin(loratidine); Zyrtec(cetirizine)

항파킨슨병제	파킨슨병	이상운동증; 메스꺼움/구토; 구강건조증	Sinemet(carbidopa/levodopa)
항정신병제(2세대)	정신분열증; 양극성장애	구강건조증; 이상운동증; 기침	Abilify; Risperdal; Seroquel
진경제 (antispasmodics)	과민성 장; 위장 경련; 방광 경련	구강건조증	Levbid/Levsin (hyoscyamine)
항궤양-양성자 펌프 억제제(PPI)	위식도역류 질환(GERD); 후두인두역류(LPR)	메스꺼움; 복통; 구토; 설사	Nexium(esomeprazole); Aciphex(rabeprazole); Prevacid(lansoprazole)
이뇨제	부종; 고혈압	메스꺼움; 구토; 식욕부진; 복부 경련; 설사	Lasix(furosemide)
항구토제	메스꺼움/구토방지; 파킨슨증; 위장관 경련	구강건조증	Transderm-Scop (scopolamine)

노화의 일반적인 변화는 삼킴 메커니즘에 어떻게 적용되는가? 먼저 구강환경에 점진적인 변화가 생긴다. 구강점막은 더 각질화되고, 혀는 실 모양의 유두(filiform papillae)와 버섯 모양의 유두(fungiform papillae)가 위축되면서 더 부드러워진다. 건강한 노인의 경우 침 분비가 현저하게 변화하지는 않지만, 노화와 관련한 약물 및 질병으로 빈번하게 침 흐름의 양과 질이 저하될 수 있다(Baum, 1989; Shipp, Pillemer & Baum, 2002). 턱과 상악골 구성의 변화로 인해 치아의 손실이나 변화가 있을 수 있고, 턱관절은 퇴화하거나 운동범위가 저하될 수 있다. 전반적으로 미각이 감소할 뿐만 아니라 구강/인두/후두감각의 저하도 발생한다. 노화에 따라 인두에서 계속 내려오는 후두는 점점 석회화되고, 점막표면은 건조해지며 유연성이 떨어진다.

다수의 삼킴 영상연구는 젊은이와 노인 간의 피질과 피질하 영역의 활성화 정도가 다르다는 점을 보여 주었다. 가장 놀라운 점은 젊은이보다 노인에게서 감각정보의 처리와 통합과 관련한 피질영역과 피질하구조들이 덜 활성화된다는 점이다(Malandraki et al., 2011; Martin et al., 2007). 이는 나이가 들수록 감각의 예리함이 감소하여 인두삼킴을 유발하기 위해 더 큰 음식물이 필요한 것과 같은 노화의 결과를 설명한다. 노화에 따른 삼킴 및 다른 과제들과 관련한 피질활동의 양측 분포는 나이에 따른 감각운동 감소의 신경학적 보상으로 해석된다(Malandraki et al., 2010).

젊은이와 노인 간의 큰 차이가 모든 삼킴연구에서 관찰되지는 않았지만, 대부분은 노년층에서 삼킴 효율성의 감소를 보고했다. 이 변화들은 표 4-4에 요약되어 있다. 이 표를 공부할 때, 이 변화들은 병리로 분류할 정도로 심각하지 않다는 것을 기억해야 한다. 속도가 느려지고 약해지며 효율성이 저하될지라도 삼킴은 일반적으로 안전하고 문제없이 진행된다. 그러나 이 표에 언급되어 있는 나이와 관련한 변화는 삼킴장애와 관련한 것들이다. 노인의 삼킴장애와 보상부전을 야기하는 데에는 신경계의 손상이 거의 필요하지 않다.

임상노트 4-2 노화 대(versus) 병리: 생리학적 예비력(physiological reserve) 감소의 의미

정상적인 노화는 병리적인 관점에서 삼킴장애로 분류될 수 있는 삼킴의 많은 변화를 야기한다. Kendall과 Leonard(2001)는 65세 이상의 노인을 대상으로 하는 1,300개 이상의 비디오투시삼킴연구를 검토하였는데, 삼킴장애 환자군에서는 정상 노년 통제군에서는 관찰되지 않은 인두의 약화가 관찰되었다. 이것은 노화만으로는 적어도 인두수축 측면의 삼킴장애가 발생하는 경향이 없다는 것을 의미한다. 그러나 생리학적 예비력—스트레스에 직면하였을 때 작동하는 유기체의 능력—은 노화에 따라 천천히 감소한다는 점을 고려해야 한다. 비록 근육의 힘과 협응이 정상일지라도 생리학적 예비력의 감소는 노인들을 질병, 부상, 영양실조 또는 다른 생리학적 스트레스 요인에 직면하여 삼킴문제의 위험을 증가시킨다.

소수의 연구들만이 성별에 따른 삼킴패턴의 차이를 밝히는 데 전념해 왔는데 결과는 아직이다. 대부분의 연구결과는 남자가 일반적으로 여자보다 크다는 크기의 차이로 설명된다. 음식물과 과제 변수를 동시에 측정한 연구들에서는 성별의 차이가 거의 없었다. Molfenter와 Steele(2012)은 신장(height)이 다양한 건강한 남성과 여성 대상자들을 선별하여 연구를 수행하였다. 따라서 일반적인 삼킴 시간 측정치의 차이는 성별과 관련한 것으로 해석할 수 있다. 이 과정을 통해 키를 통제한 그룹의 삼킴변수의 시간 차는 성별 간 차이가 없었다. 그림 4-4는 이전에 보고되었던 성별이 삼킴변수에 미치는 영향을 요약하였다. Molfenter와 Steele(2012)의 연구결과는 변수를 '성별'보다 '크기'로 이름 붙이는 것이 더 적절할 수 있음을 시사한다.

표 4-4. 나이가 다양한 삼킴 매개변수에 미치는 영향

	요약
구강단계	• 혀의 움직임이 느리고 효율성이 저하 • 씹기근의 힘 감소 • 구강 통과시간의 증가 • 음식물이 구강의 뒷부분에 위치 • 빨대로 빠는 반복삼킴 시 압력 감소; 삼키는 압력은 평생 비슷하게 유지되나 체력은 감소
인두단계	• 삼킴반응이 인두의 낮은 부분에서 유발 • 인두삼킴이 유발되기 위해 더 많은 양의 음식물이 필요 • 자발적으로 삼키는 비율이 덜 빈번 • 앞쪽 설골 움직임의 지연 • 설골후두복합체의 앞쪽 움직임(anterior excursion) 감소 • 연구개의 상승 기간 증가 • 인두통과기간의 증가 • 점진적인 인두수축이 느려짐 • 구강과 인두강의 잔여물을 제거하는 데 더 많은 삼킴이 필요; 삼킴 후 잔여물 증가 • 다상성(polyphasic) 외부 후두 움직임의 빈도 증가 • 젊은 성인에 비해 삼킴 후 들숨 가능성이 3배 높음 • 삼킴 무호흡 기간이 증가 • 삼킴 후 기침 빈도의 증가 • 인두 및 후두 민감도 감소
상부식도 괄약근	• 식도연동의 진폭 감소 • UES 열림의 크기가 감소하나 하인두 음식물의 내압 증가로 인해 괄약근 내 유속이 보존 • 구강 통과시간의 증가와 관련해 UES 열림/이완의 지연 • UES의 유연성 감소

(Baum, 1989; Calhoun, Gibson, Hartley, Minton & Hokanson, 1992; Caruso & Max, 1997; Clark & Solomon, 2011; Feldman, Kapur, Alman & Chauncey, 1980; Heeneman & Brown, 1986; Hiss, Treole & Stuart, 2001; Kendall & Leonard, 2001; Kendall, Leonard & McKenzie, 2003; Leonard et al., 2000; Logemann, 1990; Logemann, Pauloski, Rademaker, et al., 2000; Nilsson et al., 1996; Plant, 1998; Rademaker, Pauloski, Colangelo & Logemann, 1998; Robbins et al., 1992; Setzen et al., 2003; Shaker, Ren, Zamir, Sarna, Liu & Sui, 1994; Shipp, Pillemer & Baum, 2002.)

턱밑 움직임의 시작: 남성이 여성보다 먼저
설골상승의 거리: 남성 〉 여성(삼키는 사람의 신장과 관련)
후두-설골 근접도: 남성 〉 여성(후두가 혀 기저부 근처로 더 올라가면서 후두덮개가 호미연골에 더 가까이 접근하는 데 기여)
UES 열림의 기간: 남성 〈 여성
인두영역의 면적(최대 인두수축 시의 인두면적 대 음식물을 물고 있는 동안의 인두면적 비율): 남성 〈 여성
삼킴 무호흡 기간: 남성 〈 여성

그림 4-4. 성별(또는 크기)이 삼킴변수에 미치는 영향
(Logemann, Pauloski, Rademaker, et al., 2000; Molfenter & Steele, 2012; Rademaker, Pauloski, Colangelo, & Logemann, 1998)

요약

삼킴의 중요한 신경조절은 피질운동 및 감각영역과, 시상과 기저핵의 중뇌 구조들 간의 구심성 및 원심성 경로를 통해 조절된다. 피질과 소뇌는 중추신경계를 통해 중뇌와 뇌간으로 연결된다. 뇌간의 고립핵(CN VII, IX, X)에는 세포체의 중요한 집합체가 있고, 삼킴과 관련한 구조들의 감각정보를 운반한다. 운동(원심성) 동등성에 해당하는 의핵(CN IX, X, XI)도 뇌간에 위치하고 삼킴에 관여하는 연구개, 인두, 후두로 모든 중앙명령을 전달한다. 삼킴 과정은 4단계 모델이 암시하는 것보다 훨씬 더 유연하고 복잡하다. 삼킴은 안전하게 삼키기 위해 구성요소들이 다양한 방식으로 혼합되는 통합된 생리학적 시스템이다. 삼킴의 몇몇 구성요소들은 불변(또는 덜 변함)할 수 있지만 대부분의 요소는 과제, 음식물, 삼키는 사람의 변수에 영향을 받는다. 개별삼킴은 연속삼킴과는 다르고, 작은 음식물을 삼키는 것은 큰 음식물을 삼키는 것과는 다르다. 삼킴 기능은 나이와 성별 간에 차이가 있다. 임상가에게 중요한 과제는 병리적인 삼킴을 정확하게 진단하기 위해 정상적인 삼킴을 이해하는 것이다.

학습질문

1. 개별삼킴과 식사하는 동안 또는 연속삼킴과의 차이점을 요약하시오.
2. 운동 동등성을 정의하고 예를 들어 보시오.
3. 삼킴의 매개변수를 변화시키는 것과 가장 관련이 있는 음식물의 특성은 무엇인가?
4. 나이가 삼킴 메커니즘에 미치는 영향을 설명하시오.
5. 삼킴반응이 유발될 때 앞쪽 구개활에서 감각정보가 이동하는 경로와 감각정보가 피질에 도달한 후의 경로를 설명하시오. 그리고 원심성 경로를 다시 추적하시오.

참고문헌

Baum, B. J. (1989). Salivary gland secretion during aging. *Journal of the American Geriatric Society, 37*(5), 453-458.

Butler, S. G., Stuart, A., Castell, D., Russell, G. B., Koch, K. & Kemp, S. (2009). Effects of age, gender, bolus condition, viscosity, and volume on pharyngeal and upper esophageal sphincter pressure and temporal measurements during swallowing. *Journal of Speech-Language-Hearing Research, 52*(1), 240-253.

Calhoun, K. H., Gibson, B., Hartley, L., Minton, J. & Hokanson, J. A. (1992). Age-related changes in oral sensation. *Laryngoscope, 12*, 109-116.

Caruso, A. J. & Max, L. (1997). Effects of aging on neuromotor processes of swallowing. *Seminars in Speech and Language, 18*(2), 181-192.

Chi-Fishman, G. & Sonies, B. (2000). Motor strategy in rapid sequential swallowing: New insights. *Journal of Speech, Language, and Hearing Research, 43*, 1481-1492.

Chi-Fishman G. & Sonies, B. C. (2002). Effects of systematic bolus viscosity and volume changes on hyoid movement kinematics. *Dysphagia, 17*(4), 278-287.

Chi-Fishman, G., Stone, M. & McCall, G. (1998). Lingual action in normal sequential swallowing. *Journal of Speech, Language, and Hearing Research, 41*, 771-785.

Clark, H. & Solomon, N. (2011). Age and sex differences in orofacial strength. *Dysphagia*. DOI: 10.1007/s00455-011-9328-2.

Daniels, S. K., Brailey, K. & Foundas, A, (1999). Lingual discoordination and dysphagia following acute stroke: Analyses of lesion localization. *Dysphagia, 14*, 85-92.

Daniels, S. K. & Foundas, A. (1999). Lesion localization in acute stroke patients with risk of aspiration. *Journal of Neuroimaging, 9*, 91-98.

Daniels, S. K. & Foundas, A. (2001). Swallowing physiology of sequential straw drinking. *Dysphagia, 16*, 76-82.

Dantas, R., Kern, M., Massey, B., Dodds, W., Kahrilas, P., Brasseur, J., Cook, L. & Lang, I. (1990, May). Effect of swallowed bolus variables on oral and pharyngeal stages of swallowing. *American Journal of Physiology*, G675-G681.

Ding, R., Larson, C. R., Logemann, J. A. & Rademacker, A. W. (2002). Surface electromyographic and electroglottographic studies in normal subjects under two swallow conditions: Normal and during the Mendelsohn maneuver. *Dysphagia, 17*(1), 1-12.

Dua, K., Shaker, R., Ren, J., Podvrsan, B. & Trifan, A. (1997). Coordination of deglutitive glottal function and pharyngeal bolus transit during eating and drinking. *Gastroenterology, 112*, 73-83.

Ertekin, C. (2010). Voluntary versus spontaneous swallowing in man. *Dysphagia*. DOI: 10.1007/s00455-010-9319-8.

Ertekin, C., Pehlivan, M., Aydogdu, I., Ertas, M., Uludag, B., Celebi, G., Colakoglu, Z., Sadguyu, A. & Yuceyar, N. (1995). An electrophysiological investigation of deglutition in man. *Muscle & Nerve, 18*, 1177-1186.

Feldman, R. S., Kapur, K. K., Alman, J. E. & Chauncey, H. H. (1980). Aging and mastication: Changes in performance and threshold with natural dentition. *Journal of the American Geriatrics Society, 28*, 97-103.

Gokyigit, M. C., Pazarci, N. K., Ercan, I., Seker, S., Turgut, S. & Ertekin, C. (2009). Identification of distinct swallowing patterns for different bolus volumes. *Clinical Neurophysiology, 120*(9), 1750-1754.

Hamlet, S., Choi, J., Zormeier, M., Shamsa, F., Stachler, R., Muz, J. & Jones, L. (1996). Normal adult swallowing of liquid and viscous material: Scintigraphic data on bolus transit and oropharyngeal residues. *Dysphagia, 11*(1), 41-47.

Heeneman, H. & Brown, D. H. (1986). Senescent changes in and about the oral cavity and pharynx. *Journal of Otolaryngology, 15*, 214-216.

Hiiemae, K. M. & Palmer, J. B. (1999). Food transport and bolus formation during complete feeding sequences on foods of initial different consistencies. *Dysphagia, 14*(1), 31-42.

Hiss, S. G., Treole, K. & Stuart, A. (2001). Effects of age, gender, bolus volume, and trial on swallowing apnea duration and swallow/respiratory phase relationships of normal adults. *Dysphagia, 16*(2), 128-135.

Hoffman, M. R., Ciucci, M. R., Mielens, J. D., Jiang, J. J. & McCulloch, T. M. (2010). Pharyngeal swallow adaptations to bolus volume measured with high-resolution manometry. *Laryngoscope, 120*(12), 2367-73.

Humbert, I. A. & German, R. Z. (2013). New directions for understanding neural control in swallowing: The potential and promise of motor learning. *Dysphagia, 28*(1), 1-10. DOI: 10.1007/s00455-012-9432-y.

Kahrilas, P. J., Lin, S., Chen, J. & Logemann, J. A. (1996). Oropharyngeal accommodation to swallow volume. *Gastroenterology, 111*, 297-306.

Kendall, K. A. & Leonard, R. J. (2001). Pharyngeal constriction in elderly dysphagic patients compared with young and elderly nondysphagic controls. *Dysphagia, 16*(4), 272-278.

Kendall, K. A., Leonard, R. J. & McKenzie, S.W. (2003). Sequence variability during hypopharyngeal bolus transit. *Dysphagia, 18*(2), 85-91.

Kendall, K. A., McKenzie, S., Leonard, R. J., Goncalves, M. I. & Walker, A. (2000). Timing of events in normal swallowing: A videofluoroscopic study. *Dysphagia, 15*(2), 74-83.

Kern, M. K., Jaradeh, S., Arndorfer, R. C. & Shaker, R. (2001). Cerebral cortical representation of reflexive and volitional swallowing in humans. *American Journal of Physiology, 280*, G354-G360.

Krival, K. & Bates, C. (2011). Effects of club soda and ginger brew on linguapalatal pressures in healthy swallowing. *Dysphagia*. DOI: 10.1007/s00455-011-9358-9.

Leonard, R. J., Kendall, K. A., McKenzie, S., Goncalves, M. I. & Walker, A. (2000). Structural displacements in normal swallowing: A videofluoroscopic study. *Dysphagia, 15*(3), 146-152.

Leopold, N. A. & Daniels. S. K. (2010). Supranuclear control of swallowing. *Dysphagia, 25*(3), 250-257.

Logemann, J. A. (1998). *Evaluation and treatment of swallowing disorders*, 2nd edition. Austin, Texas: Pro-Ed.

Logemann, J. A. (1990). Effects of aging on the swallowing mechanism. *Otolaryngologic Clinics of North America, 23*, 1045-1056.

Logemann, J. A., Pauloski, B. R., Colangelo, L., Lazarus, C., Fujiu, M. & Kahrilas, P. J. (1995). Effects of a sour bolus on oropharyngeal swallowing measures in patients with neurogenic dysphagia. *Journal of Speech, Language, and Hearing Research, 38*, 556-563.

Logemann, J. A., Pauloski, B. R., Rademaker, A.W., Colangelo, L. A., Kahrilas, P. J. & Smith, C. H. (2000). Temporal and biomechanical characteristics of oropharyngeal swallow in younger and older men. *Journal of Speech, Language, and Hearing Research, 43*(5), 1264-1274.

Lowell, S. Y., Reynolds, R. C., Chen, G., Horwitz, B. & Ludlow, C. L. (2012). Functional connectivity and laterality of the motor and sensory components within the volitional swallowing network. *Experimental Brain Research, 219*(1), 85-96.

Magendie, F. (1836). *Précis élémentaire de physiologie*, 4th edition.

Malandraki, G. A., Sutton, B. P., Perlman, A. L. & Karampinos, D. C. (2010). Age-related differences in laterality of cortical activations in swallowing. *Dysphagia*, 25:238-249. DOI: 10.1007/s00455-009-9250-z.

Malandraki, G. A., Perlman, A. L., Karampinos, D. C., & Sutton, B. P. (2011). Reduced somatosensory activations in swallowing with age. *Human Brain Mapping*, 32:730-743. DOI:10.1002/hbm.21062.

Martin, R. E., Goodyear, B. G., Gati, J. S. & Menon, R. S. (2001). Cerebral cortical representation of automatic and volitional swallowing in humans. *Journal of Neurophysiology, 85*(2), 938-950.

Martin, R. E., Barr , A., MacIntosh, B., Smith, R., Stevens, T., Taves D., Gati, J., Menon, R. & Hachinski, V. (2007). Cerebral cortical processing of swallowing in older adults. *Exp Brain Res.*, 176:12-22. DOI: 10.1007/s00221-006-0592-6.

Miller, J. L. & Watkin, K. (1996). The influence of bolus volume and viscosity on anterior lingual force during the oral stage of swallowing. *Dysphagia, 11*(2), 117-124.

Molfenter, S. M. & Steele, C. M. (2012). Temporal variability in the deglutition literature. *Dysphagia, 27*, 166-172.

Mosier, K. M. & Bereznaya, (2001). Parallel cortical networks for volitional control of swallowing in humans. *Experimental Brain Research, 140*, 280-289.

Nagy, A., Leigh, C., Hori, S. F., Molfenter, S. M., Shariff, T. & Steele, C. M. (2013). Timing differences between cued and noncued swallows in healthy young adults. *Dysphagia*. DOI: 10.1007/s00455-013-9456-y.

Nilsson, H., Ekberg, O., Olsson, R. & Hindfelt, B. (1996). Quantitative aspects of swallowing in an elderly nondysphagic population. *Dysphagia, 11*(3), 180-184.

Palmer, J. B. (1998). Bolus aggregation in the pharynx does not depend on gravity. *Archives of Physical Medicine and Rehabilitation, 79*, 691-696.

Palmer, J. B., Rudin, N. J., Lara, G. & Crompton, A.W. (1992). Coordination of mastication and swallowing. *Dysphagia, 7*(4), 187-200.

Perlman, A., VanDaele, D. & Otterbacher, M. (1995). Quantitative assessment of hyoid bone displacement from video images during swallowing. *Journal of Speech and Hearing Research, 38*, 579-585.

Plant, R. L. (1998). Anatomy and physiology of swallowing in adults and geriatrics. *Otolaryngology Clinics of North America, 31*(3), 477-488.

Plonk, D. P., Butler, S. G., Grace-Martin, K. & Pelletier, C. A. (2011). Effects of chemesthetic stimuli, age, and genetic taste groups on swallowing apnea duration. *Otolaryngol Head Neck Surg*. DOI: 10.1177/0194599811407280.

Rademaker, A. W., Pauloski, B. R., Colangelo, L. A. & Logemann, J. A. (1998). Age and volume effects on liquid swallowing function in normal women. *Journal of Speech, Language, and Hearing Research, 41*, 274-284.

Robbins, J., Hamilton, J. W., Lof, G. & Kempster, G. B. (1992). Oropharyngeal swallowing in normal adults of different ages. *Gastroenterology, 103*, 823-829.

Setzen, M., Cohen, M. A., Perlman, P. W., Belafsky, P. C., Guss, J., Mattucci, K. F. & Ditkoff, M. (2003). The association between laryngopharyngeal sensory deficits, pharyngeal motor function, and the prevalence of aspiration with thin liquids. *Otolaryngology, Head & Neck Surgery, 128*(1), 99-102.

Shaker, R., Ren, J., Zamir, Z., Sarna, A., Liu, J. & Sui, Z. (1994). Effect of aging, position, and temperature on the threshold volume triggering pharyngeal swallows. *Gastroenterology, 107*, 396-402.

Shipp, J. A., Pillemer, S. R. & Baum, B. J. (2002). Xerostomia and the geriatric patient. *Journal of the American Geriatrics Association, 50*(3), 535-543.

Steele, C. M. & Miller, A. J. (2010). Sensory input pathways and mechanisms in swallowing: A review. *Dysphagia, 25*, 323-333.

Teismann, I. K., Steinstraeter, O., Stoeckigt, K., Suntrup, S., Wollbrink, A., Pantev, C. & Dziewas, R. (2007). Functional oropharyngeal sensory disruption interferes with the cortical control of swallowing. *BMC Neuroscience, 8*, 62. DOI: 10.1186/1471-2202-8-62.

제5장 직접적이고 간접적인 구인두-식도 영상

학습목표

이 장을 학습한 후,

- 진단영상을 볼 때 검사의 해부학적 면(plane)을 파악할 수 있다.
- 영상유형(내시경, 투시검사)을 파악하고 구인두와 식도 부위의 기본 랜드마크를 확인할 수 있다.
- 환자들의 징후와 증상에 따라 수행하게 되는 검사의 이론적 근거를 이해할 수 있다.
- 진단검사에 대한 지식, 환자의 임상적 징후와 증상, 연구결과에 기초하여 의사의 진단을 이해하고 따를 수 있다.
- 검사결과를 토대로 의사 및 환자/가족 구성원들과 치료의 예후에 대한 논의를 할 수 있다.

서론

진단영상 기법을 통해 해부와 생리를 가까이서 직접적으로 관찰할 수 있는데, 사용하는 영상기법과 영상의 방향에 따라 구조들이 다르게 보인다(머리의 정면과 관상면(coronal) 또는 축절면(axial)을 생각해 보라). 상부 소화관의 구조와 기능에 대한 정보는 특정 위치의 압력을 측정하거나, 보고자 하는 시스템 내에 센서를 위치하여 역류 횟수를 측정하는 것과 같은 간접적인 방법으로도 얻을 수 있다. 이러한 간접적인 측정으로도 생리를 추론할 수 있다.

이 장은 검사의 해부학적 면(planes)과 삼킴평가에 대한 다양한 영상기법을 개관하는데, 직접적이고 간접적인 상부 호흡소화관 측정기법을 모두 포함하되, 이 책의 초점이 본질적으로 임상적이라는 점을 고려하여 임상에서 정기적으로 사용하는 방법만을 다루었다. 언어재활사는 의료진과

대화할 때 검사의 방법과 목적, 예상되는 정보 유형에 대해 익숙해야 한다.

영상의 해부학적 면(planes)

진단영상의 뷰(view)는 측면(lateral), 전-후면(anterior-posterior), 상부면(윗면; superior), 경사면(oblique), 축절면(axial)(횡단면)과 같은 다양한 면(planes)으로 촬영된다. 축절면은 영상의학과 의사가 환자의 발에서 촬영한 영상이다. 그림 5-1은 진단영상을 통해 삼킴의 구조를 설명할 때 사용되는 해부학적 면(planes)을 보여 준다. 언어재활사는 보통 변형된 바륨 삼킴검사(modified barium swallow study) 시 측면과 전-후면에서

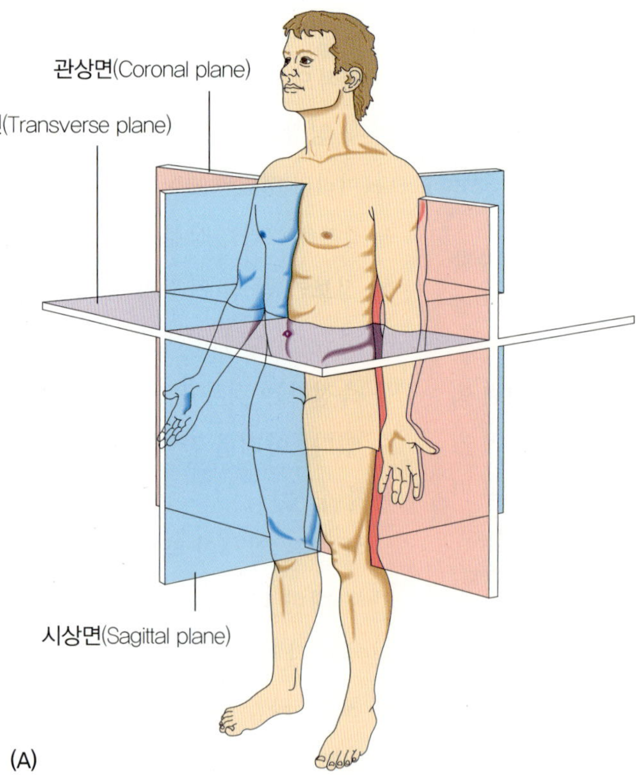

그림 5-1. 해부학적 면

삼킴의 역학을 관찰한다. 광섬유 내시경 삼킴검사(Fiberoptic endoscopic examination of swallow: FEES)는 삼킴의 역동적인 구조에 대한 상부면(윗면)을 제공한다. 경사면은 연인두의 역학과 식도 검사 시 자주 사용된다. 정면(앞면)에 관심이 있는 구조들은 그림 5-2에서 볼 수 있다.

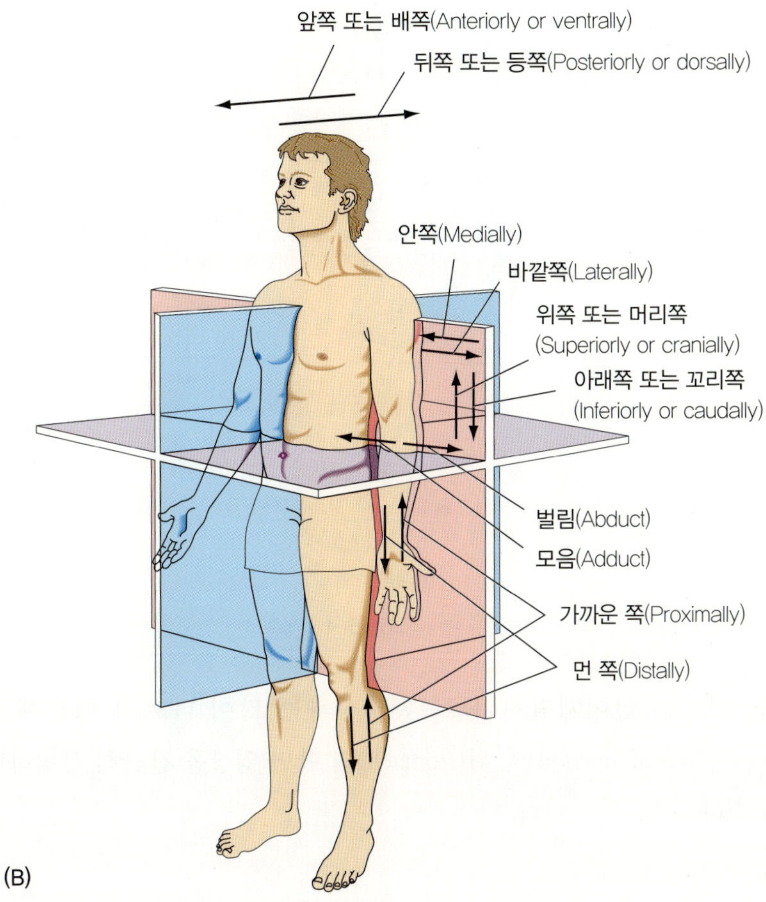

그림 5-1. (계속)

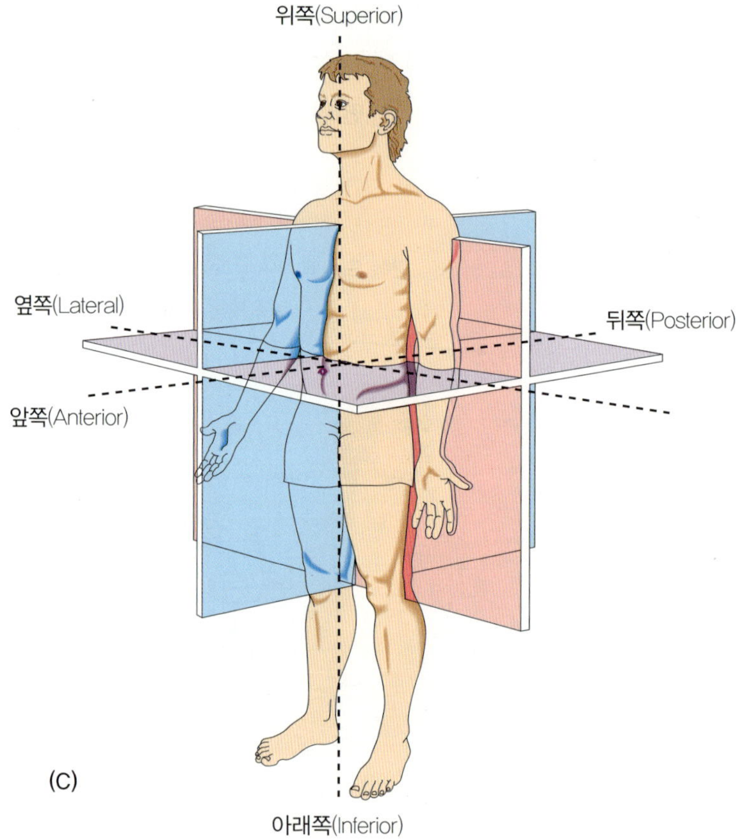

그림 5-1. (계속)

단면 영상은 언어재활사가 보던 영상과는 많이 다르기 때문에 위식도접합부(gastroesophageal junction)와 위(stomach)의 단면 영상을 간단히 설명하면서 이 섹션을 시작하겠다.

단면의 해부(Cross-sectional anatomy)

위식도접합부(gastroesophageal junction)는 위치뿐만 아니라 식도가 흉부의 하부와 복강을 통해 곡선 경로로 위(stomach)에 도달하기 때문에 시각화하기가 어렵다. 구조들이 단면에서 어떻게 보이는지를 논의하기 전에 주요 랜드마크(landmarks)와 식도가 진

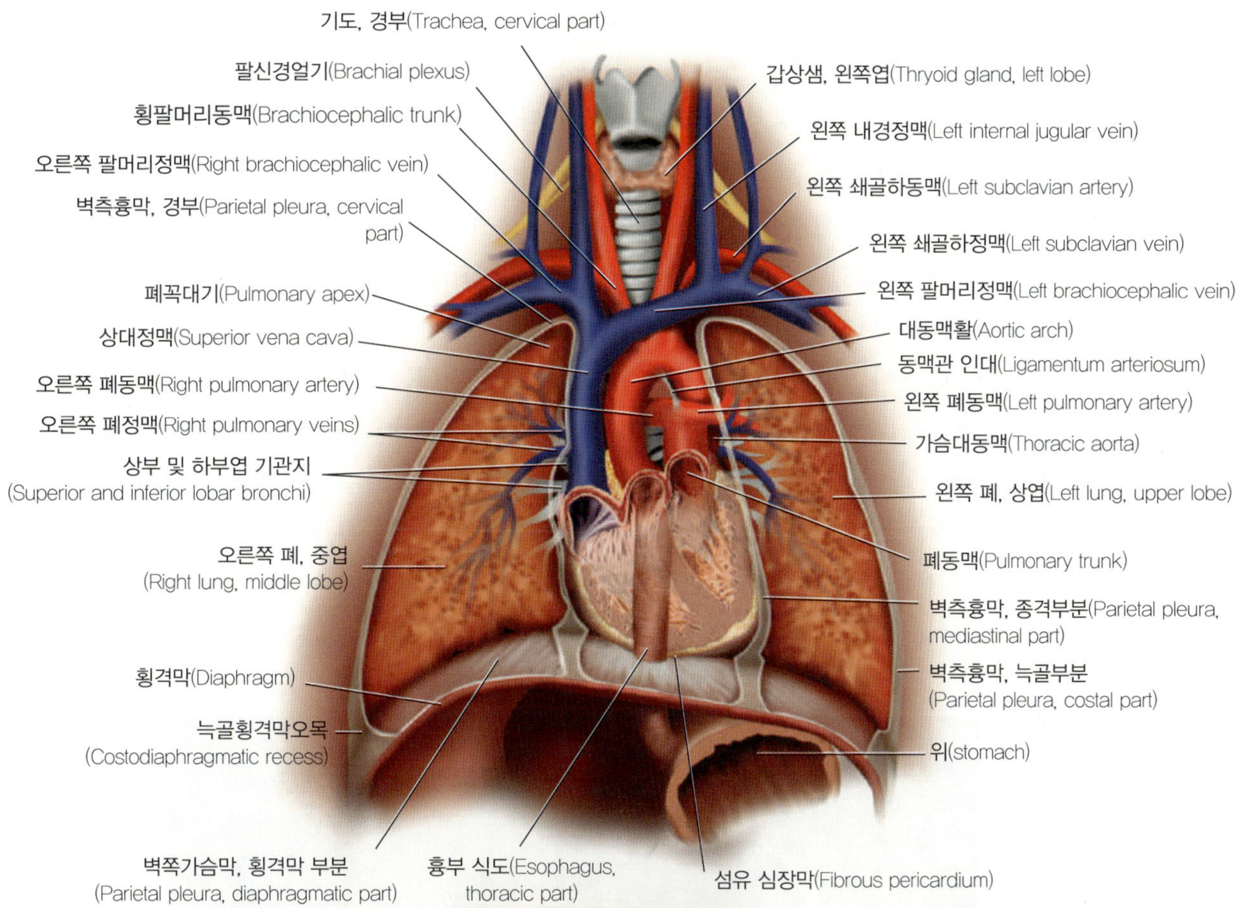

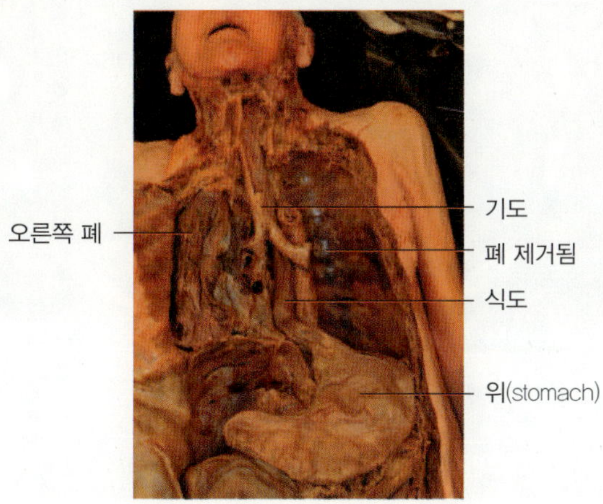

그림 5-2. 식도와 위(stomach)의 앞면 영상

행하는 경로를 살펴보자. 식도의 흉부는 기도의 뒤쪽에 위치하고 좌심방은 더 아래쪽에 위치한다. 식도의 경로는 우측의 횡격막(틈새)을 통과하여 위(stomach)에 부착되기 전에 약 2cm 정도 앞쪽 방향의 왼쪽으로 이동한다(정면은 그림 5-2 참고). 복강에서는 식도가 간의 위쪽과 왼쪽, 대동맥의 앞쪽, 위(stomach)의 바닥 또는 중앙의 오른쪽에 위치한다. 이에 위식도접합부는 위(stomach)의 중심에서 벗어나 보이는 상쇄된 외관(offset appearance)으로 보인다(Kim & Pickhardt, 2011). 위식도접합부 수준에서의 CT(computed tomography; 컴퓨터 단층 촬영) 축절면(횡단면)은 그림 5-3a에서 볼 수 있다. 위(stomach)가 왼쪽이고 간이 오른쪽의 대부분을 차지하는 후종격에는 타원형의 식도가 있다. (이러한 영상은 개인과 마주 보고 있는 것처럼 보기 때문에 위(stomach)는 영상의 오른쪽에 있고 간은 왼쪽에 있다). 보이는 영상의 해부학적 수준은 구조의 모양에 영향을 미친다(임상노트 5-1의 해부학적 영상에 대한 설명 참고). 그림 5-3b는 같은 구조의 원위 영상을 보여준다. 이 유형의 축절면은 영상의학과 의사가 위벽의 두께를 검사하고 상복부 종양(위(stomach)의 외부에 있지만 위(stomach)의 영역인)을 찾는 데 사용된다.

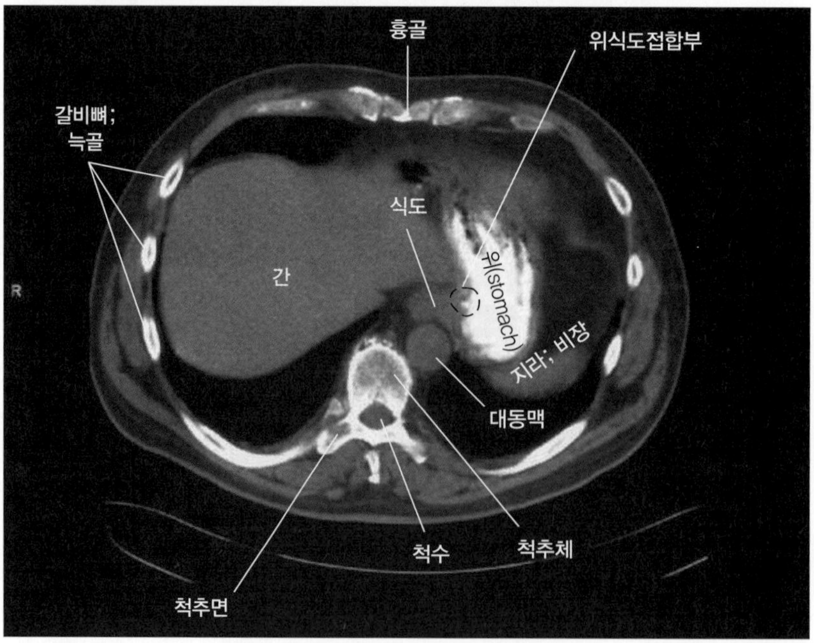

그림 5-3a. 위식도접합부의 CT 단면 영상

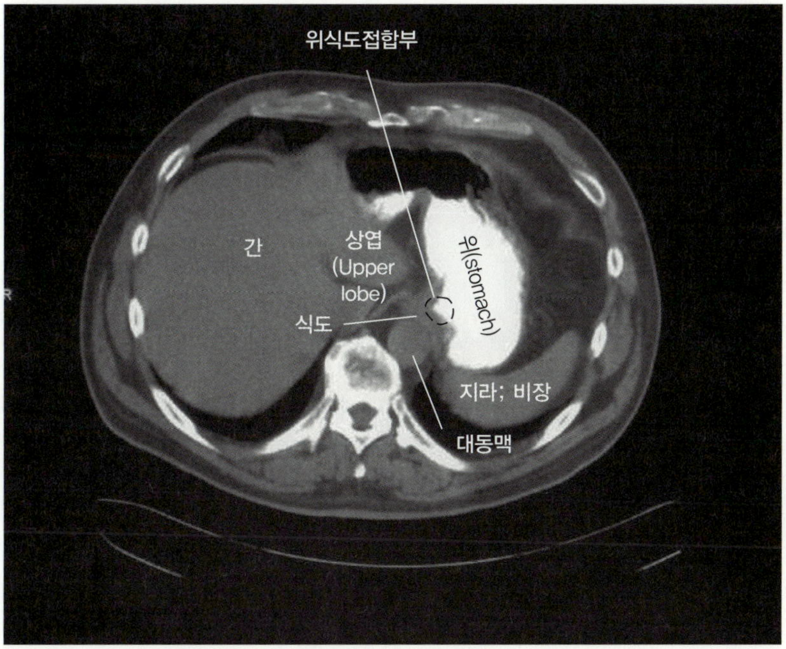

그림 5-3b. 5-3a 원위 위식도접합부의 CT 단면 영상

임상노트 5-1 **해부학적 단면(slice)이란 무엇이며 언제 볼 수 있는가?**

구조의 많은 단면 영상을 포함하는 모든 유형의 영상 절차에서는 특정 시간에 하나의 단면에 초점을 맞춘다. 영상의학과 의사는 다양한 단면을 통해 신체의 다른 수준에 위치해 있는 다양한 구조를 검사할 수 있다. 개념적으로는 신체의 특정 위치에서 특정 단면을 보는 것과 같다. 해부학적 단면은 CT, PET 또는 MRI 스캔으로 볼 수 있다. CT(computed tomography; 컴퓨터 단층 촬영) 스캔은 X-ray를 단면으로 여러 번 촬영한 다음, 컴퓨터로 이미지를 합성한다. PET(positron emission tomography; 양전자 방출 단층 촬영) 스캔은 환자에게 양전자 방출 방사성 핵종이 혼합된 물질을 투여한 후, (생화학 물질 흡수와 같은) 조직의 국소 대사 기능을 영상으로 제공하면 컴퓨터가 데이터를 합성한다. 자기공명영상(MRI)에서는 환자가 자기장에 위치하면 신체의 핵이 고주파 펄스에 의해 활성화되고, 신체 내 수소 이온에서 측정된 신호 강도는 조직 내 수소 농도에 따라 달라진다. 다시 말하지만, 신호는 컴퓨터로 처리된다(Wilkinson & Paley, 2008).

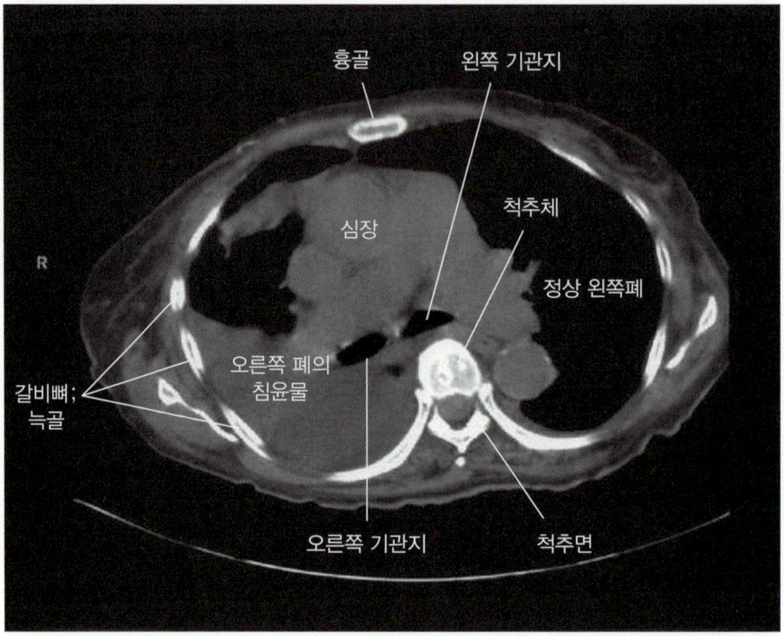

그림 5-4. 오른쪽엽(right lobe) 폐렴의 CT Axial view

CT 축절면은 폐렴을 평가할 때 흉강을 보기 위해서도 사용된다. 그림 5-4는 오른쪽엽(right lobe) 흡인성 폐렴의 CT 축절면이다.

측면(lateral plane)의 해부

측면영상은 삼킴의 진단영상을 촬영하는 동안 언어재활사가 흔히 보는 두 가지 평면 중의 하나로 방사선 촬영(X-ray) 연구에서 자주 사용된다. 관심 있는 구조만 보기 위해서는 방사선 측면 영상 촬영 전에 주의 깊게 환자의 위치를 정해야 한다. 앉아서 책을 읽을 때처럼 어깨를 귀쪽으로 끌어당기고 앞쪽으로 살짝 구부린 자세에서, 후두 수준의 목을 겨냥한 측면 방사선 빔을 생각해 보면, 보려고 하는 구조 위에 상부 가슴띠(upper pectoral girdle)가 겹쳐질 것이다. 똑바로 앉은 자세에서의 측면 빔을 통해서는 후두와 UES 수준의 목 구조에 접근할 수 있다. 이 부위 아래의 구조는 가슴띠(pectoral girdle)나 늑골, 흉강과는 관계없이 보이지 않는다.

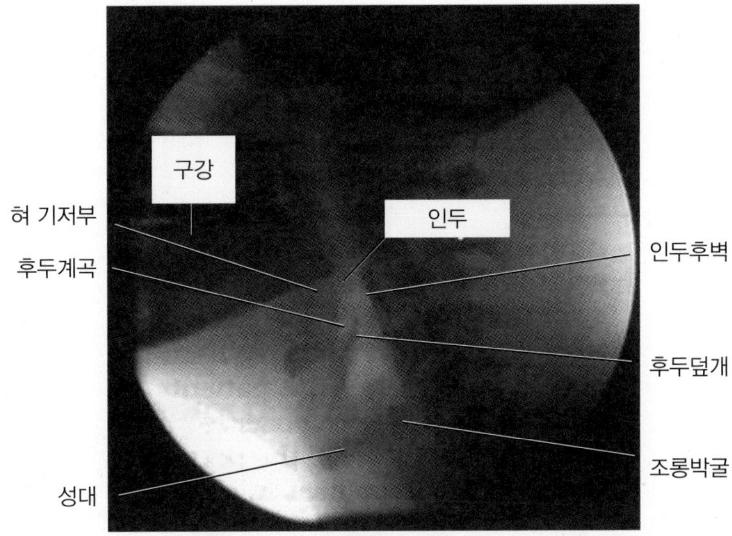

그림 5-5. 비인두부터 UES 내 구강, 인두, 식도의 Lateral view

그림 5-5는 측면에서 보려는 구인두 영역을 보여 준다. 앞쪽 경계는 입술이고 구강의 모든 구조가 위치한다. 치과 충전재, 덮개(caps), 틀니와 같은 금속은 X-ray 상에서 밝고 불투명하게 나타난다. 또는 정확히 반대로 보일 수 있다. 투시검사는 종종 양성모드로 보는데 뼈나 치과 충전재와 같은 조밀한 조직은 어둡게 보이고 인두와 같은 공기 공간은 하얗게 보인다. 투시검사는 머리의 3차원적인 특성을 설명하지 않기 때문에 귀걸이를 착용하면 구강에 위치하는 것처럼 보인다. 머리를 옆으로 살짝 기울이면 추가적으로 치아, 상악 또는 하악이 있는 것처럼 보이지만 실제로는 구개활의 반대편이다.

비인두는 최상단의 경계를 제공하기 때문에 연인두폐쇄가 발생하는 동안 연구개를 관찰할 수 있다. 측면에서 볼 때 연구개는 연인두폐쇄가 일어날 때(그림 5-6)와 가만히 있을 때(그림 5-5)가 많이 다르다. 경추와 흉추는 인두강에서 보고자하는 영역의 뒤쪽 경계이고, 삼킴 기능을 악화시킬 수 있는 골격 이상을 검사하기 위해 방사선 검사 시 포함된다. 인두강에서는 후두계곡과 조롱박굴과 같은 오목(recesses)을 살펴본다. 후두계곡은 음식물이 있든 없든 측면에서 쉽게 관찰할 수 있다. 측면에서는 반대쪽이 중첩되어 한쪽의 후두계곡만 관찰 가능하다. 조롱박굴은 그림 5-7과 같이 방패연골에 부착되는 인두 수축 섬유에 의해 형성된 공간이기 때문에 방사선 비투과 물질이 채워질 때만 관찰할 수 있다.

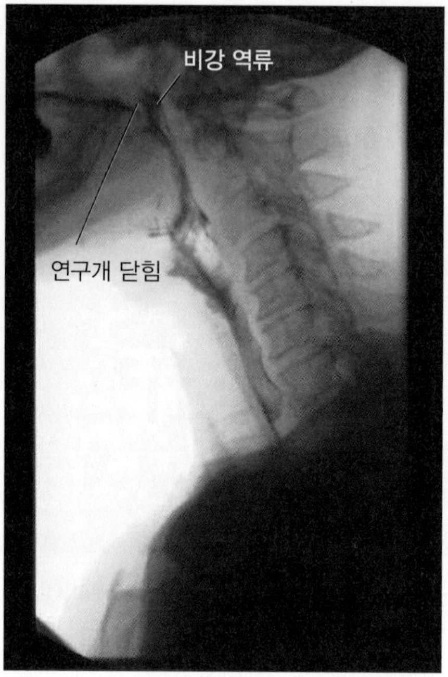

그림 5–6. 연인두폐쇄를 보여 주는 구인두 영역의 Lateral view

그림에서는 바륨으로 후두계곡의 윤곽표시가 되어 있다. 인두의 최하 지점에서는 UES가 측면에서 국소 수축되어 관찰된다(그림 5–8). 그림의 식도 부위에서는 이전 음식물의 꼬리가 보이는데 이 부분이 UES의 고압 영역이다. 삼킴반응 동안 설골후두복합체가 상승하면 이 밸브의 수축과 이후에 이어지는 열림을 통해 음식물을 아래로 이동시킨다.

측면은 또한 흡인성 폐렴을 진단할 때 흉부 X–ray와 함께 사용된다. 흡인성 폐렴은 의식 수준, 신경학적 완전성 및 위식도 기능에 영향을 미치는 수많은 부상이나 질병으로 인해 발생할 수 있다. 원인과 관계없이 최종 결과는 개인이 제거할 수 없는 기도와 폐의 이물질이다. 그림 5–9에는 정상적인 흉부 X–ray의 측면 영상이 나와 있다. 이 측면도에서는 양쪽이 서로 겹쳐져 있는 폐의 가장 아래쪽 엽을 점으로 볼 수 있다.

그림 5–10은 인두삼킴 시 식도조영술의 측면 영상을 보여 준다.

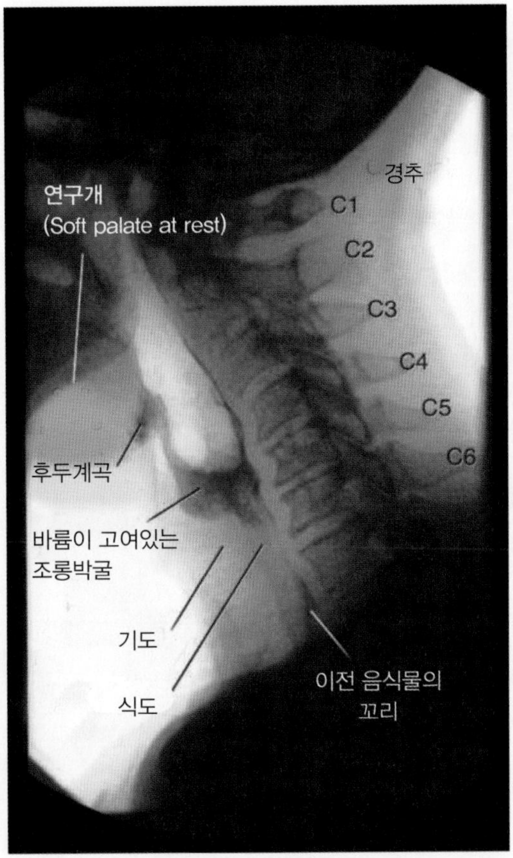

그림 5-7. 바륨이 채워진 조롱박굴과 후두계곡을 보여 주는 Lateral view

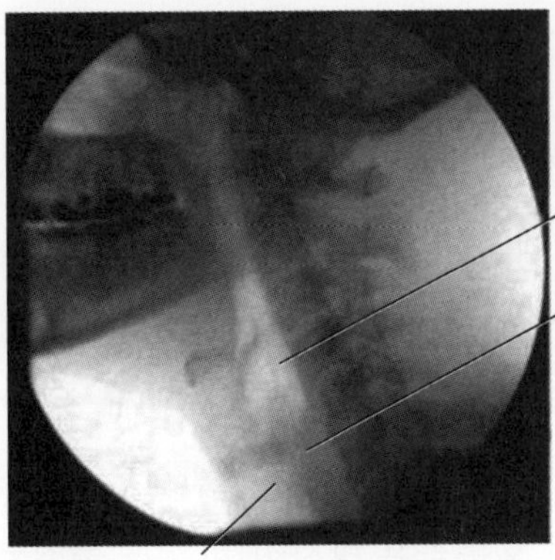

그림 5-8. UES의 고압 영역을 보여 주는 Lateral view

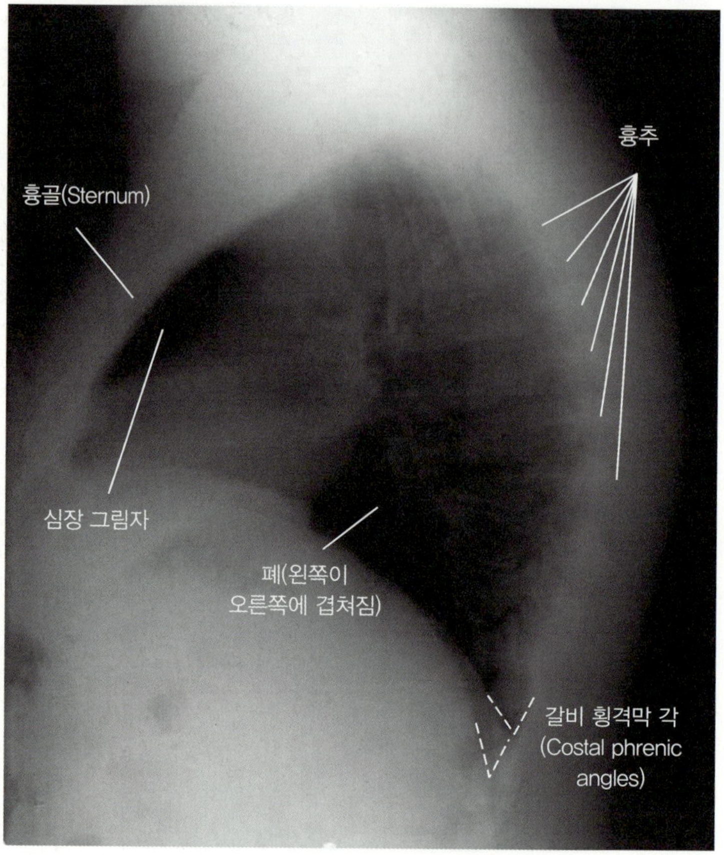

그림 5–9. 정상 흉부 X–ray, Lateral view

전–후면(anterior–posterior plane)의 해부

전–후면(A–P plane)은 구인두강의 양쪽을 완전히 볼 수 있고 투시검사에서 근위 식도의 정중선에 대한 역동적인 뷰를 제공한다. 전–후면에서는 삼키는 동안 관심있는 구조의 왼쪽과 오른쪽의 대칭성을 평가할 수 있다. 측면도와 가장 큰 차이점은 인두 내 인두오목(pharyngeal recesses)이 개별적인 개체로 훨씬 잘 보인다는 점이다. 후두계곡은 후두위에 쌍으로 움푹 들어가 중앙에 배치되어 있다. 조롱박굴은 인두의 아래부분 외측에서 두개의 얇은 기둥처럼 보인다. 이 오목들은 방사선 비투과 물질로 코팅되었을 때 가장 쉽게 관찰된다(그림 5–11).

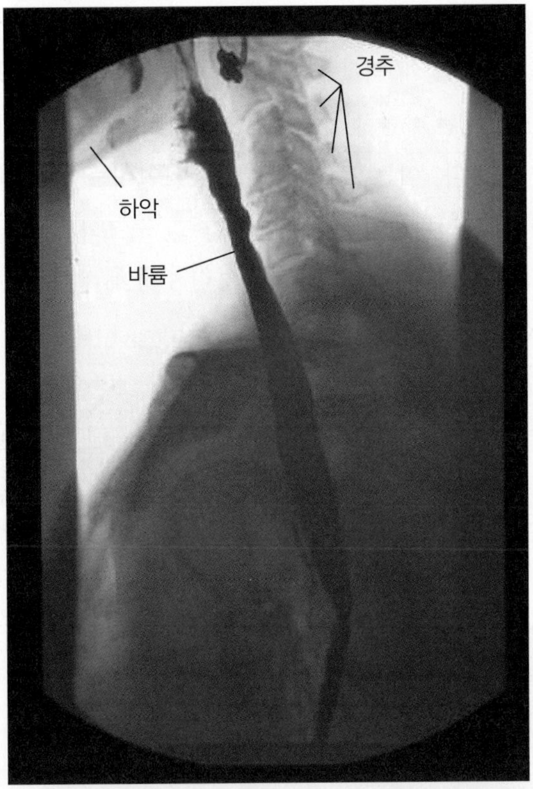

그림 5-10. 식도조영술 영상, Lateral view

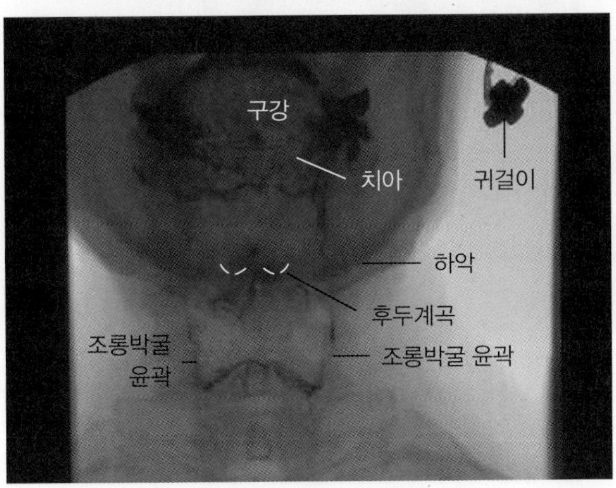

그림 5-11. 후두계곡과 조롱박굴의 A-P view

투시영상의 전–후면에서는 음식물이 식도를 통해 LES까지 내려가는 것을 볼 수 있는데, LES는 관심 영역의 아래 경계 역할을 한다. 언어재활사가 식도장애를 진단하지는 않지만, 방사선전문의는 변형된 바륨 삼킴검사의 마지막에 UES부터 LES까지 간단하게 스캔하여 식도장애를 진단한다. 이는 보고된 증상의 원인이 구인두에서 발견되지 않았을 때 특히 중요하다. 언어재활사는 이 부위의 정상적인 구조와 기능을 알아야 한다. 그림 5–12a는 식도조영술의 전–후면을 보여 준다. 그림 5–12b에서는 기포 결정(effervescent crystals)을 포함한 음식물, 식도의 팽창된 모양, 위(stomach)의 거품 및 위(stomach)의 상쇄된 외관을 확인할 수 있다.

A–P 흉부 X–ray는 다른 검사와 함께 폐렴을 진단하는 데 사용된다. 방사선전문의는 삼킴장애와 관련하여 흡인성 폐렴 유무를 확인한다. 그림 5–13a와 5–13b는 각각 정상 흉부 X–ray와 오른쪽엽 흡인성 폐렴의 예이다.

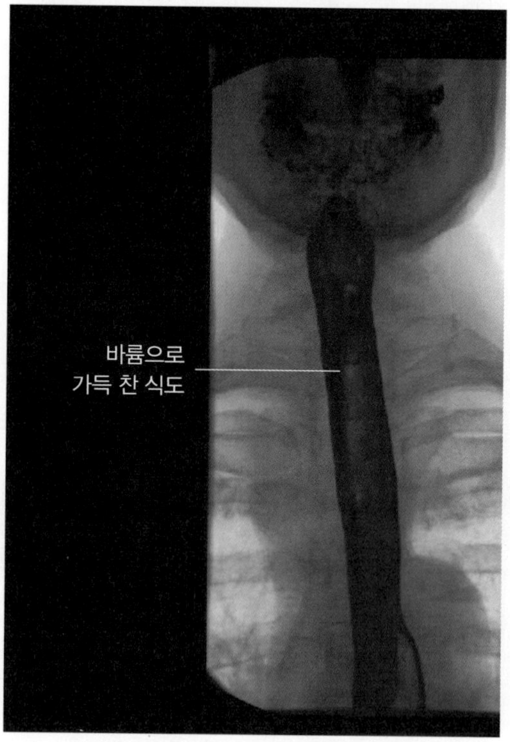

그림 5–12a. 식도조영술의 A–P view

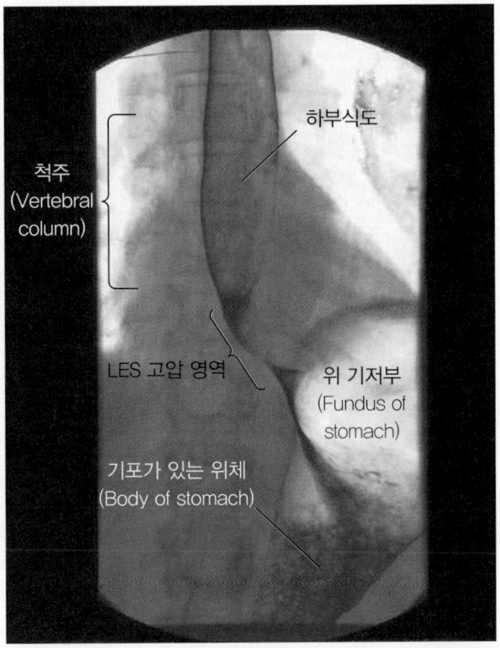

그림 5-12b. **기포 결정(effervescent crystals)을 사용한 식도조영술의 A-P view**

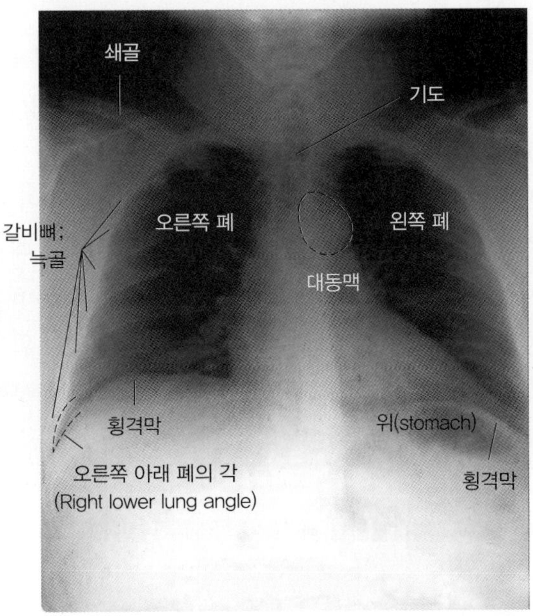

그림 5-13a. **정상 흉부 X-ray, A-P view**

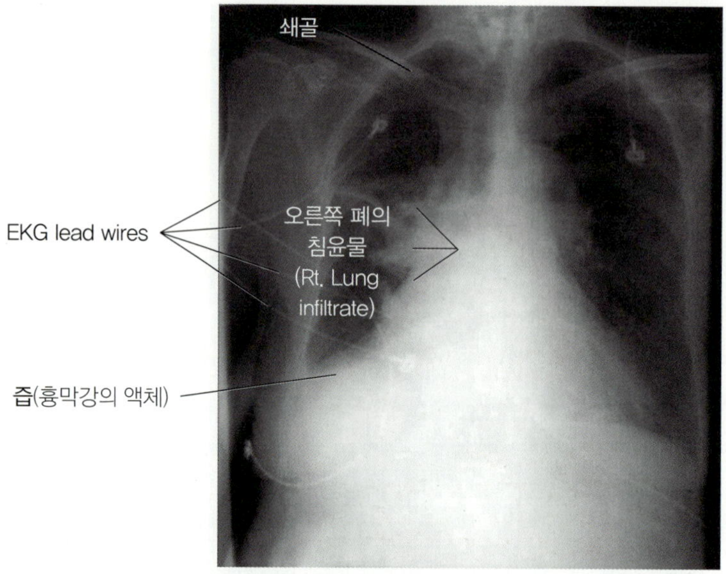

그림 5-13b. 폐렴의 흉부 X-ray, A-P view

임상노트 5-2 흡인성 폐렴(aspiration pneumonia)

구강이나 위 내용물(gastric contents)에서 발견되는 세균이 폐에 들어가 폐렴이 일어난 경우를 흡인성 폐렴(aspiration pneumonia)이라고 한다. 과거에는 하부 오른쪽엽(lobe)의 경화(consolidation)가 있을 때 흡인성 폐렴이 일어난다고 생각했었다. 왜냐하면 구강 또는 위식도 내용물을 폐로 이동시키는 데 필요한 중력이 더 곧고 짧은 오른쪽 기관지에서 오른쪽엽으로 이어지는 직접적인 경로를 선호하기 때문이다. 이러한 무거운 내용물은 엽의 아래로 가라앉는 경향이 있다. 그러나 현재는 하부 오른쪽엽 또는 왼쪽엽의 경화가 흡인을 암시한다고 알려져 있다. 또한 침대에 누워 있는 사람은 상엽 뒷부분의 경화를 보일 수 있고 걸을 수 있는 사람은 양엽의 기저부분에 경화가 있을 수 있다(Kamangar & Rager, 2010).

상면(superior plane)의 해부

상면은 흔히 내시경을 통해 비인두에서 위(stomach)까지 어디에서든 관찰할 수 있다. 의사는 상부 위장관 내시경 시작 시 종종 그림 5-14a 및 5-14b와 같이 후두전정(laryngeal vestibule)에서 점막 자극, 염증, 불규칙성의 징후를 발견한다. 그림 5-14b에서

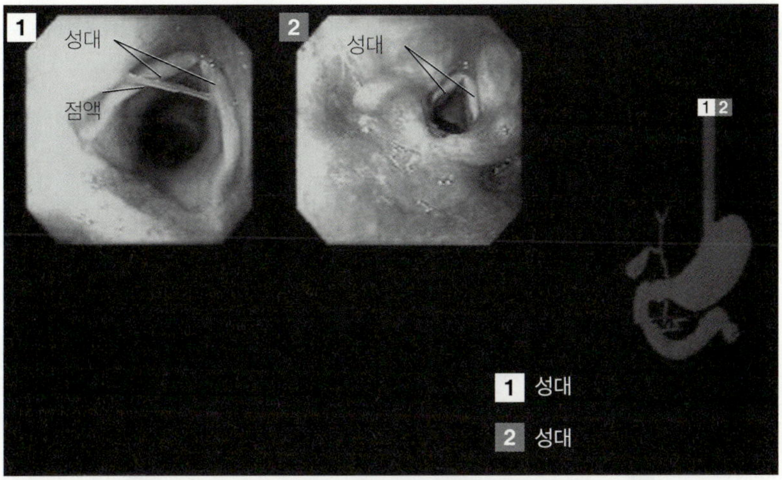

그림 5-14a. 상부 GI 내시경 검사 중 후두의 상부 – 정상적인 성대

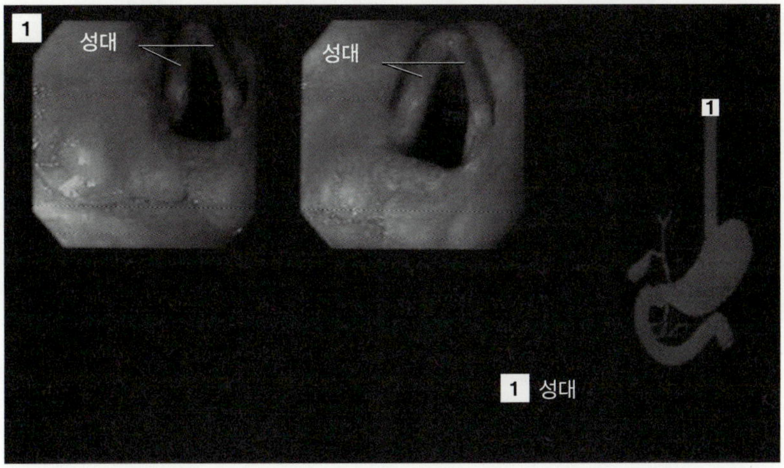

그림 5-14b. 상부 GI 내시경 검사 중 후두의 상부 – 홍반성 성대

는 심한 빨간색이 관찰된다. 내시경 끝이 어디에 위치하느냐에 따라 상면에서 보이는 구조가 다르다. 내시경이 비인두에 위치하면, 환자가 발성을 하거나 삼킬 때 연인두폐쇄로 인해 구인두와 하인두는 보기 어렵다. 내시경이 "밸브" 위에 위치하면 일부 또는 모두 닫힌 "밸브"에 의해 상면을 보기 어렵다. 따라서 내시경의 위치는 검사하고자 하는 구조에 따라 달라진다.

식도의 내시경 상면은 LES에서 위(stomach)로 이어지는 회전형 타원 터널을 내려다보는 것처럼 보인다. 내시경으로 볼 때 경부 식도에서 LES까지의 점막 표면은 비슷하다.

경사면(oblique plane)의 해부

구인두 부위의 경사면은 턱 아래 또는 뒤통수 근처에서 비스듬한 각도로 X-ray를 촬

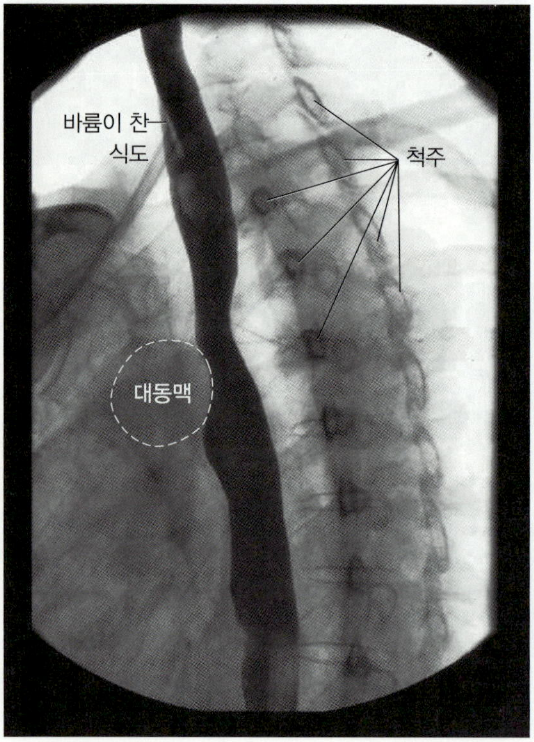

그림 5-15. 식도조영술 시 식도의 Oblique view

영하여 얻을 수 있다. 투시검사의 경사면을 통해 말하거나 삼키는 동안 연인두폐쇄의 역동적인 평가가 가능하다. 경사면은 구인두 삼킴평가에서 자주 사용되는 면은 아니지만, 투시경이 흉부를 비스듬히 조준하여 식도를 관찰할 때 사용할 수 있다. 이 뷰는 전방 또는 후방 경사면일 수 있고, 식도가 식도 뒤의 척주(vertebral column)와 겹쳐지는 것을 방지한다(그림 5-15).

진단영상 방법

상부 위장관은 구조의 직접적인 영상(**내시경**과 같은) 및 **조영 방사선촬영**(식도조영술 또는 변형된 바륨 삼킴검사와 같은), **핵의학**(섬광조영술), **컴퓨터 단층 촬영**(CT 스캔) 또는 **자기공명영상**(MRI)과 같은 다양한 방법으로 시각화할 수 있다. 의사는 환자의 증상, 의심되는 문제의 부위, 특정 질병의 배제/확인/중증도를 측정하기 위해 필요한 정보를 기반으로 방법을 결정한다. **압력계(manometry)**(인두, UES, 식도, LES에서 압력을 측정)가 투시조영검사인 식도조영술과 함께 사용되는 것(**manofluorography**)과 같이, 다양한 진단영상 방법은 서로 보완적인 정보를 제공한다.

진단영상은 음식물의 통과뿐만 아니라 소화관 내에서 생성되는 압력에 대한 정보를 의사에게 제공한다. 특정 영상 기법이 더 나은 것이 아니라, 연구의 목적과 찾고자 하는 정보에 따라 영상 기법이 달라진다. 종종 한 가지 방법에 내재된 약점은 (진단 정보의 양을 최대로 제공하기 위해 CT 스캔을 추가하는 등의) 다른 기술을 결합함에 따라 향상될 수 있다. 검사의 종류는 의뢰하는 의사와 방사선전문의에 의해 결정될 수 있고, 언어재활사는 진단영상법을 결정하는 데 필요한 정보를 전달하는 역할을 한다.

내시경 검사(Endoscopy)

대부분의 내시경 절차는 유연한 광섬유 내시경을 사용하여 직접적으로 관심 구조를 시각화하고, 비디오테이프나 (요새는 대부분) 디지털 방식으로 매체에 기록한다. 상부 위장관 내시경 검사는 소화기내과 전문의가 진정제를 사용하거나 사용하지 않고 큰 지름의 내시경을 환자의 입으로 투입하여 수행한다. 유연한 내시경 삼킴검사(flexible endoscopic examination of swallow: FEES)는 언어재활사가 마취제를 사용하지 않거나 국소 마취를 하여 환자의 코로 작은 지름의 내시경을 투입하여 수행한다. 환자의 편의를 위해 국소 마취제를 사용할 때는 인두의 감각 온전성을 유지하는 것이 중요함을 고려해야 한다. 연구 결과에 따르면, 내시경 검사 중 국소 마취제 사용 여부에 따른 편안함에는 큰 차이가 없는 것으로 나타났다(Jonas et al., 2007).

내시경 검사로 조직의 외관(색, 혈관이 보이는지의 여부, 조직의 질(quality), 자극을 받았는지 **부서지기 쉬운지**(쉽게 찢어지거나 출혈이 발생하는지))을 평가할 수 있다. 인두나 식도 내의 위치(근위 또는 원위)에 따라 소화관 내의 정상 조직의 모양과 색이 다르다. 내시경은 별도의 채널을 통해 생검(biopsy)과 같은 의료/수술 절차를 수행할 수 있도록 한다. FEES 시 사용되는 스코프(scope)의 두 번째 채널을 통해 성문위 영역의 점막에 눈금이 매겨진 공기 퍼프(calibrated puffs)를 사용하여 감각 평가를 수행하고 감각 역치를 설정할 수 있다. 이러한 방식으로 감각 평가를 실시하는 것을 감각 검사를 포함한 광섬유 내시경 삼킴검사(fiberoptic endoscopic examination of swallow with sensory testing: FEESST)라고 한다. FEEST에서 사용되는 것과 같은 작은 지름의 내시경 광섬유가 개선됨에 따라 (공기 퍼프로의 전달을 위한) 채널이 차지하는 공간으로 인한 빛 투과 감소는 큰 단점이 아닐 것이다. 스코프 끝에 내장된 CCD 장치를 통해 이미지를 다시 디스플레이로 전달하는 chip-tip 기술은 스코프의 지름을 증가시키지 않고도 선명도와 해상도를 높였다.

내시경은 길이와 지름이 다양하다. 그림 5-16a는 비강, 인두강, 후두강을 시각화하는 데 사용되는 작은 지름의 유연한 광섬유 내시경을 보여 준다. 식도, 위(stomach), 십이지장(duodenum)을 검사하기 위한 내시경은 그림 5-16b와 같이 더 길고 지름이 더 크다.

상부 위장관 내시경 검사(Upper Gastrointestinal Endoscopy)

상부 위장관(gastrointestinal: GI) 내시경 검사는 유연한 광섬유 내시경을 냉광원(cold light source), 카메라 및 디지털(또는 비디오) 기록 시스템과 결합하여 하인두, 식도, 위(stomach) 및 십이지장을 영상화한다. 스코프(scope)에는 공기 흡입을 위한 구멍이 있고

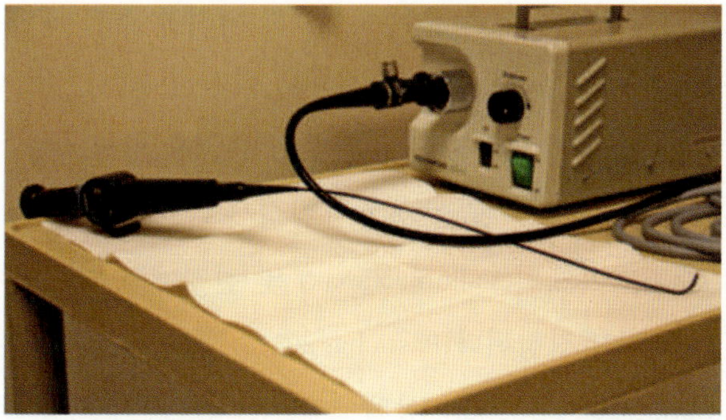

그림 5-16a. FEES에 사용되는 지름 3mm의 광섬유 내시경 검사

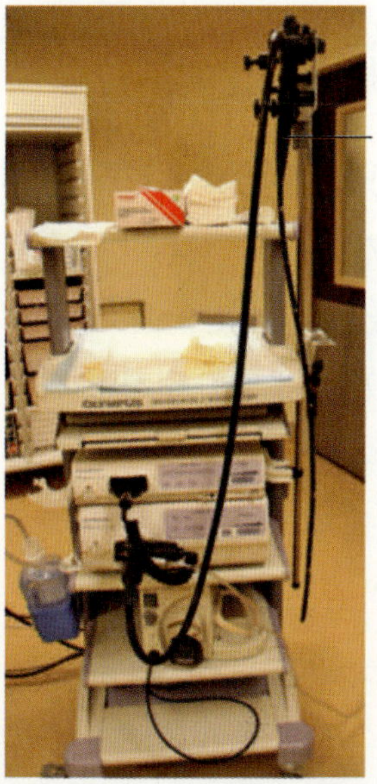

그림 5-16b. 상부 위식도 내시경에 사용되는 지름 11mm의 2채널 광섬유 내시경 검사

스코프의 시야 끝에 점액을 제거하기 위한 물 분사기가 있는 경우가 많다. 스코프를 통해 흡입이 가능하여 액체와 가스를 모두 제거할 수 있다. 별도의 채널을 통해 기구를 통과시켜 생검(biopsy)을 위한 조직(tissue)을 수집하거나 주사(injections)를 놓을 수 있고, 이물질도 제거할 수 있다. 스코프의 추가 채널을 통해 도플러(Doppler), pH 및 전기적 활동에 대한 일련의 탐색을 하거나 생검 집게(다양한 절단 도구 포함) 및 세포학 솔(내강 벽에

서 세포 샘플 수집용)을 통과시켜 진행할 수도 있다. 이러한 추가 채널을 포함하는 내시경은 FEES 시 사용하는 내시경보다 지름이 더 크다. 상부 GI 내시경 검사는 진료실, 외래환자 시설 또는 병원에서 소화기내과 전문의가 수행하는데, 첫 번째로 선택하는 검사일 수도 있고, 인두식도조영술이나 변형된 바륨 삼킴검사 다음에 수행할 수도 있다. 종종 환자들은 검사 전에 벤조디아제핀(Valium, Xanax) 및 진정제와 항불안제를 결합한 마취제 또는 프로포폴을 사용하여 진정된다(Pasricha, 2011). 환자들은 잠들지 않은 **황혼**(twilight) 상태인 **얕은 진정**(conscious sedation) 상태에 있다. 작은 구경의 스코프를 사용할 때, 진정제는 거의 사용되지 않거나 전혀 사용되지 않을 수 있다. 바이트 가드(bite guard)는 환자가 입을 벌린 상태를 유지하게 하여 내시경 의사가 손가락으로 스코프를 안내할 때 발생할 수 있는 부상을 방지한다. 스코프는 입에서 인두까지 삽입된다. 스코프가 UES 수준에 있을 때 삼키면 스코프가 식도로 들어간다. 식도 전체를 검사하여 점막 이상, 구조적 결함 또는 신생물이 있는지 검사한다. UES에서 약 40cm 정도 떨어진 곳에서 횡격막의 움직임을 관찰할 수 있도록 환자에게 냄새를 맡으라고(숨을 들이쉬라고)(sniff) 요청한다. 이것은 위(stomach) 조직이 LES를 통해 뒤집힐 수 있는 열공 탈장(hiatal hernia)을 검사하는 한 가지 방법이다. 스코프 끝에 있는 렌즈는 내시경 의사가 방향을 돌리는 접안 렌즈 근처의 손잡이로 조절된다. 스코프의 회전은 스코프 렌즈를 이동하고 구조를 보기 위해 사용된다. 이는 식도의 점막과 해부를 검사하기 위한 선택적 검사이다(Vaezi, 2010).

진단 내시경 검사 중에는 다양한 치료법이 시행될 수 있다. 상부 GI 내시경은 스프링 팁이 있는 가이드와이어 또는 풍선 팁이 있는 카테터를 수축 부위까지 보내 식도 협착을 확장하는 데 사용된다. 스프링 팁이 활성화되거나 풍선이 부풀면 협착의 섬유가 끊어지고 튜브의 지름이 증가한다. 이를 통해 임피던스 없이 음식물을 통과시킬 수 있다. 상부 위장관의 출혈 혈관은 문제가 되는 정맥에 화학 물질을 주사하는 **경화요법(sclerotherapy)**으로 치료할 수 있다. 출혈은 전류로 조직을 태우는 **전기응고(electrocoagulation)**로도 밀봉될 수 있다. 내시경을 이용하여 정맥류(확장 정맥)에 밴드 또는 묶음실을 부착하는 방법도 있다.

광섬유 내시경 삼킴검사(Fiberoptic Endoscopic Examination of Swallow)

FEES는 연인두, 구인두, 인두, 후두에 대한 내시경 검사이다. 이 검사는 대부분 언어재활사가 수행한다. 삼킴의 구강과 식도단계는 FEES에서 평가되지 않는다(ASHA, 2002). FEES는 삼킴장애의 증상(침습 또는 흡인)을 병상에서 기록할 수 있다. FEES는 삼킴장애의 평가를 위해 1988년 Langmore와 동료들에 의해 개발되었다(Langmore, Schatz & Olsen, 1988; Langmore, Schatz & Olsen, 1991). 그림 5−16a처럼 좁고 유연한 광섬유 내시경을 비강으로 삽입하여 후두 수준까지 내린다. 내시경의 직경, 환자의 용인도 및 임상가의 경험에 따라 코에 국소 마취제를 사용하거나 사용하지 않을 수 있다. 삼킴장애 시리즈 중 일부인 성인의 삼킴장애 평가 매뉴얼(Manual of Dysphagia Assessment in Adults)(Murray, 1999)에서는 내시경의 절차, 결과 해석, 결과 전달 등 FEES(임상병상검사 및 비디오투시조영검사 뿐만 아니라)의 각 단계를 설명하고 있다.

FEES는 환자가 변형된 바륨 삼킴검사를 진행하기 위해 영상의학과로 이송될 수 없는 경우, 자세유지에 심각한 문제가 있는 경우, 의학적으로 심각하게 손상되어 흡인을 처리할 수 없는 경우, 되돌이후두신경이 손상될 수 있는 수술 후에 후두의 직접적인 시각화가 필요할 때 특히 유용하다. 이 검사는 삼키는 동안 인두단계의 전체적인 이미지를 제공하지는 않는다. 삼킴반응 동안 인두가 스코프 주변부를 닫아 내시경의 이미지가 하얗게(white out) 보인다. 구강, 인두, 후두의 해부학적 구조는 삼킴반응 전과 후에만 관찰된다. 기도 보호에 대한 추론을 할 수는 있지만 보호의 세 가지 수준(진성대, 가성대, 호미후두덮개주름 및 후두덮개 닫힘) 모두를 내시경으로 동시에 관찰할 수는 없다. FEES는 쌓인 분비물의 양을 정량화하고 잔여물의 축적을 평가할 때, 인두와 후두의 감각 평가 및 몇 분 동안 자발적인 삼킴의 횟수를 측정할 때 투시검사보다 나은 이미지를 제공한다(Brown, Lefton-Greif & Ishman, 2010; Leder & Murray, 2008). 후두전정에 음식물이 쌓일수록 흡인의 위험성이 증가함을 고려할 때(Murray, Langmore, Ginsberg & Dostie, 1996) FEES는 임상적으로 중요한 정보를 빠르고 효율적으로 제공할 수 있다. 투시검사는 구강단계의 역학, 구인두 움직임의 협응, 혀 뒷부분의 움직임과 인두후벽의 부착, 설골후두 상승, 삼킴 시 흡인, UES의 열림, 식도단계의 역학, 노력삼킴의 기술 및 멘델슨 매뉴버의 평가에 대해 더 많은 정보를 제공한다(Langmore & McCulloch, 1997).

FEEST는 FEES의 변형으로, 변별역치(discrimination threshold)를 설정하거나 후두 내전근 반사(laryngeal adductor reflex: LAR) 유무를 평가하기 위해 눈금이 매겨진 공기 퍼프로 인두 및 후두 점막의 감각을 평가한다(Aviv, 2000; Aviv et al., 2002; Merati, 2013). 사용되는 내시경에는 공기 퍼프로의 전달을 위한 추가 채널을 가지고 있다. FEEST는 후두덮개 영역 및 인두와 후두의 점막으로부터 구심성 정보를 담당하는 상후두신경(SLN)이 온전한지를 알려준다. FEES에 감각 테스트를 추가하는 것은 감소된 구심성 정보가 삼킴장애의 증상에 중요한 역할을 한다는 전제에 기초한다(Aviv, 2000). LAR이 없는, 후두인두 감각이 손상된 환자는 침투 및 흡인의 위험이 유의하게 증가하였다(Aviv, Spitzer, Cohen, Ma, Belafsky & Close, 2002). 500명의 환자를 대상으로 FEEST 절차의 안전성을 평가한 결과, 기도의 손상은 없었고, 검사 전후에 심박수의 변화도 유의하지 않았으며, 코피도 심하지 않았다. 이에 FEEST는 경미한 불편함을 동반하는 안전한 검사로 판단되었다(Aviv, Kaplan, Thomson, Spitzer, Diamond & Close, 2000). 이후의 연구에서는 나이가 듦에 따라 감각이 저하되는 것으로 여겨지는 감각 기능의 연령에 따른 차이를 연구하고 있다.

조영 방사선촬영(Contrast radiography)

조영 방사선촬영은 다양한 방사선 촬영 연구나 X-ray 연구를 포함하는 광범위한 용어이다. 이 절차는 주로 진단영상학과 또는 방사선과에서 수행된다. 사용되는 장비의 유형은 다양하다(임상노트 5-3 참고). **조영 방사선촬영(Contrast radiography)**은 X-ray가 통과할 수 없는 조영제인 방사선 비투과 물질을 의미하는 일반적인 용어로 해부학적 구조와 구조 간 운동성을 관찰하기 위해 사용된다.

임상노트 5-3 **방사선과 환경(Radiology suites)**

의료 시설마다 사용하는 X-ray 장비와 조정할 수 있는 의자가 다양하기 때문에 언어재활사는 변형된 바륨 삼킴(modified barium swallow: MBS) 검사를 수행할 특정 방사선과 환경에 익숙해져야 한다. 룸(room) 세팅은 특정 시설 내에서도 다양할 수 있는데,

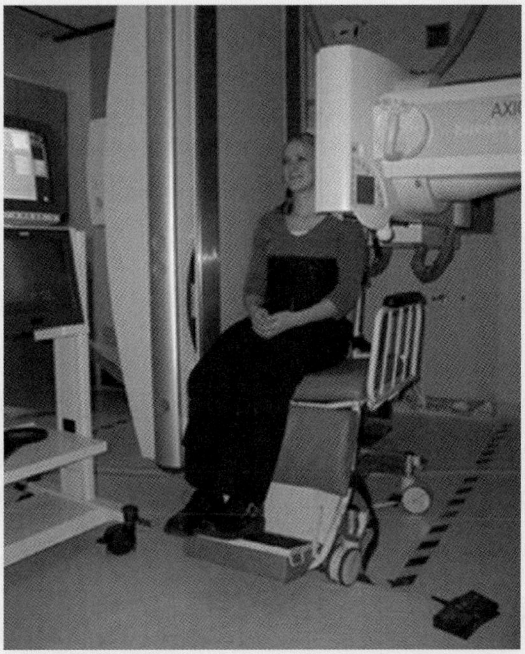

Hausted 의자에 앉아 있는 환자

MBS는 종종 녹화 장비가 있는 방에서 진행되는 경우가 많다. 일부 룸에는 테이블과 투시경 팔 사이의 좁은 공간에 (환자가 서 있든 앉아 있든) 환자가 위치한 방향의 수직방향으로 일반적인 테이블이 있을 수 있다. 또는 앉아 있는 환자 주변으로 유연하게 배치할 수 있는 C-arm 기계(여러 방향으로 회전할 수 있는 거대한 C처럼 보이는)를 사용할 수도 있다. 기계의 팔(arm)과 본체 사이에 추가 공간이 있는 휴대용 시스템을 사용하면 조정할 수 있는 의자를 사용하지 않을 때 대형 의자(예: 많은 병실에서 볼 수 있는 안락 의자인 게리 의자(geri-chairs))를 배치할 수 있다. 오디오와 비디오는 아날로그 또는 디지털 신호로 기록된다. 시간에 따른 구조적 변위를 검사하여 프레임별 재생을 개선하기 위해 타임 스탬프가 위치할 수 있도록 프레임 카운터 장치를 시스템에 부착할 수 있다.

삼키는 동안의 자세와 머리, 목 정렬은 삼킴의 기능을 확인하고 투시 시각화를 하는 데 중요하므로 일부 의료 센터에서는 그림과 같이 특수하고 좁은 환자 의자를 사용하여 MBS를 수행한다. 특수 설계된 의자는 이동이 가능하고 앞뒤로 기울일 수 있으며 일부 휠체어와는 다르게 이미지를 방해하지 않고 측면 및 전-후면 보기가 가능하다. 특히 운동 장애가 있는 환자에게 MBS를 실시할 때 Hausted 의자와 같이 조정할 수 있는 의자가 유용하다.

조영 방사선촬영으로 위장관의 위부터 아래까지 전체 길이를 검사할 수 있다. 조영제가 투입되는 위치(구멍을 통해)는 어떤 구조 또는 어느 곳의 운동성을 검사할지에 따라 달라진다. 사용되는 조영제의 두께와 코팅 정도는 시각화되는 것이 무엇인지와 표면이 얼마나 명확하게 정의되어야 하는지에 따라 다르다. 삼킴의 해부와 생리를 볼 때는 바륨 조영제를 구강으로 투입한다. 연구개의 기능을 평가할 때는 소량의 바륨을 콧구멍을 통해 비강으로 투입한다. 섭취하는 바륨의 양은 수행하려는 연구의 유형과 목적에 따라 달라진다. 여기에 문제가 있다. "바륨 삼킴"(뒤에서 자세히 논의)이라 불리는 전통적인 식도조영술은 구강과 인두강을 통해 비투과성 바륨 조영제를 전달하는데 삼키는 조영제의 양이 매우 많을 수 있다. 이는 운동성을 훌륭하게 시각화할 수 있지만 삼킴의 구강 및 인두 단계에서 관심 있는 해부학적 구조를 볼 수 없게 만든다. **식도조영술**(esophagram) 또는 **바륨 삼킴**(barium swallow) 및 **변형된 바륨 삼킴**(modified barium swallow: MBS) 또는 **비디오투시조영 삼킴검사**(videofluoroscopic swallow study: VFSS)는 동일한 검사가 아니다. 언어재활사는 이름이 유사한 두 검사를 능숙하게 다뤄야만 한다. 따라서 언어재활사가 각각의 방사선 검사가 무엇을 평가하고 어떻게 검사를 수행하는지를 아는 것이 중요하다. 이 장의 섹션은 상부 위장관을 평가하는 데 사용되는 가장 일반적인 방사선 촬영 절차를 다룰 것이다.

인두식도조영술(Pharyngoesophagram)

일반적으로 방사선 전문의는 인두와 식도를 온전히 검사하기 위해 (**식도조영술**, **상부 위장관 시리즈**, 또는 **바륨 삼킴**으로 알려진) **인두식도조영술**을 사용하여 운동성을 평가하고, X-ray를 사용하여 해부도 평가한다. 이 용어들은 일반적으로 막연하게 사용되어, 관찰한 구조들을 항상 정확하게 설명하는 것은 아니다. 식도조영술이란 용어는 자주 **인두식도조영술**을 대체하여 사용된다. 방사선학 분야에서 **바륨삼킴**은 다소 오래된 용어로 **식도조영술**로 대체되고 있다. 엄밀하게 말해서 인두식도조영술, 또는 식도조영술은 구인두와 위 들문(gastric cardia)(식도가 연결되는 위(stomach) 부분) 사이의 구조를 영상화한다. 그림 5-17은 바륨이 있는 식도의 전-후면을 보여 준다.

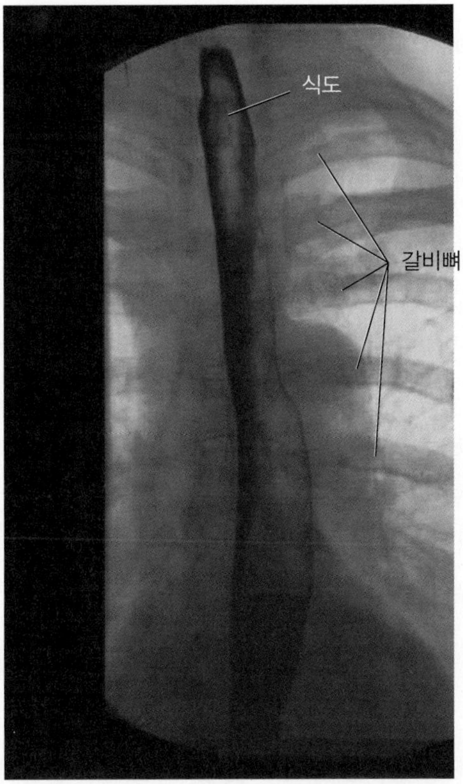

그림 5-17. 식도조영술의 투시영상 A-P view

상부 위장관 시리즈는 식도조영술에서 볼 수 있는 모든 구조들과 위(stomach)와 십이지장(duodenum), 소장의 상단을 포함한다. 사용하는 조영제의 유형과 제공되는 순서는 다양할 수 있다(임상노트 5-4 참고). 바륨은 묽거나 걸쭉할 수 있는데 묽은 바륨(부피 무게로 볼 때 가볍거나 무겁다고 간주됨)은 큰 용기나 컵에 담아 환자에게 제공한다. 방사선 전문의는 환자에게 삼킬 횟수를 알려주는데, 환자에게 한 번에 삼키거나 연속으로 삼키도록 지시한다. 위(stomach)와 같은 관심 구조를 완전히 코팅하기 위해 조영제를 섭취하는 동안 또는 섭취 직후에 환자의 자세를 똑바로 하게 하거나 눕도록 조절한다. 투시영상이기 때문에 영상이 움직이거나 정적일 수 있다. 바륨 현탁액을 삼킨 후 촬영한 스틸 엑스레이 사진을 **스팟 필름**(spot films)이라고 하는데 이는 특정 위치에서 한 시점에 촬영한 스틸 사진이다. 스팟 필름은 구조적 무결성에 대한 문서를 제공하도록 되어 있다.

임상노트 5-4 바륨(Barium)

바륨은 식도조영술에 사용되는 대표적인 조영제이다. 단일조영제 연구에서는 묽은 바륨(부피 무게로 볼 때 가볍거나 무거운)을 사용하여 식도나 위(stomach)와 같은 관심 구조를 채운다. 이중조영제 연구에서는 걸쭉한 바륨을 사용하여 관심 구조를 코팅한다. 두 번째 단계에서는 표면 윤곽을 보기 위해 구조물에 공기를 주입하여 팽창시켜야 한다. 기포 결정(effervescent crystals)을 사용할 수도 있고, 바륨과 함께 공기를 삼키도록 액체 선 위에 구멍이 있는 빨대를 사용할 수도 있다. 이중조영제 사용의 예로는 식도 점막 표면의 열상이나 식도 플라크(칸디다증(cadidiasis)과 같은)를 유발하는 곰팡이 감염을 시각화하는 것을 포함한다.

다수의 진단영상 센터에서는 묽은 바륨에 맛을 내기 위해 분말형 Kool-Aid 또는 음료수 혼합 결정을 추가하여 사용하는데, 특히 식도조영술 중 대량의 바륨을 섭취해야 하는 경우에 그러하다. 일부 바륨 현탁액 제조업체는 맛이 혼합된 바륨을 판매한다. 이렇게 하면 농도에 영향을 주지 않으면서 맛은 (다소) 향상된다.

일반적으로 보기 원하는 구조를 측면과 앞면, 또는 전–후면에서 평가한다. 식도를 척주(vertebral column)와 겹쳐지지 않게 잘 보고자 할 때는 경사면을 사용한다.

식도조영술 시에는 다양한 구조와 움직임의 패턴을 평가하기 위해 여러 번 삼켜야 한다. 특정 구조나 움직임을 잘 보기 위해 환자의 자세를 변경하고 음식물의 유형과 양을 특정화한다. 표 5–1에는 일반적인 자세와 음식물의 유형 및 양이 요약되어 있는데 개별 시설 내 연구를 수행하는 방사선 전문의에 따라 차이가 있을 수 있다. 방사선 전문의의 목표는 환자가 보고한 증상에 따른 구조 또는 운동장애를 가장 잘 시각화하는 것이다. 프로토콜은 검사를 받는 각 개인이 특정한 방식으로만 따라야 하는 엄격한 표준화된 테스트가 아니다.

표 5-1. 조영 방사선 검사 프로토콜(Low & Rubesin, 1993)

자세	필름	뷰	해부학적 수준	음식물 유형	양	매뉴버	보는 구조
똑바른 자세	비디오투시영상 검사	측면	구인두	고밀도	8~10 mL	삼킴	후두덮개와 후두전정
똑바른 자세	비디오투시영상 검사	측면	구인두	고밀도	15~20 mL	삼킴	UES
똑바른 자세	이중조영순간촬영필름(Double contrast spot film)	측면	구인두	고밀도	이전에 마신 고밀도 액체 바륨의 잔여 조영제	/이/ 말하기	연구개; 편도오목; 후인두벽; 혀의 기저부; 후두계곡; 후두덮개; 호미후두덮개주름
똑바른 자세	비디오투시영상 검사	앞면	구인두	고밀도	8~10 mL	삼킴	혀기저부의 표면; 편도오목의 윤곽; 후두덮개; 하인두 외벽
똑바른 자세	이중조영순간촬영필름(Double contrast spot film)	앞면	구인두			구강 내 공기압을 생성함으로써 변형된 발살바	이전에 나열된 모든 인두 구조
똑바른 자세	이중조영순간촬영필름(Double contrast spot film)	경사면	구인두			확장된 공간으로 고개 기울이기	후두덮개; 후두계곡의 전벽; 조롱박굴
똑바른 자세	이중조영		식도	고밀도 바륨과 기포제	식도를 팽창시키기 위해 빨리 마시기		여러 번 연속삼킴 시 GERD; 위 들문의 종양
엎드린 자세	단순조영	오른쪽 전방 경사면	식도	저밀도	8~10 mL	한 번 삼킴	식도 운동성
엎드린 자세	단순조영	오른쪽 전방 경사면	식도	저밀도	1컵	연속삼킴	식도망(esophageal webs), 대동맥활 이상, 열공탈장, 협착, 고리 식별
누운 자세	이중조영	오른쪽 라벨	식도	고밀도 바륨과 기포제	식도를 팽창시키기 위해 빨리 마시기	여러 번 연속삼킴	GERD; 위 들문의 종양

변형된 바륨 삼킴(Modified Barium Swallow)

비디오투시조영 삼킴검사(videofluoroscopic swallow study: VFSS)로 알려진 변형된 바륨 삼킴(modified barium swallow: MBS)은 삼킴 메커니즘의 해부와 생리를 검사할 때 가장 자주 사용되는 검사이다. 구강, 인두, 초기 식도 단계를 실시간으로 관찰하고 침습 및 흡인 증상의 근본적인 원인을 진단하는 훌륭한 방법이다. 또한 인두 단계를 시각화하는 동시에 삼킴의 안전성과 효율성을 높이기 위한 보상 전략을 평가할 수 있다. 현재는 이러한 다양한 기술을 포함하고 있는 다른 평가 기술은 없다.

임상노트 5-5 **MBS 또는 식도조영술 중 어느 검사가 필요하며 누가 그것을 결정하는가?**

"환자가 알약을 삼키기가 어렵다고 호소합니다."라는 의뢰가 드물지 않게 SLP에게 전달된다. SLP는 MBS 또는 식도조영술 중 어느 것이 가장 적합한지 의사에게 연락하거나 가능한 옵션에 대해 의사와 논의해야 할 수 있다. 고려해야 할 몇 가지 요소는 다음과 같다.

- 환자가 알약을 삼키려고 할 때 어떤 일이 발생하는지(어디에서 막혔는지, 언제 발생하는지, 문제를 줄일 수 있는지)를 설명하는 상세한 병력
- 생리학적 요구 고려–구강단계에서 사용되는 근육의 강한 힘과 구강 및 인두강의 촉촉한 점막을 위해 적절한 수분 공급 필요
- 환자가 알약을 삼키는 생리를 고려–알약과 함께 섭취해야 하거나 (아마도) 알약을 삼킨 후에 섭취해야 하는 액체의 양 및 삼킴 전과 삼킴 중의 고개 위치

일반적으로 MBS는 투시적으로 바륨 알약 섭취를 구강에서 위까지 볼 수 있다는 점에서 초기에 선택되는 검사이다. 알약의 진행(또는 진행의 어려움)을 추적하는 데 필요한 것은 물 한 모금과 바륨 알약이다. MBS 평가 결과에 따라 식도 운동성에 대한 의문이 제기되는 경우, 방사선과/병원 정책에 따라 식도조영술을 같은 세션에 함께 진행할 수 있다.

언어재활사는 폐렴이나 흡인에 따른 폐 합병증을 치료하는 입원 환자의 병원 비용에 대한 MBS의 효능과 전반적인 비용 효율성을 뒷받침하는 최신 연구를 알고 있어야 한다. 임상연구에서는 그림 5-18의 투시영상 측면에서처럼 삼킴장애 환자 수의 1/3 정도까지 기침이 없는 무증상 흡인을 보인다고 하였다(Lazarus & Logemann, 1987; Ramsey, Smithard & Kalra, 2005).

연구결과, VFSS에서 관찰되는 침습-흡인의 정도는 폐렴을 일으키는 위험도와 관련이 있었다. 정상적으로 삼키는 사람 또는 침습/흡인이 없지만 삼킴장애를 가진 사람과 비교했을 때, 연구 6개월 전/후에 폐렴이 발생할 위험은 침습을 가진 환자들의 경우 4배 증가했고, 기관지 흡인을 가진 환자는 10배 증가했으며, 무증상 흡인을 가진 환자는 13배 증가하였다(Pikus et al., 2003). MBS는 삼키는 동안 인두 단계를 끊김 없이 시각화하여 삼킴의 생리를 관찰할 수 있는 유일한 임상 방법이다. 환자의 흡인 여부를 제외하고는 모든 삼킴의 매개변수(예: 입술 닫힘, 인두 반응 지연, 연구개 상승 등)에 대한 평가자 간 신뢰성은

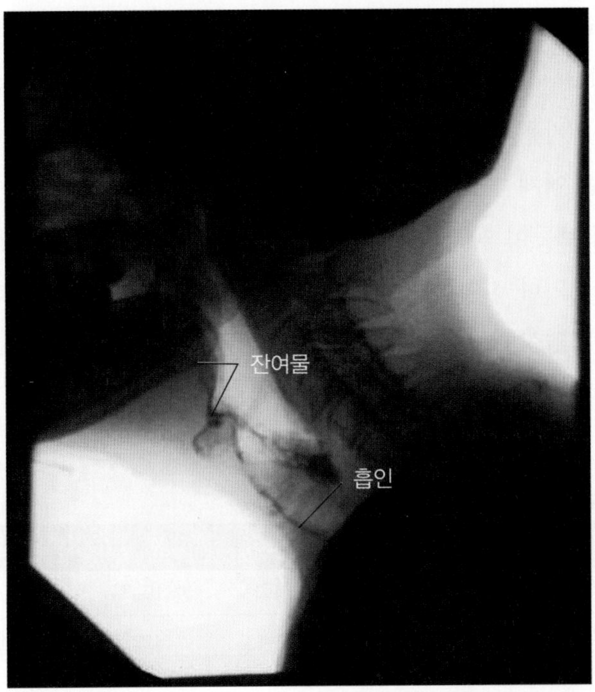

그림 5-18. **흡인, 투시영상** Lateral view

낮다. 이것은 국제적으로 유명한 삼킴 센터의 숙련된 평가자들 사이에서도 문서화되어 있다(Stoeckli, Huisman, Seifert & Martin-Harris, 2003). Stoekliet 외 연구자들은 삼킴의 매개변수는 흡인의 정의처럼 더 구체적으로 정의되어야 하며 평가자 간 합의가 이루어져야만 한다고 하였다(Kuhlemeier, Yates & Palmer, 1998; Ott, 1998; Scott, Perry & Bench, 1998 Stoeckli et al., 2003; Wilcox, Liss & Siegel, 1996). 추가적으로 전리 방사선 노출에 대한 우려를 고려해야 하는데 많은 환자들의 후속 연구가 계속 필요하기 때문에 방사선 노출을 줄이도록 평가를 짧게 진행해야 한다.

제4장에서는 음식물의 속성이 삼킴의 특정 변수로 크게 기여한다는 것을 배웠다. 이에 MBS와 같은 삼킴의 평가 중에 음식물의 특성이 조작된 변수 중의 하나가 될 수 있다. 그러나 실제로 음식물의 특성을 조작하는 것은 묽거나 걸쭉함, 되거나(paste) 고형인 음식물의 위계가 의미하는 것보다 조금 더 복잡하다. 중요한 요소는 음식물의 **밀도(중량), 농도(걸쭉함), 항복응력(액체를 밀어내기 어려운 정도)**이다. 더 복잡한 문제는 점도가 온도에 영향을 받는다는 것이다. 이 용어들은 **혈류학(rheology)** 및 액체 특성 인자—물질의 흐름과 변형에 관련된 특성—를 연구하는 영역에 속한다. 액체는 뉴턴식(Newtonian) 또는 비뉴턴식(non-Newtonian)으로 분류된다. 이것은 물리학의 뉴턴의 법칙(Newton's law)을 의미하는데, 무언가를 움직이기 위해 가해지는 힘은 흐름에 정비례한다는 것이다. 우리가 섭취하는 많은 액체는 뉴턴식으로 분류되는데 물, 주스, 우유, 꿀, 메이플 시럽 등이 그 예이다. 예에서 보듯이 액체는 묽거나 걸쭉할 수 있다. 하지만 액체의 흐름보다 액체에 가해지는 힘이 많거나 적어지면 비뉴턴식 물질로 간주되는데 카스타드, 요거트, 이유식, 또는 비디오투시영상검사에 사용되는 바륨 현탁액이 그 예이다. 표 5-2는 질감 카테고리에 걸친 뉴턴식과 비뉴턴식 음식의 예를 보여 준다.

표 5-2. 뉴턴식과 비뉴턴식 속성의 음식

질감	뉴턴식	비뉴턴식
묽음	물; 우유; 맑은 과일 주스; 메이플 시럽	샐러드 드레싱; 녹인 초콜릿; 과일 농축액
묽음과 걸쭉함의 중간	꿀, 옥수수 시럽, 당밀	과일 퓌레, 야채 퓌레, 이유식, 마요네즈, 아이스크림
걸쭉함		카스타드; 푸딩; 요거트; 땅콩 버터

평가 및 치료에 사용되는 바륨이 섞인 음식물은 바륨이 섞이지 않은 음식물과 동일한 유동적(rheologic) 특성을 갖지 않을 것이다. 연구에 따르면 비디오투시검사에서 사용하는 액체보다 식사 시의 액체는 밀도와 점성이 덜 한 것으로 나타났다(Cichero et al., 1997; Meng, Rao, & Datta, 2005). 추가 연구에서도 모든 증점제(thickener)가 액체와 반응하였을 때 동일한 반응을 보이지 않았다. 전분 증점제는 검(gum) 기반의 증점제와는 다르게 반응한다(Dewar & Joyce, 2006; Payne, Methven, Fairfield & Bell, 2009; Sopade et al., 2008). 또한 증점이 된 액체는 시간이 지남에 따라 점도가 계속 변한다. 어떤 제품은 세 시간 내에 흐름에 대한 저항이 25% 더 높아진다(O'Leary, Hanson & Smith, 2010). 따라서 일상 식사 시의 구강 섭취 안전성을 예측하기 위해 MBS를 사용하는 것에는 결함이 있을 수 있다는 것을 쉽게 알 수 있다. 예를 들어, 구강 조절이 부족한 사람은 묽은 바륨을 잘 다룰 수 있는데 이는 구강 운동조절 기술이 적절해서가 아니라 평가하는 물질의 점도가 높아서 삼킴반응 전에 물고 있기가 쉽기 때문일 수 있다. 음식의 묽은 정도는 일상 상황에서 평가 상황에 이르기까지 다양하기 때문에, 이 사람은 계속해서 아침에 묽은 커피를 마시는 것이 어려울 수 있다. 현재 이 어려움을 쉽게 해결할 수 있는 방법은 없다. 음식물이 어떻게 보이는지(쏟아질 것 같은지)는 구강 내에서 느끼는 감각(구강 촉감)보다 덜 정확하다고 알려져 있다. 두 액체가 입안에서 같이 움직이지 않거나 동일하게 느껴지지 않는다면 유동적 특성이 같지 않을 가능성이 높다(Cichero et al., 1997). 바륨이 섞인 음식물의 유동적 특성과 감각인식을 평가한 연구들은 조영제의 추가가 삼킴의 용이성에 큰 차이를 만드는 것으로 나타났다. Ekberg와 동료들은 망고 퓌레에 바륨 조영제를 추가했을 때, 바륨이 없는 망고 퓌레에 비해 음식물을 삼키는 데 어려움이 증가하여 삼킴의 용이성에 영향을 미친다는 것을 발견했다. 구강 촉감은 끈적임이 증가함에 따라 크게 영향을 받았다. 이에 연구자들은 바륨 조영제가 유동학적 특성과 감각 인식에 크게 영향을 미친다고 결론 지었다(Ekberg et al., 2009). 임상적인 의사결정은 평가하는 물질에 대한 우려를 낮추어 진행되어야 한다. 최근의 연구는 음식물의 유변성 측정, 명명법, 평가자 간 신뢰도에 대한 표준화된 정립을 요구하고 있다(Steele, Van Lieshout & Goff, 2003). 미국의 상업회사인 Bracco Diagnostics는 제품을 희석하거나 농축할 필요 없이 MBS 진단용으로 특별히 생산된 Varibar® 라인을 판매한다(그림 5-19).

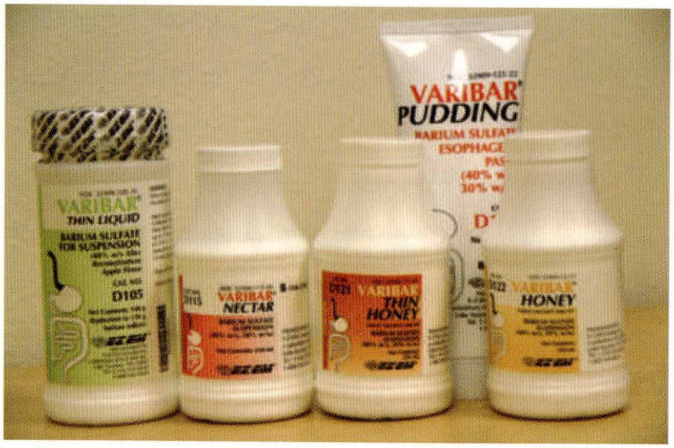

그림 5-19. EZ-EM Varibar® 바륨

예전에는 자연스러운 일반 음식물로 시뮬레이션을 하기 위해 묽은 액체, 즙, 푸딩에 바륨을 첨가했다. 이는 평가 전체 또는 클리닉 간의 표준화에 도움이 되지는 않는다. Varibar® 라인은 점도와 항복응력(yield stress)에 따라 묽은 액체, 즙, 묽은 꿀, 꿀, 푸딩의 다섯 가지 농도로 표준화되어 있다. 다섯 가지 농도의 카테고리는 점도 값이 중복되지 않도록 설계되었다. 또한 점도와 항복응력 값은 실제 음식의 농도 값에 근접한다. Varibar® 라인의 점도 값은 다음과 같다.

묽은 액체	<15 cps
즙	150~450 cps
묽은 꿀	800~1800 cps
꿀	2500~3500 cps
푸딩	4500~7000 cps

조영제의 맛을 좋게 하기 위해 세 가지 농도의 액체 바륨에는 사과 맛을, 푸딩 바륨에는 바닐라 맛을 첨가하였다. 가장 중요한 점은 위식도관(예: 식도조영술)의 영상화를 위해 제작된 대부분의 상업용 바륨 제품과 마찬가지로, 구조를 계속 코팅하기보다는 정상적으로 삼키면서 바륨이 제거되도록 고안되었다는 점이다.

환자는 앉아서 MBS를 수행하는데, 운동 장애가 있거나 머리와 목의 구조적 문제가 있는 사람은 최적의 삼킴 능력을 촉진하기 위해 적응형 좌석 또는 신중한 자세 조정이 요구된다(임상노트 5-3 참고).

임상노트 5-6 경부 청진(cervical auscultation)

1990년대 중반에는 임상 병상 검사와 함께 청진기로 삼키는 소리를 들을 수 있는 경부 청진을 사용하였다. 경부 청진의 사용은 확실한 데이터가 증거를 뒷받침하기 전에 먼저 이루어졌다. 삼키는 소리와 생리 사이의 관계를 비디오투시검사로 동시에 연구한 연구자들은 정상삼킴과 흡인/침습 간에 들리는 소리가 다르다는 것을 밝혀냈다. 그러나 이 결과는 평가자 간 및 평가자 내 신뢰도가 낮았다. 반복 시도를 하는 동안 임상가가 삼키는 소리를 평가하는 방식이 동일하지 않았다면 평가의 신뢰도에 문제가 있을 수 있다. 19명의 SLP가 그룹을 이루어 샘플이 정상인지 흡인/침습인지를 평가한 결과, 정확도가 상승하여 흡인/침습 샘플의 90% 이상을 식별했다. 연구자들은 이론적으로 임상가가 흡인/침습을 보이는 사람들을 식별할 수 있는 가청 단서가 있다고 결론지었다. 그러나 병상에서 청진기를 사용하는 것이 흡인/침습을 정확하게 판단하는 방식은 아니다(Leslie, Drinnan, Finn, Ford & Wilson 2004). 2007년에 진행된 연구에서는 비디오 내시경 검사와 경부 청진의 음향 기록을 함께 사용하여 삼키는 소리를 야기하는 것이 무엇인지를 확인하고 소리가 직접적으로 삼킴의 생리 활동과 연관이 있는지를 연구하였다(Leslie, Drinnan, Zammit-Maempel, Coyle, Ford & Wilson, 2007). 연구 결과에 따르면 삼키는 동안 여섯 가지의 다른 소리가 있었는데, 모든 삼킴이 여섯 개의 소리를 모두 가지고 있지는 않았다. 또한 소리와 생리학적 활동 사이에 부분적으로 겹치는 부분이 있어서 소리와 특정 생리학적 활동과의 직접적인 연관은 없었다. 이것은 삼키는 동안의 음향학적 정보가 잠재적으로 흡인/침습을 판단하는 데 도움이 되지 않는다는 것을 의미하지는 않지만 경부 청진을 임상에 포함시키는 것을 지지하는 증거는 없다는 것을 의미한다.

언어재활사는 MBS 시 환자에게 바륨이 섞인 다양한 양의 묽고 걸쭉한 액체, 반고형식과 고형식을 제공하고, 방사선사는 투시기를 조절하는 역할을 한다. 음식물의 제공은 숟가락, 포크, 컵, 주사기 또는 빨대로 할 수 있고, 환자의 능력에 따라 환자 자신 또는 언어재활사가 제공할 수 있다. 평가 절차는 세팅과 시설마다 다를 수 있지만 기본적인 원칙은 따라야 한다.

1. 연구의 목적은 구인두와 상부 식도의 해부를 평가하고 삼킴장애 증상의 생리학적 원인을 확인하는 것이다.
2. 환자가 가장 안전하게 삼킨다고 생각되는 음식의 농도를 MBS 중 먼저 제시해야 한다. 이를 통해 환자의 최상의 수행을 먼저 관찰할 수 있다.
3. 반사적이거나 자발적인 기침이 부재하는 흡인이 일어났을 때 무엇을 해야 하는지에 대한 의견은 분분하다. 몇몇 의사들은 평가를 중단해야 한다고 말한다. 바륨은 상대적으로 비활성의 특성을 갖지만, 호흡계에 많은 양이 있는 것은 좋지 않고 호흡기계 또는 전신질환을 가진 사람들에게는 손상을 줄 수 있다. 바륨의 흡인은 경미하지만 장기적인 섬유화를 야기할 수 있다는 보고가 있다(Voloudaki, Ergazakis & Gourtsoyannis, 2003). 다른 연구에서는 반사적이거나 자발적인 기침이 부재하는 흡인이 반드시 평가의 끝을 말하는 것은 아니고 보상적인 기도 보호 전략의 효율성을 평가할 필요가 있다는 것을 의미한다고 제안한다.
4. 음식물의 종류별로 정해진 양을 최소 2~3번씩 제공한다(일반적으로 1mL, 3mL, 5mL, 10mL와 20~60mL의 한 컵)(Logemann, 1998).
5. 반고형식과 고형식은 처음에는 약 1/3 티스푼 정도의 적은 양으로 시작하고 점차 정상적인 음식물의 크기로 증가시킬 수 있다.
6. 증상의 원인이 결정되면 MBS 시 기능을 향상시키기 위한 전략을 수행하고 평가해야 한다.

바륨을 섞은 다양한 음식물의 사용은 시설과 세팅에 따라 다를 수 있다. 평가의 목적은 삼킴의 안전성과 효율성을 향상시키기 위해 정상적인 식사 행동과 어려움을 잘 반영하는 것이다. 식사 시간을 자세히 시뮬레이션할수록 MBS 결과는 특정 개인에게 더 현실적으로 일반화될 수 있다. 예를 들어, 빵에 바륨을 넣어 바로 굽거나(Gantz, 1997) 선호하는 음식에 최소의 조영제를 사용하여 더 나은 진단 및 치료 결과를 산출할 수 있다(임상노트 5-7 참고). 중요한 점은 비디오투시영상 검사 시 숙련된 임상가들이 모든 환자에게 동일한 음식물을 사용하여 의사결정을 이분법(예/아니요나 유무와 같은)으로 수행하는 엄격한 프로토콜에서는 질적 평가의 평가자 간 신뢰도가 낮아진다는 점이다(Stoeckli, Huisman, Seifert & Martin-Harris, 2003). 정상적인 식사를 잘 반영하는 평가에서는 이러한 어려움이 증가할 수 있다.

임상노트 5-7 바륨 빵

MBS 시 바륨을 넣은 빵을 고형식으로 사용하는 것은 음식물의 정상적인 식감을 유지하고, (일반적으로) 고형식으로 사용되는 두 가지 농도(쿠키에 페이스트 섞는)를 동시에 사용할 때 발생하는 문제를 방지한다. 방사선 전문의가 평가한 결과, 빵 조각 내에 방사선 비투과성이 고르게 분포되어 있고, MBS 상에서도 불투명한 것으로 관찰되었다. 분말 바륨 제조업체인 EZ-EM과 소통한 결과, 굽는 온도(및 저장을 위한 동결 온도)가 바륨의 구성요소를 변경하지 않는다고 하였다. 빵을 굽는 동안 빵 반죽에 첨가된 바륨 분말이 빵 덩어리 아래로 가라앉지 않았고 SLP 그룹이 일반 빵과 비교했을 때도 빵 맛이 변하지 않았다고 판단했다(Gantz, 1997).

레시피

병원 내 영양학과의 표준 흰빵 레시피를 사용하여 빵 2개당 바륨 분말(60% wt/vol) 1.5컵을 추가하고, 바륨 잔여물을 피하기 위해 비금속 그릇에 담고 섞는다. 빵은 나누어 잘라 얼릴 수 있고, 사용하기 30분 전에 실온에 놓으면 된다.

핵 의학—섬광조영술(Scintigraphy)

일반적으로 섬광조영술은 성인의 흡인을 진단하는 데 사용되지는 않지만, 소아 집단에서는 어느 정도의 빈도로 사용되고 있다. 언어재활사가 이 평가를 수행하거나 해석하지는 않지만, 일반적인 배경지식을 위해 기술에 대한 간단한 설명을 제공하겠다. 이 방법은 전통적인 X-ray와 반대되는 것으로 개념화되는데, X-ray는 개인을 겨냥한 방사선 빔을 사용하여 필름에 결과 이미지를 기록하고, 섬광조영술은 감마 카메라라고 불리는 특수 카메라로 감지되는, 섭취한 방사성 핵종의 전송에 의존한다.

흡인을 평가하기 위해 섬광조영술을 사용하는 경우, 섭취할 물질에 테크네튬-99m 황 콜로이드와 같은 방사성 핵종을 혼합한다. 섭취 후 환자는 영상 촬영을 위해 감마 카메라 아래에 눕는다. 카메라는 시스템의 방사성 핵종에서 전송된 이미지를 포착한다. 방사성 핵종 섭취 후 최대 2시간 동안 영상 촬영이 계속될 수 있다. 두 번째 영상 촬영은 2시간 후에 실시되거나, 성인의 경우 자는 동안의 흡인을 관찰하기 위해 다음 날 아침에 실시할 수 있다. 이미지는 프레임당 15초의 속도로 캡처되며 동영상을 반복하여 보기(loops) 위해 컴퓨터로 조작한다. 이 방법을 사용하면 흡입된 물질을 정량화할 수 있다. 방사성 핵종 연구는 전통적인 바륨 연구보다 흡인을 식별하는 데 더 민감한 것으로 간주되지만, 방사성 핵종 섭취를 통해 환자가 방사선에 노출된다(Collier, 1997).

컴퓨터 단층 촬영(CT), 자기공명영상(MRI) 및 기능적 자기공명영상(fMRI)

일반적으로 구인두와 식도 구조들에 대한 CT 스캔, MRI, fMRI는 구인두와 식도 문제를 진단하는 일차 도구로 사용되지는 않는다. 섬광조영술과 마찬가지로, CT, MRI, fMRI는 SLP가 실시하거나 해석하지 않는다. CT 스캔은 암과 같은 질병의 단계를 진단하거나, 흉부 X-ray와 같은 다른 영상 기술을 통해 발견된 덩이를 묘사하는 데 사용될 수 있다. 최근에는 AIDS 환자의 식도 감염(방선균증에 의한)의 정도를 결정하기 위해 CT를 사용하는 방법이 보고되었다(Arora et al., 2003). 현재 삼킴장애의 임상적 진단 및 치료에서는 구인두와 식도 구조에서 촬영한 CT 스캔을 거의 사용하지 않는다. 방사선 노출이나 조영제 흡인의 위험 없이 삼킴장애가 있는 사람을 연구하기 위해 비침습적인 방법을 찾으면서 다양한 MRI 방법이 연구되고 있다. 가장 큰 어려움은 시간적 해상도와 공간적 해상도 사이의 균형을 맞추는 것이었다. 좋은 시간 해상도를 제공하는 기술(삼킴과 같은 매우 빠른 활동을 포착할 수 있는)은 낮은 공간 해상도(다른 구조와 구별되는 구조를 보는 능력)를 가지고 있다. 단일 샷, 빠른 회전, 에코 동적 MRI는 후두 상승, 구인두 지름, 혀 기저부 및 연구개의 움직임을 측정할 수 있는 향상된 공간 해상도를 가지는 반면 시간 해상도가 낮아(Hartl, Albiter, Kolb, Luboinski & Sigal, 2003) 시간적인 측정은 할 수 없다. 또한 조영제는 필요하지 않고 일반식을 사용할 수 있지만 고형식은 물보다 덜 강력한 신호를 제공하여 입안에서 부서졌는지 또는 타액이 섞여 있는지를 식별하기 어렵다. 그러나 이 기술은 임상적인 잠재력을 보유하고 있다. 기술의 발전으로 MRI 적용 범위가 확대되었는데 삼키는 동안의 피질 활동은 활동 관련 스캐닝의 발전 덕분에 1998년부터 기능적 자기공명영상(fMRI)을 사용하여 볼 수 있다. 스캔은 삼킴 후 혈류역학 반응이 최고조에 도달하는데 필요한 지연 기간(작업 시작 후 4~6초) 동안 진행된다(Ludlow, 2012). 이러한 비침습적 기술을 사용하여 삼킴의 신경생리학이 발전하고 있지만(Humbert & Robbins, 2007), 현재 삼킴장애 진단이나 치료에 있어 fMRI를 임상적으로 사용하지는 않는다.

인두 압력투시영상법(Pharyngeal Manofluorography)

비디오 압력계로 알려진 비디오투시영상법과 압력계의 조합은 지난 10년 동안 기술적인 문제로 인해 임상 도구로 자주 사용되지 않았었다. 제3장에서 압력계를 설명하였는데, 압력계는 하부식도괄약근(LES), 식도체 및 상부 식도 괄약근(UES)의 세 가지 주요 영역에서 식도 내 압력을 측정한다(Vaezi, 2010). 시스템을 통해 이동하는 음식물로 인해 구인두 및 식도 영역에서 생성되는 압력을 압력계만으로 측정하여 의사에게 전달할 수는 없다. 반면에 투시영상법만으로는 UES의 열리는 시간이 정상 범위 안에 있을지라도 불완전한 UES의 이완을 설명할 수 없다. 두 가지 유형의 연구를 결합함으로써 시간에 따른 압력 변화의 역동적인 패턴을 정량화할 수 있다(Nativ-Zeltzer, Kahrilas & Logemann, 2012). 고해상도가 가능한 민감한 센서를 갖춘 고체 카테터의 개발 및 사용으로 괄약근이 기능하는 시점과 범위 및 음식물의 내압을 더 쉽게 정량화할 수 있다. 이 정보는 중증도를 결정하고, 치료 결정을 지시하며, 치료 효과를 평가하는 데 도움이 되고, 의학적-외과적 치료나 행동학적 치료를 결정할 때 필요한 정보를 제공할 수 있다.

압력계는 공간 내의 압력을 측정한다는 점이 중요하다. 이것은 음식물에 적용되는 추진력을 측정할 수는 없다. 길이를 따라 간격을 두고 3개 또는 4개의 압력 감지 변환기를 포함하는 100cm의 카테터(1.5 x 3mm 또는 2 x 4mm 크기의)가 가장 자주 사용된다. 향상된 센서 유형은 둘레 변환기 및 풍선 센서를 포함한다(Matttioli, Lugaresi, Zannoli, Brusori & d'Ovidio, 2003; Matttioli, Lugaresi, Zannoli, Brusori, d'Ovidio & Braccaioli, 2003; van Herwaarden et al., 2003). 인두와 식도는 A-P 방향과 상하 방향에서 서로 다른 압력파를 생성하기 때문에 카테터의 위치 선정이 중요하다. UES와 마찬가지로, 측면 또는 좌우 힘에 의한 것보다 전후방 힘에 의해 더 많은 압력이 생성된다(Sears, Castell & Castell, 1991). 변환기의 간격은 혀 기저부, 하인두, UES 및 식도의 위치에 해당하며 물 관류 시스템과 고체 상태의 시스템 간에 차이가 있을 수 있다. 국소 마취제를 투여한 후 콧구멍을 통해 카테터를 27cm 넣는다. 그리고 센서를 위치하고 확인한다. 카테터가 고정되면 이전 장에서 설명한 MBS 프로토콜이 수행된다. 압력계에서 얻은 특정 정보는 음식물의 머리 부위와 관련하여 가장 낮은 UES 센서의 압력 시점을 판독할 수 있다. 이것은 UES의 이완 및 후두 상승을 측정한 것이다. 정상적인 반지인두근 기능 시의 압력은 음수인 −2∼−6mmHg인 경우가 가장 많으며, 이는 음식물의 머리가 도착하기 전에 이완/상승이 발생했음을 나타낸다. 삼킴 후 제거파(clearing waves)는 인두의 힘을 측정하는 데 사용된다. Salassa(1997)는 80∼120mmHg의 제거파는 정상, 60∼75mmHg는 경미한 손상, 40∼60mmHg는 중등의 손상, 35mmHg 미만이면 심각한 손상이라고 제안하였다.

임상노트 5-8 맥박 산소측정법(pulse oximetry)

맥박 산소측정법은 분광광도법(spectrophotometry)을 사용하여 동맥 산소화를 측정하는 방법이다. 손가락에 작은 클램프(clamp)를 놓고 헤모글로빈에 의해 운반되는 연속적인 산소 비율의 판독값이 디지털 방식으로 제공된다. 청진과 마찬가지로, 맥박 산소측정법은 식사 중 흡인을 판단하는 간접적이고 비침습적인 방법으로 간주되었다. 식사 중에 모니터링되는 산소 포화도는 불포화 또는 낮아진 산소를 발견한다. 그러나 흡인 지표로서의 맥박 산소측정은 민감도(문제가 있는 사람을 문제가 있다고 분류)와 특이도(문제가 없는 사람을 문제가 없다고 분류)의 문제가 있었다(Ramsey, Smithard & Kalra, 2006). 2009년의 체계적 검토(Bours, Speyer, Lemmens, Limburg & de Witt) 연구에서는 도구적 검사가 필요한지를 결정하는 선별 방법으로 기침, 질식 및 음성의 질 변화를 모니터링하면서 맥박 산소측정법과 물 삼킴검사를 결합하여 사용하였다. 그 결과 삼킴장애를 가진 사람들의 73~98%를 정확하게 식별하였고 삼킴장애를 가지지 않은 63~76%의 사람들을 올바르게 식별할 수 있었다. 다시 말하지만, 검사의 목적(선별 또는 진단)에 따라 검사의 유용성이 결정된다. 맥박 산소측정법은 다른 방법들과 결합하였을 때 유용한 선별 정보를 제공할 수 있다.

압력계와 pH 연구들

가장 일반적인 위식도역류질환(gastroesophageal reflux disease: GERD) 검사는 압력측정과 pH 검사이다. 언어재활사들은 음식물이 UES 위(above)로 올라갔을 때 발생하는 GERD 또는 후두인두역류(larygopharyngeal reflux; LPR)와 관련한 삼킴장애와 발성장애를 자주 다루게 되고, 이를 의사에게 전달하여 의학적 치료를 제공할 수 있도록 하기 때문에 이 검사에 대해 자세히 설명할 것이다.

이러한 연구는 종종 GERD, 비심장성 흉통, **피부경화증(scleroderma)**과 같이 식도에 영향을 미치는 운동장애를 확인하거나 배제하기 위해 수행된다. 압력계로 탐색하는 4개의 중요 영역은 LES, 식도체의 민무늬근 부분과 줄무늬근 부분, 그리고 UES이다.

이 절차는 카테터를 비인두에 삽입한 다음 UES, 식도 및 LES를 통해 위(stomach)로 안내하는 것을 포함한다. 그런 다음 카테터를 계속적(rapid pull-through method)으로 빼내거나 단계적(station pull-through method)으로 빼내며 간격을 두고 변환기에서 압력 측정값을 가져온다. 빼낸 후에는 위(stomach)에 다시 카테터를 배치한다. 이 과정을 최소 3회 반복하여 압력 측정값을 기록한다. 다음으로 물을 대략 10번 삼키는 동안 식도의 민무늬근 부분의 압력을 측정한다. 추가적으로 식도의 줄무늬근 부분의 압력은 젖은 삼킴(wet swallows)과 결합한 단계적인 풀스루(station pull-through method) 방법을 사용하여 측정할 수 있다. UES의 압력과 이완 측정은 마지막에 이루어진다. LES에서 사용된 절차는 UES에서도 사용된다.

표준화된 압력 측정은 수축의 진폭과 시간적 측정(기간)을 제공한다. 식도의 여러 부위에서 동시에 발생하는 수축(일반적인 신체 수축)—삼킴 없이 또는 반복적인 파동 없이 시작되는 수축—은 병리적인 것으로 간주된다. 젖은 삼킴의 약 15%는 식도 연동운동을 시작하지 못한다(Wiley, Nostrant & Owyang, 1995). 이러한 젖은 삼킴의 연동운동 실패는 나이에 민감해서 젊은 성인보다 노인에게 더 만연한다.

pH 연구는 식도가 산을 얼마나 잘 제거하는지, 제거하는 데 얼마나 걸리는지, 산과 식염수 노출 간 증상의 차이가 있는지, 위식도 역류 가능성이 있는지를 알아보기 위해 고안되었다. 평가는 일반적으로 압력계로 진행한다. LES 위(above)의 약 5cm 위치에 있는 카테터를 통해 환자에게 염산 15ml를 투여한다. pH 레벨이 기초선으로 돌아올 때까지 환자에게 30초마다 마른 삼킴(dry swallow)을 하도록 한다. 연동 운동을 방해하거나 타액 가용성을 감소시키는 장애는 식도의 산 제거 능력을 감소시킬 수 있다. pH 값이 4 이상이면 정상, 4 미만의 값은 역류를 나타내는 것으로 간주된다.

관련 절차를 이동형 24시간 pH 테스트라고 한다. 이 평가는 이름에서 알 수 있듯이 식도에 삽입된 카테터를 24시간 동안 그대로 두고 주기적으로 판독값을 입력하여 사람이 휴대하거나 벨트로 착용할 수 있는 휴대용 마이크로컴퓨터에 저장한다. 이는 일반적으로 역류 증상이 후두인두에서 발생하고 치료에 저항성이 있는 경우 수행되거나 위바닥주름술(항역류 수술) 전후에 수행된다. 이 검사는 현재 후두인두 및 위식도 역류 진단을 위해 가장 널리 사용되는 단일 검사이다(Vaezi, 2010).

식도 절제술 및 위근절(gastric pull-up) 수술 후 처음 3일 동안은 위(stomach) 내용물의 흡인을 진단하기 어렵고 폐렴과 같은 심각한 합병증이 나타날 수 있다. 소규모 환자 그룹을 대상으로 흡인을 식별하기 위해 기관 내(intratracheal) pH 모니터링을 장기적으로 진행한 결과, 흡인을 식별하는 것으로 밝혀졌고 pH가 4 미만으로 떨어지는 것을 흡인으로 정의했다. 통계 분석에 따르면 흡인은 수술 이틀 후에 비해 수술 후 다음날에 가장 자주 발생하였다(Kauer, Stein, Bartels & Siewert, 2003).

가속도계(accelerometry)

가속도계는 움직임을 모니터하고 측정하는 방법이다. 삼킴의 경우 설골후두 움직임으로 생성되는 목 표면의 진동을 기록할 수 있다. 신호 처리 결과, 전방향으로의 진동이 수직 방향의 진동과는 다르다는 것을 보여 주었다. 이러한 차이는 삼키는 패턴을 분류하기 위한 다양한 알고리즘의 능력을 탐구하는 최근 연구에 사용되었는데, 이 연구에서는 이중 축 가속도계(dual-axis accelerometry)라는 기술을 사용하여 흡인/침습을 올바르게 분류하는 기능을 다루었다(Steele, Sejdi'c & Chau, 2013). 경부 청진에서 볼 수 있듯이, 이 기술의 목표는 내재적인 결함을 가진 지각적인 기술에 의존하지 않고 흡인/침습에 대한 민감한 선별 측정을 확립하는 것이다. 현재는 임상시험이 아닌 연구용일 뿐이지만 초기 데이터는 그 자체로 가치가 있다.

요약

이 장에서는 삼키는 동안 구조적이고 기능적인 문제를 구별하는 데 사용되는 상부 소화관의 직접적이고 간접적인 측정을 모두 다루었다. 우리는 임상적으로 사용되는 다양한 면(planes)을 먼저 논의함으로써 구인두와 식도 부위의 진단적 영상에 접근했다. 언어재활사는 내시경 또는 비디오투시조영 절차를 수행하거나 참여할 때 상부면, 측면 및 A-P 면에 크게 의존한다. 다학문적 팀의 일원으로서 언어재활사가 사용하는 특정 방법—시스템의 생리를 관찰하기 위해 가장 널리 사용되는 변형된 바륨 삼킴검사와 보완 정보를 제공할 수 있는 FEES—도 설명하였다. 언어재활사는 방사선 전문의가 수행하는 전체적인 해부학적 결함 및 운동장애를 진단하기 위한 식도조영술에 참여할 수도 있다. 위식도 역류 질환(GERD) 또는 후두인두 역류(LPR)와 같은 문제를 확인하기 위한 간접적인 방법(인두 압력투시영상법, 압력계 및 pH 테스트 포함)도 다루었다.

학습질문

1. 변형된 바륨 삼킴에서 삼키는 동안 해부학적 대칭성을 가장 잘 보여 주는 면(plane)은 어느 면인가?
2. 후두인두 역류 진단을 위한 의학적 "최적의 표준(gold standard)"은 무엇인가?
3. 식도조영술과 변형된 바륨 삼킴 연구 간의 차이점은 무엇인가?
4. "묽은 바륨은 식사 시에 먹는 대부분의 묽은 액체와 동일하다"에 답하시오.
5. 삼킴의 기능을 평가하는 최적의 영상 기법은 무엇인가?

참고문헌

American Speech-Language-Hearing Association. (2002). Knowledge and skills for speech-language pathologists performing endoscopic assessment of swallowing functions. *ASHA Supplement 22*, 107-112.

Arora, A. K., Nord, J. K., Olofinlade, J. O. & Javors, B. O. (2003). Esophageal actinomycosis: A case report and review of the literature. *Dyphagia 18*(1), 27-31.

Aviv, J. E. (2000). Clinical assessment of pharyngolaryngeal sensitivity. American *Journal of Medicine, 108* (supplement 4a), 68S-72S.

Aviv, J. E., Kaplan, S. T., Thomson, J. E., Spitzer, J., Diamond, B. & Close, L. G. (2000). The safety of flexible endoscopic evaluation of swallowing with sensory testing (FEESST): An analysis of 500 consecutive evaluations. *Dysphagia, 15*(1), 39-44.

Aviv, J. E., Spitzer, J., Cohen, M., Ma, G., Belafsky, P. & Close, L. G. (2002). Laryngeal adductor reflex and pharyngeal squeeze as predictors of laryngeal penetration and aspiration. *Laryngoscope, 112*(2), 338-341.

Brown, D. J., Lefton-Greif, M. A. & Ishman, S. L. (2010). Aspiration and swallowing disorders. In P. W. Flint, B. H. Haughey, V. J. Lund, J. K. Niparko, M. A. Richardson, K. T. Robbins & J. R. Thomas (Eds.), *Cummings otolaryngology: Head and neck surgery* (5th ed.), *Volume 3*, pp. 2948-2955. St. Louis, MO: Mosby, Inc.

Bours, G. J., Speyer, R., Lemmens, J., Limburg, M. & de Wit, R. (2009). Bedside screening tests vs. videofluoroscopy or fibreoptic endoscopic evaluation of swallowing to detect dysphagia in patients with neurological disorders: systematic review. *Journal of Advanced Nursing, 65*(3), 477-493.

Cichero, J. A. Y., Hay, G., Murdoch, B. E. & Halley, P. J. (1997). Videofluoroscopic fluids versus mealtime fluids: Differences in viscosity and density made clear. *Journal of Medical Speech-Language Pathology,* 5(3), 203-215.

Collier, B. D. (1997). Detection of aspiration: Scintigraphic techniques. *American Journal of Medicine, 103*(5A), 135S-137S.

Dewar, R. J. & Joyce, M. J. (2006). Time-dependent rheology of starch thickeners and the clinical implications for dysphagia therapy. *Dysphagia, 21*(1), 264-269.

Ekberg, O., Bulow, M., Ekman, S. Hall, G., Stading, M. & Wendin, K. (2009). Effect of barium sulfate contrast medium on rheology and sensory texture attributes in a model food. *Acta Radiologica, 50*(2), 131-138.

Gantz, K. S. (1997). *Use of barium bread in the videofluoroscopic evaluation of swallowing.* Poster presented at the American Speech-Language-Hearing Association Conference, Boston, MA.

Hartl, D. M., Albiter, F., Kolb, F., Luboinski, B. & Sigal, R. (2003). Morphologic parameters of normal swallowing events using single-shot fast spin echo dynamic MRI. *Dysphagia, 18*(4), 255-262.

Humbert, I. A. & Robbins, J. (2007). Normal swallowing and functional magnetic resonance imaging: A systematic review. *Dysphagia, 22*, 266-275.

Jonas, N. E., Visser, M. F., Oomen, A., Albertyn, R., van Dijk, M. & Prescott, C. A. Is topical local anaesthesia necessary when performing paediatric flexible nasendoscopy? A double-blind randomized controlled trial. *International Journal of Pediatric Otorhinolaryngology, 71*(11), 1687-1692.

Kamangar, N. & Rager, C. (2010). Pneumonia, bacterial. *Emedicine*, http://emedicine.medscape.com/article/300157-overview.

Kauer, W. K., Stein, H. J., Bartels, H. & Siewert, J. R. (2003). Intratracheal long-term pH monitoring: A new method to evaluate episodes of silent acid aspiration in patients after espohagectomy and gastric pull up. *Journal of Gastrointestinal Surgery,* 7(5), 599-602.

Kim, M. & Pickhardt, P. J. (2011). Diagnostic imaging procedures in gastroenterology. In L.

Goldman & A. I. Schafer, *Goldman's Cecil Medicine* (24th ed.), 845-850. Philadelphia, PA: Saunders.

Kuhlemeier, K. V., Yates, P. & Palmer, J. B. (1998). Intra- and inter-rater variation in the evaluation of videofluorographic swallowing studies. *Dysphagia, 13*(3), 142-147.

Langmore, S. E. & McCulloch, T. M. (1997). Examination of the pharynx and larynx and endoscopic examination of pharyngeal swallowing. In A. L. Perlman & K. Schulze-Delrieu (Eds.), *Deglutition and its disorders*. San Diego, CA: Singular.

Langmore, S. E., Schatz, K. & Olsen, N. (1988). Fiberoptic endoscopic examination of swallowing safety: A new procedure. *Dysphagia, 2*(4), 216-219.

Langmore, S. E., Schatz, K. & Olsen, N. (1991). Endoscopic and videofluoroscopic evaluations of swallowing and aspiration. *Annals of Otology, Rhinology & Laryngology, 100*(8), 678-681.

Lazarus, C. & Logemann, J. (1987). Swallowing disorders in closed head trauma patients. *Archives of Physical Medicine and Rehabilitation, 68*, 79-84.

Leder, S. B. & Murray, J. T. (2008). Fiberoptic endoscopic evaluation of swallowing. *Physical Medicine and Rehabilitation Clinics of North America, 19*(4), 787-801.

Leslie, P., Drinnan, M. J., Finn, I., Ford, G. A. & Wilson, J. A. (2004). Reliability and validity of cervical auscultation: A controlled comparison using videofluoroscopy. *Dysphagia, 19*, 231-240.

Leslie, P., Drinnan, M. J., Zammit-Maempel, I., Coyle, J. L., Ford, G. A. & Wilson, J. A. (2007). Cervical auscultation synchronized with images from endoscopy swallow evaluations. *Dysphagia, 22*, 290-298.

Logemann, J. A. (1988). Swallowing physiology and pathophysiology. *Otolaryngologic Clinics of North America, 21*(4), 613-623.

Ludlow, C. L. (2012). Using neuroimaging and neuromodulation to study changes in brain functioning with therapy. *Seminars in Speech and Language, 33*(3), 175-187.

Mattioli, S., Lugaresi, M., Zannoli, R., Brusori, S. & d'Ovidio, F. (2003). Balloon sensors for the manometric recording of the pharyngoesophageal tract: An experimental study. *Dysphagia, 18*(4), 249-254.

Mattioli, S., Lugaresi, M., Zannoli, R., Brusori, S., d'Ovidio, F. & Braccaioli, L. (2003). Pharyngoesophageal manometry with an original balloon sensor probe for the study of oropharyngeal dysphagia. *Dysphagia, 18*(4), 242-248.

Meng, Y., Rao, M. A. & Datta, K. (2005). Computer simulation of the pharyngeal bolus transport of Newtonian and non-Newtonian fluids. *Food and Bioproducts Processing, 83*(4), 297-305.

Merati, A. L., (2013). In-office evaluation of swallowing: FEES, pharyngeal squeeze maneuver, and FEESST. *Otolaryngologic Clinics of North America, 46*(1), 31-39.

Murray, J. (1999). *Manual of dysphagia assessment in adults*. Clifton Park, NY: Delmar Cengage Learning.

Murray, J., Langmore, S. E., Ginsberg, S. & Dostie, A. (1996). The significance of accumulated oropharyngeal secretions and swallowing frequency in predicting aspiration. *Dysphagia, 11*(2), 90-103.

Nativ-Zeltzer, N., Kahrilas, P. J. & Logemann, J. A. (2012). Manofluorography in the evaluation of oropharyngeal dysphagia. *Dysphagia, 27*, 151-161.

O'Leary, M., Hanson, B. & Smith, C. (2010). Viscosity and non-Newtonian features of thickened fluids used for dysphagia therapy. *Journal of Food Science, 75*(6), E330-338.

Ott, D. J. (1998). Observer variation in evaluation of videofluoroscopic swallowing studies: A continuing problem. *Dysphagia, 13*(3), 148-150.

Pasricha, P. J. (2011). Gastrointestinal endoscopy. In L. Goldman & A. I. Schafer, *Goldman's Cecil Medicine* (24th ed.), 851-857. Philadelphia, PA: Saunders.

Payne, C., Methven, L., Fairfield, C. & Bell, A. (2011). Consistently inconsistent: Commercially available starch-based dysphagia products. *Dysphagia, 26*(1), 27-33.

Pikus, L., Levine, M. S., Yang, Y. X., Rubesin, S. E., Katzka, D. A., Laufer, I. & Gefter, W. B. (2003). Videofluoroscopic studies of swallowing dysfunction and the relative risk of pneumonia. *American Journal of Roentgenology, 180*(6), 1613-1616.

Ramsey, D., Smithard, D. & Kalra, L. (2005). Silent aspiration: What do we know? *Dysphagia, 20*(3), 218-225.

Ramsey, D., Smithard, D. & Kalra, L. (2006). Can pulse oximetry or a bedside swallowing assessment be used to detect aspiration after stroke? *Stroke, 37*, 2984-2988.

Salassa, J. R. (1997). Pharyngeal manofluorography (video-manometry): A simple quantification of the modified barium swallow. Kay Elemetrics Corp. Application Note, Lincoln Park, NJ.

Scott, A., Perry, A. & Bench, J. (1998). A study of inter-rater reliability when using videofluoroscopy as an assessment of swallowing. *Dysphagia, 13*(4), 223-227.

Sears, V. W., Castell, J. A. & Castell, D. O. (1991). Radial and longitudinal asymmetry of human pharyngeal pressures during swallowing. *Gastroenterology, 101*(6), 1559-1563.

Sopade, P. A., Halley, P. J., Cichero, J. A. Y., Ward, L. C., Liu, J. & Varliveli, S. (2008). Rheological characterization of food thickeners marketed in Australia in various media for the management of dysphagia. III. Fruit juice as a dispersing medium. *Journal of Food Engineering, 86*, 604-615.

Steele, C. M., Sejdi'c, E. & Chau, T. (2013). Noninvasive detection of thin-liquid aspiration using dual-axis swallowing accelerometry. *Dysphagia, 28*, 105-112.

Steele, C. M., Van Lieshout, P. H. H. M. & Goff, H. D. (2003). The rheology of liquids: A comparison of clinicians' subjective impressions and objective measurement. *Dysphagia, 18*(3), 182-195.

Stoeckli, S. J., Huisman, T. A. G. M., Seifert, B. & Martin-Harris, B. J. W. (2003). Inter-rater reliability of videofluoroscopic swallow evaluation. *Dysphagia, 18*(1), 53-57.

van Herwaarden, M. A., Katz, P. O., Gideon, R. M., Barrett, J., Castell, J. A., Achem, S. & Castell, D. O. (2003). Are manometric parameters of the upper esophageal sphincter and pharynx affected by age and gender? *Dysphagia, 18*(3), 211-217.

Vaezi, M. F. (2010). The esophagus: Anatomy, physiology, and diseases. In P. W. Flint, B. H. Haughey, V. J. Lund, J. K. Niparko, M. A. Richardson, K. T. Robbins & J. R. Thomas (Eds.), *Cummings Otolaryngology: Head and Neck Surgery* (5th ed.),Volume 1, pp. 953-980. St. Louis, MO: Mosby, Inc.

Voloudaki, A., Ergazakis, N. & Gourtsoyannis, N. (2003). Late changes in barium sulfate aspiration: HRCT features. *European Radiology, 13*(9), 2226-2229.

Wilcox, F., Liss, J. M. & Siegel, G. M. (1996). Interjudge agreement in videofluoroscopic studies of swallowing. *Journal of Speech and Hearing Research, 39*(1), 144-152.

Wilkinson, I. D. & Paley, M. N. J. (2008). Magnetic resonance imaging: Basic principles. In A. Adam & A. K. Dixon (Eds.), *Grainger & Allison's Diagnostic Radiology* (5th ed.),*Volume 1*, pp. 87-107. Philadelphia, PA: Churchill Livingstone, published in cooperation with W. B. Saunders.

Wiley, J. W., Nostrant, T. T. & Owyang, C. (1995). Evaluation of gastrointestinal motility:

Methodological considerations. In T. Yamada (Ed.), *Textbook of Gastroenterology II, Vol. 2*, pp. 2901-2925. Philadelphia, PA: J. P. Lippincott.

제6장 신경학적 삼킴장애의 원인 질환

학습목표

이 장을 학습한 후,

- 삼킴장애의 여러 가지 신경학적 원인 질환을 설명할 수 있다.
- 신경학적 삼킴장애의 복잡한 신경학적 문제를 이해할 수 있다.
- 퇴행성 신경질환의 경과에 따라 나타나는 신경학적 삼킴장애를 이해할 수 있다.
- 환자에 따라 신경학적 삼킴장애의 증상이 다르게 나타난다는 것을 이해할 수 있다.
- 생리학적 측면에서 신경학적 삼킴장애의 징후를 설명할 수 있다.

서론

제4장에서 살펴본 것처럼 삼킴은 음식물과 삼키는 사람에 따라 구체적인 특성이 결정되는 유연한 이벤트이다. 삼킴과 관련된 모든 움직임은 말초 수용기를 통해 들어오는 감각 정보와 그에 대한 중추신경계 반응의 협응이며, 신경이 근육 조직을 자극하여 실행된다. 감각 입력을 수용하는 고립핵(nucleus tractus solitarius: NTS)과 운동 출력을 담당하는 의핵(nucleus ambiguous: NA)으로 구성된 중앙 패턴 생성기(central pattern generator)는 대뇌피질(cerebral cortex), 기저핵(basal ganglia), 시상(thalamus), 소뇌(cerebellum)에서 입력되는 정보로 특징지어진다. 광범위한 삼킴 경로의 어느 한 부분이 손상되면 삼킴장애가 발생할 수 있으며, 심한 경우 구강 섭취가 불가능해지기도 한다. 제6장에서는 이러한 복잡한 신경 경로가 손상되었을 때 나타나는 삼킴장애의 징후와 증상에 대

해 알아볼 것이다. 이 장에서는 손상과 질병을 설명하는 과정에서 구체적인 예를 제공하기 위하여 치료 전략을 간략히 언급하였다. 보상 및 재활 중재전략에 대한 기초 생리학은 제8장과 제9장에서 더 자세히 다룰 것이다.

신경학적 삼킴장애

뇌의 많은 부분이 삼킴 조절에 기여하기 때문에, 신경학적 손상이나 질병에 노출되면 삼킴장애가 흔히 나타난다. 삼킴에 필요한 조직(tissue)이나 신경 경로에 영향을 미치는 신경계의 병리적 상태는 신경학적 삼킴장애를 초래할 수 있다. 그러나 병변의 위치와 삼킴장애의 관계는 말운동장애나 언어장애에서만큼 명확하지 않다. 상호 연결된 피질 및 피질하 회로(cortical and subcortical loops)의 복잡성으로 인해 병변의 영역, 크기, 좌우측 및 급성도가 유사한 환자일지라도 종종 상이한 삼킴 패턴을 보인다. 예를 들어, 첫 번째 좌반구 뇌졸중 환자는 구강단계 문제가 특징일 수 있으며, 두 번째 좌반구 뇌졸중 환자는 인두 정체와 삼킴 후 흡인이 특징인 삼킴장애를 보일 수 있다. 또 다른 좌반구 뇌졸중 환자에게서는 삼킴장애가 전혀 나타나지 않을 수도 있다. 신경학적 질환 환자들에게서 공통적인 삼킴장애 증상이 나타나기도 하지만, 유사한 신경학적 원인질환 환자들 간의 일관성이 부족하여 많은 언어재활사가 어려움을 겪는다. 그러나 임상 검사에서 종종 특정 질병의 진행 단계나 병변의 위치에 따라 징후와 증상의 유사점이 드러나기도 한다. 징후나 증상을 유발할 수 있는 병리생리학을 이해한다면 진단과 치료 계획 수립에 도움이 될 것이다.

삼킴의 네 단계 모델은 삼킴의 감각운동의 유연성, 통합성, 역동성을 반영하지 않는다. 그러나 단계적인 분류법은 삼킴 과정의 어떤 측면이 손상되었는지 개념화하는 데 유용하다. 다음 섹션에서는 신경학적 삼킴장애와 관련된 구강, 인두 및 식도단계의 징후와 증상에 대하여 논의할 것이다. 질병에 따라 하나 이상의 삼킴 단계에 영향을 줄 수 있다는 점을 염두에 두어야 한다.

임상노트 6-1 '징후'와 '증상'의 차이

일상적으로는 '징후(signs)'와 '증상(symptoms)'이라는 용어를 혼용하여 사용하지만, 의학 문헌에서는 상호 교환적으로 사용되지 않는다. 전문적으로는 두 용어가 각각 다른 의미를 갖는다. Stedman's Concise Medical Dictionary에 따르면, '징후'는 '질병이 있음을 나타내거나 검사에 의해 발견되는 모든 이상 현상, 또는 질병의 객관적인 증상'을 의미하며, '증상'은 환자가 경험한 것을 의미한다. 징후는 환자의 인식과 별개로 명백하게 관찰될 수 있지만, 증상은 주관적인 경험이다. 삼킴장애의 경우에는 발열, 폐렴의 방사선학적 증거, 변형된 바륨 삼킴(MBS) 또는 광섬유 내시경 삼킴검사(FEES)에서 관찰된 기도(airway) 내 물질, 기침 또는 질식 등이 징후에 해당한다. 환자가 보고한 씹기 문제, 음식덩이의 조작이나 형성의 어려움, 호흡 곤란, 구강 내 감각 저하 또는 목에 느껴지는 이물감 등은 증상에 포함될 수 있다.

신경학적 병리

중추신경계의 조직은 뼈(두개골과 척추)로 둘러싸여 보호되고 뇌척수액이 완충작용을 하지만, 그럼에도 불구하고 부상과 질병에 매우 취약하다. 신경학적 병리의 주요 범주와 유형, 그리고 그와 관련된 전형적인 장애 패턴을 표 6-1에 요약하였다.

구강단계에 나타나는 신경학적 삼킴장애의 징후와 증상

구강단계 구조물의 약증(weakness), 마비(paralysis) 및 불협응으로 인해 음식물의 준비 및 운반의 효율성이 떨어질 수 있다. 이러한 유형의 문제들은 뇌신경이 손상되었을 때 흔히 나타나는 징후이며, 특히 설하신경(CN XII)과 안면신경(CN VII)의 손상, 구강 구조물의 협응을 담당하는 대뇌피질, 뇌실 주변의 백질(periventricular white matter) 또는 기저핵 회로(basal ganglia circuitry) 등 중추신경계의 손상을 반영한다. 구강단계의 흔한 징후와 증상의 몇 가지 예로는 침 흘림, 볼고랑(buccal sulci)이나 입술고랑(labial sulci)에 음

표 6-1. 삼킴장애 증상이 나타나는 대표적인 신경학적 원인질환

원인 질환	신경학적 병리	손상
뇌혈관사고 (Cerebrovascular accident(CVA))	혈관의 폐색(혈전-색전 허혈(thrombo-embolic ischemic event)) 또는 출혈(동맥류(aneurysm))로 인한 뇌 혈액 공급 방해, 그리고 그로 인한 조직 괴사	병변의 위치와 범위에 의해 결정됨
외상성 뇌손상 (Traumatic brain injury)	갑작스러운 외부 사건으로 인한 신경 손상	광범위한 손상, 감각운동, 정서, 인지 저하; 병변의 위치와 범위에 의해 결정됨
	폐쇄성 두부 손상(closed head injury): 두부 충격 또는 격렬한 움직임으로 인한 광범위하고 널리 퍼진 손상, 부종(edema), 혈종(hematoma), 축삭 절단(axonal shearing)	
	관통성 두부 손상(penetrating head wound): 외부 물체가 두개골을 관통하여 발생하는 국소적인 손상, 출혈, 조직 손상	손상의 위치와 범위에 의해 결정됨
종양 (Neoplasm)	중추 또는 말초신경계에 발생하여 관련 뇌 부위가 담당하는 정상 기능을 방해하는 종양의 성장; 양성 또는 악성; 증식 또는 정적 상태; 수술 가능 또는 불가능	종양의 위치, 범위, 다양성에 의해 결정됨
감염 (Infection)	혈류를 통해 뇌, 수막층(meningeal layer), 뇌척수액에 전파된 감염; 가역적 또는 비가역적인 광범위한 손상	감각운동 및 인지 장애를 포함한 광범위한 증상; 병변의 위치와 범위에 의해 결정됨
독소 (Toxins)	혈관-뇌 장벽을 통해 침투한 독소로 인해 발생하는 가역적 또는 비가역적 신경 손상	손상의 종류 및 범위에 의해 결정됨
퇴행성 질환 (Degenerative diseases)	중추 또는 말초신경계에 영향을 주는 병리적 과정; 대체로 진행성; 신경 퇴화 패턴으로 질병을 진단함	원인 질환 및 질병 단계에 의해 결정됨
대사 장애 (Metabolic disorders)	특정 효소(enzyme)의 결핍으로 인해 드물게 발생하는 대사 장애	인두단계에 영향을 줄 수 있음; 몇 가지 식도 질병과 관련될 수 있음
콜라겐 혈관병(Collagen vascular diseases), 류마티스 관절염 rheumatoid arthritis), 홍반 루푸스(lupus erythematosus), 쇼그렌 증후군(Sjögren's syndrome), 피부경화증(scleroderma), 봉입체 근염(inclusion body myositis),피부근염(dermatomyositis), 다발근염(polymyositis)	자가면역기전으로 일어나는 결합 조직(connective tissue)의 만성적 퇴행; 결합조직질환(connective tissue disease)이라고도 함	모든 삼킴 단계에 영향을 줄 수 있음; 식도에 영향을 주고 역류성 식도염(reflux esophagitis)에 취약하게 만들며, 일부 환자들에게서는 식도 협착(esopahgeal strictures)을 유발하기도 함; 이 질병으로 인해 구강 건조증(xerostomia)으로 인한 치주염(periodontitis)이 나타날 수 있음

식물 고임, 음식물 조작의 어려움, 씹기 문제, 구강 준비시간의 연장, 음식물의 조절 문제 등이 있다. 표 6-2에 구강준비단계 및 구강단계에서 흔히 나타나는 장애와 이를 유발할 수 있는 운동 및 감각 요인을 요약하였다.

표 6-2. 구강준비단계 및 구강단계에서 흔하게 나타나는 삼킴장애의 징후와 증상 및 평가 시 관찰해야 할 운동과 감각기전

징후 또는 증상	운동 문제	감각 문제	신경 지배	기타
침흘림	입둘레근(orbicularis oris)	앞쪽 구강 및 안면 하부 감각 문제	VII	인두단계 시작의 어려움; 삼킴이 비효율적이고 빈도가 적음
외측고랑(lateral sulci)에 음식물이 고임	볼 근육(볼근(buccinator), 입꼬리당김근(risorius)); 혀 근육	치주 구조물과 볼 점막 사이의 감각 문제	V, VII, XII	
앞쪽 고랑(anterior sulcus)에 음식물이 고임	둘레근(orbicularis muscle); 혀 근육	앞쪽 구강의 감각 문제	V, VII, XII	
음식물 조작이 어려움	볼 근육; 혀 근육	구강 전반의 감각 문제	V, VII, XII	
씹기 문제	혀 근육; 씹기근(muscles of mastication)	턱관절(temporomandibular joint)의 자기수용감각 장애; 치주 구조물의 감각 문제	V, XII	
과한 구토반응	연인두폐쇄의 과다활성화	구강의 과다민감성	IX, X	위식도/인후두역류
긴 구강 준비 시간	혀 근육; 안면근육; 씹기근	구강 감각 저하	V, VII, XII	삼킴실행증(swallow apraxia); 구강건조증(xerostomia)
음식물 조절의 문제	혀 근육; 안면근육; 입천장인두근육	구인두 감각 저하	VII, IX, X, XII	

인두단계에 나타나는 신경학적 삼킴장애의 징후와 증상

인두단계에서는 음식물을 밀어넘기고 기도(airway)를 보호하는 일련의 과정을 진행한다. 잘 협응된 이 과정의 어느 한 부분이라도 손상이 되면 삼킴장애가 발생할 수 있

다. 인두단계의 문제는 질식과 흡인의 위험을 증가시키기 때문에 환자의 안전을 위하여 충분한 임상 조치로 이 문제를 예방해야 한다. 인두단계 삼킴 환자의 대부분이 겪는 감각 및 운동 결함은 삼킴 기능을 제한하기 때문에 신중한 검사와 시각화하는 기술이 특히 중요하다. 인후두(laryngopharynx)의 감각이 심하게 감소된 환자는 인두의 운동 기능이 온전하더라도 묽은 액체를 흡인할 위험이 높다(Setzen et al., 2003). 만약 인후두의 감각과 인두의 운동 기능이 모두 손상되었다면 흡인의 위험성은 더욱 높아진다(Setzen et al., 2003). 신경학적 인두단계에 결함이 있는 환자의 1/3이 기침이나 질식과 같은 가시적인 징후 없이 무증상 흡인을 하는 것으로 추정된다(Ramsey, Smithard & Kalra, 2005). 인두 및 후두 근육이 온전한 편측성 말초 안면 마비(unilateral peripheral facial paralysis) 환자는 질병의 급성 단계에서 고체 및 액체를 섭취할 때 기침과 질식을 보인다(De Swart, Verheij & Beurskens, 2003). 이러한 인두단계의 징후는 운동, 감각, 미각 및 부교감 신경 지배의 문제에서 비롯될 수 있다(Secil, Aydogdu & Ertekin, 2002). 안면마비가 인두단계에 문제를 유발하는 이유에 대한 또 다른 해석으로는, 고도로 자동화된 삼킴 과정이 구강 운동 협응의 저하 및 환자에게 적용한 보상 중재전략으로 인해 방해받았을 가능성을 제기해 볼 수 있다(De Swart et al., 2003).

임상노트 6-2 무증상 흡인(silent aspiration)이란?

무증상 흡인(silent aspiration)은 겉으로 드러나는 문제 없이 음식, 액체, 또는 분비물이 성대(vocal folds) 아래로 들어가는 것이다. 흡인에 대한 일반적인 생리학적 반응은 강한 기침, 질식(choking), 헛기침(throat clearing), 눈물 고임(eyes watering) 등이다. 그러나 환자가 어떠한 반응도 보이지 않으면 '무증상 흡인자(silent aspirator)'라고 부르며, 이 환자군은 흡인성 폐렴으로 발전할 위험성이 있다. 무증상 흡인을 발견하는 유일한 방법은 생리학적 반응을 일으키지 않고 흡인이 일어나는 순간을 (MBS나 FEES 평가로) 기록하는 것이다. Ramsey와 동료들은 무증상 흡인에 대한 체계적 문헌조사를 수행하였는데, 여러 연구에서 사용하는 조작적 정의(operational definition), 무증상 흡인을 감지하기 위해 사용한 방법, 연구대상이 상이하여 서로 비교하기 어렵다고 밝혔다(Ramsey, Smithard, & Kalra, 2005). 현재까지도 다음과 같은 중요한 질문에 대해

정해진 답은 없다: (1) 무증상 흡인은 얼마나 자주 발생하는가? (2) 무증상 흡인은 얼마나 위험한가? (3) 무증상 흡인을 안정적으로 발견할 수 있는 방법이 있는가? 무증상 흡인은 심각한 합병증을 일으킬 가능성이 있으므로 반드시 연구되어야 할 것이다.

인두단계의 문제는 뇌의 광범위한 영역에 영향을 미치는 질환이나 손상, 근긴장이나 근육의 협응에 영향을 미치는 퇴행성 질환, 또는 뇌간의 손상이 생겼을 때 흔하게 나타난다. 인두단계의 문제는 말초 신경, 특히 미주신경(CN X)의 손상으로 인해서도 발생할 수 있다. 인두단계 삼킴장애 증상의 예로는 인두 삼킴 지연, 침습, 흡인, 설골후두 상승 저하, 후두계곡 정체(vallecular stasis), 조롱박굴 정체(pyriform sinus stasis), 인두 정체(pharyngeal stasis)가 있다. 표 6-3에 인두단계에서 흔하게 나타나는 삼킴장애와 이를 유발할 수 있는 운동 및 감각 요인을 요약하였다.

표 6-3. 인두단계에서 흔하게 나타나는 삼킴장애의 징후와 증상 및 평가 시 관찰해야 할 운동과 감각 기전

징후	운동장애	감각 문제	기타
인두 삼킴 유발 지연	인두, 후두 및 식도 근육	구인두(oropharynx) 및 인후두(laryngopharynx)	삼킴실행증(swallowing apraxia)
후두 침습	설골후두상승; 후두 폐쇄(laryngeal closure)	후두 점막	반지호미관절(cricoarytenoid joint)의 류마티스 관절염(Rheumatoid arthritis)
흡인	설골후두상승; 후두 폐쇄	후두 점막	정체된 물질이 삼킴 후 흡인됨(stasis aspirated after swallow)
설골후두 상승 저하	두힘살근 전복(anterior belly of the digastric), 아래턱설골근(mylohyoid), 턱끝설골근(geniohyoid), 방패설골근(thyrohyoid)		
후두계곡 정체(vallecular stasis)	혀 기저부 수축; 설골후두 상승	후두계곡과 후두덮개 감각	
조롱박굴 정체(pyriform stasis)	설골후두상승;반지인두근 이완; 인두수축근 기능	조롱박굴 점막	

인두 정체 (pharyngeal stasis)	상부수축근(superior constrictor); 중부 수축근 (middle constrictor); 하부 수축근(inferior constrictor); 설골후두 상승; 반지인두근 (cricopharyngeal muscle)의 이완	인두 점막	구강건조증(xerostomia)
비강 역류 (nasal regurgitation)	불완전하거나 불협응된 연인두폐쇄(velopharyngeal closure)	뒤쪽 혀(posterior tongue), 구개궁(faucial pillars), 연구개(velum) 및 후인두벽의 감각 저하	인두 고임(pharyngeal pooling)

임상노트 6-3 삼킴장애 합병증을 동반한 연축성 발성장애(spasmodic dysphonia)의 보톡스 치료

보툴리눔 독소(보톡스)(bolinum toxin(Botox))는 신경근 접합부에 시냅스전(presynaptic) 아세틸콜린(acetylcholine)의 분비를 막아 근육을 일시적으로 마비시키는 신경근 치료법이다. 보톡스는 근긴장이상(dystonia)이라 부르는 부적절한 근육의 수축과 관련된 다양한 신경학적 질환의 치료에 사용된다. 근긴장이상의 예로는 눈꺼풀 연축(blepharospasm)(불수의적인 눈 깜빡임), 사경(torticollis)(연축으로 인한 목 틀어짐), 그리고 연축성 발성장애(spasmodic dysphonia(SD))(후두에 연축이 발생하는 것)가 있다. 연축성 발성장애(SD) 또는 국소 후두 근긴장이상(focal laryngeal dystonia)은 발성 시 후두의 근육이 불수의적으로 수축하여 성대의 진동을 방해하는 상태를 말한다. 연축성 발성장애는 내전형(adductor), 외전형(abductor), 혼합형(mixed)으로 분류할 수 있다. 보톡스 치료는 1980년대부터 사용되었으며 주로 내전형 연축성 발성장애인 경우에 처방되었는데 보톡스를 주입한 후두의 근육을 약화시켜 연축을 감소시킨다. 후두 근육에 보톡스를 주입한 직후에는 근육의 마비 정도가 최고조에 달하므로 성대를 폐쇄하여 기도를 보호하는 기전이 제한되고 묽은 액체가 흡인될 수 있다. 따라서 환자에게 성문위삼킴(supraglottic swallow)을 교육하여 기도를 보호해야 한다. 정상적인 삼킴 기능은 대체로 약 2주 안에 음성의 질과 함께 점진적으로 회복된다. 후두 보톡스의 효과는 단기적이며 3개월에서 5개월마다 반복해야 한다. 환자는 보톡스 주입 초기에 기식 음성(breathy voice)을 보이며 삼킴장애를 경험할 수 있다. 주입 주기의 중반에 이르면 음성의 질과 삼킴 기능이 개선되었다가, 그 후에는 성대의 불수의적인 근육 경련이 다시 나타나는 경향이 있다.

식도단계에 나타나는 신경학적 삼킴장애의 징후와 증상

정상적인 식도 운동을 위해서는 손상되지 않은 가로무늬근(striated muscle)과 민무늬근(smooth muscle), 그리고 온전한 중추 및 국소 신경의 기전이 필요하다(제3장 참고). 상부소화관(상부식도괄약근 아래 부분)에 발생하는 많은 신경근의 문제는 구인두 삼킴장애로 이어질 수 있다. 근육의 온전성을 방해하거나 가로무늬근 또는 민무늬근의 신경 조절을 방해하는 모든 질환은 식도 운동을 방해할 수 있다. 가장 흔한 운동장애의 증상은 삼킴장애와 **삼킴 통증(odynophagia)**으로, 음식물이 식도관의 어느 한곳에 끼어 환자는 불편감을 느끼게 된다. 언어재활사가 제공하는 행동학적 치료로 수정될 수는 없지만, 이러한 질환과 증상을 이해하고 인지하여 환자나 의사와 원활하게 소통할 수 있어야 한다.

임상노트 6-4 하부식도괄약근(LES) 기능장애를 위한 보톡스 치료

이완불능증(achalasia)(하부식도괄약근이 이완되지 않는 질환) 환자들 중 근절개술(myotomy)이나 확장술(dilation)과 같은 치료를 견딜 수 없는 경우에는 보톡스를 활용할 수 있다(Cheatham & Wong, 2011). 보톡스를 하부식도괄약근의 네 사분역(four quadrants)에 각각 주입하면, 주입 직후에는 대체로 효과가 좋으나, 장기적인 효과에 대해서는 연구가 필요하다(D'Onofrio et al., 2000; Neubrand, Scheurlen, Schepke & Sauerbruch, 2002). 이완불능증에 대한 보톡스 치료는 중대한 부작용을 동반하지 않고, 특히 노인 환자들과 중증도가 낮은 환자들에게는 치료 효과가 가장 효과적이다(D'Onofrio et al., 2000; Neubrand et al., 2002).

다음으로 논의할 질환들은 비디오투시 삼킴검사나 내시경 검사로 발견할 수 있다. 운동장애를 유발하는 수많은 질환들이 있지만, 비교적 흔한 질환을 중점적으로 다루었다. 삼킴 평가를 시행하기 전, 언어재활사는 환자가 진단받을 수 있는 전신 질환에 대해 충분히 이해하고 있어야 한다. 종종 콜라겐 혈관질환, 내분비질환, 대사질환이 식도 운동 문제와 연관된다. 이러한 질환의 생리적인 병리를 인지한다면 진단과 치료 계획을 결정하는 데 도움이 될 것이다.

광범위식도연축(Diffuse Esophageal Spasm)과 호두까기 식도(Nutcracker Esophagus)

광범위식도연축(diffuse esophageal spasm)은 식도의 민무늬 근섬유(smooth muscle fibers)가 큰 폭으로 오랫동안 수차례 수축하는 운동장애를 말한다. 수축은 종종 자발적으로 일어난다. 또한 수축 시에 통증이 자주 동반되며, 음식 섭취 도중 여러 곳에서 수축이 동시에 발생하면 음식물의 이동을 저해한다. 광범위식도연축은 식도의 억제성 신경이 손상되었을 때 발생하며(Goyal, 2009), 이완불능증(achalasia)처럼 장운동신경(enteric motor neuron)이 감소하지는 않는다.

호두까기 식도(nutcracker esophagus)는 고혈압 운동장애(hypertensive motor disorder)의 일종이다. 호두까기(nutcracker)라는 명칭은 비심장성 가슴 통증(non-cardiac chest pain) 환자나 삼킴장애 환자들에게서 진폭이 매우 큰 압력파(pressure wave)가 관찰되는 것을 의미한다. 진단 기준은 위장병전문의에 따라 다르지만, 대체로 압력 범위가 180mmHg를 초과하는 것을 기준으로 한다(Tutuian & Castell, 2006).

이완불능증(Achalasia)

이완불능증(achalasia)은 이완이 되지 않음을 의미하며, 하부식도괄약근(LES)의 민무늬 근섬유(smooth muscle fibers)가 삼킴으로 유발되는 연동운동(swallowing-induced peristalsis) 시에 이완되지 않는 식도 운동장애를 말한다. Besanko와 동료들(2011)은 건강한 노인을 대상으로 한 연구에서 LES 압력이나 이완 시간(relaxation time)이 연령에 따라 변화가 없다는 것을 발견하였다. 그러나 노인 삼킴장애 환자들은 LES 압력이 낮고 이완 시간이 길었다. 정상적인 연동파는 적시에 발생하지 않는(asynchronous) 낮은 진폭파로 대체되었다. 이로 인하여 식도가 무력(adynamic)해지고 음식물의 이동이 원활하지 않았다. 이완불능증은 근육층 신경세포(myenteric neuron)의 수가 급격히 감소하는 장신경(enteric nerve)의 기능장애로 인해 발생한다(Goyal, 2001). 이완불능증의 징후와 증상으로 가슴 통증(chest pain)이 동반된 삼킴장애가 나타날 수 있으며, 식도에 걸린 음식물이 역류하기도 한다. 역류한 음식은 기침이나 호흡 문제로 이어질 수 있다. 이완불능증은 압력측정법(manometry)으로 진단되고(Woltman, Pellegrini & Oelschlager, 2005), 식도 압력

측정은 이완불능증의 특징인 비정상적인 근육 기능을 포착할 수 있다. 치료법으로는 구강 약물(질산염(nitrate)과 칼슘통로차단제(calcium-channel blockers)), 식도 확장술(공기나 스텐트(stent)), 수술(근절개술), 그리고 식도에 직접적으로 근육을 약화시키는 약물(보툴리눔 독소)을 주입하는 방법이 있다(임상노트 6-4 참고).

상부식도괄약근(UES)이 제대로 이완하지 않는 것을 때때로 반지인두근 이완불능증(cricopharyngeal achalasia)이라고 부른다. 그러나 **이완불능증(achalasia)**이라는 용어는 하부식도괄약근의 민무늬근(smooth muscle)에 한정되므로 반지인두근(cricopharyngeal muscle)의 이완 문제를 묘사하는 데에는 **반지인두근 이완불능증**이라는 용어가 더 적합하다. 반지인두근 기능장애는 방사선을 통해서 잘 진단되며, 삼킴 중 반지인두근 선상의 후인두벽에서 눈에 띄는 막대 형태로 관찰된다. 반지인두근 기능장애를 제대로 진단하기 위해서는 압력 측정이 필수적이다. 반지인두근 기능장애의 치료법은 중증도에 따라 결정되며, 식이 조절, 삼킴 자세 변경 전략, 근육 강화 훈련, 확장술(dilation), 근육절개술(myotomy), 보톡스 주입법 등을 사용할 수 있다(Alberty, Oelerich, Ludwig, Hartmann & Stoll, 2000; Blitzer & Sulica, 2001; Shaw & Searl, 2001). UES 문제를 보이는 환자들은 식도로 음식물을 통과시키는 것이 어려워 하인두에 음식물이 정체되고, 이는 침습이나 흡인으로 이어질 수 있다. 과거에는 식도를 기계적으로 확장시키거나 반지인두근절제술(cricopharyngeal myotomy)로 이 문제를 치료하였다. 최근에는 UES에 보톡스를 주입하여 UES를 일시적으로 약화시키는 방법을 시도하고 있다. 이 치료법에 대한 초기 자료는 근육 연축이나 UES 근육긴장항진증(hypertonicity)의 기저 질환이 있는 환자들에게 효과가 있었다고 보고하였지만, 더 큰 표본을 대상으로 한 장기적인 연구 자료에서는 그 효과가 입증되지 않았다(Ahsan, Meleca & Dworkin, 2000; Alberty et al., 2000; Blitzer & Sulica, 2001; Shaw & Searl, 2001). 이 치료를 지지하는 사람들은 보톡스에 대한 긍정적인 반응이 반지인두근육연축을 확진할 수 있다고 하지만, 이는 다소 무리가 있다.

신경학적 삼킴장애의 임상적 증상

임상 현장에서 마주할 수 있는 가장 흔한 신경학적 삼킴장애의 유형들을 아래의 내용으로 간략하게 설명할 것이다:

- 대뇌반구와 뇌간(brainstem)의 장애
- 탈수초(demyelinating) 질환
- 운동장애: 추체외로(extrapyramidal) 및 소뇌(cerebellar) 장애
- 운동 단위 이상(abnormality)
- 근육퇴행위축(muscular dystrophies)과 기타 근육병증(myopathy)
- 결합 조직(connective tissue) 질환

대뇌반구와 뇌간(Brainstem)의 장애

대뇌피질은 삼킴 기능에 영향을 주며, 뇌졸중(stroke), 질병, 손상(injury), 선천적 기형(congenital defects)으로 인해 대뇌피질이 담당하는 기능에 문제가 발생할 수 있다. 삼킴의 신경학적 기전은 제4장에서 다루었다.

뇌혈관사고(Cerebrovascular Accident)

뇌졸중은 삼킴장애를 유발하는 가장 흔한 신경학적 원인질환으로, 미국에서는 뇌졸중이 사망의 세 번째 원인이자 장기적인 장애의 주요 원인이다. 매년 143,000명 이상이 뇌졸중으로 사망하고, 약 795,000명 이상의 미국인이 뇌졸중으로 진단받으며, 이 중 약 185,000명이 재발을 경험한다(Roger, Go, Lloyd-Jones, Adams et al., 2011). 아프리카계 미국인은 어린 나이여도 백인보다 뇌졸중으로 인한 사망률이 더 높다. 미국질병통제예방센터(Center for Disease Control and Prevention: CDC)에 따르면 뇌졸중의 가장 큰 위험요인은 고혈압이다. 약 18명 중 1명이 뇌졸중으로 인해 사망한다. 뇌혈관사고(cerebrovascular accident: CVA) 환자의 30%~65%가 초기에 삼킴 문제를 경험하고 시간이 지나면 증상

이 완화되어 6개월 후에는 대다수가 삼킴 문제를 크게 보이지 않는다(Sura, Madhavan, Carnaby & Crary, 2012). 1966년부터 2005년까지의 연구를 분석한 체계적 문헌조사는 뇌졸중 환자의 7%~29%에게서 삼킴장애 합병증으로 폐렴(pneumonia)이 발생하였다고 보고하였다(Martino, Foley, Bhogal, Diamant, Speechley & Teasell, 2005). 손상의 중증도와 기간은 뇌졸중의 발병 위치뿐만 아니라 섭식 및 구강 위생의 의존도, 손상된 치아 개수, 튜브영양(tube feeding), 한 개 이상의 의학적 진단, 복용 약물의 수, 흡연, 만성 호흡기 질환, 고혈압(hypertension), 당뇨와 같은 기타 위험 요소의 존재에 따라 달라진다(Ding & Logemann, 2000). 다발성 뇌졸중(multiple stroke), 큰 범위의 뇌졸중, 그리고 뇌간 뇌졸중은 삼킴 기능에 가장 부정적인 영향을 주는 것으로 알려져 있다. 왼쪽이나 오른쪽 대뇌피질에 발생하는 편측 뇌졸중 또한 삼킴장애를 유발할 수 있다(Robbins, Levine, Maser, Rosenbek & Kempster, 1993). 발병 위치(오른쪽 또는 왼쪽)와 삼킴장애의 증상 간의 연관성을 찾기 위한 노력이 수차례 있었지만 일관적인 연구 결과가 나타나지 않았다(Johnson, McKenzie, Rosenquist, Lieberman & Sievers, 1992; Robbins et al., 1993; Daniels & Foundas, 1999). 비일관성에 대해 가능한 설명은 (1) 대뇌반구 안에서 병변의 수준(피질 또는 피질하)과 위치(앞쪽 또는 뒤쪽)가 중요한 변수인 점과 (2) 대뇌 피질에 인두(pharyngeal) 기능의 운동 표상이 비대칭적(asymmetrical)인 것을 들 수 있다. Daniel과 Foundas(1999)는 뒤쪽 뇌섬 피질(posterior insular cortex)이나 피질하 회백질(subcortical gray matter)이 손상되었을 때보다 앞쪽 뇌섬 피질(anterior insular cortex) 또는 피질하 뇌실 주위 백질(subcortical periventricular white matter)이 손상되었을 때 흡인의 위험이 더 높다는 점을 발견하였다. 반대로, Hamdy와 동료들은 손잡이와 상관없이 인두 운동을 표상하는 우세반구가 있다는 반복적인 근거를 제시하였다(Hamdy et al., 1997, 1998). 이는 편측 반구 뇌졸중 후에 삼킴 기능이 회복되는 현상을 잘 설명하는데 손상되지 않은 반구가 서서히 손상된 쪽의 인두 표상(representation)을 담당하였다(Hamdy et al., 1998). CVA와 관련된 삼킴장애 증상에는 혀 조절 능력의 저하, 구강 통과시간의 증가, 삼킴 반응의 지연, 인두벽의 수축 저하, 인두 통과 시간의 증가, 후두의 민감성(sensitivity) 저하, 후두 상승 저하, 후두계곡 및 조롱박굴 정체, 침습, 그리고 흡인이 있다. Seo, Oh, Han(2011)의 운동학적 종단연구(longitudinal kinematic study)에 따르면, 인두 삼킴 반응 지연에 따른 흡인은 회복의 예후가 좋지 않았다.

CVA의 위치와 삼킴장애의 연관성에 대한 지식은 대부분 출혈 또는 비출혈 허혈성 뇌졸중(ischemic stroke)의 연구결과에 기반한다. 최근의 연구는 피질하 영역에 영향을 미치는 순수 출혈성 CVA가 구강단계의 삼킴장애 발생률을 높인다고 보고하였다. Suntrup과 동료들(2012)은 급성 줄무늬체피막(striatocapsular) 출혈 환자 30명 중 약 30%에게서 구강단계의 삼킴장애가 나타났다고 보고하였다. 이 출혈 부위는 만성 고혈압(hypertension)과 관련이 있으며, 기저핵(basal ganglia)과 내포막(internal capsule)을 손상시킨다. 폐렴은 뇌졸중 후 사망 원인의 35%를 차지하는 것으로 알려져 있다(Sura, Madhavan, Carnaby & Crary, 2012).

삼킴실행증(Swallow Apraxia)

삼킴실행증(swallow apraxia)은 구강준비단계에서 나타나는 협응 문제가 구강(oral) 및 말실행증(verbal apraxia)의 증상과 유사하다는 점에서 일화적으로 기술되고 논의되었다. 그러나 생리학적 기전에 대해서는 밝혀진 바가 없으며, 삼킴실행증이 실제로 존재하는지 역시 의견이 분분하다.

외측연수증후군(Lateral Medullary Syndrome)(발렌베르크 증후군(Wallenberg's Syndrome))

외측연수증후군(lateral medullary syndrome)은 삼킴장애와 발성장애가 특징인 신경학적 질환이다. 외측연수증후군은 주로 뒤아래소뇌동맥(posterior inferior cerebellar artery: PICA) 또는 뇌간 아래쪽에 혈류를 전달하는 뒤아래소뇌동맥가지의 폐색(occlusion)으로 인하여 발생한다. 이로 인하여 소뇌와 추체로(pyramidal tract)의 징후인 삼킴장애, 마비말장애, 실조증(ataxia)이 특징적으로 나타난다. 종종 뇌신경 V, IX, X, XI의 일부가 손상되기도 한다. 외측연수증후군은 인두단계의 삼킴을 가장 많이 손상시킨다.

뇌간 손상(Brainstem Lesions)

뇌혈관사고(CVA), 종양(neoplasm), 선천적 기형(congenital defects) 및 외상성 뇌손상

(traumatic brain injury)은 모두 뇌간의 삼킴 센터에 영향을 미칠 수 있다. 그 결과는 경미한 손상에서 삼키기 불가능한 정도까지 광범위하다. 삼킴장애의 징후와 증상은 손상의 위치에 따라 상이하지만, 뇌간 손상 환자들에게서 다음의 삼킴 징후가 공통적으로 보고되었다: 구강 조작 및 이동 문제, 비대칭적인 인두 근육 기능, 편측 후두의 불완전마비 또는 마비로 인한 발성장애(dysphonia), 후두 상승 범위나 시간의 저하, 반지인두근 열림(cricopharyngeal opening)의 저하, 후두계곡(vallecular) 및 조롱박굴(pyriform sinuses)의 정체, 침습 및 흡인(Crary, 1995; Horner et al., 1991; Huckabee & Cannito, 1999). 뇌간 손상 환자군에게서 삼킴장애가 발생할 확률이 높지만, 이를 적극적으로 중재했을 경우에는 환자의 80%가 장기적으로 긍정적인 결과를 보였다(Crary, 1995; Horner et al., 1991; Huckabee & Cannito, 1999; Meng, Wang & Lien, 2000). 근기능 저하의 생리를 고려할 때 피질 개입(cortical involvement)의 증가(의식적으로 생각하기) 또는 음식물을 구인두 통로의 더 기능적이고 튼튼한 쪽으로 이동시키는 중재법이 효과적인 것으로 나타났다. 예를 들면, 후두 상승의 범위와 시간을 늘리는 치료법(maneuver)으로 표면 근전도법(surface electromyography)을 사용하여 바이오피드백을 제공하거나 고개 자세 변경 또는 온도 자극의 사용, 음식의 점도를 변경하는 것이 있다(Crary, 1995; Horner et al., 1991; Huckabee & Cannito, 1999).

외상성 뇌손상(Traumatic Brain Injury)

외상성 뇌손상(traumatic brain injury: TBI)의 경우, 뇌의 특정 부위가 손상되거나 여러 부위가 광범위하게 손상될 수 있다. 이처럼 뇌손상의 불명확성 때문에 환자에게 개별화된 치료가 이루어진다. 인지, 운동 기능, 지각, 말, 언어, 그리고 사회적 기술의 손상은 모두 정상적인 식사 능력을 방해할 수 있다. 혼수상태인 두부 손상 환자들은 삼킴장애의 위험성이 높으며, 혼수상태 기간이 길수록 위험성은 더욱 증가한다(Lazarus & Logemann, 1987). TBI 환자들은 인두 삼킴 반응의 지연, 혀 조절 능력의 저하, 무증상 흡인 등의 삼킴장애 징후를 보인다(Lazarus & Logemann, 1987).

탈수초 질환(Demyelinating diseases)

신경 축삭(axons)을 감싼 절연 조직을 손상시키는 모든 질병은 삼킴에 관여하는 근육이나 신체기관에 영향을 미쳐 삼킴장애를 초래할 수 있다. 이 장에서는 다발성 경화증(multiple sclerosis)을 예로 들어 탈수초 질환이 삼킴 기능에 미치는 영향을 설명할 것이다.

다발성 경화증(Multiple Sclerosis)

다발성 경화증(multiple sclerosis)을 유발하는 원인은 정확히 알려지지 않았으나, 여러 연구에서 면역성, 환경, 세균, 유전을 포함한 많은 요인이 복합적으로 작용한다고 보고하였다. 현재까지 다발성 경화증은 중추신경계에 대한 비정상적인 면역 반응을 포함하는 자가면역 과정과 관련된다고 알려져 있다. 이로 인해 신경 섬유를 둘러싸고 있는 절연 기능의 지방질 막인 수초(myelin)가 파괴되는 것이다. 이러한 탈수초화는 신경 자극(impulse)을 느리게 하거나 중단시켜 다발성 경화증의 징후와 증상을 유발한다. 구인두 및 호흡 근육의 경직과 협응 장애는 말과 삼킴 기능에 문제를 일으킨다. 다발성 경화증 환자는 뇌간(brainstem)/소뇌(cerebellar)의 기능 장애, 전반적인 기능 불능, 우울증, 그리고 낮은 폐활량으로 인해 삼킴장애가 흔하게 관찰된다. 후두와 인두의 생리학적 기능이 영향을 받아 삼킴장애를 초래하기도 한다(Abraham & Yun, 2002). 다발성 경화증 환자를 평가할 때는 후두 움직임의 지연과 협응 장애, 그리고 인두 수축근의 운동장애를 특별히 잘 관찰하여야 한다(Abraham & Yun, 2002). Poorjavad와 동료들(2010)은 다발성 경화증 환자에게 구강단계보다 인두단계의 삼킴장애가 더 많이 발생하며, 소뇌 손상이 심할수록 중증도가 높아진다는 연구 결과를 보고하였다. 다발성 경화증 환자의 주요 사망 원인은 탈수, 영양실조 및 흡인성 폐렴을 포함한 삼킴장애의 합병증이다.

운동장애: 추체외로(extrapyramidal) 및 소뇌 장애

다음의 운동장애는 기저핵(basal ganglia)과 소뇌(cerebellum)를 포함한 추체로(pyramidal tract) 외의 경로와 관련된다. 신경전달물질의 기능이 방해를 받으면 **무도병**

(choreas)(예: 헌팅턴병)과 같은 과다운동질환을 유발하거나, 파킨슨증(Parkinsonism)과 같은 과소운동경직질환(hypokinetic rigid disorders)을 유발할 수 있다. 이러한 질환의 진행 단계에서 종종 삼킴장애가 발생한다.

헌팅턴병(Huntington's Disease)

헌팅턴병(Huntington's disease: HD)은 유전적이고, 상염색체우성(autosomal dominant)인 퇴행성 뇌 질환이다. 주로 중년기에 기저핵(basal ganglia)의 꼬리핵(caudate nucleus) 세포가 죽기 시작하면서 인지 기능, 감정 조절, 균형, 말 기능이 퇴행한다. 무도병(chorea)—몸통, 사지, 머리와 목(후두 포함), 안면 및 구강 구조(혀와 아래턱 포함)의 불수의적인 움직임—은 헌팅턴병의 중요한 특징이며, 질병이 진행될수록 그 증상이 악화된다. 헌팅턴병과 관련된 삼킴장애는 여러 문헌에 설명되어 있으나, 그 양상이나 진행 과정에 대해 확실하게 말할 수 있을 만큼 체계적인 연구로 뒷받침되지는 않았다(Heemskerk & Roos, 2010). 종종 혀 무도병(lingual chorea)과 음식을 비정상적으로 빨리 먹는 **속식증(tachyphagia)**으로 구강 및 인두단계의 삼킴장애가 야기된다. 이러한 문제는 다른 징후—예를 들어 **다람쥐 같은 행동**(squirelling), 음식덩이의 형성 저하, 수의적인 삼킴 시작의 손상, 인두 삼킴 지연, 후두전정(laryngeal vestibule)으로의 침습 및 흡인, 조롱박굴에 음식물 고임—로 이어진다(Kagel & Leopold, 1992; Leopold & Kagel, 1985). 삼킴 시 머리와 목이 과도하게 젖혀지는 것이 이러한 문제를 유발할 수 있다(Kagel & Leopold, 1992; Leopold & Kagel, 1985). 헌팅턴병 환자들의 보상 중재전략으로 과도한 젖힘 줄이기, 음식 제공 전 레몬 얼음덩이 먹기, 바깥쪽 어금니에 질감이 있는 음식 놓기, 자세와 씹기에 대한 구어적 단서 제공, 한 번에 섭취하는 음식량 줄이기가 효과적인 것으로 나타났다(Kagel & Leopold, 1992). 질병이 진전되면 인지 문제가 동반되므로 보호자에게 이러한 기법을 교육하여야 한다.

파킨슨병(Parkinson's disease)

파킨슨병(Parkinson's disease)은 서서히 진행되는 퇴행성 질환으로, 중뇌의 흑질이라는 세포 영역에 영향을 미친다. 이 세포들이 점진적으로 퇴행하면 신경전달물질인 도파

민을 감소시킨다. 도파민의 결핍이 임계치에 달하면 환자들은 신체 편측에 휴지 시 떨림을 보이고, 전반적으로 운동 시작이 느려지며(서동(bradykinesia)), 사지가 뻣뻣해지고(rigidity), 걸음걸이나 균형에 문제가 생긴다(자세 불안정). 파킨슨병 환자의 63~81%에서 삼킴장애가 나타났다(ECRI, 1999). 파킨슨병 환자들은 비정상적인 삼킴의 징후가 나타남에도 불구하고 종종 삼킴의 문제를 부정한다(Bushmann, Dobmeyer, Leeker & Perlmutter, 1989; Jankovic, 2008). Leow와 동료들에 따르면, 파킨슨병 환자들은 후두의 화학적 민감도가 저하되지는 않지만, 혀의 기계적 감각이 저하된다(Leow, Beckert, Anderson & Huckabee, 2011). 이 증상이 **침흘림(sialorrhea;** drooling)과 함께 파킨슨병 환자들에게 빈번한 침의 무증상 흡인을 유발한다(Rodrigues, Nóbrega, Sampaio, Argolo & Melo, 2010). 파킨슨병 환자들에게 두드러지는 운동장애 중 하나는 운동을 시작하는 반응이 지연되는 서동(bradykinesia)이다. 경직(rigidity)과 서동은 삼킴의 수의적 단계에 문제를 야기한다(Robbins, Logemann & Kirshner, 1986; Umemoto, Tsuboi, Kitashima, Furuya & Kikuta 2011). 혀 운동의 손상, 아래턱의 열림 범위 축소, 머리와 목의 비정상적인 자세, 충동적인 식사는 다음과 같은 구강 및 인두단계의 문제를 유발한다. 혀의 펌핑과 나눠서 삼키기(piecemeal deglutition)가 특징인 구강 통과시간의 지연, 감각운동 통합의 손상, 인두 삼킴의 지연, 후두계곡(valleculae)에 음식물 고임, 조롱박굴(pyriform sinus)에 음식물 고임, 인두 수축 저하, 무증상 흡인이 그것이다(Rodrigues et al., 2010). 일부 파킨슨병 환자들은 레보도파(levodopa) 약물 사용 후 삼킴 증상이 완화되기도 한다(Bushmann et al., 1989). 따라서 파킨슨병 환자들의 증상 호전을 모니터링하는 동안 약물치료와 식사 시간의 협응을 고려하여야 한다. 삼킴 치료(혀 운동 범위 증진 운동, 혀 저항 운동, 성대 내전 증진 운동, 멘델슨법, 목/몸통/어깨 관절 운동 범위 증진 운동)를 받은 파킨슨병 환자들에게서는 삼킴 반응의 시작이 더 빨리 일어났다(Sharkawi et al., 2002; Nagaya, Kachi & Yamada, 2000).

척수소뇌실조증(Spinocerebellar ataxia)

척수소뇌실조증(spinocerebellar ataxia: SCA)은 소뇌의 여러 부위를 위축시키는 유전병 집단을 통칭하는 용어이다. 모든 종류의 SCA가 진행성 실조증을 포함하지만, 퇴행한 신경계의 위치에 따라 징후나 증상의 패턴이 다양하게 나타난다. 마카도-조셉 병

(Machado-Joseph disease)으로 알려진 SCA3는 소뇌, 뇌간, 기저핵, 시상, 대뇌피질의 점진적인 퇴행을 동반하는 가장 흔한 유형이다. 증상에는 실조증, 마비말장애, 삼킴장애, 비정상적인 안구 운동, 파킨슨증(parkinsonism)이 포함된다. SCA3의 경우, 구강단계보다 인두단계의 삼킴이 상대적으로 더 큰 영향을 받는다(Paulson, 2007). 프리드리히 실조증(Friedrich's ataxia)으로도 알려진 SCA1에서는 강직(spasticity)으로 인해 이차적으로 인두단계의 삼킴장애가 나타날 수 있다.

운동 단위 이상(Motor Unit Abnormalities)

운동 단위의 장애는 선택적으로 손상된 영역에 따라 분류된다. 운동 영역, 즉 신경 신호를 근육이나 말초 기관에 전달하는 것에 영향을 주는 어떤 질환이든 삼킴장애를 유발할 수 있다.

근위축성측삭경화증(Amyotrophic Lateral Sclerosis)

루게릭병(Lou Gehrig's disease)으로도 알려진 근위축성측삭경화증(amyotrophic lateral sclerosis: ALS)은 원인불명의 진행성 신경퇴행성 질환으로, 수의적인 움직임을 담당하는 뇌와 척수의 신경세포체를 공격하여 상부운동신경세포(upper motor neuron: UMN)와 하부운동신경세포(lower motor neuron: LMN)에 크고 작은 영향을 미친다. 운동 신경세포가 소실되면 신경세포의 지배를 받던 근육이 약화되고 위축되어 마비된다. 삼킴장애 증상의 패턴을 통해 퇴행이 일어난 부위를 추론할 수 있다. 삼킴장애는 모든 종류의 ALS에서 발생하지만, 발병 시기나 임상적인 진행 단계에는 차이가 있다(Kawai et al., 2003). 상부운동신경세포가 퇴행하면 깊은 힘줄반사(deep tendon reflex)가 증가하고 여러 병리적인 반사 반응이 나타난다. 뇌간에 있는 하부운동신경세포(연수(bulbar) 신경세포)가 영향을 받으면 말, 씹기, 삼킴을 담당하는 근육이 위축된다. 연수 ALS(bulbar ALS) 환자들은 혀 운동성과 음식물의 조절력 저하, 인두 삼킴 반사 유발의 지연, 인두 수축 감소, 후두 상승 저하, 후두계곡 정체, 조롱박굴 정체, 인두벽의 잔여물, 침습, 흡인을 특징으로 하는 구강 및 인두 삼킴장애를 보인다(Logemann, 1998). 인두단계의 순차적인 근육 수축장애는 고립핵(NTS)으로의 피질연수(corticobulbar) 입력이 손상되어, 중앙 패턴 생성기(central pattern generator)가 약화된 결과일 수 있다(Aydogdu, Tanriverdi & Ertekin, 2011). 삼킴장애가 악화되면서 다수의 ALS 환자가 영양실조에 걸리고 체중이 감소하며, 이로 인하여 근육 약화가 가속화된다. 삼킴장애 증상을 개선하는 행동학적 중재에는 보상 중재전략인 자세요법, 촉각-온도자극, 식이 변경법이 있다. 운동 훈련은 근육을 더 피로하게 할 수 있으므로 ALS 환자들에게는 사용이 금지된다(Logemann, 1998). 삼킴장애를 완화시키는 의학적 중재에는 피부 경유 위창냄술(percutaneous gastrostomy), 턱밑침샘(submaxillary gland) 제거, 기관절개술(tracheostomy), 침샘 전환술(salivary diversion)이 있다. 대부분의 ALS 환자들에게서 영양과 호흡 기능이 소실된다.

길랑-바레 증후군(Guillain-Barré Syndrome)

길랑-바레 증후군(Guillain-Barré syndrome: GBS)은 말초신경에 발생하는 급성 질환이다. 약증이 급격하게 발현되며, 팔, 다리, 호흡기 근육, 안면 근육 마비가 특징이다. 종종 약증에 감각 이상이 동반되기도 하며, 질병의 원인은 알려지지 않았다. 약 50%의 사례는 바이러스 감염 직후에 발생하며 인후통이나 설사 증상을 보이기도 한다. 길랑-바레 증후군의 발생 원인으로 자가면역 기전이 제시되기도 하는데, 환자의 항체와 백혈구로 구성된 방어 시스템이 신경의 덮개나 절연체를 손상시켜 약화와 감각 이상을 초래한다는 것이다. 씹기근과 삼킴 근육이 영향을 받는다면 환자는 구강 식이가 불가능해질 수도 있다. 길랑-바레 증후군은 자연적으로 호전되며, 환자 대부분이 완치된다. 환자는 안전한 구강 식이로 회복될 때까지 일시적으로 대체 식이법을 사용해야 할 수 있다. 구강단계와 인두단계의 삼킴장애 징후가 보고되며, 이는 어떤 뇌신경이 영향을 받았는가에 따라 다르다.

중증 근무력증(Myasthenia Gravis)

중증 근무력증(myasthenia gravis: MG)은 신경근 접합부에 신경 신호가 전달되는 기전에 영향을 미치는 자가면역질환의 일환으로, 신체가 자신의 골격근을 대상으로 면역 반응을 보여 공격하는 질환이다. 적절한 치료를 받을 경우, 중증 근무력증 환자의 대부분은 예후가 좋지만, 호흡기 근육이 약화될 경우 생명에 지장이 있을 수 있다. 중증 근무력증의 특징은 안구(ocular) 또는 연수(bulbar)의 약화가 변동적으로 나타나며, 반복적인 사용으로 점차 피로해지는 사지 약화가 특징이다. 연수핵(bulbar nuclei)을 통해 뇌신경의 신경 지배를 받는 안면, 입술, 눈, 혀, 목구멍, 목 근육이 자주 영향을 받는다. 환자는 갑작스럽게 삼킴이나 호흡 곤란을 보이기도 한다. 삼킴의 징후와 증상은 주로 근육에 피로가 쌓인 후에 나타나므로, 문제를 발견하기 위해서는 식사 전과 후에 MBS 검사를 시행하는 것이 권고된다. 인두와 식도의 가로무늬근(striated muscles)이 약화되었을 때 삼킴장애가 야기되는데 중증 근무력증 환자들에게서 관찰된 삼킴 징후는 인두 운동성 저하, 후두계곡과 조롱박굴의 정체, 후두 침습, 흡인, 그리고 손상된 식도 운반이다(Kluin, Bromberg, Feldman & Simmons, 1996; Linke, Witt & Tatsch, 2003). 약물 치료는 인두와 상부 식도(upper esophagus)의 가로무늬근에 긍정적인 영향을 준다(Linke et al., 2003). 근육이 피로해질 수 있으므로 중증 근무력증 환자들에게는 보상 중재전략인 자세기법, 식이 변경법, 음식을 적게 자주 먹기 등을 교육하는 것이 권고된다(Logemann, 1998).

람버트-이튼 근무력증 증후군(Lambert-Eaton Myasthenia Syndrome)

람버트-이튼 근무력증 증후군(Lambert-Eaton myasthenia syndrome: LEMS)은 드물게 발견되는 신경근 접합부의 자가면역질환이다. LEMS 환자들은 골반, 허벅지, 어깨, 팔 근육에 약증이 나타난다. 뇌신경 또한 영향을 받을 수 있으며, 이러한 경우 삼킴장애와 호흡 문제가 나타날 수 있다. 호흡기 근육이 약화되면 생명에 지장이 있을 수 있다.

근육퇴행위축(Muscular Dystrophies)과 기타 근육병증(Myopathies)

봉입체 근염(inclusion body myositis), 다발근염(polymyositis), 피부근염(dermatomyositis)과 같은 근육퇴행위축(muscular dystrophies)과 기타 근육병증(myopathies)은 공통적으로 진행성 근육 약화를 보인다. 근력이 점차 줄어들어 환자의 정상적 삼킴 기능이 손상되면 삼킴장애로 이어질 수 있다.

근육퇴행위축(Muscular Dystrophy)

근육퇴행위축(muscular dystrophy: MD)에는 아홉가지 종류가 있으며, 각 종류마다 고유한 징후와 증상이 있다. 성인 발병성 근육퇴행위축의 특징은 골격근의 과다흥분(**근긴장증(myotonia)**)과 근육 퇴행(**근육병증(myopathy)**)이다. 근육퇴행위축 환자들은 인두와 식도 삼킴장애를 자주 경험하며, 상부식도괄약근의 불충분한 이완과 식도의 긴장 저하(hypotonic)나 무긴장(atonic)이 특징이다(Jaradeh, 2006; Marcon et al., 1998). 이러한 식도 문제는 음식물의 운반 문제로 이어지고, 음식물이 상부식도괄약근이나 식도에 고이게 된다. 눈인두근육 퇴행위축(oculopharyngeal muscular dystrophy: OPMD)은 삼킴장애, 조음 문제, 공명 문제, 눈꺼풀 처짐, 몸통과 사지 약화, 호흡 지지 문제와 관련된 성인 발병성 근육퇴행위축이다. OPMD의 삼킴 징후에는 인두 연동(peristalsis)의 저하 또는 부재, 상부식도괄약근의 열림 저하, 후두계곡과 조롱박굴 정체, 침습, 흡인, 폐렴, 체중 감소, 삶의 질 저하가 있다(Palmer, Neel, Sprouls & Morrison, 2010). 적절한 인두 수축이 가능한 OPMD 삼킴장애 환자의 경우 초기 결과가 좋은 상부식도괄약근 절개술(UES myotomy)로 치료한다. Manjaly와 동료들(2012)은 반복적인 내시경 확장술(endoscopic dilation)이 OPMD UES 장애를 안전하고 효과적으로 치료하는 방법이라는 근거를 제시하였다. Duchenne 근위축증(Duchenne's muscular dystrophy: DMD) 환자들에게서는 식도 운동 변형과 위배출(gastric emptying) 지연으로 인해 종종 삼킴장애가 나타나며, 그 결과로 역류, 명치(epigastric) 통증, 변비, 그리고 팽만감(distention)을 보인다(Camelo, Awad, Madrazso & Aguilar, 1997). 후기 DMD 환자들은 종종 **대설증(macroglossia)**을 보여 구강단계에서 삼킴 문제가 나타날 수 있다.

염증성 근육병(Inflammatory Myopathies)

봉입체 근염(inclusion body myositis: IBM), 다발근염(polymyositis), 피부근염(dermatomyositis)은 자가면역 반응을 매개로 하는 염증성 근육병의 세 종류이다. 질병 초기에는 공통적으로 근육의 약화를 보이지만, 그 양상과 질병의 기전은 서로 상이하다. 삼킴장애는 염증성 근육병의 흔한 특징이며, 그중 봉입체 근염에서 가장 흔하게 나타난다(Houser, Calbrese & Strome, 1998). 봉입체 근염, 다발근염, 피부근염의 주요 삼킴장애의 특징은 구강건조증(xerostomia), 인두 수축의 저하, 그리고 상부식도괄약근의 열림 저하이다(Mulcahy, Langdon & Mastaglia, 2012; Oh, Brumfield, Hoskin, Kasperbauer & Basford, 2008). 약물 및 수술적 중재로 스테로이드제 및 이뮤노글로빈(immunoglobin)의 사용, 반지인두근 절제술, 보톡스 시술이 사용된다(Marie et al., 1999; Mulcahy, Langdon & Mastaglia, 2011).

결합조직 질환(Connective Tissue Disease)

결합조직질환(connective tissue disease)은 콜라겐 혈관장애(collagen vascular disorder)나 자가면역질환으로 부르기도 하며, 결합조직과 혈관에 광범위한 염증성 손상이 발생하는 것이 특징이다. 이러한 변화는 종종 삼킴장애로 발전하기도 한다.

공피증(Scleroderma) 또는 진행성 전신경화증(Progressive Systemic Sclerosis)

공피증(scleroderma) 또는 진행성 전신경화증(progressive systemic sclerosis: PSS)은 혈관과 신체의 결합조직을 공격하는 자가면역질환으로, 상대적으로 드물게 나타나지만 중년 여성에게서 가장 많이 진단된다. 공피증으로 인한 섬유화는 피부, 폐, 식도, 소화관(digestive tract), 그리고 신장에 영향을 미친다. 이 전신병(systemic disease)은 식도의 가로무늬 근섬유(smooth muscle fibers)를 위축시켜 하부식도의 연동 수축을 약화시키고 하부식도괄약근의 정상적인 기능을 방해한다. 식도벽에 섬유화가 나타나기도 하는데, 총체적인 결과로 액체나 고체 음식에 대해 삼킴장애가 나타나고, 하부식도괄약근의 기능 저하로 인해 식도 역류가 잘 일어나게 되며, 특히 누운 자세일 때 취약하다. 현재 치료는 증상의 완화를 목적으로 하며, 역류를 예방하는 것을 우선으로 한다(Goyal, 2009). 입 주변 조직의 섬유화는 아래턱 움직임에 영향을 주어 구강준비단계에서 문제가 발생할 수 있다. 섬유화는 삼킴의 모든 단계에 영향을 줄 수 있지만, 진행성 전신경화증은 특히 식도에 문제를 일으킨다.

쇼그렌 증후군(Sjögren's Syndrome)

쇼그렌 증후군(Sjögren's syndrome)은 입, 눈, 인두, 후두, 소화관의 점막을 매우 건조하게 만드는 자가면역체계 질환이다. 쇼그렌 증후군은 다발성 경화증(multiple sclerosis), 레이노병(Raynaud's disease), 공피증(scleroderma)과 같은 다른 자가면역질환과 함께 나타날 수 있으며, 삼킴장애를 악화시키는 요인이다. 쇼그렌 증후군의 증상은 눈물샘과 침샘 등의 샘에서 액체가 충분히 생성되지 않아서 발생한다. 이 질환은 대체로 중년 여성에게서 발견된다. Rogus-Pulia와 Logemann(2011)은 쇼그렌 증후군 환자들의 삼킴장애 증상, 타액 생성, 삼킴 관련 시간 측정치의 관계에 대한 비디오투시검사 연구를 진행하였다. 그 결과, 쇼그렌 증후군 환자들은 건강한 성인에 비해 침 생성이 적었지만 그들이 인식하는 삼킴문제의 중증도는 시간 측정치의 대부분에서 명확하게 드러나지 않았다. 즉, 시간 측정치에 비해 환자들은 자신의 삼킴 문제를 심각하게 느꼈다. 쇼그렌 증후군의 치료는 증상 완화를 위주로 이루어지며, 건조함을 줄이는 것을 목적으로 한다. 삼킴을 더 원활하게 하고 구강 구조물을 건조하지 않게 유지하기 위하여 충분한 수분 섭취가 권고된다.

요약

신경계의 어떠한 변화든 삼킴장애로 이어질 수 있기 때문에 언어재활사는 임상적이고 도구적인 삼킴평가를 통해 질병의 진행 과정을 신경해부학적 수준에서 탐구할 수 있어야 한다. 두 평가 결과를 종합함으로써 삼킴장애의 운동 및 감각적 병인과 삼킴장애의 징후와 증상을 결정할 수 있을 것이다. 이러한 절차는 해부학적, 생리학적 근거에 기반한 치료 전략을 결정하는 데 도움이 된다.

학습질문

1. 삼킴의 구강단계에서 흔하게 나타나는 세 가지 삼킴장애의 증상을 설명하시오. 각 증상을 유발할 수 있는 운동 및 감각 요인도 나열하시오.
2. 삼킴의 인두단계에서 흔하게 나타나는 세 가지 삼킴장애의 증상을 설명하시오. 각 증상을 유발할 수 있는 운동 및 감각 요인도 나열하시오.
3. 신경학적 삼킴장애의 가장 큰 원인은 무엇인가?
4. 삼킴장애를 야기하는 신경학적 질환을 몇 가지 설명하시오.
5. 이 장에서는 여러 퇴행성 질환을 설명하였다. 삼킴장애 치료에 대한 근거를 의료진(전문적인 용어 포함) 및 환자와 보호자(일반적인 용어 포함)에게 설명하시오.

참고문헌

Abraham, S. S. & Yun, P. T. (2002). Laryngopharyngeal dysmotility in multiple sclerosis. *Dysphagia, 17*(1), 69-74.

Ahsan, S. F., Meleca, R. J. & Dworkin, J. P. (2000). Botulinum toxin injection of the cricopharyngeus muscle for the treatment of dysphagia. *Otolaryngology Head and Neck Surgery, 122*(5), 691-695.

Alberty, J., Oelerich, M., Ludwig, K., Hartmann, S. & Stoll, W. (2000). Efficacy of Botulinum toxin A for treatment of upper esophageal sphincter dysfunction. *Laryngoscope, 110*(7), 1151-1156.

Aydogdu, I., Tanriverdi, Z. & Ertekin, C. (2011). Dysfunction of bulbar central pattern generator in ALS patients with dysphagia during sequential deglutition. *Clinical Neurophysiology, 122*(6), 1219-1228.

Besanko, L. K., Burgstad, C. M., Mountifield, R., Andrews, J. M., Heddle, R., Checklin, H. & Fraser, R. J. L. (2011). Lower esophageal sphincter relaxation is impaired in older patients with dysphagia. *World Journal of Gastroenterology, 17*(10), 1326-1331.

Blitzer, A. & Sulica, L. (2001). Botulinum toxin: Basic science and clinical uses in otolaryngology. *Laryngoscope, 111*(2), 218-226.

Bushmann, M., Dobmeyer, S. M., Leeker, L. & Perlmutter, J. S. (1989). Swallowing abnormalities and their response to treatment in Parkinson's disease. *Neurology, 39*, 1309-1314.

Camelo, A. L., Awad, R. A., Madrazso, A. & Aguilar, F. (1997). Esophageal motility disorders in Mexican patients with Duchenne's muscular dystrophy. *Acta Gastroenterology Latinoamerica, 27*, 119-122.

Cheatham J. G. & Wong, R. K. (2011). Current approach to the treatment of achalasia. *Current Gastroenterology Report, 13*(3), 219-225.

Crary, M. A. (1995). A direct intervention program for chronic neurogenic dysphagia secondary to brainstem stroke. *Dysphagia, 10*(1), 6-18.

Daniels, S. K. & Foundas, A. L. (1999). Lesion localization in acute stroke patients with risk of aspiration. *Journal of Neuroimaging, 9*(2), 91-98.

De Swart, B. J. M., Verheij, J. C. G. E. & Beurskens, C. H. G. (2003). Problems with eating and drinking in patients with unilateral facial paralysis. *Dysphagia, 18*(4), 267-273.

Ding, R. & Logemann, J. A. (2000). Pneumonia and stroke patients: A retrospective study. *Dysphagia, 15*(2), 51-57.

D'Onofrio, V., Annese, V., Miletto, P., Leandro, G., Marasco, A., Sodano, P. & Iaquinto, G. (2000). Long-term follow-up of achalasic patients treated with botulinum toxin. *Diseases of the Esophagus, 13*(2), 96-101.

ECRI. Diagnosis and treatment of swallowing disorders (dysphagia) in acutecare stroke patients. Evidence Report/ Technology Assessment No. 8. Prepared by ECRI for the Agency for Health Care Policy and Research (AHCPR). AHCPR Pub. No. 99-E024. Bethesda, MD: AHCPR; July 1999.

Goyal, R. K. (2001). Esophagus. In E. Braunwald, D. L., Fauci, S. L., Kasper, D. L., Hauser, J. L., Longo & J. L. Jameson (Eds.), *Harrison's Principles of Internal Medicine* (15th ed.), pp. 1642-1649. New York: McGraw-Hill.

Goyal, R. K. (2009). Diseases of the esophagus. In D. L. Fauci, E. Braunwald, S. L. Kasper, D. L. Hauser, J. L. Longo, J. L. Jameson & J. Loscalzo (Eds.), *Harrison's Manual of Medicine* (5th ed.), pp. 1847-1855. New York: McGraw-Hill.

Hamdy, S., Aziz, Q., Rothwell, J. C., Crone, R., Hughes, D., Tallis, R. C. & Thompson, D. G. (1997). Explaining oropharyngeal dysphagia after unilateral stroke. *Lancet, 350*(9079),

686-692.

Hamdy, S., Aziz, Q., Rothwell, J. C., Power, M., Singh, K. D., Nicholson, D. A., Tallis, R.C. & Thompson, D. G. (1998). Recovery of swallowing after dysphagic stroke relates to functional reorganization in the intact motor cortex. *Gastroenterology, 115*(5), 1104-1112.

Heemskerk, A-W. & Roos, R. A. C. (2011). Dysphagia in Huntington's disease: A review. *Dysphagia, 26*, 62-66.

Horner, J., Buoyer, F. G., Alberts, M. J. & Helms, M. J. (1991). Dysphagia following brainstem stroke: Clinical correlates and outcome. *Archives of Neurology, 48*(11), 1170-1173.

Houser S. M., Calabrese L. H. & Strome, M. (1998). Dysphagia in patients with inclusion body myositis. *Laryngoscope, 108*(7): 1001-1005.

Huckabee, M. L. & Cannito, M. P. (1999). Outcomes of swallowing rehabilitation in chronic brainstem dysphagia: A retrospective evaluation. *Dysphagia, 14*(2), 93-109.

Jankovic, J. (2008). Parkinson's disease: Clinical features and diagnosis. *Journal of Neurology, Neurosurgery, and Psychiatry, 79*, 368-376.

Jaradeh, S. (2006). Muscle disorders affecting oral and pharyngeal swallowing. *GI Motility Online*, DOI:10.1038/gimo35.

Johnson, E. R., McKenzie, S. W., Rosenquist, C. J., Lieberman, J. S. & Sievers, A. E. (1992). Dysphagia following stroke: Quantitative evaluation of pharyngeal transit times. *Archives of Physical Medicine and Rehabilitation, 73*(5), 419-423.

Kagel, M. C. & Leopold, N. A. (1992). Dysphagia in Huntington's disease: A 16-year retrospective. *Dysphagia, 7*(2), 106-114.

Kawai, S., Tsukuda, M., Mochimatsu, I., Enomoto, H., Kagesato, Y, Hirose, H., Kuroiwa, Y. & Suzuki, Y. (2003). A study of the early stage of dysphagia in amytrophic lateral sclerosis. *Dysphagia, 18*(1), 1-8.

Klochgether, T. & Paulson, H. (2011). Milestones in ataxia. *Movement Disorders, 26*, 1134-1141.

Kluin, K. J., Bromberg, M. B., Feldman, E. L. & Simmons, Z. (1996). Dysphagia in elderly men with myasthenia gravis. *Journal of the Neurological Sciences, 138*(2), 49-52.

Lazarus, C. & Logemann, J. (1987). Swallowing disorders in closed head trauma patients. *Archives of Physical Medicine and Rehabilitation, 68*, 79-84.

Leopold, N. A. & Kagel, M. C. (1985). Dysphagia in Huntington's disease. *Archives of Neurology, 42*(2), 57-60.

Leow, L. P., Beckert, L., Anderson, T. & Huckabee, M. L. (2011). Changes in chemosensitivity and mechanosensitivity in aging and Parkinson's disease. *Dysphagia, 27*, 106-114.

Linke, R., Witt, T. N. & Tatsch, K. (2003). Assessment of esophageal function in patients with myasthenia gravis. *Journal of Neurology, 250*(5), 601-606.

Logemann, J. A. (1998). *Evaluation and treatment of swallowing disorders* (2nd ed.), Austin: Pro-Ed.

Manjaly, J. G., Vaughan-Shaw, P. G., Dale, O. T., Tyler, S., Corlett, J. C. R. & Frost, R. A. (2012). Cricopharyngeal dilatation for the long-term treatment of dysphagia in oculopharyngeal muscular dystrophy, *Dysphagia, 27*(2), 216-220.

Marcon, M., Briani, C, Ermani, M., Menegazzo, E., Iurilli, V., Feltrin, G. P., Novelli, G., Gennarelli, M. & Angelini, C. (1998). Positive correlation of CTG expansion and pharyngoesophageal alterations in myotonic dystrophy patients. *Italian Journal of Neurological Sciences, 19*(2), 75-80.

Marie, I., Hachulla, E., Levesque, H., Reumont, G., Ducrotte, P., Cailleux, N., Hatron, P. Y., Devulder, B. & Courtois, H. (1999). Intravenous immunoglobins as treatment of life threatening esophageal involvement in polymyositis and dermatomyositis. *Journal of Rheumatology, 26*(12), 2706-2709.

Martino, R., Foley, N. Bhogal, S., Diamant, N., Speechley, M. & Teasell, R. (2005). Dysphagia after stroke: Incidence, diagnosis, and pulmonary complications. *Stroke, 36*(12), 2756-2763.

Meng, N. H., Wang, T. G. & Lien, I. N. (2000). Dysphagia in patients with brainstem stroke: Incidence and outcome. *American Journal of Physical Medicine and Rehabilitation, 79*(2), 170-175.

Mulcahy, K. P., Langdon, P. C. & Mastaglia, F. (2012). Dysphagia in inflammatory myopathy: Self-report, incidence, and prevalence. *Dysphagia, 27*(1), 64-69.

Nagaya, M., Kachi, T. & Yamada, T. (2000). Effect of swallowing training on swallowing disorders in Parkinson's disease. *Scandinavian Journal of Rehabilitation Medicine, 32*(1), 11-15.

Neubrand, M., Scheurlen, C, Schepke, M. & Sauerbruch, T. (2002). Longterm results and prognostic factors in the treatment of achalasia with botulinum toxin. *Endoscopy, 34*(7), 519-523.

Oh, T. H., Brumfield, K. A., Hoskin, T. L., Kasperbauer, J. L. & Basford, J. R. (2008). Dysphagia in inclusion body myositis: Clinical features, management, and clinical outcome. *American Journal of Physical Medicine and Rehabilitation, 87*(11), 883-889.

Palmer, P., Neel, A., Sprouls, G. & Morrison, L. (2010). Swallow characteristics in patients with oculopharyngeal muscular dystrophy. *Journal of Speech, Language, and Hearing Research, 53*, 1567-1578.

Paulson, H. L. (2007). Dominantly inherited ataxias: Lessons learned from Machado-Joseph Disease/spinocerebellar ataxia type 3. *Seminars in Neurology, 27*(2): 133-142.

Poorjavad, M., Derakhshandeh, F., Etemadifar, M., Soleymani, B., Minagar, A. & Maghzi, A-H. (2010). Oropharyngeal dysphagia in multiple sclerosis. *Multiple Sclerosis, 16*(3), 362-365.

Ramsey, D., Smithard, D. & Kalra, L. (2005). Silent aspiration: What do we know? *Dysphagia, 20*(3), 218-225.

Robbins, J. A., Levine, R. L., Maser, A., Rosenbek, J. C. & Kempster, G. B. (1993). Swallowing after unilateral stroke of the cerebral cortex. *Archives of Physical Medicine and Rehabilitation, 74*(12), 1295-1300.

Robbins, J. A., Logemann, J. A. & Kirshner, H. S. (1986). Swallowing and speech production in Parkinson's disease. *Annals of Neurology, 19*(3), 283-287.

Rodrigues, B., Nobrega, A. C., Sampaio, M., Argolo, N. & Melo, A. (2010). Silent saliva aspiration in Parkinson's disease. *Movement Disorders, 26*(1), 138-141.

Roger, V. L., Go, A. S., Lloyd-Jones, D. M., Adams, R. J., Berry, J. D., Brown, T. M., Carnethon, M. R., Dai, S., de Simone, G., Ford, E. S., Fox, C. S., Fullerton, H. J. Gillespie, C., Greenlund, K. J., Hailpern, S. M., Heit, J. A., Ho, M., Howard, V. J., Kissela, B. M., Kittner, S. J., Lackland, D. T., Lichtman, J. H., Lisabeth, L. D., Makuc, D. M., Marcus, G. M., Marelli, A., Matchar, D. B., McDermott, M. M., Meigs, J. B., Moy, C. S., Mozaffarian, D., Mussolino, M. E., Nichol, G., Paynter, N. P., Rosamund, W. D., Sorlie, P., D., Stafford, R. S., Turan, T. N., Turner, M. B., Wong, N. D. & Wylie-Rosett, J. (2011). Heart disease and stroke statistics-2011 update: A report from the American Heart Association. *Circulation*, DOI: 10.1161/CIR.0b013e3182009701, pp. e18-e209.

Rogus-Pulia, N. M. & Logemann, J. A. (2011). Effects of reduced saliva production on swallowing in patients with Sjogren's syndrome. *Dysphagia, 26*(3), 295-303.

Secil, Y., Aydogdu, I. & Ertekin, C. (2002). Peripheral facial palsy and dysfunction of the oropharynx. *Journal of Neurology, Neurosurgery, and Psychiatry, 72*(3), 391-393.

Seo, H. G., Oh, B-M, Han, T-R. (2011). Longitudinal changes of the swallowing process in subacute stroke patients with aspiration dysphagia. *Dysphagia, 26*(1), 41-48.

Setzen, M., Cohen, M. A., Perlman, P. W., Belafsky, P. C, Guss, J., Mattucci, K. F. & Ditkoff, M. (2003). The association between laryngopharyngeal sensory deficits, pharyngeal motor function, and the prevalence of aspiration with thin liquids. *Otolaryngology Head and Neck Surgery, 128*(1), 99-102.

Sharkawi, A. E., Ramig, L., Logemann, J. A., Pauloski, B. R., Rademaker, A. W., Smith, C. H., Pawlas, A., Baum, S. & Werner, C. (2002). Swallowing and voice effects of Lee Silverman Voice Treatment (LSVT): A pilot study. *Journal of Neurology, Neurosurgery, and Psychiatry, 72*(1), 31-36.

Shaw, G. Y. & Searl, J. P. (2001). Botulinum toxin treatment for cricopharyngeal dysfunction. *Dysphagia, 16*(3), 161-167.

Steadman's Concise Medical Dictionary for the Health Professions, Illustrated (3rd ed.), (1997). Baltimore, MD: William & Wilkins.

Suntrup, S., Warnecke, T., Kemmling, A., Teismann, I., Hamacher, C., Oelenberg, S. & Dziewas, R. (2012). Dysphagia in patients with acute striatocapsular hemorrhage. *Journal of Neurology, 259*, 93-99.

Sura, L., Madhavan, A., Carnaby, G. & Crary A. (2012). Dysphagia in the elderly: Management and nutritional considerations. *Clinical Interventions in Aging, 7*, 287-298.

Tutuian, R. & Castell, D. O. (2006). Esophageal motility disorders (Distal esophageal spasm, nutcracker esophagus, and hypertensive lower esophageal sphincter): Modern management. *Current Treatment Options in Gastroenterology, 9*(4), 283-294.

Umemoto, G., Tsuboi, Y., Kitashima, A., Furuya, H. & Kikuta, T. (2011). Impaired food transportation in Parkinson's disease related to lingual bradykinesia. *Dysphagia, 26*(3), 250-255.

Woltman, T. A., Pellegrini, C. A. & Oelschlager, B. A. (2005). Achalasia. *Surgical Clinics of North America, 85*, 483-493.

제7장 구조적 삼킴장애의 원인 질환

학습목표

이 장을 학습한 후,

- 삼킴장애의 다양한 구조적 원인 질환을 설명하고 논의할 수 있다.
- 삼킴 기능에 영향을 줄 수 있는 여러 질병에 익숙해질 수 있다.
- 해부학적 변화가 삼킴의 생리를 변화시키는 기전을 이해할 수 있다.
- 급성 변화와 점진적 변화로 인한 삼킴장애의 다양한 구조적 원인 질환에 대해 설명하고 논의할 수 있다.
- 구조적 변화가 삼킴의 구강준비단계, 구강단계, 인두단계, 식도단계에 미치는 영향을 개념화할 수 있다.

서론

씹기와 삼킴에 관여하는 구조에 변화나 결함이 생기면 안전하고 효율적인 삼킴이 방해받을 수 있다. 뼈대(bony structures), 연골(cartilages), 근육, 오목(recesses)에 발생하는 해부학적 결함이나 변화는 음식덩이를 준비하고 이동시키는 데 필요한 기계적 및 공기역학적 힘을 변화시킬 수 있다. 이러한 해부학적 변화나 결함은 선천적 기형(예: 구개열(cleft palate)), 급성 변화(예: 외상, 감염, 기관 절개술), 또는 점진적 변화(예: 뼈곁돌기(oestophytes), 게실(diverticula), 종양(neoplasm))에 의해 발생할 수 있다. 이 책은 성인의 삼킴에 집중하였으므로, 발달 또는 소아 삼킴과 연관되는 선천적 기형에 대해서는 논의하지 않을 것이다. 이 장의 목표는 급성(acute) 및 점진적(progressive)인 구조적 삼킴장애의 원인 및 이로 인한 정상적인 삼킴 생리의 변화에 대해 논의하는 것이다.

급성 구조적 변화

삼킴 구조물의 급성 변화는 사고로 인한 외상 또는 사람의 생명을 구하거나 기타 심각한 문제를 치료하는 과정에서 의학적 처치 또는 수술의 부작용으로 발생할 수 있다. 감염, 독소, 또는 화학 물질에 노출되었을 때에도 급성 구조적 변화가 일어날 수 있다. 이러한 급성 구조적 변화가 야기하는 삼킴장애의 징후와 증상은 변화의 위치와 본질에 의해 결정되는데, 가벼운 불편함부터 흡인에서 질식까지 나타날 수 있다.

사고로 인한 외상

총상, 자동차 사고, 또는 낙상은 호흡소화관 부근을 손상시켜 씹기와 삼킴을 방해할 수 있다. 손상 부위의 층위(level)에 따라 구강(oral), 인두(pharyngeal), 식도(esophageal)의 삼킴장애가 나타날 수 있는데, 치료는 손상 정도에 따라 의학적 또는 행동학적으로 접근한다.

의학-수술적 트라우마

상부소화관(upper alimentary tract)은 환자를 소생시킬 때 기도를 회복하거나 확보하는 과정에서 발생하는 이차손상에 특히 취약하다. 또한 척수(spinal cord), 척주(vertebral column), 그리고 심폐 기관(cardiopulmonary system)과 위치가 매우 근접하기 때문에 더욱 취약할 수 있다. 이 영역의 수술은 어떠한 이유로든 구조물뿐만 아니라 신경 지배 또한 변화시킬 수 있다.

기관 내 삽관(Endotracheal Intubation)

기관 내 삽관(endotracheal intubation)(수술 중 또는 호흡 곤란 시에 입 또는 코를 통해 기관(trachea)으로 호흡관을 삽입하는 것)과 관련한 삼킴장애는 급성으로 또는 장기적인 삽관으로 인해 이차적으로 발생할 수 있다. 삽관 기간이 길어질수록 삼킴장애의 발생률이 더 높게 보고된다(Skoretz, Flowers & Martino, 2010). 기관 내 튜브(endotracheal tube)가 기관에 들어가는 도중에 호미연골(arytenoid cartilage)에 부딪히면 호미연골이 탈구하여 성대 마비를 유발할 수 있고(Yamanaka, Hayashi, Watanabe, Uematu & Mashimo, 2009), 성대가 닫히지 못하면 흡인의 위험이 증가하게 된다. 장기적인 기관 내 삽관은 삽관 제거 후에 흡인의 위험을 증가시킬 수 있다(Baker, Martino, Reichardt, Hickey & Ralph-Edwards, 2009). 기관 내 튜브는 후두의 감각 기능을 변화시키고, 삽관 시간이 길어질수록 후두에 부종, 자극, 육아조직이 나타나며, 성문하협착증이 생기기도 한다. Baker와 동료들(2009)은 심장 수술을 하고 48시간 이상 삽관한 환자 254명 중 51%에서 수술 후 삼킴장애가 발생하였다고 보고하였다. 또한 장기간 구강기관 삽관(orotracheal intubation)을 한 환자들은 기침이나 질식과 같은 외현적인 삼킴장애 징후 없이 무증상 흡인을 많이 보였다(Ramsey, Smithard & Kalra, 2005). 삽관 제거 후 흡인은 대체로 일시적으로만 나타나며 대부분 48시간 이내에 사라진다. 따라서 장시간 기관 내 삽관을 한 환자들에게 객관적인 흡인 평가를 진행하고 삽관 제거 후 24~48시간 동안 구강 식이를 제한하는 것이 권고된다.

기관절제술(Tracheotomy)

기관절제술은 만성 또는 급성 상기도폐쇄(upper airway obstruction), 호흡 기능 상실(respiratory failure), 만성 폐쇄성 수면 무호흡증(obstructive sleep apnea), 또는 폐 분비물 관리(pulmonary secretion management)에 문제를 보이는 환자들에게 상기도를 우회하여 기관 안에 직접적으로 튜브를 삽입하는 외과적 처치이다. 기관절개튜브(tracheostomy tube)는 반지연골(cricoid cartilage)의 바로 아래, 3번과 4번 기관 고리(tracheal ring) 사이의 기관으로 삽입되어 상기도(upper airway)(후두 부분)(laryngeal area)를 우회함으로써 산소공급을 위해 흡입할 수 있는 공기의 양을 늘린다. 이 외과적 처치 자체의 명칭은 **기관절제술(tracheotomy)**이다. 튜브로 인해 기관(trachea)에 영구적 또는 일시적인 구멍(opening)이 생긴 뒤에는 **기관절개술(tracheostomy)**이라고 칭한다.

자주 시행되는 시술이지만, 기관절개튜브가 삽입된 경우에는 합병증이 발생할 수 있다. 무증상 흡인을 포함한 삼킴 시의 흡인은 기관절개 환자들에게 큰 문제가 될 수 있다(Gross, Mahlmann & Grayhack, 2003; Ding & Logemann, 2005). 기관절개술은 장기적인 흡인을 치료하기 위해 종종 사용되지만, 실질적으로는 흡인을 더 많이 유발할 수 있다. 환자마다 흡인의 원인은 각기 다르지만, 대부분 여러 가지 요인이 혼합되어 작용하며, 모두 기관절개튜브와 관련되는 것은 아니다. 기관절개가 필요한 환자들은 주로 주요 신경학적 문제와 다른 동반질환을 함께 가지고 있다. 삽관과 침습-흡인 간에 인과 관계가 있는지에 대해서는 명확하지 않으며, 최근 연구에서는 기관절개튜브 삽입을 침습-흡인의 원인으로 보는 것은 과장된 것이라고 제안하였다(Donzelli, Brady, Wesling & Theisen, 2005; Kang, Choi, Jun, Kim & Ryu, 2012).

튜브 삽입으로 인해 삼킴에 영향을 줄 수 있는 기계적인 변화가 있을 수 있다. 움직임의 제약으로 인한 후두 상승의 감소, 커프(cuff)에 의한 방해(커프가 있는 경우), 성문하압(subglottic pressure)의 감소가 이에 포함된다. 두 가지 신경생리학적 요인—보호적인 기침반사(protective cough reflex)의 민감도 저하(desensitization)와 후두 폐쇄 협응의 소실—은 상호연관적이며, 후두절개술 환자들에게 흡인을 유발하는 요소가 될 수 있다. 기관절개 환자들은 삽관으로 인한 만성 공기 분산(chronic air diversion)으로 인해 후두 감각이 둔화되고 보호 반사가 소실될 것으로 생각된다. 연구 결과에 따르면 삽관, 기관절개, 또는 기계적 환기(mechanical ventilation) 환자들에게서 폐렴 발생률이 증가하였고, 세 가지 처치를 거치면서 감염률이 증가하였으며, 호흡기(respirator)를 사용하는 환자들에게서 폐렴 발생률이 가장 높았다(Blot et al., 2008; Buzko, 2009).

기관절개커프(Tracheostomy Cuffs)

기관절개튜브에는 커프가 있는 것(cuffed)과 없는 것(uncuffed)이 있다(그림 7-1a와 7-1b). 커프는 튜브 끝에 달린 부드러운 풍선으로, 커프를 팽창시켜서 튜브를 기관벽(tracheal wall)에 부드럽게 고정할 수 있다(그림 7-2a). 환자에게 기계적 환기가 필요할 때 커프를 팽창시킬 수 있다(그림 7-2b). 삼킴 시도(trial) 전에는 커프를 수축시키는(평평하게 하는) 것이(그림 7-2c) 권장된다. 커프가 팽창되어 기관벽(tracheal wall)에 단단하게 고정되어 있으면 후두 상승을 방해하거나 기관벽에 마찰을 일으킬 수 있다. 기관조직이 장기적으로 자극을 받으면 육아조직(granulation tissue), 상처, 또는 기식도누공(tracheoesophageal fistula)(기도(trachea)와 식도(esophagus) 사이에 비정상적으로 생기는 구멍)이 생길 수 있다. 커프의 상태(팽창 또는 수축)는 침습이나 흡인 발생 정도에는 영향을 주지 않는 것으로 알려졌다(Suiter, McCullough & Powell, 2003).

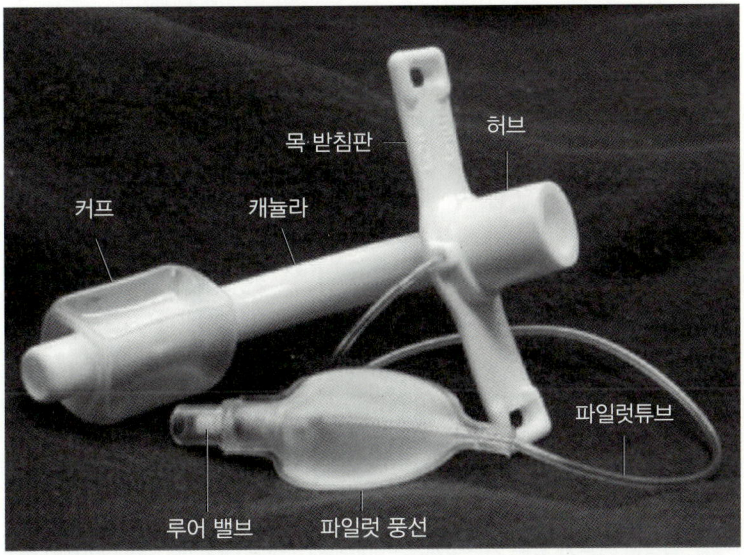

그림 7-1a. 커프가 있는 기관절개튜브(cuffed tracheostomy tube)

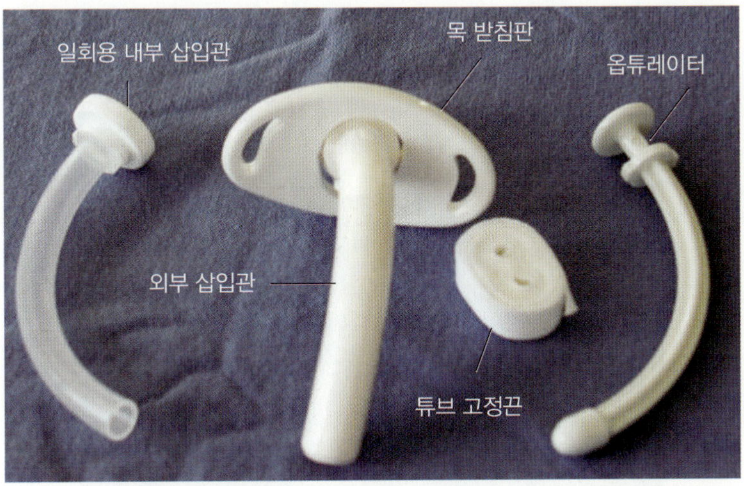

그림 7-1b. 커프가 없는 기관절개튜브(cuffless tracheostomy tube)

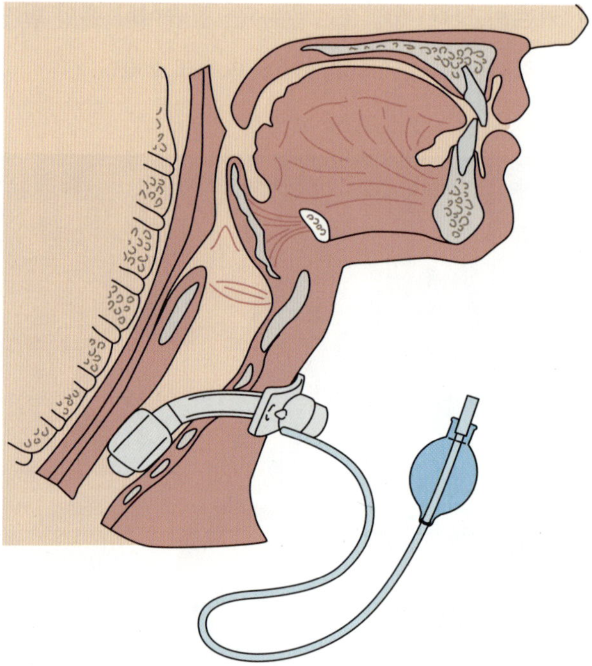

그림 7-2a. 팽창된 커프가 있는 기관절개튜브(inflated, cuffed tracheostomy tube) 착용 그림

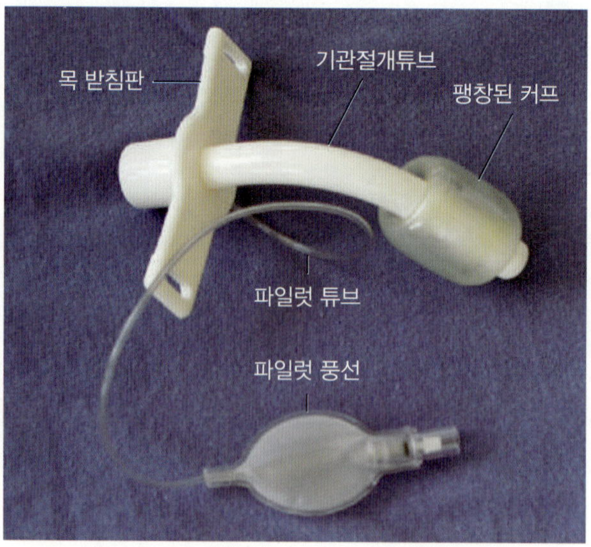

그림 7-2b. 팽창된 커프가 있는 기관절개튜브(inflated, cuffed tracheostomy tube)

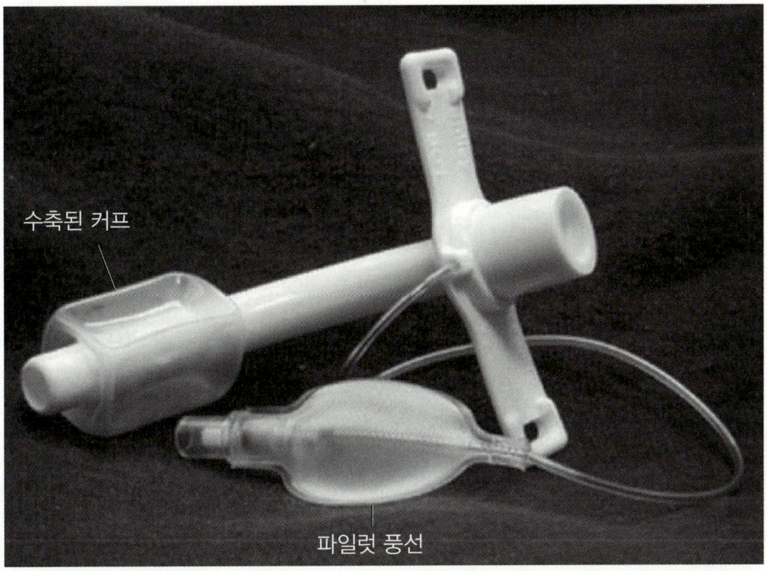

그림 7-2c. 수축된(평평한) 커프가 있는 기관절개튜브(deflated, cuffed tracheostomy tube)

임상노트 7-1 팽창된 커프(inflated cuffs)는 흡인을 방지하지 않는다

팽창된 커프는 흡인을 막을 수 없다는 것을 기억해야 한다. 해부학적 관점에서 기관절개튜브는 반지연골(cricoid cartilage) 아래에 위치한다. 이곳은 성대(vocal folds) 아래로, 삼킨 물질이 진성대(true vocal folds) 아래인 기도(airway)로 들어가면 흡인이 일어난다. 따라서 음식물이나 액체가 커프 위에 묻어 있다면 이미 흡인된 것임을 알 수 있다. 팽창된 커프가 폐로 들어가는 이물질을 모두 막지 못한다는 것 또한 알려져 있다(Batty, 2009; Winklmaier, Wust, Shiller & Wallner, 2006). 팽창된 커프 위에 있는 물질은 커프 주변을 타고 스며들어 기관(trachea)과 폐로 들어갈 수 있다. 만약 의사가 삼킴 시 커프를 수축시켜도 된다고 했다면, 커프를 수축시키기 전에 커프 위(above)를 충분히 석션(suction)하여 축적된 음식물이나 분비물을 모두 제거하는 것이 중요하다.

기관절개 천공술(Tracheostomy Fenestrations)

기관절개튜브에는 천공된 것(fenestrated)과 천공되지 않은 것(non-fenestrated)이 있다(그림 7-3a-c). 천공된 튜브(fenestrated tube)는 튜브에 구멍 또는 작은 창이 있어 상기도(upper airway)로 더 많은 공기를 유입시킨다. 천공된 튜브는 말산출을 위한 호흡을 더 원활하게 하거나, 환자에게 **삽입관 제거(decannulation)**(관을 제거하는 것)를 준비시키기 위해 사용될 수 있다. 천공되지 않은 튜브(non-fenestrated tube)에는 구멍이 없다. 이는 기계적 호흡(mechanical ventilation)이 필요한 환자, 소아, 또는 구멍으로 인해 기관 조직(tracheal tissue)이 자극을 받아 육아조직이 생긴 환자들에게 권고된다.

삽입관의 제거는 보통 구강 식이로 회복될 수 있게 하고, 흡인을 줄이거나 사라지게 한다. 그러나 많은 환자가 삽입관 제거를 위한 준비가 되어 있지 않다. 이러한 환자들에게는 일방향 발성판(one-way speaking valve)이 권고된다(그림 7-4a, 7-4b). 일방향 발성판은 커프가 없는 기관절개튜브 또는 수축된 기관절개튜브의 외측 입구에 부착된다. 일방향 발성판은 기관절개(tracheostomy) 안으로 공기가 들어갈 수 있게 하지만, 절개를 통해 공기가 밖으로 나가지는 않게 한다. 흡기 중에는 발성판이 열려 있으며 폐로 공기가 들어가게 한다. 호기 시에는 발성판이 닫히면서 기관절개튜브 주변부로 공기가 흘러 성대(vocal folds)를 통과하면서 음성 산출을 위한 성대 진동을 가능하게 한다.

일방향 발성판은 정상적인 성문하 및 성문 공기 흐름(subglottic and glottic air flow)을 회복시킴으로써 흡인을 줄이고 삼킴 기능을 개선할 수 있을 것으로 생각된다(Suiter et al., 2003). 따라서 다시 후두를 통해 공기가 흐르면 보호적인 후두반사(protective laryngeal reflexes)가 회복되고 흡인이 줄어들거나 예방될 것이다. 연구에서는 일방향 발성판을 사용하는 것이 흡인의 중증도를 낮춘다고 하였다. 그러나 흡인 발생률(incidence)을 줄일 수 있는지에 대해서는 여전히 논란이 있다.

Suiter와 동료들(2003)은 일방향 발성판이 묽은 액체에 대한 흡인 발생률과 중증도를 크게 낮춘다는 것을 발견하였다. 그러나 일방향 발성판을 사용했을 때 구강 잔여물, 후인두벽 잔여물, 그리고 반지인두근의 잔여물이 증가하는 점 또한 보고하였다. 따라서 일방향 발성판을 사용한 임상 평가 시에는 환자들의 구강과 인두 잔여물이 악화되는지도 평가해야 한다.

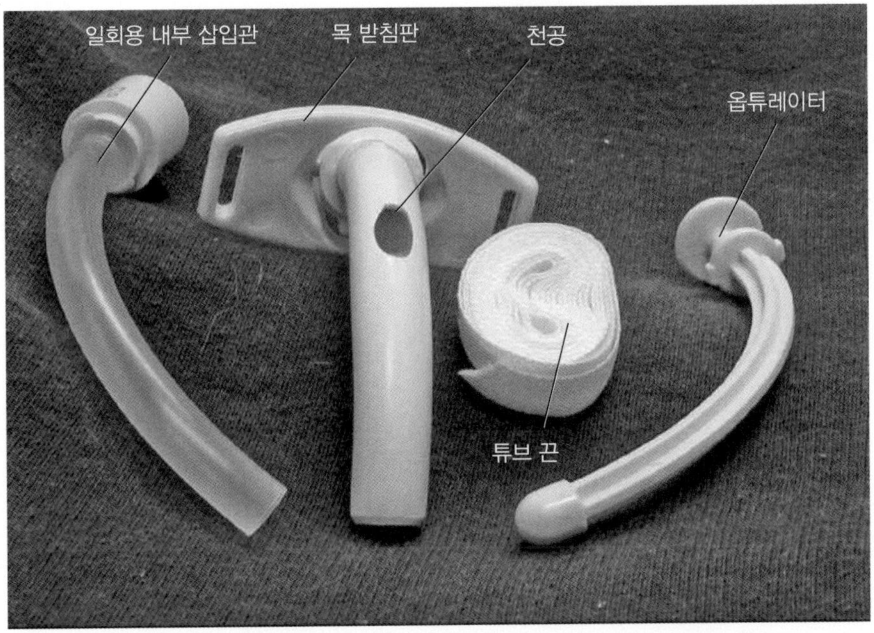

그림 7-3a. **천공된 기관절개튜브**(fenestrated tracheostomy tube)

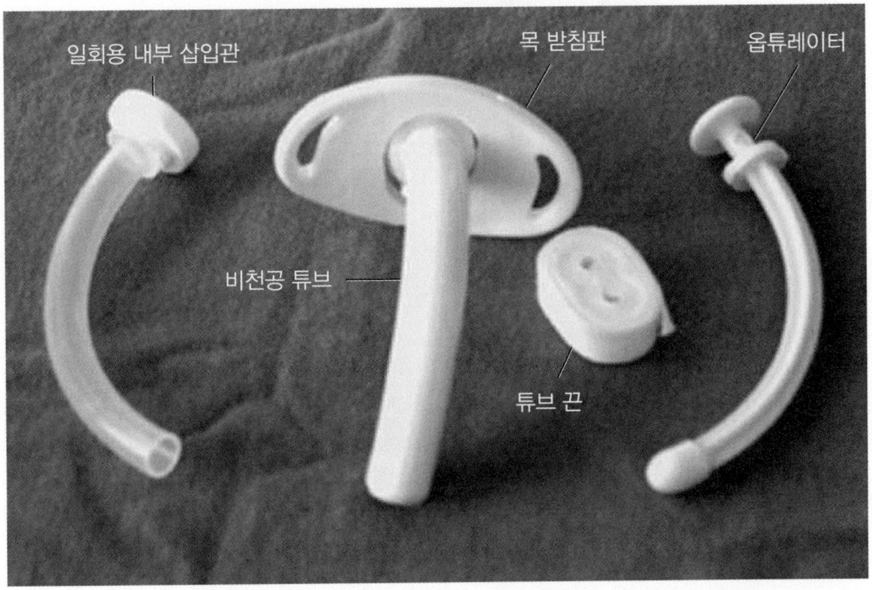

그림 7-3b. **천공되지 않은 기관절개튜브**(non-fenestrated tracheostomy tube)

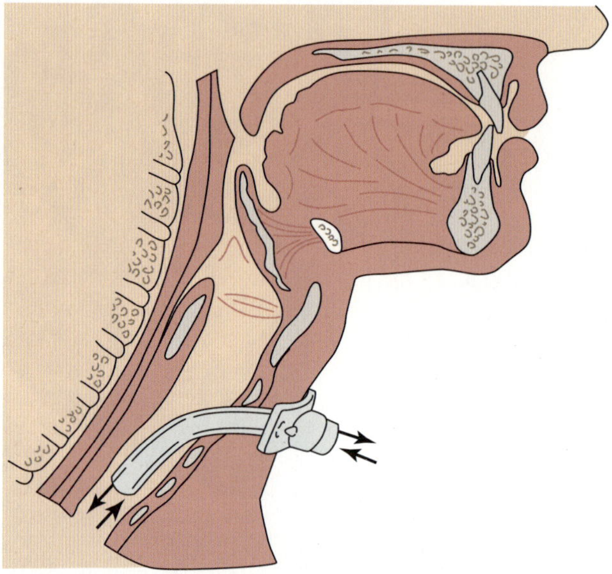

그림 7-3c. 커프가 없는, 천공되지 않은 기관절개튜브(cuffless, non-fenestrated tracheostomy tube)를 착용한 그림

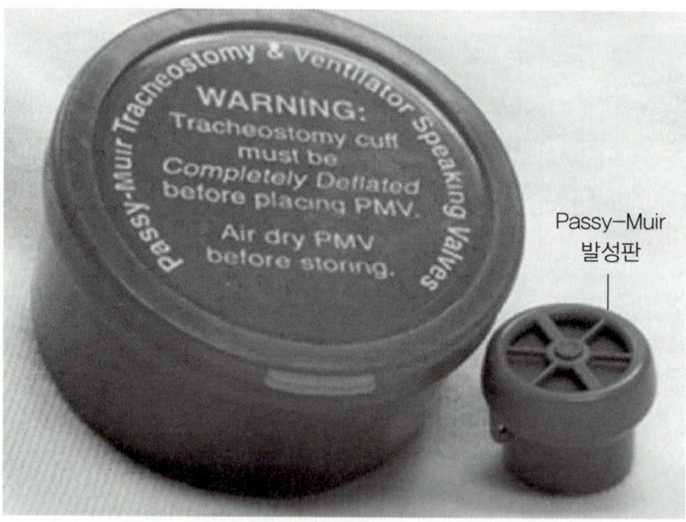

그림 7-4a. 기관절개 발성판(Passy-Muir 발성판)

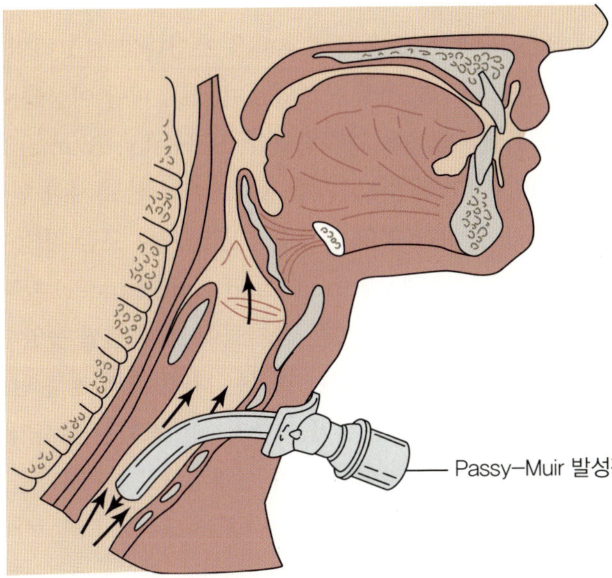

그림 7-4b. 기관절개튜브에 부착된 Passy-Muir 발성판

임상노트 7-2 **Modified Evan's Blue Dye Test를 사용한 기관절개 환자의 흡인 검사**

Modified Evan's blue dye test(MEBDT)는 기관절개튜브를 삽입한 환자들에게 삼킴의 안전성을 평가하기 위해 자주 사용되는 간단하고 저렴한 침상 평가이다. 환자에게 파란 염료를 섞은 음식과 액체를 제공한 후 석션한 분비물에 파란 염료가 섞여 있는지를 검사하여 조금이라도 파란 염료가 섞여 있다면 흡인이 되었다고 판단한다. 2003년에 미국식품의약국(Food and Drug Administration:FDA)은 복부 대동맥류(abdominal aortic aneurysm) 또는 기타 주요 혈관 수술(major vascular surgery)을 받은 환자, 패혈증(sepsis) 환자, 비스테로이드 항염증 약물(non-steroidal anti-inflammatory medication)을 복용 중인 환자들이 FD&C Blue No.1 염료에 대해 보고한 심각한 유해반응을 공중보건주의보(public health advisory)에 발표하였다. 일부 시설에서는 음식을 착색하는 데 쓰는 염료로 변경하였지만, FD&C Blue No. 1 염료는 여전히 MEBDT에 사용되고 있다. 최근 연구에서는 MEBDT의 진단 정확도에 의문을 제기하였다(Donzelli, Brady, Wesling & Craney, 2001). Donzelli와 동료들(2001)은 FEES 평가와 MEBDT를 동시에 실시하여, MEBDT는 흡인을 감지하는 데

있어 FEES에 비해 총 50%의 거짓 음성 오류율을 보였다고 보고하였다. 이 연구에서는 MEBDT가 미량의 흡인을 식별하지 못하였으며(0%), 미량 이상을 흡인한 환자들에게서는 흡인의 67%를 식별하였음을 지적하였다. Belafsky, Blumenfeld, LePage와 Nahrstedt(2003)도 FEES 평가와 MEBDT를 동시에 실시한 유사한 연구를 수행하였는데 흡인을 예측하는 데 있어 MEBDT의 민감도가 FEES보다 조금 더 높다고 보고하였다(82%). 한 소규모 연구에서는 두경부암(head and neck cancer) 환자들의 검사에 대한 민감도는 95%로, 신경학적 결함이 있는 환자들에 비해 훨씬 높았다(Winklmaier, Wust, Plinkert & Wallner, 2007). 이러한 결과는 MEBDT의 예측 민감도(predictive sensitivity)가 일부 환자 집단에서는 흡인을 감지하는 정확한 검사가 아닐 수도 있음을 시사한다. 연구에 따르면 흡인에 대한 초기 선별검사로 MEBDT를 사용할 수는 있지만, 흡인 여부를 정확하게 파악하기 위해서는 FEES 또는 MBS를 사용하여 추적검사(follow-up)를 해야 한다고 하였다.

경추 수술(Cervical Spine Surgery)

전방 경추 수술(anterior cervical spine surgery)에 따른 삼킴장애는 드물지 않게 발생한다(Leonard & Belafsky, 2011; Siska et al., 2011). 경추(cervical spine)에 대한 전방 접근은 최근 경추 질환에 가장 많이 사용되는 수술적 접근 방법이다. 전방 경추 수술의 합병증으로 신경 절단(denervation), 식도 천공(esophageal perforation), 수술 후 혈종 형성(post operative hematoma formation), 부종(edema) 및 감염(infection)이 나타날 수 있다. Baron과 동료들(2003)은 기존의 연구들을 조사하여 전방 경추 디스크 절제술(anterior cervical diskectomy) 및 유합술(fusion)에 따른 삼킴장애, 목 쉰 음성(hoarseness), 그리고 편측 성대 운동장애(unilateral vocal fold motion impairment)의 발생율을 살펴본 결과 각 12.3%, 4.9%, 1.4%로 나타났다. 고령 환자에게서는 전방 경추 수술 후 삼킴장애가 발생할 위험이 더 높을 수 있다(Baron, Solimen, Gaughan, Simpson & Young, 2003). 삼킴의 증상은 수술 층위(level)(예: C2–C7)에 따라 매우 상이하다(Kalb et al., 2012). 성대 마비(vocal fold paralysis)는 보통 삼킴장애를 일으키는 한 요인이지만 항상 발생하지는 않고, 설인신경(glossopharyngeal)(CN IX), 미주신경(vagus)(CN X) 및 설하신경(hypoglossal)(CN XII)이 손

상되기도 한다. 수술 후 후인두벽 부종(edema of the posterior pharyngeal wall)은 완전한 후두덮개 젖힘(epiglottic inversion)을 방해할 수 있으며, 인두벽(pharyngeal wall)의 수축을 감소시키고, 상부식도괄약근(upper esophageal sphincter)의 열림 정도를 줄일 수 있다. 삼킴장애의 증상으로는 음식덩이 형성의 장애, 인두로의 미숙유출(premature spillage), 혀 추진력의 감소, 설골후두 상승(hyolaryngeal elevation)의 저하, 상부식도괄약근 열림의 감소, 인두벽의 수축 감소, 무증상 흡인, 인두 삼킴의 부재가 보고된 바 있다(Kalb et al., 2012). 그림 7-5에서 받침판(plate)을 착용한 뒤 후인두벽의 형태가 변화한 여성의 방사선 사진을 볼 수 있다. 일부 환자는 몇 주 또는 몇 달 간 장관식이(enteral feeding)를 해야 한다. 전방 경추 수술 후 지속적인 삼킴장애와 음성장애를 보이는 환자의 대부분은 수술 후 12개월 안에 증상이 완전히 회복된다(Morpeth & Williams, 2000). 성대 내전술(vocal fold medialization surgery)과 삼킴의 치료는 회복을 촉진시킬 수 있다. 언어재활사는 관찰된 삼킴장애의 증상과 징후에 따라 적절한 치료법을 선택해야 하는데, 음식물의 조절과 혀 운동, 온도 자극법, 최대성문위삼킴, 멘델슨법, 노력삼킴을 진행할 수 있다. 경추 수술의 특성을 고려하였을 때 이 환자군에게는 고개 자세(head posture)나 쉐이커 운동(Shaker exercises)을 적용해서는 안 된다.

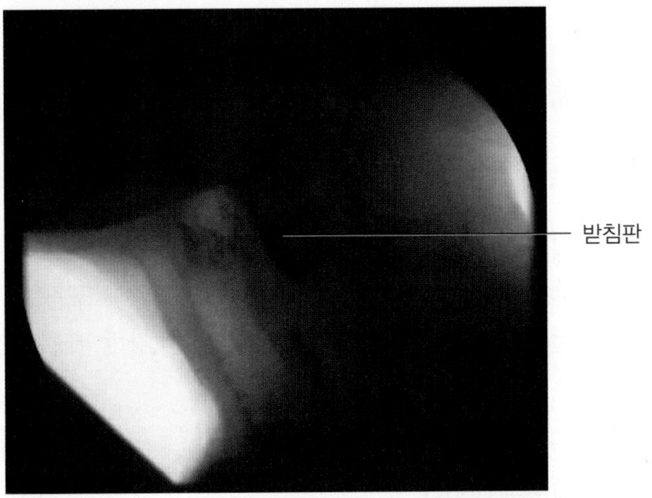

그림 7-5. **앞쪽 경추 받침판(anterior cervical plate)의 영향을 받은 후인두벽(posterior pharyngeal wall)**

목동맥내막절제술(Carotid Endarterectomy)과 갑상샘절제술(Thyroidectomy)

목동맥내막절제술(carotid endarterectomy)(목동맥에서 플라크(plaques) 제거) 또는 갑상선 수술(thyroid surgery)로 인하여 되돌이후두신경(recurrent laryngeal nerve: RLN)이 손상되어 성대가 마비되면 삼킴장애로 이어질 수 있다. 기도가 열려 있으면 성대가 흡인에 대한 최종 방어선 역할을 수행할 수 없다. 수술 중에 신경이 손상되면 성대마비(vocal fold paralysis)에 대한 영구적인 처치를 하기 전, 성대 기능의 회복을 확인하기 위해 6개월에서 1년 동안 기다리는 것이 권장된다. 되돌이후두신경은 수술 방법과 상관없이 어느 정도 손상될 수 있으며, 그 비율은 약 6%로 추정된다(Dionigi et al., 2012). 후두 근전도검사(laryngeal electromyography: EMG)는 의사가 후두 근육에 작은 갈고리 모양의 전극을 부착하여 근육 내 전기 활동을 조사하는 것이다. EMG는 마비의 유무를 확정하고 회복 가능성을 예측하는 데 도움이 될 수 있다. 성대마비에 대한 의학적-수술적 치료로 갑상성형술(thyroplasty)을 통해 성대를 내전(medialization)시키거나, 생체역학적(biomechanical) 물질을 주입하여 마비된 성대의 크기를 증대시킬 수 있고, 신경재분포(reinnervation) 시술을 시행할 수도 있다. 환자에게는 제8장에서 설명할 고개 돌리기(head turn), 고개 기울이기(head tilt)와 같은 보상 중재전략이나, 제9장에서 논의할 성문 폐쇄 증진을 유도하는 재활 중재전략인 최대성문위삼킴(super-supraglottic swallow)을 교육할 수 있다.

감염, 화학 물질, 독소로 인한 이차적인 형태 변화

감염으로 인한 이차적인 삼킴장애는 진균(fungal), 세균(bacterial), 바이러스(viral), 또는 화학 물질(chemical agents)에 감염되어 나타날 수 있다. 감염 또는 독성 물질로 인해 신체 기관(organs)이나 계통(organ systems)에 구조적 변화를 일으키는 질병은 수백 가지가 있지만, 언어재활사가 임상 현장에서 대면할 수 있는 가장 대표적인 원인에 대해서만 개관할 것이다.

진균 감염(Fungal Infections)

호흡소화관에 발생하는 진균 감염은 삼킴장애를 유발할 수 있다. **칸디다증**(candidiasis),

또는 비전문적인 용어로 **아구창(thrush)**은 효모(진균) 칸디다알비칸스(candida albicans)의 과다 증식으로 인한 진균 감염이다(그림 7-6 참고). 칸디다증은 입 안에서 혀(tongue), 경구개(hard palate), 잇몸(gums) 또는 인두(pharynx)에 미색 반점이나 작은 붉은 반점으로 나타난다. 입꼬리에 앉은 딱지(crustings)는 칸디다증의 증상일 수 있다. 구강, 인두 또는 식도에 진균이 과다 증식하면 칸디다균이 삼킴장애를 유발할 수 있다. 아구창은 후천성 면역결핍증(에이즈)(acquired immunodeficiency syndrome(AIDS))에서 흔하게 나타나는 초기 증상이며, 삼키기 어려움, 미각 변화, 그리고 삼킴 통증(삼킬 때 고통이 수반되는 것)(odynophagia)과 같은 삼킴장애 증상을 유발할 수 있다. 아구창은 구강건조증(xerostomia)이나 장기간 항생제를 투여한 환자들에게도 흔하게 나타난다. 이 환자들은 침이 부족하여 구강 감염의 위험이 증가한다. 구강건조증은 방사선 치료, 쇼그렌 증후군(Sjögren's syndrome)(구강과 눈의 건조증을 일으키는 자가면역질환, 제6장에서 다룸), 또는 약물 사용으로 인해 발생할 수 있다. 400여 가지 이상의 약물이 부작용으로 구강건조증을 유발하는 것으로 알려져 있다. 칸디다증의 치료에는 항균제(antimicrobial medications), 로젠지(lozenges), 그리고 구강 가글(mouth rinses)이 사용된다. 식이 조절에는 금주와 금연, 그리고 설탕과 유제품 섭취를 모니터링하는 것이 포함된다.

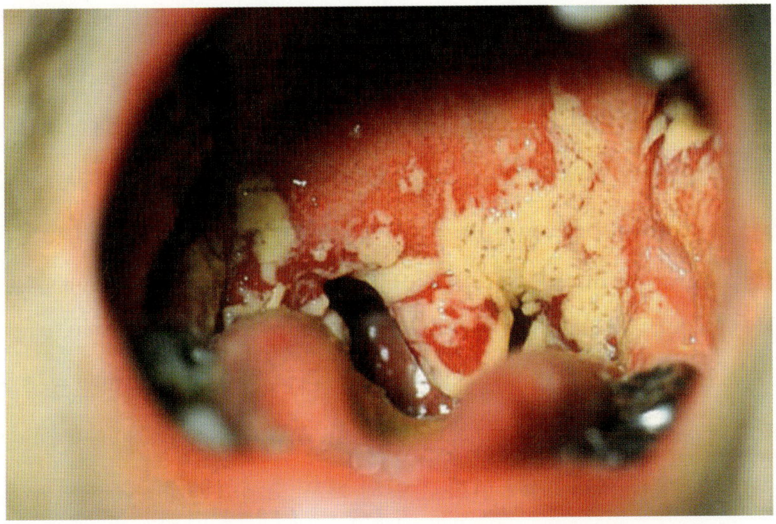

그림 7-6. 칸디다알비칸스(candida albicans) 진균에 감염된 구강

세균과 바이러스 감염

폐렴은 바이러스 또는 세균에 의해 폐 조직(lung tissue)이 감염되어 폐 영역이 경화(고체화)되는 것이다. 폐 조직의 염증은 폐포 공간에 침윤물(infiltrates)이나 삼출물(exudates)(세포, 단백질, 섬유소, 또는 세균을 함유한 액체)을 유발한다. 감염 물질은 흡입(우리가 종종 질병에 걸리는 일반적인 방법)되거나 폐로 흡인된다. 노인과 같은 특정 집단에서는 폐렴으로 인한 사망률이 높기 때문에 의료 종사자들은 폐렴 여부를 주의 깊게 살펴본다. 언어재활사는 삼킴장애로 인한 흡인으로 발생하는 이차적인 폐렴을 가장 우려한다. 이를 삼킴장애와 무관한 흡인성 폐렴(non-dysphagia related aspiration pneumonia: NDAP)과 반대되는 삼킴장애와 관련된 흡인성 폐렴(dysphagia related aspiration pneumonia: DAP)이라고 한다. 폐렴에는 여러 가지 원인이 있으며, 폐렴의 종류와 전염된 장소(환경)를 변별하기 위해 각기 다른 명칭을 사용한다. 언어재활사가 접하게 될 유형은 몇 가지로 정해져 있는 편이다. **병원내 폐렴(nosocomial pneumonia)**은 병원 안에서 감염되었음을 의미하며, 가정에서 생활하는 동안 감염 물질을 흡입하거나 흡인하여 폐엽(lung lobes)에 발생한 **지역사회 획득 폐렴(community-acquired pneumonia: CAP)**과는 반대된다. CAP은 노인에게 흔하게 발생하고, 85세 이상 인구 20명 중 1명 정도에게 영향을 미쳐 미국 내 연간 약 100만 명 정도가 영향을 받으며 이에 대한 비용은 약 170억 달러에 달한다. CAP은 여전히 미국 내 사망 원인 8순위, 캐나다에서는 7순위를 차지한다(File & Marrie, 2010). 이러한 용어는 폐렴의 감염 근원지를 나타내지만, 어떻게 발생했는지를 나타내지는 않는다.

폐로 이물질이 흡인되면 여러 가지 문제가 발생한다. 기침으로 폐에서 이물질을 배출할 수도 있고, 이물질이 폐포막(alveolar membrane)에 염증 반응을 유발할 수도 있으며(**흡인성 폐렴(aspiration pneumonitis)**), 손상된 폐 조직에서 감염이 발생할 수도 있다(**흡인성 폐렴(aspiration pneumonia)**). 흡인성 폐렴(aspiration pneumonitis)은 보통 위액과 같은 산성 물질을 흡인했을 때 발생한다. 손상은 경미한 수준(미세한 세포 손상)에서 심각한 수준까지 일어날 수 있고, 더 심한 증상이 나타나면 호흡 곤란으로 이어질 수 있다. 일차적인 기전은 염증 반응으로, 부종(edema), 육아종(granuloma) 및 폐포(alveoli)와 결합하는 계면활성제(surfactant)의 변화로 인해 폐포 모세혈관계(alveolar capillary bed)의 가스 교환 기능이 떨어지게 된다(Raghavendran, Nemzek, Napolitano & Knight, 2011). 흡인성 폐렴(aspiration pneumonia)은 초기 흡인 시 또는 그 이후의 사건으로 손상된 폐 조직에 병원체(pathogens)가 침투하였을 때 발생할 수 있다. 의식의 저하 및 변화와 위식도 역류가 있는 경우, 흡인성 폐렴(aspiration pneumonitis)에 취약하다. 면역 기능이 저하된 침상 환자들이나 신경학적 질환 환자들은 흡인성 폐렴(aspiration pneumonia)을 보일 확률이 더 높다.

임상노트 7-3 위산 억제재(gastric acid suppression)의 잠재적인 부작용

요즘 TV를 켜면 소화불량을 악화시키는 음식을 먹기 전에 '속쓰림(heartburn)' 약을 복용하라는 광고를 볼 수 있다. 이렇게 처방전 없이 살 수 있는 약(over-the-counter(OTC) drugs)들은 모두 위산(stomach acid)을 억제하는 효과가 있다. 일반적으로 위(stomach)에 있는 내용물은 위산으로 인해 살균된 상태이나, 살균되지 않고 여전히 구강 박테리아가 남아 있는 상태라면 심각한 문제를 야기할 수 있다. 모든 건강한 성인은 자는 동안 주기적으로 위(stomach) 내용물을 소량 흡인한다(Gleason, Eggli & Maxwell, 1997). 위산 억제로 인해 위(stomach)의 내용물이 살균되지 않으면 흡인이 일어날 때 폐렴으로 발전할 가능성이 크게 증가한다. 따라서 위산 억제제가 보편적으로 사용되기 전에는 드물었지만, 이제는 삼킴장애가 없는 사람도 흡인성 폐렴에 걸릴 수 있다.

삼킴 문제를 일으킬 수 있는 세균 감염증에는 **연조직염(cellulitis)(루드비히 앙기나 (Ludwig's angina)**라고도 알려짐)과 보툴리눔독소증(botulism)이 포함된다. 연조직염의 한 유형인 루드비히 앙기나는 대부분 **치원성(odontogenic)**(일반적으로 구강이나 치아 세균에서 비롯됨)인 급성 세균 감염이며, 턱밑(submandibular), 혀 밑(sublingual) 조직에 빠른 속도로 염증을 일으키고, 치료하지 않으면 치명적일 수 있다. Costain과 Marie(2011)에 따르면, 이는 치아 뿌리 감염, 구강, 얼굴, 또는 혀 피어싱 등을 통해 다균성 세균(polymicrobial bacteria)이 침투하였을 때 성인에게서 나타나며, 아동에서는 거의 나타나지 않는다. 징후와 증상으로는 심한 목 통증과 부기(swelling), 질식감(sense of choking), 발열, 호흡 곤란, 침 흘림, 그리고 삼킴장애가 있다. 연조직염은 기도를 막아 생명을 위협할 수 있지만 적시에 치료하면 대부분 합병증 없이 회복될 수 있다. 치료법으로는 기도 보존(airway maintenance)과 항생제가 포함되며, 필요한 경우 외과적 배액을 시행할 수 있다.

볼루티눔독소증(bolutism)은 오염된 음식에 있는 세균성 독소를 섭취하여 심각하고 종종 치명적인 중독 상태에 빠지는 것이다. 임상적으로 대칭적이고 하행하는 마비가 특징이며, 종종 위장 장애와 뇌신경 문제가 선행된다. 메스꺼움, 구토, 복통, 설사(초기) 혹은 변비(후기), 구강건조증(xerostomia), 시야 흐림, **복시(diplopia)**, 마비말장애, 삼킴장애, 근육 약화를 포함한 증상과 징후가 나타난다. 항독소제(antitoxin)를 질병 초기에 투약하면 도움이 될 수 있다(Hill, Iqbal, Cadiz & Le, 2013).

라임병(Lyme disease)은 보렐리아 복도페리(borrelia burgdorferi)라는 스피로헤타(spirochete)에 의한 감염으로, 감염된 진드기에 물렸을 때 전염되며, 중추신경계가 관여하면 삼킴장애가 나타날 수 있다. 환자들은 종종 피부 발진과 관절통을 호소하며, 뇌신경 손상으로 인해 삼킴장애와 목 쉰 음성(hoarseness)(CN IX와 X), 안면신경 마비(facial nerve paralysis)(CN VII), 혀 운동 문제(CN XII)가 보고된 바 있다. 특징적인 발진이 나타난 후 10일에서 170일 사이에 어느 부위에서든 징후와 증상이 나타날 수 있다. 감염된 사람의 10~40%에게서 라임수막염(lyme meningitis)이 발생하는데 초기에 진단된 경우, 독시사이클린(doxycycline) 또는 아목시실린(amoxicillin)과 같은 경구 항생제 치료가 효과적이다. 후발성 라임병은 소뇌실조(cerebellar ataxia)와 뇌염(encephalitis)과 같은 만성 중추신경계 문제로 이어질 수 있다(Nachman & Pontrelli, 2003).

단순헤르페스(herpes simplex)는 뇌신경 마비를 유발할 수 있는 바이러스 감염(viral infection)이다. 미주신경(vagus)이나 설하신경(glossopharyngeal nerve)이 영향을 받으면 목 쉰 음성(hoarseness)과 삼킴장애가 나타날 수 있다(Adachi, 2008). 단순헤르페스는 피부, 입, 또는 인두에 물집(blisters)과 궤양(ulcerations)을 야기하고, 심각한 자극으로 인해 삼킴장애와 삼킴 통증(odynophagia)을 일으킬 수 있다(Sedki, Gopalakrishna & Greenwalt, 2010). 헤르페스 과(herpes family)인 거대세포바이러스(cytomegalovirus)는 누구나 감염될 수 있는 흔한 바이러스로 눈물, 침, 모유, 혈액, 소변, 정액 및 생식기 분비물 등 체액을 통해 전파될 수 있고, 감염이 되어도 증상이 없는 경우가 많다. 그러나 CDC(http://www.cdc.gov/cmv/overview.html)에 따르면 이 바이러스는 임신한 여성에게 심각한 문제를 일으킬 수 있는데, 태아에게 바이러스가 전달되어 지적장애(intellectual disability), 시각 및 청각 결손, 주의력 결핍 장애(attention deficit hyperactivity disorder) 및 자폐(autism)를 유발할 수 있다. 건강한 성인이 바이러스에 걸리면 폐렴(pneumonitis), 뇌염(encephalitis) 및 식도염(esophagitis)을 비롯한 합병증이 발생할 수 있고, 면역력이 저하된 환자들에게는 구내염(mouth sores), 미열, 삼킴장애 및 삼킴 통증이 발생할 수 있다. 헤르페스 과의 여타 바이러스와 마찬가지로 현재로서는 예방 백신이나 치료제가 없지만, 현재 백신 개발 중으로 단순헤르페스 1과 2(HSV−1; HSV−2) 백신은 시험 단계에 있다. 현재까지 일부 여성에게는 HSV−1이 효과가 있었지만, 남성에게는 효과가 없었다(Belshe, Leone, Bernstein, et al., 2012). 치료는 대증적(symptomatic)이며, 항바이러스 약물이 사용될 수 있다(Mukherjee, 2011).

세균(bacterial)과 바이러스(viral) 감염에서는 구강 또는 인두 구조물의 염증이 통증을 유발하고 통로의 크기를 좁혀 삼킴 기능을 심각하게 손상시킬 수 있다. **후두덮개염(epiglottitis)**은 주로 세균 감염과 관련하여 후두덮개와 성문위 구조물에 생기는 염증이다. 주로 2세에서 7세 사이의 어린이에게 발생하지만 성인에게서 나타나기도 한다. 후두덮개염은 갑작스럽게 발열, 인후통(sore throat), 삼킴장애, 침 흘림, 웅얼거리는 목소리(muffled voice), 호흡 곤란 및 기면증(lethargy)을 보일 수도 있다. 기도 관리(airway management)는 후두덮개염 치료에서 주요한 고려 사항이다. 엑스레이(X-ray) 또는 후두덮개의 광섬유시각화(fiberoptic visualization)는 후두덮개염 진단에 도움을 줄 수 있다. **인두염(pharyngitis)**은 일시적인 삼킴장애를 유발할 수 있는 인두 염증으로, 세균 또는 바이러스 감염으로 인해 발생할 수 있다. 이는 종종 인후통의 원인이 된다.

화학물질(Chemical Agents)

화학물질을 섭취하면 구강, 인두, 후두, 식도 및 위 조직(stomach tissue)에 부식성(화상) 손상을 일으킬 수 있다. 화학물질로 인한 손상은 유아에게서 가장 흔하게 발생하며, 가정용 화학제품을 우연히 섭취하여 일어난다. 혀 고정(fixation), 하인두 협착(hypopharyngeal stenosis), 후두덮개의 손상, 불완전한 후두 폐쇄 및 식도 협착(esophageal stenosis)은 비인두 역류, 인두 정체(pharyngeal stasis) 및 흡인을 특징으로 하는 삼킴장애를 유발할 수 있다(Mas, Breton & Lachaux, 2012).

점진적 변화

삼킴장애를 유발하는 구조적인 변화가 모두 급성으로 발생하거나 특정 사건 혹은 질병과 관련되지는 않는다. 일부는 장기간에 걸쳐 발생하기도 하며, 다른 일부는 선천적으로 타고나지만 생애 후기까지 문제를 일으키지 않기도 한다. 이러한 구조적인 변화의 대부분은 느린 뼈 성장 또는 근육이나 점막 조직의 느린 퇴행과 관련이 있다. 따라서 이러한 점진적 변화에서의 삼킴장애 징후나 증상은 몇 달 또는 몇 년에 걸쳐 점진적으로 나타날 수 있다.

뼈곁돌기(Osteophytes)

뼈곁돌기(osteophytes)는 뼈가 비일반적으로 증식하는 것이다(그림 7-7). 머리와 목 부위에서는 경추(cervical vertebrae)에서 증식이 시작될 수 있는데 중년과 노인에게서 가장 흔하게 발생한다. 퇴행성 관절 질환, 강직 척추증(ankylosing spondylosis), 광범위 특발성 뼈과다증(diffuse idiopathic skeletal hyperostosis: DISH)은 모두 경추 뼈곁돌기를 유발할 수 있다. 포레스티어씨 병(Forrestier's disease)으로도 알려진 광범위 특발성 뼈과다증(DISH)은 척추 뼈곁돌기(spinal osteophyte)가 광범위하게 증식하는 것이 특징이며, 이로 인하여 거대한 경추 뼈곁돌기(giant cervical osteophyte)가 형성될 수 있다. 대부분의 뼈곁돌기는 무증상이지만 때때로 진행성 삼킴장애가 나타나기도 한다. 뼈곁돌기의 크기가 큰 경우, 인두 또는 식도의 공간을 좁혀 기계적 폐쇄(mechanical obstruction)를 유발할 수 있다(Seidler et al., 2009). 뼈곁돌기가 음식물을 후두전정(laryngeal vestibule)으로 유도하거나 후두덮개의 젖힘을 방해하는 경우에는 흡인이 발생할 수 있다. 뼈곁돌기로 인한 삼킴장애의 진단은 비디오투시검사(videofluoroscopy)를 통해 이루어져야 한다. 삼킴장애의 치료가 효과적이지 않으면 수술적 치료가 필요하기도 하다.

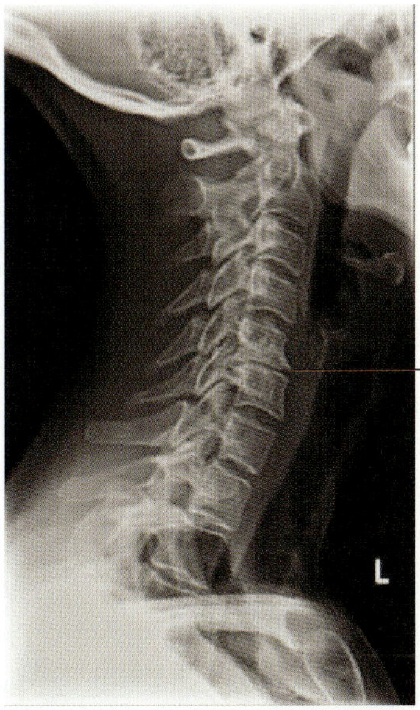

그림 7-7. 경추 뼈곁돌기(cervical osteophyte)

식도 기형(Esophageal Abnormalities)

상부식도괄약근(UES) 아래에 위치한 상부소화관(upper digestive tract)의 많은 구조적인 결함은 성인에게서 구인두(oropharyngeal) 삼킴장애 증상을 유발할 수 있다. 언어재활사는 환자의 식도에 구조적 결함이 있을 경우, 방사선과나 의사에게 의학적 후속 조치(follow up)를 요청할 수 있을만큼의 지식을 가지고 있어야 한다. 구조적 질환으로 인해 식도에 나타나는 증상은 언어재활사가 수행하는 행동학적 치료로 다뤄지지는 않지만, 환자 및 의사와 효율적으로 소통하기 위해서는 구조적인 질환과 그 증상을 이해해야 한다.

게실(Diverticula)

인두식도게실(pharyngoesophageal diverticula)은 인두(pharynx) 또는 식도(esophagus)의 근육이나 막(membrane)을 통해 점막(mucosa)이 돌출된 주머니 모양의 구조물을 의미한다. 가장 흔한 형태 중의 하나는 주변 근육보다 근육 섬유가 적거나 선천적으로 약한 부위인 상부식도괄약근(UES)의 반지인두근(cricopharyngeus) 층위(level)에서 발생하는 **젠커 게실**(**Zenker's diverticulum**)이다. 방사선 연구로 관찰한 두 가지 유형의 젠커 게실을 그림 7-8a와 7-8b에서 확인할 수 있다. 외측면(lateral view)에서는 작은 게실이 관찰되고, 앞-뒤면(anterior-posterior view)에서는 큰 게실이 관찰된다. 젠커 게실이 가장 자주 발생하는 부위는 삼킬 때 고압의 연동파가 일어나는 부위이므로, 근육벽을 통해 점막이 돌출되는 것이 놀라운 일은 아니다. 이러한 구조적인 문제는 위식도역류질환(gastroesophageal reflux disease: GERD)이나 열공 탈장(hiatal hernia)이 있는 경우에도 종종 나타날 수 있다.

임상노트 7-4 젠커 게실(Zenker's diverticulum)과 관련된 증상

젠커 게실(Zenker's diverticulum)은 60세 이상 인구에게서 가장 흔하게 나타난다. 작은 젠커 게실은 보통 무증상이지만, 큰 젠커 게실에는 음식물이 쌓여 식도를 막을 수 있다. 초기에는 젠커 게실이 뒤쪽(posteriorly)에서 발생하고, 크기가 커지면서 한쪽으로, 대체로 왼쪽으로 돌출된다. 젠커 게실의 징후 및 증상으로는 진행성 삼킴장애, 소화되지 않은 음식의 역류, 소리나는 삼킴, 목에 가래가 낀 느낌, 구취, 체중 감소, 흡인이 있다. 폐렴은 잠재적인 심각한 합병증이다. 젠커 게실은 목 측면(lateral)에 부기(swelling)를 유발할 수 있다. 환자들은 목 측면을 가볍게 눌러 게실을 비우는 방법을 배우기도 한다. 증상이 있는 경우, 보통 게실절제술(diverticulectomy)(게실 제거)과 반지인두근절제술(cricopharyngeal myotomy)을 동시에 시행하여 수술적으로 접근한다. 다른 치료 방법으로는 내시경봉합(endoscopic stapling) 및 이산화탄소 레이저 수술(carbon dioxide laser surgery)이 있다(Veenker & Cohen, 2003).

인두에는 다른 종류의 탈장(herniation)도 일어날 수 있다. **외측인두주머니**(**lateral pharyngeal pouches**)는 점막이 방패설골막(thyrohyoid membrane) 사이로 돌출되어 상대적으로 입구가 큰 주머니가 형성된 경우이다. 보통 삼킬 때 주머니에 음식물이 들어갔다가 방출된다. 반면, **외측인두게실**(**lateral pharyngeal diverticulum**)에서는 목이 좁아 삼킴 후에도 음식물이 남아 있을 가능성이 높다. 이 유형의 게실 또는 주머니(pouch)는 보통 무증상이지만, 삼키지 않는 동안 음식물이 흘러나오면 삼킴장애가 발생할 수 있다.

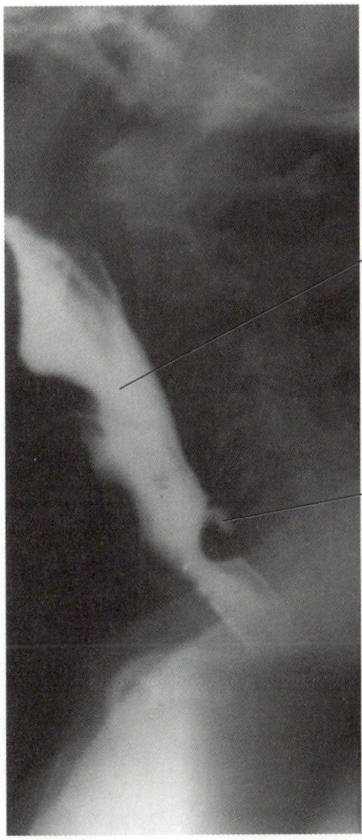

그림 7-8a. 방사선투시 사진의 외측면에서 관찰된 작은 젠커 게실(Zenker's diverticulum)

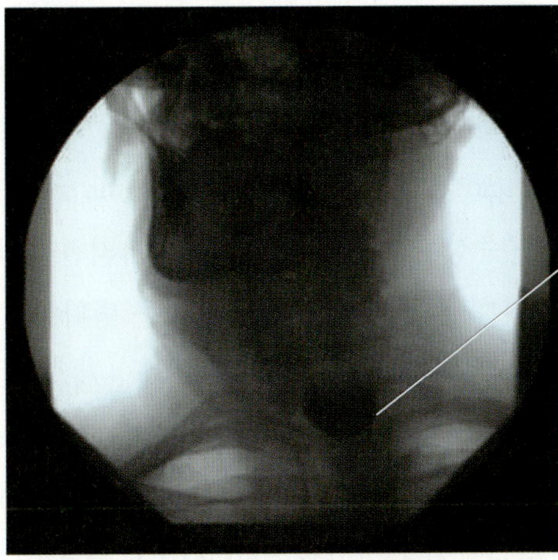

그림 7-8b. 방사선투시 사진의 전-후면에서 관찰된 큰 젠커 게실(Zenker's diverticulum).

삼킬 때처럼 기도가 보호되지 않은 상태에서 인두에 예기치 않은 물질이 흡인될 수 있다. 증상이 있는 게실은 보통 수술적으로 치료된다. 하부식도괄약근(LES)으로부터 10cm 이내의 지점에 게실이 발생하는 것을 횡격막 상부게실(epiphrenic diverticula)이라고 한다. 인두게실의 경우와 유사하게, 횡격막 상부게실 환자들의 증상 유무는 게실의 구조에 따라 결정되는 것으로 보인다. 현재까지의 연구 결과, 운동장애(dysmotility)와 게실과의 관계는 일관적이지 않지만, 식도 운동장애(esophageal mobility abnormalities)는 게실의 형성과 증상에 영향을 미칠 수 있다(Fasano, Levine, Rubesin, Redfern & Laufer, 2003).

위식도역류질환(Gastroesophageal Reflux Disease)

위식도역류질환(**gastroesophageal reflux disease: GERD**)은 부분적으로 신경근육의 문제로 발생하는 구조적 문제의 한 예이다. 점막 변화는 하부식도괄약근(LES)에서 식도로 음식물이 역류하거나 상부식도괄약근(UES)에서 인두 또는 후두로 음식물이 역류하여 산성화된 위 내용물(acidic stomach contents)에 빈번하게 또는 만성적으로 노출되어 발생한다. 역류는 모든 사람에게 종종 일상적으로 일어나지만, 오랫동안 자주 또는 만성적으로 발생하면 어려움이 생긴다. 가장 흔한 증상은 속 쓰림이나 흉골하(substernal) 통증(흉골(sternum) 뒤쪽 통증)이고, 삼킴장애, 삼킴 통증, 목 쉰 음성, 야간 기침, 메스꺼움, 목에 이물감(globus sensation; lump in the throat), 그리고 잠에서 깨어났을 때 입안에 불쾌한 맛이 나는 증상이 나타나기도 한다. 이러한 증상은 모두 **소화불량(dyspepsia)**으로 간주된다. 대부분의 역류 환자들이 이러한 명확한 증상을 보이지만, 무증상 환자도 있다. 역류한 물질에 노출된 부위인 식도 본체(esophagus proper), 후두전정(laryngeal vestibule)의 뒷부분, 성대에는 홍반(erythema)(충혈된 모세혈관(engorged capillaries)으로 인한 붉은기)이나 부종(edema)을 비롯한 점막 변화가 잘 관찰된다. 역류가 상부식도괄약근을 지나 식도를 넘어서까지 올라가는 것을 **인후두역류(laryngopharyngeal reflux: LRP)**라고 한다. 위식도역류(GERD)는 무시해도 되는 가벼운 문제가 아닌데, 식도 점막이 역류한 물질에 장기간 노출되면 전암 조직 변화(pre-cancerous tissue changes)로 이어질 수 있기 때문이다. 이러한 화생(metaplasia), 또는 조직의 변화를 **식도 원주 화생(esophageal columnar metaplasia)** 또는 **바레트 식도(Barrett's esophagus)**라고 한다. 이 질환은 중층편평 점막(stratified squamous mucosa)에서 원주 점막(columnar mucosa)으로 변하는 것을 의미하며, 그림 7-9에서 관찰할 수 있다. 바레트 식도 환자가 식도암(샘암종(adenocarcinoma))으로 발전하여 사망할 확률은 약 5%이다. 최근의 연구에서는 과거에는 샘암종 발병 위험성이 과대 평가되었다고 제안한다(Lepage, Drouillard, Jouve & Faivre, 2013). 위식도역류질환의 비전형적인 증상으로 성문연축(laryngospasm)이 나타날 수 있고, 지속되면 **실신(syncope)**(의식 저하; 기절)에 이를 수 있다. 상부 호흡기의 바이러스 또는 세균 감염이 심한 기침을 동반하면 역류량이 증가하여 성문연축이 나타나는 것으로 생각된다. 성문연축은 상후두신경(superior laryngeal nerve: SLN)에 의해 전달되는 감각 정보와 되돌이후두신경(recurrent laryngeal nerve: RLN)을 통한 운동 조절에 의해 유발된다고 알려져 있다(Maceri & Zim, 2001).

위식도역류질환(GERD)을 치료할 때는 행동학적 치료부터 의학적-약물적 치료, 수술적 치료까지 진행하거나 이러한 전략을 종합적으로 사용할 수 있다. 행동학적 치료에는 침대 머리 부분을 약간 올려 중력으로 위(stomach)의 내용물이 제자리에 머무를 수 있도록 돕기, 하부식도괄약근(LES)의 위내 압력(intragastric pressure)을 높이는 과식을 피하기, 하부식도괄약근의 압력을 낮추는 식품(예: 튀김류, 고지방 식품, 페퍼민트와 스피어민트 맛 식품, 카페인, 알코올) 피하기, 식사 후 최소 3시간 이상 눕지 않기 등이 포함된다. 약물적 치료에는 여러 약물—특히 산(acid)을 감소시키는 양성자펌프억제제(proton-pump inhibitor) 또는 히스타민−2 수용체 길항제(histamine-2 receptor antagonists)—이 있다. 13개의 연구를 분석한 최근의 메타분석(meta-analysis) 연구에서는 두 유형의 약물 모두 플라시보에 비해 역류 증상을 감소시켰지만, 양성자펌프억제제가 가장 효과적이었다고 하였다(van Pinxteren, Numans, Lau, de Wit, Hungin & Bonis, 2003). 어떠한 치료법으로도 역류 장애를 조절하지 못했을 때 고려할 수 있는 수술적 치료에는 Hill 후방 위고정술(Hill's posterior gastropexy)과 Belsey와 Nissen의 위바닥주름술(Belsey's and Nissen's fundoplication)이 있다. 이 세 가지 방법은 위식도 이음부(gastroesophageal junction)를 고정(anchoring)시키거나, 위장 조직으로 덮고 봉합함으로써 역류에 대한 기계적인 장벽을 만들어 하부식도괄약근의 기능을 향상시킨다. 이러한 수술을 절개 없이 수행할 수 있게 하는 내시경 수술은 양성자펌프억제제를 대체하는 첫 번째 치료법으로 고려될 수 있다(Nieponice & Jobe, 2011).

임상노트 7-5 양성자펌프억제제(proton-pump inhibitor: PPI)의 부작용

모든 약물에는 부작용이 있다. 의사와 환자는 치료법을 선택하기 전에 각 선택지의 장점과 위험에 대해 상의한다. FDA는 PPI 약물을 고용량 또는 장기간 복용하면 엉덩이, 손목 또는 척추 골절, 골밀도 감소, 그리고 클로스트리듐 디피실(clostridium difficile)의 감염(심각한 장내 그람 양성(intestinal gram-positive gram-positive) 세균 감염) 위험성이 증가한다고 발표한 바 있다(FDA, 2010; Katz, 2010; Linsky, Gupta, Lawler, Fonda & Hermos, 2010). 권장 치료기간은 최대 14일, 연간 치료 횟수는 최대 3회를 초과하지 않도록 한다.

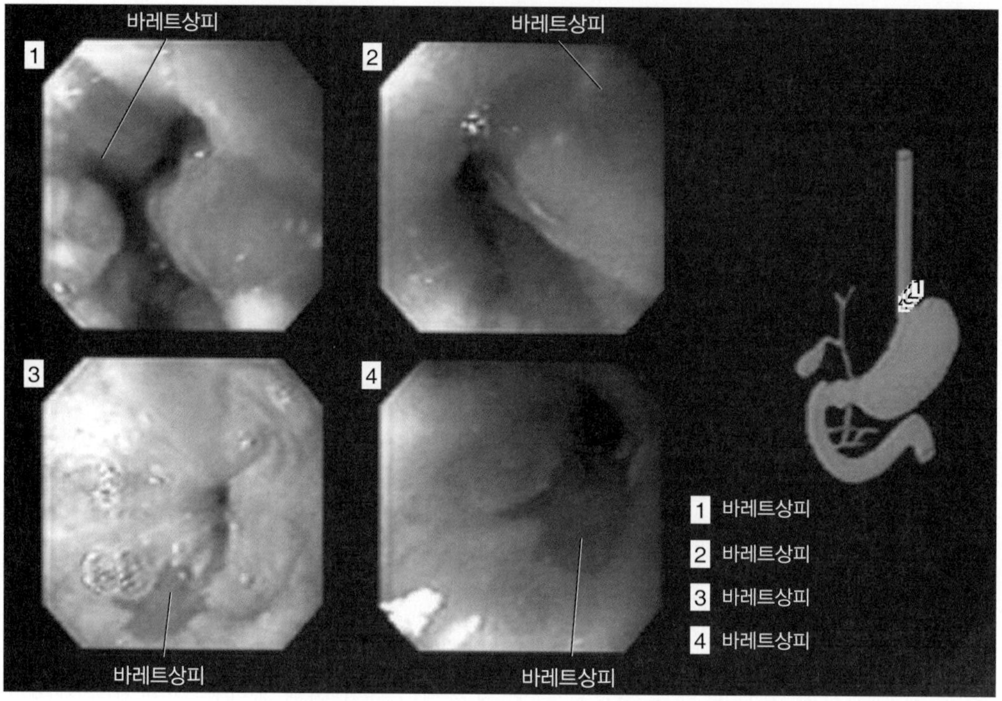

그림 7-9. 내시경으로 촬영한 바레트 식도(Barrett's esophagus)

식도염(Esophagitis)

식도염(esophagitis)은 그림 7-10과 같이 식도에 염증성 변화가 있는 상태를 통칭하는 용어이다. 여러 가지 요인으로 식도염이 유발될 수 있고, 그중 일부 요인은 이 장의 앞부분에서 구강 및 인두 부위에 영향을 미치는 요인으로 설명되었다. 칸디다균(candida), 헤르페스 바이러스(herpes virus), HIV 및 거대세포바이러스(cytomegalovirus)의 감염은 식도염을 유발한다. 식도에서 발견되는 병변의 종류는 감염의 유형에 따라 달라진다. 칸디다는 식도를 따라 플라크 같은(plaque-like) 병변을 유발하는 반면, 헤르페스 병변은 다발적인 작은 궤양을 유발한다. HIV와 거대세포바이러스는 큰 궤양을 유발한다. 식도 점막에 약물이 들러붙으면 약물-유발 식도염(drug-induced esophagitis)으로 이어질 수 있는데, 알약이 녹으면서 조직에 궤양을 유발하는 것이다. 비타민, 아스피린, 항생제 또는 소염제와 같은 약물은 이러한 문제를 유발할 수 있다. 임상에서 사용되는 식도염의 등급 척도는 다양하지만 공통적인 특징이 있다. 등급은 1~4 또는 1~6까지의 척

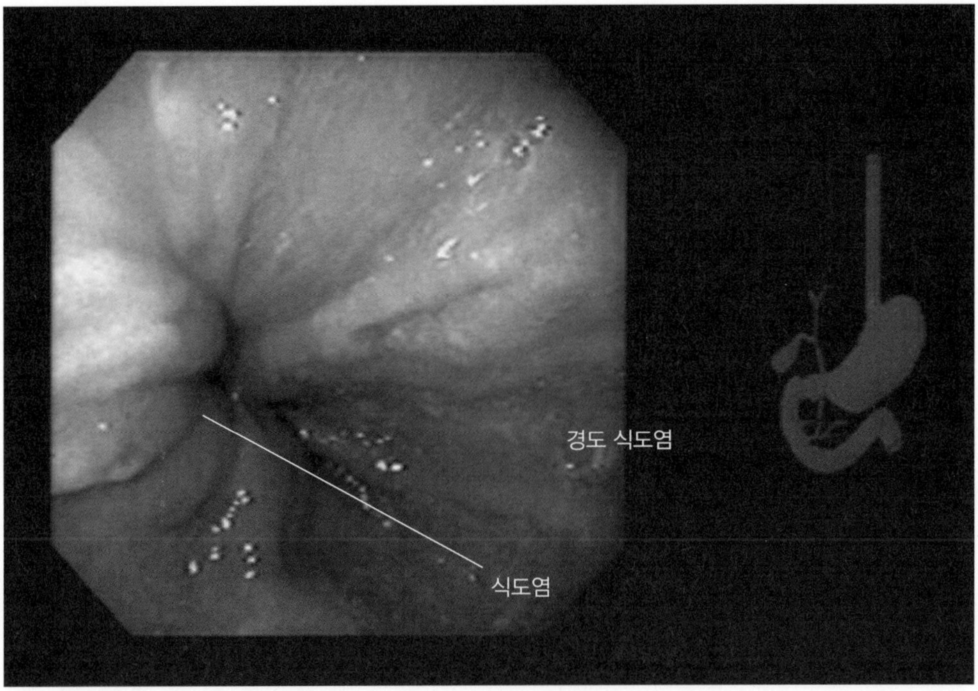

그림 7-10. 내시경으로 관찰한 식도염(esophagitis)

도로 매겨지며, 숫자가 클수록 더 심각한 질병임을 의미한다. 평가는 상부위장관내시경(esophagogastroduodenoscopy)과 식도 캡슐 내시경(esophageal capsule endoscopy)을 포함한 다양한 방법으로 이루어진다(Bhardwaj, Hollenbeak, Pooran & Mathew, 2009). 치료는 식도염의 원인을 해결하는 것을 목표로 하며, 역류를 줄이는 약물, 세균 또는 진균 감염을 치료하는 약물, 또는 바이러스 감염의 중증도를 낮추는 항바이러스 약물(antiviral drugs)을 복용하는 것을 포함한다.

협착(Strictures)과 막(Webs)

협착(stricture)은 그림 7-11처럼 염증, 외부 압박, 화학적 또는 기계적 외상으로 인한 흉터로 인해 관이 좁아지는 것을 의미한다. 반면, 막(web)은 조직띠(tissue band) 또는 능선(ridge)이 형성되는 것을 말한다. 막은 대부분 선천적으로 나타나지만 후천적으로 발생하기도 한다. Plummer-Vinson 증후군은 중년 여성에게서 가장 많이 나타난다. 이 증

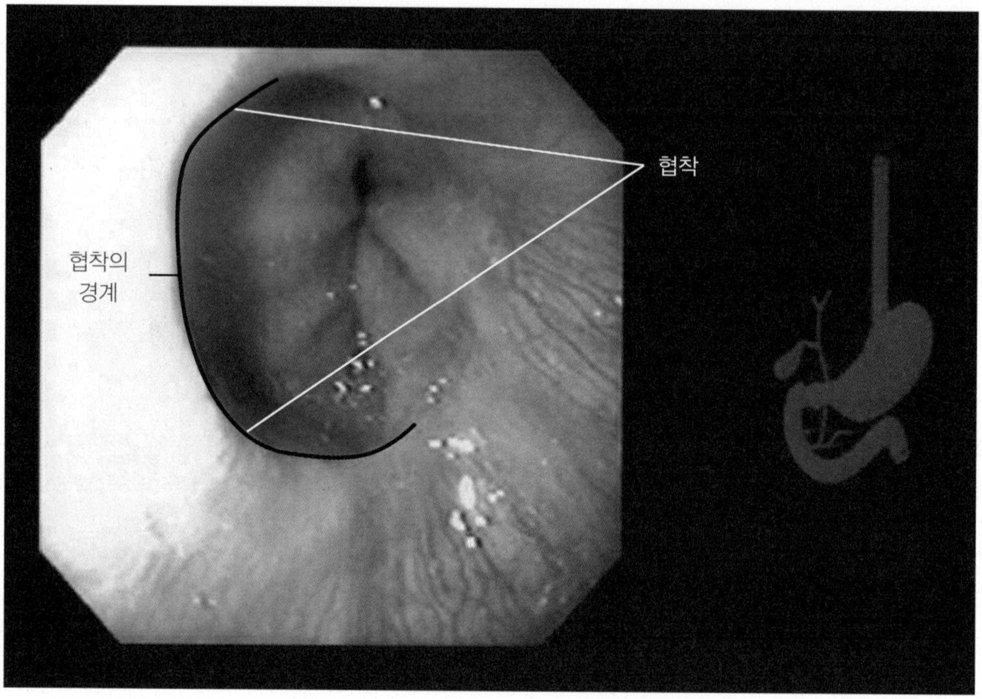

그림 7-11. **식도 협착(stricture)의 내시경 이미지**

후군은 하인두(hypolaryngeal)(설골(hyoid bone)과 반지연골(cricoid cartilage) 사이 영역)의 막과 철-결핍 빈혈(iron-deficiency anemia)의 증상을 보인다. 삼킴장애가 있는 경우에는 대체로 고체 음식에서 발생한다. 의사는 막의 섬유를 늘리거나 끊기 위해 영역을 확장하여 치료한다.

식도가 역류에 만성적으로 노출되면 역류 협착(reflux stricture)을 유발할 수 있다. 약 30,000건의 상부 내시경 검사(upper endoscopy examinations)를 검토한 결과, 50% 이상의 환자에게서 식도 협착이 나타났다(Shaheen et al., 2012). 이는 주로 식도체(esophagus body)에서 나타나고, 역류로 인해 하부식도괄약근(LES)(그림 7-12)의 바로 위인 식도 하부에 조직의 얇은 능선(ridge)이 생기는 샤츠키고리(Schatzki ring)가 발생할 수도 있다. 간혹 열공 탈장(hiatal hernia)이 고리를 통해 미끄러지기도 한다. 막과 마찬가지로, 샤츠키고리가 발생하면 고체 음식에서 삼킴장애가 빈번하게 나타난다. 의사들은 확장 시술로 증상이 있는 고리를 치료한다. 모든 확장 시술의 목적은 재발로 이어질 수 있는 외상을

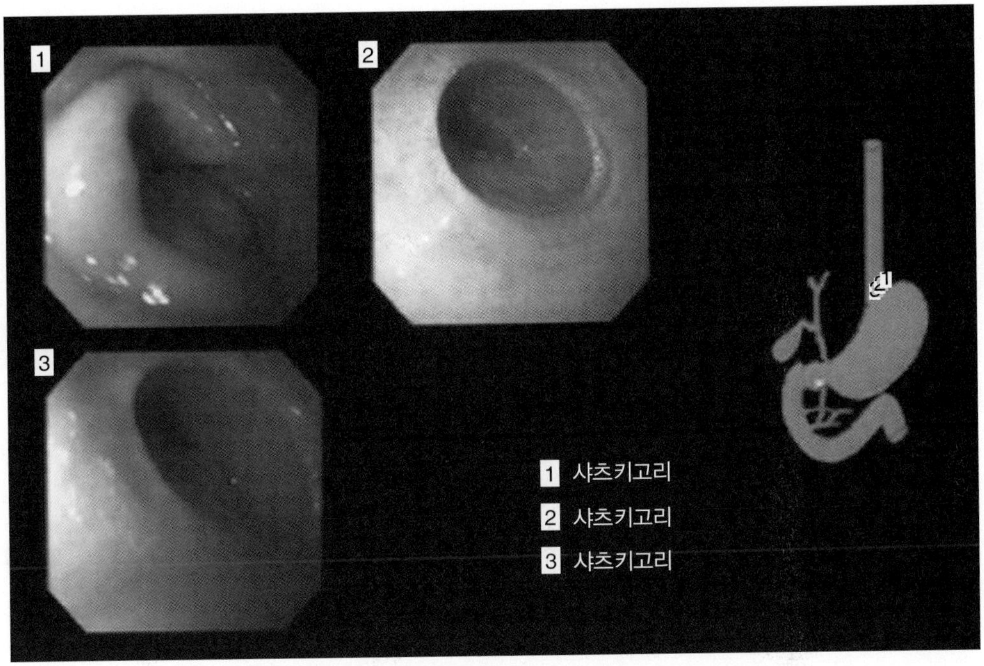

그림 7-12. **내시경으로 촬영한 샤츠키고리(Schatzki ring)**

방지하면서 섬유 조직을 늘리거나 끊는 것이다.

열공 탈장(Hiatal Hernia)

식도(esophagus)의 본체는 흉강(thoracic cavity)에 위치해 있다. 식도는 가장 아래쪽 끝인 하부식도괄약근(LES)의 조금 윗부분에서 횡격막(diaphragm)을 뚫고(**틈새(hiatus)**에서) 복강(abdominal cavity)으로 올라간다. 복강과 흉강의 압력 차(pressure gradients)는 서로 다르다. 횡격막 틈새를 통한 위(stomach) 조직의 탈장은 복강 내 압력이 증가하여 위(stomach)가 틈새를 통해 위로 밀려 올라가거나 역류에 대한 반응으로 식도가 짧아져 위(stomach) 조직이 틈새를 통해 위로 당겨지는 결과일 수 있다. 그림 7-13a에서 볼 수 있듯이 열공 **탈장**(hiatal **hernia**)은 횡격막의 식도 구멍(틈새)을 통해 위(stomach) 조직이 흉강으로 침입하는 것이다. 그림 7-13b와 같이 내시경 검사로 위(stomach)와 식도 점막의 조직이 확연하게 다른 것을 볼 수 있다. 이는 종종 하부식도괄약근의 기능장애(LES dysfunction) 및 위식도역류질환(GERD)과 동반되어 나타난다. 히스타민 차단제

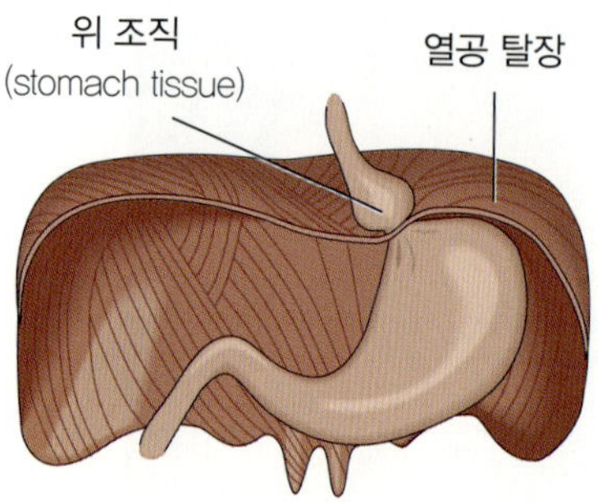

그림 7-13a. **열공 탈장(hiatal hernia) 그림**

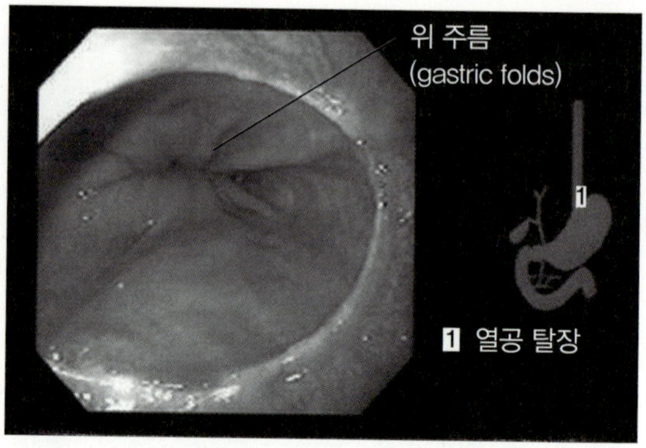

그림 7-13b. **내시경으로 관찰한 열공 탈장(hiatal hernia)**

(histamine blockers)나 양성펌프억제제(proton pump inhibitors(PPI))와 같은 약물로 관리되지 않을 경우, 위바닥주름술(fundoplication)과 같은 수술적 절차로 하부식도괄약근을 기계적으로 조일 수 있다.

두경부암

두경부암은 삼킴장애를 유발하는 가장 흔한 구조적 원인 질환으로 수술, 방사선 요법, 화학 요법, 또는 이러한 치료 방법들의 조합으로 치료할 수 있다. 치료는 접근 방법과 관계없이 모두 삼킴장애를 유발할 수 있다. 즉, 삼킴장애는 종양 자체로 인해 유발될 수도 있고, 종양을 제거하거나 줄이는 치료로 인해서도 발생할 수 있다(Manikantan et al., 2009; Pearson, Hindson, Langmore & Zumwalt, 2013).

수술적 치료

두경부에 위치한 암의 수술적 절제는 해부학적 그리고/또는 신경학적 변화로 인한 특정 문제로 이어진다. 수술 유형에 따른 삼킴장애의 특정 패턴이 존재하지만 유사한 수술을 받은 모든 환자가 동일한 유형이나 정도의 삼킴장애를 보이지는 않는다. 수술의 범위는 암의 유형, 위치 및 중증도에 따라 결정된다. 수술로 구조물을 절제한 후에는 구조물을 재건하여 해부와 생리를 최대한 정상에 가깝게 복원한다. 구강 식이로의 회복 예후는 수술의 범위, 수술 전 또는 후의 방사선 치료 여부, 수술 후 합병증 발생 여부, 동반 질환의 유무(예: 폐 질환(pulmonary disease), 뇌졸중(stroke)) 및 환자의 학습 능력과 지시 따르기 능력에 의해 결정된다. 표 7-1은 다양한 중증도의 두경부암, 특히 입술(lips), 하악(mandible), 혀(tongue), 앞쪽 혀/구강 바닥(floor of mouth), 편도(tonsil)/혀 기저부(base of tongue), 입천장(palate), 인두(pharynx), 그리고 후두암의 수술적 절제와 재건 방법을 나열하였다. (이 구조들 중 하나 이상의 구조들이 자주 관련된다.)

하악골절제술(Mandibulectomy)

앞쪽 하악(anterior mandible)을 절제하면(**하악골절제술(mandibulectomy)**) 삼킴 기능에 중요한 여러 근육의 부착을 파괴하여 씹기와 삼킴에 큰 영향을 미친다. 하악(mandible)의 앞쪽에 턱끝혀근(genioglossus), 턱끝설근(geniohyoid), 아래턱설골근(mylohyoid), 그리고 두힘살근 전복(anterior digastric)이 부착된다는 것을 기억해 보라. 하악골절제술 환자들은 침 흘림, 구강 내 음식물 조절 능력의 저하, 설골후두 상승(hyolaryngeal elevation)의 저하, 흡인 문제를 보일 수 있다. 하악골절제술은 하악의 일부를 제거하는 것이며, 종종 혀와 구강 바닥에 큰 변화를 야기한다. 수술 후 삼킴장애의 발생 여부를 결정하는 가장 중요한 요소는 하악 절제의 정도이다. 턱(jaw)은 보통 금속판 또는 뼈와 연조직(soft

표 7-1. 구강암(oral cancer)에 대한 수술적 절차와 삼킴에 대한 영향

구강암 위치	고려 사항	삼킴장애
입술절제술 (Lip resection)	범위와 위치(정중선, 외측면)	구조적 변화와 감각 저하로 인한 음식물 조절의 문제
하악골절제술 (Mandibulectomy)	제거한 뼈의 양; 제거한 연조직의 양	음식물의 조절 및 씹기
혀절제술 (Glossectomy)	제거한 혀 조직의 위치와 양	음식물의 조절 및 이동
입천장절제술 (Palatal resection)	범위와 위치(정중선; 외측면; 앞쪽; 뒤쪽)	음식물의 조절 및 형성

tissues)으로 재건된다. 치아의 교합 관계(occlusal relationships)가 영향을 받거나 치아가 제거된다면 씹기 기능이 영향을 받을 수 있다(방사선 요법 참고). 수술 후 뼈와 치아가 상대적으로 많이 보존된 환자에게는 보철을 적용(prosthetic appliances)하는 것이 더 효과적일 것이다.

혀절제술(Glossectomy)

때로는 혀에만 종양이 생기기도 하는데, 이러한 종양은 관여된 혀 부위를 제거함으로써(**혀절제술(glossectomy)**) 치료할 수 있다. 혀의 일부를 제거하고 봉합하면 혀의 크기와 운동 범위가 줄어들 것이다. **혀부분절제술(partial glossectomy)** 환자에게는 음식덩이의 형성과 추진력의 저하, 구강 이동시간의 증가, 걸쭉한 농도의 음식에서 어려움의 증가를 특징으로 하는 구강단계의 삼킴장애가 나타날 수 있다(Furia, Carrarra de Angelis, Martins, Barros, Carneiro & Kowalski, 2000). 수술 후 혀의 수직적 절반(longitudinal half)이 보존된다면 환자는 혀를 입천장에 붙여 삼킴을 유발할 수 있다. 그러나 음식물의 조절 능력은 손상될 가능성이 높다. 움직이는 혀의 반쪽을 재건 없이 절제하면(**반혀절제술(hemiglossectomy)**), 일반적으로 심각한 삼킴장애로 이어지지는 않을 것이며, 환자들은 수술 후 일주일 이내에 흡인 없이 구강 식이를 재개할 수 있다(Hirano, Kuroiwa, Tanaka, Matsuoka, Sato & Yoshida, 1992).

원위 피판 재건(distal flap reconstruction)을 진행한 혀 앞쪽과 구강 바닥의 수술적 절제(하악의 정렬에 영향을 주지 않는)는 방사선 치료 여부와 관계없이 앞쪽 구강 바닥, 혓날(tongue blade), 경구개(hard palate)의 잔여물을 특징으로 하는 삼킴장애를 유발하는 것으로 나타났다. 방사선 치료를 받지 않고 혀 절제 부위가 작은 경우에는 예후가 좋다. 앞쪽 구강 바닥 절제는 구강단계(oral phase)를 가장 심각하게 손상시키며, 혀 기저부의 절제는 구강운반단계(oral transportation)와 인두단계(pharyngeal phase)에 가장 부정적인 영향을 준다(Nicoletti, Soutar, Jackson, Wrench & Robertson, 2004). 앞쪽을 절제하면 인두단계에는 크게 영향을 주지 않아서, 후두 폐쇄와 반지인두근열림(cricopharyngeal opening)은 정상 범위 내에 유지된다. 이 환자군에게는 반죽(paste) 농도와 쿠키 농도를 효율적으로 다루는 것이 가장 어렵다(Pauloski et al., 1993).

혀 기저부나 구개활(faucial arch)의 수술적 절제 및 하악골절제술(hemi-mandibulectomy)(하악의 한쪽 반을 제거)은 구강 및 인두의 잔여물과 구강 통과시간의 증가를 특징으로 하는 구강 및 인두 기능장애(oral and pharyngeal dysfunction)를 야기한다. 인두 삼킴 유발의 지연과 인두벽의 수축 감소로 후두계곡(valleculae)에 잔여물이 남을 수 있다. 이 환자군에게는 반죽과 쿠키 농도의 음식을 효율적으로 처리하기 어렵다. 앞쪽 혀 수술 환자와 마찬가지로, 편도(tonsil)/혀 기저부(tongue base)의 절제 후에는 후두 폐쇄(laryngeal valving)와 반지인두근의 열림(cricopharyngeal opening)에는 크게 영향을 미치지 않는다(Logemann, 1998).

일반적으로, 혀의 50% 이상을 절제한 경우에는 삼킴의 손상 정도가 더 심할 것으로 생각된다(Logemann, 1998). 혀를 모두 절제하는 **혀 전절제술(total glossectomy)**의 예후는 하악의 동반 절제 여부, 종양의 크기, 그리고 주변 근육도 제거되었는지에 따라 달라진다. 앞쪽 하악의 절제는 설골후두 상승(hyolaryngeal elevation)에 영향을 미쳐 흡인의 가능성을 증가시킨다. 구강암으로 다양한 정도의 수술적 절제를 진행한 20명의 환자를 대상으로 한 연구에 따르면, 큰 종양의 진단, 혀 기저부의 광범위한 절제, 턱끝설골근(geniohyoid)과 아래턱설골근(mylohyoid muscle)의 제거, 그리고 외측 인두벽을 제거했을 때 예후가 좋지 않았다(Hirano, Kuroiwa, Tanaka, Matsuoka, Sato & Yoshida, 1992). 사망률을 낮추기 위해 장기(organ)를 보존하고 삶의 질을 유지하기 위해서는 혀부분절제술(partial glossectomy) 후에 방사선 치료를 시행하는 것이 가장 효과적이다. 소규모 연구(Dziegielewski et al., 2012)에 따르면 혀 전절제술의 경우에는 혀 전절제와 후두 보존 후 방사선 치료를 받은 환자의 약 25%가 구강 식이로 돌아가 필요한 영양분을 모두 섭취할 수 있었다고 하였다. 혀 전절제술을 받은 몇몇 환자는 심각한 만성 흡인으로 인해 구강 식이가 평생 불가능하였다(Furia et al., 2000). 혀 전절제술로 혀의 내근(intrinsic musculature)만 제거하는 경우에는 광범위한 외근(extrinsic muscles)을 제거하는 경우보다 삼킴의 예후가 더 좋다. 환자는 구강에서 인두로 음식물을 이동시키기 위해 중력을 사용할 것이고 손상되지 않은 설골위근육(suprahyoid musculature)이 적절한 후두 상승(laryngeal elevation)과 보호를 할 것이며 손상되지 않은 인두근(pharyngeal musculature)이 정상적으로 음식물을 밀어넘길 것이다.

입천장 수술

입천장(palate) 자체의 암, 편도(tonsil) 부위의 종양과 관련되거나 고랑(sinuses)에 생긴 종양으로 인해 경구개(hard palate)와 연구개(soft palate)의 절제가 필요할 수 있다. 경구개의 수술적 절제로 인해 구강과 비강이 비정상적으로 연결될 수 있는데, 일반적으로 보철적으로 처리되며, 폐쇄기(obturator)로 틈새를 닫으면 좋은 결과를 얻을 수 있다. 연구개 또는 여린입천장(velum)의 전체나 일부를 절제하게 되면 연인두폐쇄(velopharyngeal closure)가 정상적으로 일어나지 않아 비강 역류(nasal regurgitation)와 공기역학적 압력 소실로 이어진다. 수술적, 행동학적, 또는 보철을 사용한 치료가 비강 역류를 줄이는 데 도움이 될 수 있다.

인두암

인두벽(pharyngeal wall)의 종양을 치료하기 위해 절제(resection)가 필요할 수 있다. 절제 후에 인두 상승과 수축이 감소하면 후두계곡(valleculae), 조롱박굴(pyriform sinuses), 인두벽의 정체로 이어진다. 다른 경우와 마찬가지로 절제 위치를 확인하여 기능이 더 보존된 쪽을 대상으로(만약 보존된 쪽이 있다면) 치료하는 것이 중요하다. 역동적인 삼킴 평가 중 고개 돌리기(head turn)나 고개 기울이기(head tilt)를 시도해 보아야 한다.

후두암

후두암은 병변의 중심(epicenter)에 따라 성문상(supraglottic), 성문(glottic), 성문하(subglottic)로 분류된다. 후두덮개(epiglottis), 가성대(false vocal folds), 후두실(ventricles), 호미후두덮개 주름(aryepiglottic folds), 호미연골(arytenoids)이 **성문상(supraglottic)**(성문 위쪽) 영역에 속한다. 진성대(true vocal folds)가 **성문(glottis)**에 해당하며, **성문하(subglottic)**(성문 아래) 영역은 진성대에서 약 1센티미터 아래에서 시작하여 반지연골 아

래 경계까지 이어진다. 후두를 외과적으로 제거하는 수술을 **후두절제술(laryngectomy)** 이라고 하는데, 가능하다면 후두를 전체적으로 제거(후두전절제술(total laryngectomy))하기보다는 부분적으로 제거(후두부분절제술(partial laryngectomy))하여 후두암을 치료한다. 치료의 목표는 기능을 유지하면서 암을 완전히 제거하는 것이다. 모든 후두의 수술과정은 삼킴장애를 유발할 위험이 있다. 대부분의 후두부분절제술 환자는 수술 후 어느 정도의 흡인을 경험하지만, 약 3년이 지나면 대부분 기능적인 삼킴을 할 수 있다(Caicedo-Granados et al., 2013). 절제 범위와 봉합 방법은 삼킴의 회복에 영향을 미친다. 암 치료를 위한 후두 수술의 유형에는 성문위후두절제술(supraglottic laryngectomy), 반후두절제술(hemi-laryngectomy), 후두근전절제술(near-total laryngectomy), 후두전절제술(total laryngectomy)이 포함되고 이에 국한되지는 않는다.

성문위후두절제술(Supraglottic Laryngectomy)

성문위후두절제술(supraglottic laryngectomy)(수평 후두절제술(horizontal laryngectomy)이라고도 함)은 설골과 후두 위쪽을 제거하는 것이다. 제거되는 구조물은 환자마다 다르지만, 후두덮개(epiglottis), 호미후두덮개 주름(aryepiglottic folds), 가성대(false vocal folds), 때로는 혀 기저부(base of tongue)가 포함될 수 있으며, 진성대(true vocal folds)는 보존된다. 삼킴 시 후두 상승에 관여하는 설골위근육(suprahyoid musculature)은 절단되거나 절제된다(Caicedo-Granados et al., 2013). 따라서 남은 후두는 기도를 보호하고 상부식도괄약근(upper esophageal sphincter)의 열림을 촉진하기 위해 대체로 혀 기저부의 아래쪽에 연결된다. 영양 보충을 위하여 수술 중 통상적으로 코위관(nasogastric tube)을 삽입하며, 조직이 충분히 회복하여 삼킴을 시도할 수 있을 때까지(일반적으로 10일에서 14일) 삽입을 유지한다. 환자는 수술 후에 음성은 기능적이나, 기도를 보호하여 안전한 삼킴을 유도하는 상위 두 기도 보호층을 잃게 된다. 상후두신경(superior laryngeal nerve)의 편측 또는 양측이 손상되면 상후두 감각이 감소하거나 소실되어 무증상 흡인의 위험이 증가한다. 절제 범위에 한쪽 호미연골(arytenoid cartilage)과 조롱박굴(pyriform sinuses)과 같은 구조물이 포함되면 삼킴 기능의 회복이 더 복잡해지고 흡인의 위험이 크게 증가한다. 성문위후두절제술 환자에게 흡인이 취약한 세 가지 주요 원인은 (1) 설골위근육 절제로 인한 설골후두 상승(hyolaryngeal elevation)의 감소; (2) 후두 기도 보호를 위한 상위 두 밸브의 제거; (3) 후두 상승(laryngeal elevation) 유발의 지연이다. 그러나 후두부분절제술(partial laryngectomy) 또는 후두전절제술(total laryngectomy)을 받은 환자 총 97명을 대상으로 한 연구에서는 후두부분절제술 집단의 88%와 후두 전절제술 집단의 64%가 수술 후 1년 안에 구강 식이를 회복한 것으로 나타났다(Fung et al., 2005). 이는 삼킴장애의 존재 여부가 치료 프로토콜 및 개별 환자의 특성에 따라 집단 내에서도 크게 다르다는 것을 의미한다. 성문위삼킴(supraglottic swallow) 또는 최대성문위삼킴(super-supraglottic swallow)으로 진성대 폐쇄(true vocal fold closure)의 시점과 강도를 훈련하여 기도를 침습이나 흡인으로부터 보호할 수 있다. 여타 중재전략과 마찬가지로, 중재 효과는 진단적인 변형된 바륨 삼킴검사(diagnostic modified barium swallow)로 평가해야 한다.

반후두절제술(Hemilaryngectomy)

반후두절제술(hemilaryngectomy)(수직 후두절제술(vertical laryngectomy)이라고도 함)은 한쪽 가성대(false vocal fold), 한쪽 진성대(true vocal fold), 그리고 한쪽 방패연골(thyroid cartilage)의 일부를 제거하는 수술이다. 후두덮개(epiglottis)와 호미연골(arytenoid cartilage)은 대체로 보존된다. 발성과 삼킴 시 보존된 성대가 접촉할 수 있도록 절제한 반쪽 후두는 정중선에 맞춰 재건된다. 대체로 수술 후에는 보존된 성대가 재건된 조직에 강하게 접촉하지 못하여 흡인에 대한 보호 능력이 감소한다. 호미연골 또한 절제된 경우, 성문 폐쇄(glottic closure)의 감소, 호미연골-후두덮개 접촉(arytenoid-to-epiglottis contact)의 감소, 그리고 반지인두근 열림(cricopharyngeal opening)의 손상으로 인해 흡인의 위험이 증가한다(McConnel & O'Connor, 1994). 삼킴 중 후두 상승(laryngeal elevation)이 비대칭적일 수 있으며, 손상되지 않은 쪽의 후두가 더 높이 올라가고 호미연골-후두덮개의 접촉이 더 잘 이루어질 수 있다(Schoenrock, King, Everts, Schneider & Shumrick, 1972). 반후두절제술 후, 환자는 흡인을 방지하기 위해 턱 당기기(chin-tuck), 고개 돌리기(head-turn), 또는 여러 가지 보상적인 삼킴 전략을 사용할 수 있다. 반후두절제술 환자는 일반적으로 성문위후두절제술 환자보다 재활 기간이 짧은데, 이는 제거한 구조물과 부분적으로 관련된다. 반후두절제술 환자들의 대부분은 흡인 문제를 겪지 않지만, 호미연골이 관여된 경우에는 재활 기간이 훨씬 길어질 수 있다(McConnel & O'Connor, 1994).

후두전절제술(Total Laryngectomy)

후두전절제술(total laryngectomy)은 반지연골(cricoid cartilage), 방패연골(thyroid cartilage), 후두덮개(epiglottis), 설골(hyoid bone), 호미연골(arygenoids), 진성대(true vocal folds) 및 가성대(false vocal cords)를 전체적으로 제거하는 수술이다. 두 번째와 세 번째 기관 고리(tracheal rings) 사이의 기관(trachea)을 절단하여 목에 호흡을 위한 영구적인 구멍(stoma)를 만든다. 이로 인해 그림 7-14a와 7-14b와 같이 위장관(gastrointestinal tract)과 호흡기관(respiratory tract)이 영구적으로 분리된다. 환자들은 수술 전에 호흡, 삼킴, 발성에 일어나는 영구적인 변화에 대해 상담을 받아야 한다. 다음 문단에서는 후두전절제술 후에 이차적으로 발생하는 식이와 삼킴 변화에 대해 살펴본다.

일부 후두절제 환자에게는 호흡 경로의 변화가 음식의 맛을 변화시키기도 한다. 왜 이런 일이 일어나는가? 환자가 목의 구멍을 통해 숨을 들이쉬고 내쉬면 비강은 더이상 공기의 이동 경로로 사용되지 않는다. 코를 우회함으로써 환자의 후각은 크게 감소하며, 이는 미각의 감소로 이어진다. 미각이 감소된 환자들은 종종 식욕이 감퇴한다. 후두절제술 환자는 **정중한 하품(polite yawn)**이라고 하는 비강 공기 유입 기술을 배워 비강으로 공기의 흐름을 유도할 수 있다(입술을 닫고 하품하기)(Hilgers, van Dam, Keyzers, Koster, van As & Muller, 2000). 이는 입술을 다문 채 턱, 구강 바닥, 혀, 연구개를 낮추는 기술이다. 이 기법은 구강과 구인두에 음압을 생성하여 비강으로 공기의 흐름을 유도함으로써 냄새나는 물질이 후각 상피에 도달하게 한다(Hilgers et al., 2000). Hilgers와 동료들(2000)은 후두전절제술 환자 33명 중 냄새를 맡지 못하는 15명(46%)에게 **정중한 하품** 기술을 1회, 30분 동안 성공적으로 교육하였다.

후두전절제술 후에는 삼킴에도 변화가 일어난다. 직관적으로는 호흡 경로를 삼킴 경

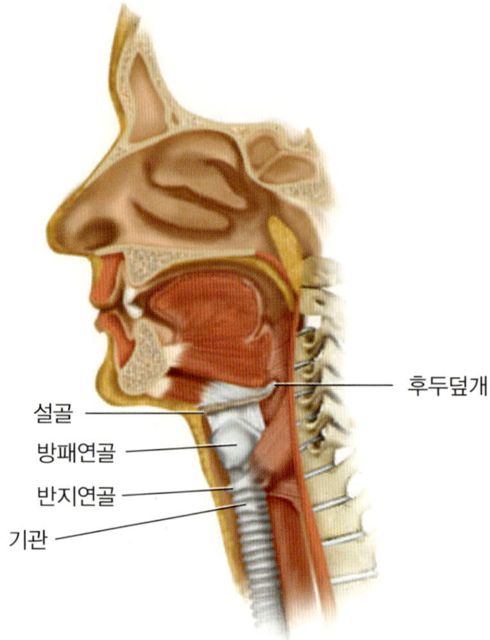

그림 7-14a. 측면에서 본 정상적인 구인두(oropharyngeal) 및 후두 영역(laryngeal region)

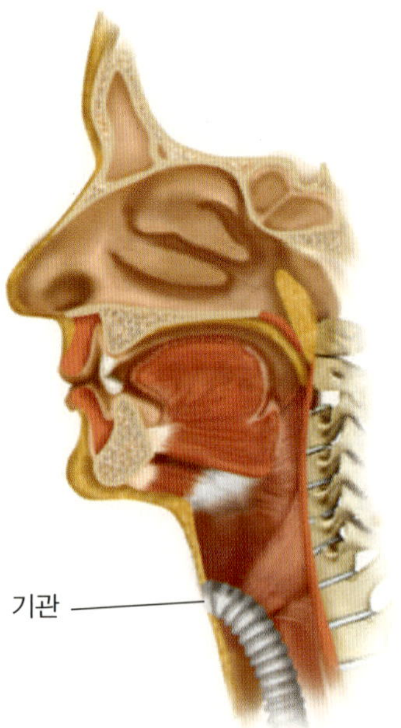

그림 7-14b. 측면에서 본 후두절제술(laryngectomy) 후의 구인두 영역(oropahryngeal region)

로와 분리하면 삼킴 중에 발생할 수 있는 많은 어려움을 해결할 수 있는 것처럼 보인다. 경로가 훨씬 단순해져서 음식물이 후두로 들어갈 위험(침습과 흡인) 없이 구강에서 식도로 이동하기 때문이다. 후두 폐쇄와 음식물 밀어넘김 간의 복잡한 상호작용이 더 이상 필요하지 않다. 그렇다면 이 단순한 경로에서 무엇이 잘못될 수 있는가? 후두전절제술에 따른 해부학적 변화는 삼킴의 운동성에 영향을 미칠 수 있다. 인두근(pharyngeal musculature)의 변화는 음식물을 밀어넘기는 데 어려움을 초래할 수 있고, 수술 후에 생기는 누공(fistula)은 흡인을 유발할 수 있으며, 협착(strictures)과 근육 연축(muscle spasms)으로 인해 음식물의 통과가 어려워지거나, 게실(diverticula)에 음식이 고일 수 있다.

인두의 근육은 대체로 큰 부분을 수술적으로 제거한 후 다시 부착되기 때문에 수술 후에는 정상적으로 기능하지 않는다. 이로 인해 인두 근육이 분절적으로 수축하고 음식물을 인두로 이동시키는 능력에 영향을 미친다. 따라서 음식물의 이동은 혀의 추진력과 중력에 더 의존할 것이다. 환자는 한 번의 삼킴으로 인두를 비우지 못하여 불편함을 호소할 것이다.

인두피부 **누공**(pharyngocutaneous **fistula**)은 수술 부위가 치유되는 동안 인두에 발생하는 구멍으로, 후두전절제술 후에 나타나는 가장 흔한 합병증이며 3~65% 환자에게서 발생한다. 누공(fistulas)은 입원 기간과 비용을 증가시키고 보조치료의 시작을 지연시킨다. 수술 전 방사선 치료, 잘못된 수술 기법, 상후두(supralaryngeal) 부위로 진행된 종양의 크기 증가, 영양 부족, 합병증은 누공을 유발할 수 있다(Aires et al., 2012). 누공으로 인해 인두에서 기관(trachea)으로 음식물이 흡인될 수 있고, 투시 삼킴검사(fluroscopic examination of swallowing)를 통해 수술 후 누공의 유무를 확인할 수 있다. 대부분의 경우 상처를 잘 치료하면 누공이 닫히지만, 인두 점막을 외과적으로 봉합하거나 인두 근육의 조직 피판 또는 다른 부위의 조직으로 막아야 할 수도 있다(Aires et al., 2012).

후두전절제술 후에는 혀 기저부에 조직의 주름(fold)이 흔하게 발견되는데, 이는 비디오투시검사(videofluoroscopy)의 외측면에서 후두덮개(epiglottis)처럼 보인다. 이 주름은 **가짜후두덮개(pseudoepiglottis)**라고 불리는 앞쪽 게실(anterior diverticula)로, 절제(resection) 유형과 관련이 있을 수 있다(Grochowska-Bohatyrewicz, Tarnowska, Posio & Walecka, 2012). 환자가 삼킬 때 이 주름이 넓어지면서 안으로 음식물과 액체가 고인다.

때로는 주머니가 너무 커져서 음식물이 인두를 통과하는 것을 방해하기도 한다. 주머니가 음식물과 액체로 채워졌을 때 주머니의 크기가 어떻게 변하는지를 시각적으로 관찰하기 위해 비디오투시검사를 시행해야 한다. 치료로는 조직의 주름을 외과적으로 제거하거나 액체와 묽은 반죽(paste) 농도로 식단을 제한하는 방법을 사용할 수 있다. 비디오투시검사(videofluoroscopy)를 시행하는 동안 고개 돌리기(head turn) 중재전략이 가짜후두덮개로 음식물이 들어가는 것을 방지하는지를 확인할 수 있다(Logemann, 1998).

인후두식도절제술(Pharyngolaryngoesophagectomy)

인후두식도절제술(pharyngolaryngoesophagectomy)은 인두, 후두, 식도를 제거하는 수술로, 광범위한 두경부 종양을 치료하는 데 사용된다. 구조물을 제거한 후에는 위(stomach)를 당겨 올려 인두에 연결하는 **위상견인 시술(gastric pull-up procedure)**을 시행한다. 환자는 수술 후에 삼킬 수 있으나 앞서 언급한 후두전절제술에 따른 문제를 경험할 수 있다. 후두 보존도 고려되지만 이 환자군에게는 폐 합병증이 발생할 가능성이 높다(Panhofer et al., 2013). 인후두식도절제술 후 환자의 장기 생존율은 매우 낮은데, 이는 진단 시 종양이 더 광범위하고 전이가 빈번하기 때문이다(Panhofer et al., 2013).

식도 종양

식도 종양 중 양성인 종양은 매우 드물어, 진단된 전체 종양의 10% 미만이 양성인 것으로 추정된다(Goyal, 2001). 악성 종양 중 약 90%가 편평세포암종(squamous cell carcinomas)이고, 나머지 10%는 (바레트 식도와 관련된 화생성(metaplastic) 변화로 인해 발생하는 종류) 샘암종(adenocarcinoma)이다. 식도 편평세포암은 상대적으로 발생률이 높으며, 성인 남성에게서 다섯 번째로 흔하게 발견되는 암이다(Goyal, 2001). 고형식에서 삼킴장애가 시작되어 반고형과 액체 섭취에도 어려움을 겪게 된다. 진행 속도가 상대적으로 빠르며 체중 감소가 나타나고, 흉강 내 되돌이후두신경(recurrent laryngeal nerve)이 관여된 경우에는 음성 문제도 나타날 수 있다. 식도 종양은 평균적으로 질병이 어느 정도 진행된 단계에서 진단된다. 치료는 대개 종양 부위를 절제하는 것 등의 수술적 치료로 진행하고, 고통 완화가 목적일 수도 있다. 수술 후에는 일반적으로 방사선 치료를 시행한다. 예후는 좋지 않은 편이며, 5년 생존율은 5~8%이다(Goyal, 2001).

두경부암의 방사선 치료

방사선 치료는 종양 부위, 그리고 인접한 림프절(lymph nodes)에 고에너지 방사선을 조사하여 암세포를 손상시키고 성장을 멈추게 한다. 전통적인 방사선요법(conventional radiation therapy: CRT)은 보통 주 5일, 5~6주 동안 시행된다. 방사선 치료는 단독으로 사용되거나 화학 요법 또는 수술과 함께 사용된다. 종양의 위치, 단계, 전이 여부에 따라 적용할 수 있는 다양한 프로토콜이 있는데 강도변조방사선요법(intensity modulated radiation therapy: IMRT)은 방사선 조사량을 조절하여 조직을 보호하도록 설계되었다. IMRT의 목표는 침샘(salivary glands)과 같은 삼킴에 중요한 기관(organ)의 조직을 보호하는 것이다. 환자를 다루는 의료팀은 기관(organ) 보존을 목표로 적절한 치료 과정을 결정한다. 방사선 치료를 받은 환자에게서 체중이 10% 이상 감소하는 것은 전반적인 삶의 질 감소와 관련이 있는 것으로 나타났다(Langius et al., 2013).

방사선 치료와 수술은 후두암을 치료하기 위해 종종 다양한 조합으로 함께 사용된다. 방사선은 수술 전에 큰 종양의 크기를 줄이기 위해 사용하거나 수술 후에 남아 있을 수 있는 암세포를 파괴하기 위해서도 사용하는데, 후자의 경우가 더 빈번하다. 방사선을 조사한 조직은 회복이 더 어렵고, 누공(fistula) 생성과 같은 수술 후의 합병증 위험이 더 크다. 단독 방사선 치료가 실패하여 재발한 암을 제거하기 위해서 수술을 할 수도 있다(Quer, Leon, Orus, Venegas, Lopez & Burgues, 2000).

두경부 방사선 치료는 구강건조증(xerostomia), 조직 괴사(tissue necrosis), 부종(edema), 감각 변화, 조직 섬유증(tissue fibrosis), 또는 입벌림장애(trismus)를 유발하여 즉각적이고 장기적인 삼킴장애로 이어질 수 있다(Rosenthal, Lewin & Eisbruch, 2006). 점액을 생성하는 샘이 방사광선 영역 안에 있으면 구강건조증이 발생할 수 있다. 방사선 노출 수준이 높을수록 건조증은 심해진다. 제1장에서 논의했듯이 침은 윤활제 역할을 하고 구강 내 상처 치유를 촉진하기 때문에 매우 중요하다. 침은 알칼리성 및 산성 음식을 중화시켜 치아를 보호한다. 환자는 방사선 치료 전에 치과 검진을 받고 감염된 치아를 발치해야 한다. 방사선 치료 전, 중, 후에는 충치를 줄이기 위하여 환자에게 불소 젤(fluoride gel)을 매일 사용하도록 처방한다. 침이 감소하면 음식물의 이동이 어렵고, 씹기와 삼킴이 불편하며, 구강 감염 및 충치가 증가할 수도 있다. 침의 흐름이 감소하면 침 속의 박테리아 농도가 증가한다. 박테리아가 과도하게 증식한 침이 섞인 음식이나 액체를 흡인하거나, 박테리아가 많은 침을 흡인하면 폐렴의 위험성이 증가한다. 구강건조증이 있는 환자는 마른 음식을 씹고 음식덩이를 형성하는 데 어려움을 더 많이 겪으며, 그 결과 씹기 시간이 길어지고 구강 및 인두 잔여물이 증가한다. 환자들은 침이 끈적이고, 점성이 높으며, 뱉기 어렵다고 호소할 것이다. 방사선 치료 환자의 구강건조증은 회복이 불가능하며, 식이 조절, 인공 침(예: 바이오틴®(Biotene®)), 구강 보습제, 가습기를 사용하거나, 신맛이 나는 무설탕 사탕, 껌, 또는 살라겐 정(Salagen)(일반적으로 필로카르핀(pilocarpine)이라고 함)과 같은 약물로 침 분비를 자극하는 완화적 치료를 진행해야 한다. 치료는 증상의 완화를 목표로 한다(Dost & Farah, 2013). 구강건조증의 국소 요법 연구에 대한 메타 분석에 따르면, 구강 보습 제품의 효과는 명확하지 않다(Furness et al., 2011). 환자는 적절한 구강 위생에 대한 교육을 받고 정기적으로 치과 검진을 받아야 한다.

방사선 괴사(radionecrosis)는 방사선으로 인해 연조직과 뼈가 손상되고 무너지는 것으로, 드물게 발생하는 두경부 방사선 치료의 잠재적인 합병증이다. 두경부 방사선 치료 후 측두골(temporal bone), 중앙 얼굴(midface), 하악(mandible), 후두(larynx)의 방사선 괴사가 보고된 바 있다. 방사선 괴사가 있는 환자의 대부분은 치료 후 1년 이내에 증상을 보인다(Cukurova & Cetinkaya, 2010). 후두 방사선 괴사는 흡인, **삼킴 통증(odynophagia)**(삼킴 시 고통이 수반되는 것), 호흡기 막힘, 목 쉰 음성(hoarseness)을 초래할 수 있다. 종종 기관 절개술(tracheostomy)이나 후두전적출술(total laryngectomy)과 같은 수술적 치료가 필요하다. 고압산소요법(hyperbaric oxygen therapy)은 신체 조직에 산소를 추가적으로 공급하여 회복을 촉진하는 방법으로, 후두 방사선 괴사가 진행된 일부 환자들에게 도움이 된다고 증명된 바 있다(Filntisis, Moon, Kraft, Farmer, Scher & Piantadosi, 2000). Filntisis와 동료들(2000)은 심도 후두 방사선 괴사 환자 18명을 연구하여 이 중 13명(72.2%)이 고압산소요법 후 크게 호전되어 후두전적출술을 피할 수 있었다고 하였다.

방사선 후 후두 조직(laryngeal tissues)의 **부종(edema)**(부기)은 삼킴장애와 발성장애(dysphonia)를 유발할 수 있다. **점막염(mucositis)**(점막에 일어나는 염증성 변화)은 삼킬 때 통증과 압통(tenderness)을 유발할 수 있으며, 방사선/화학방사선 치료 프로토콜에 따라 환자의 25~80%에게서 발생한다. 일반적으로 부종과 점막염은 치료 완료 시점부터 3~6개월 이내에 사라진다. 대증적인(symptomatic) 치료법에는 적극적인 구강 위생, 활성 산소종 억제제(reactive oxygen species(ROS) inhibitors), 성장 인자(growth factors), 국소제(topical agents)의 사용이 포함된다(Biswal, 2008).

조직 섬유증(tissue fibrosis)은 방사선 조사 부위의 작은 혈관들이 손상되어 발생한다. 섬유증은 치료 후 여러 해 동안 지속될 수 있다. 방사선 후에 발생하는 조직 섬유증은 뒤쪽 혀 기저부(posterior tongue base)의 움직임이나 후두 상승(laryngeal elevation)을 감소시키고, 후두덮개 기저부(epiglottic base)와 호미연골(arytenoid)의 접촉을 제한할 수 있다(Lazarus, 2009). 이는 삼킴 전후의 정체와 흡인을 초래할 수 있으며, 때로는 비경구 식이(non-oral feeding)가 필요하다. 이러한 환자에게는 보통 제9장에서 설명한 최대성문위삼킴(super-supraglottic swallow)과 멘델슨법(Mendelsohn maneuver)이 효과적이다(Lazarus, 2009; Logemann, 1998). 방사선 치료를 받는 환자는 방사선 치료를 시작하기 전에 혀, 턱, 후두의 운동 범위를 향상시키는 훈련을 시작해야 하고, 기능을 유지하고 섬유증을 방지하기 위해 장기적으로 이러한 훈련을 계속해야 한다.

입벌림장애(trismus)는 씹기근의 긴장성 수축을 말하며, 파상풍(tetanus)의 초기 징후이다(교경(lock-jaw)으로 알려져 있기도 하다). 지금은 외상, 질병, 수술, 또는 방사선 등으로 인해 이차적으로 입 벌림이 제한되는 것을 모두 입벌림장애라고 칭한다. 두경부 방사선 치료로 인해 이차적으로 발생한 입벌림장애에는 종종 삼킴장애가 동반된다. 혀 기저부(base of the tongue), 침샘(salivary glands), 상악(maxilla), 하악(mandible)을 비롯한 비인두 부위(nasopharyngeal region)의 암을 방사선으로 치료할 때 입벌림장애가 나타날 가능성이 가장 크다. 입벌림장애는 구어 의사소통, 영양, 구강 위생 문제로 이어질 수 있다.

입 벌림이 제한되면 씹기 기능이 손상되고, 음식덩이의 형성이 어려워지며, 구강 및 인두 잔여물이 증가할 수 있다. 이러한 요소들은 흡인의 발생률을 증가시킨다. 입벌림장애의 치료법에는 수동 운동을 병행한 근육 스트레칭과 양측 깨물근(bilateral masseter), 측두근(temporalis), 외측(lateral) 및 안쪽(medial) 날개근(pterygoid)에 보톡스(Botox) 주입(Spillane, Shelton & Hasty, 2003), 수술(Dimitroulis, 2002)이 있다.

요약

호흡소화관(aerodigestive tract)의 크고 작은 해부학적 변화는 삼킴장애를 초래할 수 있다. 구조적인 이상뿐만 아니라 해부학적 변화에 동반되는 말초신경계의 변화에 의해서도 삼킴장애가 발생한다. 삼킴의 기계적 및 공기역학적 힘은 고도로 협응되어 있으며 변화에 취약하다. 이 장은 급성 변화(예: 외상(trauma), 감염(infections), 기관 절개술(tracheostomy))와 점진적인 변화(예: 뼈곁돌기(osteophyte), 게실(diverticula), 종양(neoplasm))로 인한 삼킴장애의 구조적인 원인을 설명하였다.

학습질문

1. 성문위후두절제술(supraglottic laryngectomy)은 무엇이며, 이것이 흡인으로 이어질 수 있는 이유는 무엇인가?
2. 구강건조증(xerostomia)과 이를 유발하는 원인을 설명하시오. 구강건조증을 완화시킬 수 있는 의학적, 행동학적 치료법에는 어떤 것이 있는가?
3. 방사선 요법이 삼킴에 미치는 영향을 설명하시오.
4. 기관절개술(tracheostomy) 후에 흡인을 유발할 수 있는 기계적(mechanical), 신경생리학적(neurophysiologic) 요인에는 어떤 것이 있는가?
5. 다음을 정의하고 어떻게 삼킴장애를 야기하는지 전문적인 용어와 일반적인 용어를 사용하여 설명하시오.

a. 기관 내 삽관(endotracheal intubation)

b. 뼈곁돌기(osteophytes)

c. 혀절제술(glossectomy)

d. 협착(stricture)

e. 젠커 게실(Zenker's diverticulum)

참고문헌

Adachi, M. (2008). A case of varicella zoster virus polyneuropathy: Involvement of the glossopharyngeal and vagus nerves mimicking a tumor. *American Journal of Neuroradiology, 29*(9), 1743-1745.

Aires, F. T., Dedivitis, R. A., Castro, M. A., Ribeiro, D. A., Cernea, C. R. & Brandao, L. G. (2012). Pharyngocutaneous fistula following total laryngectomy. *Brazilian Journal of Otophinolaryngology, 78*(6), 94-98.

Barker, J., Martino, R., Reichardt, B., Hickey, E. J. & Ralph-Edwards, A. (2009). Incidence and impact of dysphagia in patients receiving prolonged endotracheal intubation after cardiac surgery. *Candian Journal of Surgery, 52*(2), 119-124.

Baron, E. M., Solimen, A. M., Gaughan, J. P., Simpson, L. & Young, W. F. (2003). Dysphagia, hoarseness, and unilateral true vocal fold motion impairment following anterior cervical diskectomy and fusion. *Annals of Otology, Rhinology, and Laryngology, 112*(11), 921-926.

Batty, S. (2009). Communication, swallowing and feeding in the intensive care unit patient. *Nursing in Critical Care, 14*(4), 175-179.

Belafsky, P. C., Blumenfeld, L., LePlage, A. & Nahrstedt, K. (2003). The accuracy of the modified Evan's blue dye test in predicting aspiration. *Laryngoscope, 113*(11), 1969-1972.

Belshe, R. B., Leone, P. A., Bernstein, D. I., Wald, A., Levin, M. J., Stapleton, J. T., Gorfinkel, I., Ashley Morrow, R. L., Ewell, M. G., Stokes-Riner, A., Dubin, G., Heineman, T. C., Schulte, J. M. & Deal, C. D. (2012). Efficacy results of a trial of a herpes simplex vaccine. *New England Journal of Medicine, 366*, 34-43.

Bhardwaj, A., Hollenbeak, C. S., Pooran, N. & Mathew, A. (2009). A metaanalysis of the diagnostic accuracy of esophageal capsule endoscopy for Barrett's esophagus in patients with gastroesophageal reflux disease. *American Journal of Gastroenterology, 104*(6), 1533-1539.

Biswal, M. B. (2008). Current trends in the management of oral mucositis related to cancer treatment. *The Malaysian Journal of Medical Science, 15*(3), 4-13.

Blot, F., Similowski, T., Trouillet, J. L., Chardon, P. Korach, J. M., Journois, D., Thiery, G., Fartoukh, M., Pipien, I., Bruder, N., Orlikowski, D., Tankere, F., Durand-Zaleski, I., Auboyer, C., Nitenberg, G., Holzapfel, L., Tenaillon, A., Chastre, J. & Laplanche, A. (2008). Early tracheotomy versus prolonged endotracheal intubation in selected severely ill ICU patients. *Intensive Care Medicine, 34*(10), 1779-1787.

Buzko, W. (2009). Ventilator-associated pneumonia among elderly Medicare beneficiaries in long-term care hospitals. *Health Care Financing Review, 31*(1), 1-10.

Caicedo-Granados, E., Beswick, D. M., Christopoulos, A., Cunningham, D. E., Razfar, A., Ohr, J. P., Heron, D. E. & Ferris, R. L. (2013). Oncologic and functional outcomes of partial laryngeal surgery for intermediate-stage laryngeal cancer. *Otolaryngology, Head and Neck Surgery, 148*(2), 235-242.

Costain, N. & Marrie, T. J. (2011). Ludwig's angina. *The American Journal of Medicine, 124*(2),115-117.

Cukurova I. & Cetinkaya, E. A. (2010). Radionecrosis of the larynx: Case report and review of the literature. *Acta Otorhinolaryngolica Italica, 30*(4), 205.

Dimitroulis, G. (2002). A review of 56 cases of chronic closed lock treated with temporomandibular joint arthroscopy. *Journal of Oral and Maxillofacial Surgery, 60*(5), 519-524.

Ding, R. & Logemann, J. A. (2005). Swallow physiology in patients with trach cuff inflated or deflated: A retrospective study. *Head and Neck, 27*(9), 809-813.

Dionigi, G., Alesina, P. F., Barczynski, M., Boni, L. , Chiang, F. Y., Kim, H. Y., Materazzi, G., Randolph, G. W., Terris, D. J. & Wu, C. W. (2012). Recurrent laryngeal nerve injuring in video-assisted thyroidectomy: Lessons learned from neuroimaging. *Surgical Endoscopy, 26*(9), 2601-2608.

Donzelli, J., Brady, S., Wesling, M. & Craney, M. (2001). Simultaneous modified Evan's blue dye procedure and video nasal endoscopic evaluation of the swallow. *Laryngoscope,*

111(10), 1746-1750.

Donzelli, J., Brady, S., Wesling, M. & Theisen, M. (2005). Effects of the removal of the tracheotomy tube on swallowing during the fiberoptic endoscopic exam of the swallow (FEES). *Dysphagia, 20*(4), 283-289.

Dost, F. & Farah, C. S. (2013). Stimulating the discussion on saliva substitutes: A clinical perspective. *Australian Dental Journal, 58*(1), 12-17.

Dziegielewski, P. D., Ho, M. L., Rieger, J., Singh, P., Langille, M., Harris, J. R. & Seikaly, H. (2012). Total glossectomy with laryngeal preservation and free flap reconstruction: Objective functional outcomes and systematic review of the literature. *Laryngoscope, 123*, 140-145.

Eurich, D. T., Sadowski, C. A., Simpson, S. H., Marrie, T. J. & Majumdar, S. R. (2010). Recurrent community-acquired pneumonia in patients starting acid-suppressing drugs. *The American Journal of Medicine, 123*(1), 47-53.

Fasano, N. C., Levine, M. S., Rubesin, S. E., Redfern, R. O. & Laufer, I. (2003). Epiphrenic diverticulum: Clinical and radiographic findings in 27 patients. *Dysphagia, 18*(1), 9-15.

FDA. (2010). Drug Safety Communication: Possible increased risk of fractures of the hip, wrist, and spine with the use of proton pump inhibitors. http://www.fda.gov/Drugs/DrugSafety/PostmarketDrugSafetyInformationfor PatientsandProviders/ucm213206.htm.

File, T. M. & Marrie, T. J. (2010). Burden of community-acquired pneumonia in North American adults. *Postgraduate Medicine, 122*(2), 130-141.

Filntisis, G. A., Moon, R. E., Kraft, K. L., Farmer, J. C., Scher, R. L. & Piantadosi, C. A. (2000). Laryngeal radionecrosis and hyperbaric oxygen therapy: Report of 18 cases and review of the literature. *Annals of Otology, Rhinology, and Laryngology, 109*(6), 554-562.

Fung, K., Lyden, T. H., Lee, J., Urba, S. G., Worden, F., Eisbruch, A., Tsien, C., Bradford, C. R., Chepeha, D. B., Hogikyan, N.D., Prince, M. E., Teknos, T. N. & Wolf, G. T. (2005). Voice and swallowing outcomes of an organ-preservation trial for advanced laryngeal cancer. *International Journal of Radiation Oncology, Biology, Physics, 63*(5), 1395-1399.

Furia, C. L., Carrarra de Angelis, E., Martins, N. M., Barros, A. P., Carneiro, B. & Kowalski, L. P. (2000). Videofluoroscopic evaluation after glossectomy. *Archives of Otolaryngology, Head, and Neck Surgery, 126*(3), 378-383.

Furness, S., Worthington, H. V., Bryan, G., Birchenough, S. & McMillan, R. (2011).

Interventions for the management of dry mouth: Topical therapies. *Cochrane Database of Systematic Reviews, 7*(12), CD008934. DOI:10.1002/14651858.CD008934.pub2.

Gleeson, K., Eggli, D. F. & Maxwell, S. L. (1997). Quantitative aspiration during sleep in normal subjects. *Chest, 111*(5), 1266–1272.

Goyal, R. K. (2001). Esophagus. In E. Braunwald, A. S. Fauci, D. L., Kasper, S. L., Hauser, D. L. Longo & J. L. Jameson (Eds.), *Harrison's principles of internal medicine* (15th ed.). New York: McGraw-Hill.

Grochowska-Bohatyrewicz, E., Tarnowska, C., Posio, V. & Walecka, A. (2012). Anterior diverticulum after total laryngectomy. *The Polish Otolaryngology, 64*(4), 240–244.

Gross, R. D., Mahlmann, J. & Grayhack, J. P. (2003). Physiologica effects of open and closed tracheostomy tubes on the pharyngeal swallow. *Annals of Otology, Rhinology, and Laryngology, 112*(2), 143–152.

Hilgers, F. J., van Dam, F. S., Keyzers, S., Koster, M. N., van As, C. J. & Muller, M. J. (2000). Rehabilitation of olfaction after laryngectomy by means of a nasal airflow-inducing maneuver: The "polite yawning" technique. *Archives of Otolaryngology, Head, and Neck Surgery, 126*(6), 726–732.

Hill, S. E., Iqbal, R., Cadiz, C. L. & Le, J. (2013). Foodborne botulism treated with heptavalent botulism antitoxin. *The Annals of Pharmacotherapy, 47*(2), E12.

Hirano, M., Kuroiwa, Y., Tanaka, S., Matsuoka, H., Sato, K. & Yoshida, T. (1992). Dysphagia following various degrees of surgical resection for oral cancer. *Annals of Otology, Rhinology, and Laryngology, 101*, 138–141.

Kalb, S., Reis, M. T., Cowperthwaite, M. C., Fox, D. J., Lefevre, R., Theodore, N., Papadopoulos, S. M. & Sonntag, V. K. H. (2012). Dysphagia after anterior cervical spine surgery: Incidence and risk factors. *World Neurosurgery, 77*(1), 183–187.

Kang, J. Y., Choi, K. H., Jun, G. J., Kim, M. Y. & Ryu, J. S. (2012). Does removal of tracheostomy affect dysphagia? A kinematic analysis. *Dysphagia, 27*(4), 498–503.

Katz, M. H. (2010). Failing the acid test: Benefits of proton pump inhibitors may not justify the risks for many users. *Archives of Internal Medicine, 170*(9), 747–748.

Langius, J. A., van Dijk, A. M., Doorneart, P., Kruizenga, H. M., Langendijk, J. A., Leemans, C. R., Weijs, P. J. & Verdonck-de Leeuw, I. M. (2013). More than 10% weight loss in head and neck cancer patients during radiotherapy is independently associated with deterioration in quality of life. *Nutrition and Cancer, 65*, 76–83.

Lazarus, C. L. (2009). Effects of chemoradiotherapy on voice and swallowing. *Current Opinion Otolaryngololgy, Head and Neck Surgery, 17*(3), 172–178.

Leonard, R. & Belafsky, P. (2011). Dysphagia following cervical spine surgery with anterior instrumentation: Evidence from fluoroscopic swallow studies. *Spine, 36*(25), 2217–2223.

Lepage, C., Drouillard, A., Jouve, J. L. & Faivre, J. (2013). Epidemiology and risk factors for oesophageal adenocarcinoma. *Digestive and Liver Disease*, S1590-8658(13)00008-X. DOI: 10.1016/j.dld.2012.12.020. [Epub ahead of print.]

Linsky, A., Gupta, K., Lawler, E. V., Fonda, J. R. & Hermos, J. A. (2010). Proton pump inhibitors and risk for recurrent Clostridium difficile infection. *Archives of Internal Medicine, 170*(13): 1100.

Logemann, J. A. (1998). *Evaluation and treatment of swallowing disorders* (2nd ed.). Austin, TX: Pro-Ed.

Maceri, D. R. & Zim, S. (2001). Laryngospasm: An atypical manifestation of severe gastroesophageal reflux disease (GERD). *Laryngoscope, 111*(11 Pt 1), 1976–1979.

Manikantan, K., Khode, S., Sayed, S. I., Roe, J., Nutting, C. M., Rhys-Evans, P., Harrington, K. J. & Kazi, R. (2009). Dysphagia in head and neck cancer. *Cancer Treatment Reviews 35*, 724–732.

Mas, E., Breton, A. & Lachaux, A. (2012). Management of caustic esophagitis in children. *Archives de pediatrie, 19*(12), 1362–1368.

McConnel, F. M. S. & O'Conner, A. (1994). Dysphagia secondary to head and neck surgery. *Acta Oto-rhino-laryngologica Belgium, 48*(2), 165–170.

Morpeth, J. F. & Williams, M. F. (2000). Vocal fold paralysis after anterior cervical diskectomy and fusion. *Laryngoscope, 110*(1), 43–46.

Mukherjee, S. (2011). Cytomegalovirus esophagitis. emedicine.medscape.com/article/1952121-overview.

Nachman, S. A. & Pontrelli, L. (2003). Central nervous system Lyme disease. *Seminars in Pediatric Infectious Diseases, 14*(2), 123–130.

Nicoletti, G., Soutar, D. S., Jackson, M. S., Wrench, A. A. & Robertson, G. (2004). Chewing and swallowing after surgical treatment for oral cancer: Functional evaluation in 196 selected cases. *Plastic and Reconstructive Surgery, 114*(2), 329–338.

Nieponice, A. & Jobe, B. A. (2011). Endoscopic fundoplication: Real or fantasy? *Journal of Gastrointestinal Surgery, 15*, 1295–1298.

Panhofer, P., Springer, C., Izay, B., Grasl, M., Buian, M., Schoppmann, S. F., Rath, T., Jakesz, R. & Zacherl, J. (2013). Influence of resection extent on morbidity in surgery for squamous cell cancer at the pharyngoesophageal junction. *Langenbeck's Archives of Surgery, 398*(2), 221–230.

Pauloski, B. R., Logemann, J. A., Rademaker, A. W. McConnel, F. M. S., Heiser, M. A., Cardinale, S., Shedd, D., Lewin, J., Baker, S. R., Graner, D., Cook, B., Milianti, F., Collins, S. & Baker, T. (1993). Speech and swallowing function after anterior tongue and floor of mouth resection with distal flap reconstruction. *Journal of Speech and Hearing Research, 36*(2), 267–227.

Pearson, W. G., Hindson, D. F., Langmore, S. E. & Zumwalt, A. C. (2013). Evaluations swallowing muscles essential for hyolaryngeal elevation by using muscle functional magnetic resonance imaging. *International Journal of Radiation Oncology, Biology, Physics, 85*(3), pp. 735–740.

Quer, M., Leon, X., Orus, C., Venegas, P., Lopez, M. & Burgues, J. (2000). Endoscopic laser surgery in the treatment of radiation failure of early laryngeal carcinoma. *Head & Neck, 22*(5), 520–523.

Raghavendran, K., Nemzek, J., Napolitano, L. & Knight, P. (2011). Aspiration induced lung injury. *Critical Care Medicine, 39*(4), 818–836.

Ramsey, D., Smithard, D. & Kalra, L. (2005). Silent aspiration: What do we know? *Dysphagia, 20*(3), 218–225.

Rosenthal, D. I., Lewin, J. S. & Eisbruch, A. (2006). Prevention and treatment of dysphagia and aspiration after chemoradiation for head and neck cancer. *Journal of Clinical Oncology, 24*, 2636–2643.

Schoenrock, L. D., King, A. Y., Everts, E. C., Schneider, H. J. & Shumrick, D. (1972). Hemilaryngectomy: Deglutition evaluation and rehabilitation. *Transcripts of the American Academy of Opthalmology and Otology, 76*(3), 752–757.

Sedki, E., Gopalakrishna, K. V. & Greenwalt, P. (2010). An 18–year–old woman with herpes simplex esophagitis: A case report and review of literature. *Infectious Diseases in Clinical Practice, 18*, 338–340.

Seidler, T. O., Perez Alvarez, J. C., Wonneberger, K. & Hacki, T. (2009) Dysphagia caused by ventral osteophytes of the cervical spine: Clinical and radiographic findings. *European Archives of Otorhinolaryngology, 266*, 285-291.

Shaheen, N. J., Weinberg, D. S., Denberg, T. D., Chou, R., Qaseem, A. & Shekelle, P. (2012). Upper endoscopy for gastroesophageal reflux disease: Best practice advice from the clinical guidelines committee of the American college of physicians. *Annals of Internal Medicine, 157*(11), 806-816.

Siska, P. A., Ponnappan, R. K., Hohl, J. B., Lee, J. Y., Kang, J. D. K. & Donaldson, W. F. (2011). Dysphagia after anterior cervical spine surgery. *SPINE, 36*(17), 1387-1391.

Skoretz, S. A., Flowers, H. L. & Martino, R. (2010). The incidence of dysphagia following endotracheal intubation: A systematic review. *Chest, 137*(3), 665-673.

Spillane, K. S., Shelton, J. E. & Hasty, M. F. (2003). Stroke-induced trismus in a pediatric patient: Long-term resolution with Botulinum Toxin A. *American Journal of Physical Medicine and Rehabilitation, 82*(6), 485-488.

Suiter, D. M., McCullough, G. H. & Powell, P. W. (2003). Effects of cuff deflation and one-way tracheostomy speaking valve placement on swallow physiology. *Dysphagia, 18*(4), 284-292.

van Pinxteren, B., Numans, M. E., Lau, J., de Wit, N. J., Hungin, A. P. & Bonis, P. A. (2003). Short-term treatment of gastroesophageal reflux disease. *Journal of General Internal Medicine, 18*(9), 755-763.

Veenker, E. & Cohen, J. I. (2003). Current trends in management of Zenker's diverticulum. *Current Opinions in Otolaryngology, Head and Neck Surgery, 11*(3), 160-165.

Winklmaier, U., Wust, K., Plinkert, P. K. & Wallner, F. (2007). The accuracy of the modified Evan's blue dye test in detecting aspiration in head and neck cancer patients. *European Archives of Otorhinolaryngology, 264*(9), 1059-1064.

Winklmaier, U., Wust, K., Shiller, S. & Wallner, F. (2006). Leakage of fluids in different types of tracheal tubes. *Dysphagia, 21*(4), 237-242.

Yamanaka, H., Hayashi, Y., Watanabe, Y., Uematu, H. & Mashimo, T. (2009). Prolonged hoarseness and arytenoid cartilage dislocation after tracheal intubation. *British Journal of Anesthesia, 103*(3), 452-455.

제8장 보상 중재전략의 생리학적 기초

학습목표

이 장을 학습한 후,

- 보상 중재전략에 대한 해부학적, 생리학적 근거를 제시할 수 있다.
- 각 개인에게 적합한 치료 전략을 선택할 때의 근거를 이해할 수 있다.
- 여러 가지 보상 전략이 환자 개개인에게 미치는 다양한 영향을 이해할 수 있다.
- 비판적인 사고를 통해 각 환자에게 필요한 하나 이상의 중재전략을 신중하게 선택할 수 있다.
- 보상 전략의 장점을 뒷받침하는 최근 근거들을 이해할 수 있다.

서론

과학과 그 기반 증거는 인체 생리학에 대한 이해가 깊어짐에 따라 끊임없이 변화하고 있다. 근육의 형태학과 생리학에 관한 연구에서 발견된 많은 흥미로운 진전이 삼킴장애 환자들의 임상 중재에 영향을 미치고 있다. 이는 바람직한 것으로 임상 활동은 연구로 뒷받침되어야 한다. 그러나 장애(disorder)와 중재 효과를 평가하는 접근 방식은 변함이 없어야 한다. 언어재활사는 삼킴의 문제를 평가할 때 정상적인 해부와 생리를 정확하게 이해하고 있어야 삼킴장애 환자를 가장 잘 도울 수 있다. (이것은 이 책의 전반을 아우르는 주제이다.) 중재전략은 삼킴의 생리를 변화시킬 수 있는 능력—압력, 시간적 특성, 구조물의 이동, 또는 근육 활성화에서의 측정 가능한 변화(Wheeler-Heglund et al., 2009)—을 바탕으로 결정해야 한다. 이러한 생리학적 접근법은 미래의 발견이 현재의 지식기반을 강화함에 따라 임상가에게 지속적으로 도움을 줄 것이다. 임상가로서 치료 전략을 결정하는 데 도움이 되는(또는 도움이 되지 않는) 증거의 수준을 아는 것도 중요하다. 우리는 중재전략에 대한 체계적인 평가에 기반하여 임상을 수행해야 한다—이를 '증거 기반 실무(evidence-based practice)'라고 한다. 만약 증거 기반 실무와 더불어 **생리학에 기반한 분석 접근법**(physiologically based analysis approach)을 토대로 의사결정을 한다면, 우리는 새로운 지식을 이에 따라 적용하고, 수정하고, 통합시킬 수 있을 것이다.

제8장(보상 중재전략)과 제9장(재활 중재전략)의 목표는 삼킴장애 환자들에게 기저하는 해부학적, 생리학적 손상을 살펴보고, 특정한 중재 접근법의 효과를 설명하고 입증하는 것이다. 이는 문헌에 근거가 불충분하거나 부재하여 임상가가 스스로 중재전략을 선택하는 근거를 마련해야 할 때 도움이 될 것이다. 이를 위해 생리학적으로 일어나고 있다고 알고 있거나, 가정하는 것에 비추어 현재의 치료법을 논의할 것이다. 이 과정은 우리가 평가나 중재의 방향을 결정할 때 이론적인 틀 안에서 임상적으로 사고할 수 있도록 도와줄 것이다.

이론적 중재 모델

현재 미국에서는 삼킴중재를 기능적으로 **보상**(compensatory)적 또는 **재활**(rehabilitative)적으로 분류하며, 가능하다면 재활 중재전략을 강하게 권고한다. 변화의 속성이 장기적으로 지속될 것이라고 예상되기 때문이다. 이는 덜 생리학적이고 간접적인 중재에서 직접적이거나 질병 중심의 중재(예: 파킨슨병(Parkinson's disease)으로 인한 삼킴장애의 치료; 근위축성측삭경화증(amyotrophic lateral sclerosis)으로 인한 삼킴장애의 치료 등)로 패러다임이 점차 이동하고 있는 것이다. 보상 전략은 환자의 신체에 생리학적 변화를 유발하지 않고 즉각적인 음식물의 기계적인 이동에만 영향을 준다. 따라서 환자의 어떤 부분도 '고쳐'지거나 '개선'되지는 않는다. 보상 전략은 삼킴의 안전성을 즉각적으로 높이고, 증상을 완화시키거나 제거하는 것이 목적이다. 예를 들어, 몸의 자세를 바꾸는 것은 음식물이 상부 호흡소화관(upper aerodigestive system)을 통과하는 경로와 속도를 조절한다. 이러한 변화는 근력에는 영향을 주지 않지만, 혀 절제 수술 환자가 고개 젖히기 자세(head-back position)를 사용하면 중력을 이용하여 음식물의 이동 속도를 높일 수 있다. 삼킴 시작이 지연된 환자의 경우에는 턱 당기기(chin-down posture)를 통해 삼킬 준비가 될 때까지 묽은 음식물이 구강 뒤쪽과 혀 뒤쪽으로 너무 빨리 이동하지 않도록 속도를 늦출 수 있다. 이 두 가지 자세 변경법은 근육이나 구조적인 생리를 변화시키지 않으면서도 삼킴의 안전성에 영향을 미친다. 음식의 질감을 변경하는 것 또한 음식물의 응집력이나 점도를 개선하여 구강단계(oral phase)에서 발생하는 삼킴 문제를 보상할 수 있다. 예를 들어, 고기와 그레이비(gravy)를 섞은 퓌레는 고체인 고기 덩어리의 개수를 줄여주고, 걸쭉한 액체인 그레이비를 섞음으로써 음식물의 조작이 이루어지는 구강단계에서 음식물의 조절을 더 용이하게 한다. 또한 인두단계(pharyngeal phase)에서는 음식물의 응집력이 향상되어 인두를 안전하게 통과하게 함으로써 삼킴의 안전성이 향상된다. 이중 어떠한 전략도 시스템의 생리를 바꾸지 않는다. 삼킴의 안전성을 극대화하기 위해 문제를 우회하거나 최소화하는 것이다. 반면, 재활 중재전략은 생리학적 기능의 개선을 목표로 한다. 이에 관해서는 제9장에서 다룰 것이다. 표 8-1에는 일반적인 보상 중재전략에 대한 설명과 이를 적용하는 생리학적 이유, 그리고 뒷받침하는 자료가 정리되어 있다. 모든 분류나 체계에는 이상치(outlier)가 있듯이 하나 이상의 범주나 분류에 속할 수 있는 치료나 방법이 있다는 것을 염두에 두어야 한다. 예를 들어, 숨 참기(breath-holding)는 삼킴 중에 의도적으로 성대(vocal folds)를 폐쇄하여 흡인의 위험을 즉각적으로 줄이는 보상 중재전략인가, 아니면 성대 내전의 압력을 증가시키고 성문 폐쇄(glottal closure)에 의해 일어나는 근육 보호를 강화하기 위한 재활 중재전략인가? 이를 적용하는 의도, 지시사항, 결과에 따라 둘 중 어느 것도 될 수 있다. 우리가 선택하는 모든 중재 모델은 인위적인 것으로, 생리학적으로는 존재하지 않는 분류이기 때문에 문제가 발생할 수 있다.

치료 시 고려사항

임상가가 환자를 위해 선택할 수 있는 전략을 하나씩 논의하기에 앞서, 긍정적인 치료 효과를 얻기 위해 고려해야 할 요소에는 (1) 임상적 및 도구적 검사 결과, (2) 신경학적 질환, 손상, 또는 질병의 예상되는 진행 과정, (3) 환자의 동기부여, (4) 환자의 인지 능력, (5) 환자의 고개, 목, 몸의 수의적인 운동 능력, (6) 피로가 근육에 미치는 영향, (7) 환자 지원 네트워크가 있다. 예후는 병인, 질병 진행과정에 따른 병태생리학, 삼킴장애의 중증도에 의해 결정된다. 치료를 시도할 때는 안전한 삼킴을 가능하게 하는 덜 제한적이고, 쉬우며, 덜 피로한 중재 기법을 찾아야 한다. 이상적으로는, 환자의 삼킴 기능이 회복될 때까지만, 선택한 중재법을 임시적으로 사용한다. 그러나 중재전략을 영구적으로 사용해야만 안전하고 효율적으로 삼킬 수 있는 환자들도 있다.

우리는 중재 기법을 두 장(chapters)으로 나누어 설명하겠지만, 이것이 보상 중재전략을 먼저 사용하고 재활 중재전략을 나중에 사용해야 한다는 의미는 아니다. Logemann(1993)은 다음의 순서로 중재 방법을 도입하는 것을 제안하였다: (1) 자세 변경법, (2) 구강 감각을 증진시키는 기법, (3) 삼킴 매뉴버(주로 재활적), (4) 식이 변경법이 그것이다. 다행히도, 보상적 자세 변경법은 병상에서나 도구적 평가 중에서나 사용법이 가장 직관적이다. 임상가는 평가 중에 적절한 자세 변경법을 찾기 위하여 비판적이고 빠르게 생각해야 한다. 삼킴 기법은 집중력과 다단계의 지시를 따를 수 있는 인지 능력을 필요로 한다. 그러나 많은 환자가 이를 어려워할 수 있다. 많은 사람들이 음식물의 농도와 질감의 큰 변화를 거부하기 때문에, 식이 변경 없이 안전한 삼킴을 유도할 수 있다면 그 방법이 선호된다.

다음 섹션에서는 각 분류에 속한 기법들을 살펴보고 그에 대한 생리학적인 기저 및 뒷받침하는 근거를 살펴보자. 임상가는 환자를 진단하고 치료를 계획할 때마다 이러한 평가 과정을 거쳐야 한다.

표 8-1. 보상 중재전략에 대한 기존 지식 또는 가정된 생리학적 근거

중재 종류	중재전략	사용 근거/생리학적 증상	지시사항	생리학적 근거	근거
효과 부위	명칭	사용하는 이유/목표한 증상	실행 방법	원리	뒷받침하는 연구
자세 변경	고개 60° 젖히기 (Head back to 60°)	음식물의 조절/이동 문제	음식물을 입에 넣은 후 뒤로 이동시킬 때 고개를 젖힌다.	중력을 사용하여 음식물을 구강에서 인두로 이동시킴	Castell et al., 1993; Rasley et al., 1993
	턱 당기기 (고개 숙이기) (Chin-tuck (head flexion))		턱을 아래, 뒤쪽으로 숙이고 목은 숙이지 않는다.	인두를 좁힘; 후두계곡의 공간(vallecular space)을 좁힘; 혀 기저부(tongue-base)가 후인두벽(posterior pharyngeal wall)에 가까워지는 것을 도움	Ekberg, 1986; Okada et al., 2007
	턱 45° 내리기(고개와 목 함께 숙이기) (Chin down to 45°(combined head and neck flexion))	구강 조절 문제; 음식덩이의 미숙 유출; 삼킴 반사 지연; 기도(airway) 보호 저하; 혀 기저부의 수축 저하	삼킴을 시도하기 전에 고개와 목을 앞으로 45° 숙이고 턱을 가슴에 최대한 가깝게 붙인다.	구강 앞쪽에 음식물을 유지하여 음식물의 미숙 유출을 방지; 삼킴 반사가 지연될 때 음식물을 수용할 수 있도록 후두계곡을 넓힘; 후두덮개(epiglottis)를 후두 입구(laryngeal entryway)를 향해 더 보호적인 위치로 젖힘; 후두 입구를 좁힘; 혀 기저부와 후인두벽 사이의 거리 좁힘	Bulow, Olsson & Ekberg, 2001; Lewin et al., 2001; Logemann et al., 2008; Nagaya et al., 2004; Robbins et al., 2008; Shanahan et al., 1993; Terré & Mearin, 2012; Welch et al., 1993
	약한 쪽으로 고개 45° 돌리기 (Head rotation 45° to weak side)	편측 인두 마비(unilateral pharyngeal paralysis) 또는 불완전마비(paresis); 편측 성대 마비(unilateral vocal fold paralysis) 또는 불완전마비(paresis)	삼키기 전에 고개를 약한 쪽으로 어깨와 평행하게 돌린다.	약한 쪽 조롱박굴(pyriform sinus)을 닫아 음식물을 건강한 쪽으로 내려보냄; 방패연골(thyroid cartilage)에 외부적인 압력을 가하여 성대 폐쇄(vocal fold closure)를 증가시킴; 상부식도괄약근(UES)의 열림 시간을 연장시키고 상부식도괄약근의 휴지기 압력을 낮춤으로써 삼킴 후 조롱박굴의 정체를 줄임	Logemann et al., 1989; Ohmae et al., 1998

	고개를 건강한 쪽으로 45° 기울이기 (Head tilt 45° to strong side)	편측 인두 마비 또는 불완전마비	삼키기 전에 고개를 건강한 쪽으로 어깨와 평행하게 기울인다.	중력을 이용하여 음식물을 건강한 쪽으로 흘려보냄	
	옆으로 누운 자세 (Side-lying)	삼킴 후 잔여물을 동반한 인두 수축 저하와 삼킴 후 흡인	환자가 옆으로 누워서 먹거나 마신다.	인두 잔여물에 중력이 작용하지 않게 함; 인두벽에 남은 잔여물로 인한 흡인의 위험을 줄임	Drake et al., 1997; Rasley et al., 1993
	숨 참기 (Breath-holding)	성대를 의식적으로 폐쇄시킴	삼키기 전에 숨을 참고 삼킴 후까지 내뱉지 않는다.	성대 내전을 증가시킴	Donzelli & Brady, 2004; Ohmae et al., 1996
음식물의 질감 변경		삼킴 능력(운동 속도; 운반 용이성)에 맞춰 음식물의 질감을 변화시킴	National Dysphagia Diet(NDD)에서 제공하는 식사 준비 가이드라인 참고; 여러 연구에서 사용한 농도 측정법 사용	환자의 삼킴 능력에 맞춘 음식물을 제공하여 안전한 삼킴을 유도함	Adeleye & Rachal, 2007; Dewar & Joyce, 2006; NDD, 2002; Sopade et al., 2008
	퓌레				Chi-Fishman & Sonies, 2002
	즙 농도				Garcia, Chambers, Matta & Clark, 2005; Garcia, Chambers, Matta & Clark, 2008; Logemann et al., 2008
	꿀 농도				Garcia, Chambers, Matta & Clark, 2005; Garcia, Chambers, Matta & Clark, 2008; Logemann et al., 2008

감각 강화		삼킴 반사 지연; 구강 감각의 저하	맛, 온도, 촉각을 조절한다.	구인두(oropharyngeal)의 감각 수용기의 활성화 증가	
맛					Ding et al., 2003; Leow et al., 2007; Logemann et al., 1995; Palmer et al., 2005; Pelletier & Dhanaraj, 2006
맛과 냄새			신(sour) 음식물을 섭취하기 전에 음식의 냄새(레몬)를 맡는다.		Wahab, Jones & Huckabee, 2011
	신맛		신 액체, 주로 구연산(citric acid)을 섭취한다.		Ayala & Logemann, 2010; Logemann et al., 1995; Pelletier & Dhanaraj, 2006; Pellletier & Lawless, 2003
	탄산화		탄산 음료를 섭취한다.		Bülow, Olsson & Ekberg, 2003; Krival & bates, 2012; Pelletier & Dhanaraj, 2006; Sdravou, Walshe & Dagdilelis, 2012
온도	냉온도		환자가 차가운 음식 덩이를 섭취한다.	감각 입력을 증가시켜 삼킴 반사 지연을 감소시킬 것으로 예상됨	Hamdy et al., 2003

온도와 촉각	촉각-온도 자극		지름이 10mm인 후두경(laryngeal mirror)으로 앞쪽 구개궁(anterior faucial pillar)을 위에서 아래로 강하게 쓸어내린다; 5~10회 반복하며, 한 세트가 끝날 때마다 삼키도록 지시한다.	감각 입력의 증가; 자극 후 피질의 활동성 증가	Lazzara et al., 1986; Rosenbek et al., 1996; Sciortino et al., 2003; Teismann et al., 2009
기계적 보조	폐쇄 장치 (obturator)	신체 구조물 절제 또는 파열	맞춤 제작하여 손상된 곳을 채우거나 수술적으로 삽입한 이식물에 부착한다.	해부학적 결함을 보충하거나 구강 구조물의 부착점을 제공함; 정상적인 구강 압력을 형성하게 함	Davis, 1986; Fukuda, Takahashi, Nagai & Iino, 2004; Matsuyama, Tsukiyama & Koyano, 2005
	입천장 거상 (palatal lift)	연인두(velopharyngeal) 기능 부전	구강의 크기와 모양에 맞게 맞춤 제작하여 연구개를 부분적으로 상승시키기 위한 적절한 위치에 착용한다.	장치를 사용하여 연구개를 올리고 삼킴 중 구강 압력이 형성될 수 있게 함	Davis, 1986; Selley, Roche, Pearce, Ellis & Flack, 1995

보상 중재전략의 생리학적 기초

현재 사용되는 가장 일반적인 보상 중재전략이 정리된 표 8-1을 참고하면 각 치료법을 뒷받침하는 기존 지식이나 가설에 기반한 생리학적 근거를 확인할 수 있다.

자세 변경법

자세 변경법은 다양한 환자군에게 적용할 수 있고, 배우기 쉬우며, 흡인을 효과적으로 방지하는 것으로 알려져 있어 가장 먼저 소개하였다(Logemann, 1994; Rasley, Logemann Kahrilas, Rademaker, Pauloski & Dodds, 1993; Horner, Massey, Riski, Lathrop & Chase, 1988). 자세 변경법은 음식물의 흐름을 변경하고 인두의 크기를 체계적으로 바꾸어 음식물이 생리학적 기능이 저하된 통로를 안전하게 지나가게 한다. Rasley와 동료들(1993)은 구인두(oropharyngeal) 삼킴장애 환자의 77%에게서 자세 변경법이 효과적이었다고 하였다. 구체적으로, 자세 변경법을 사용한 환자의 25%가 모든 양의 음식물에서 흡인을 보이지 않았다. 자세 변경법에는 고개 젖히기(head back), 턱 당기기(chin tuck), 고개 돌리기(head rotation), 고개 기울이기(head tilt), 옆으로 누운 자세(side-lying)가 있다.

고개 젖히기(Head Back)

고개(head)를 뒤로 젖히는 것은 생리학을 평가하고 관련시키기 가장 용이한 자세일 것이다. 그림 8-1에서 볼 수 있듯이, 이 자세는 음식물이 구강 뒤쪽으로 넘어가는 것을 돕는다. 구강에 해부학적인 문제가 있는 환자—예를 들어 암으로 인한 수술적 절제 후에 삼킴 반사가 보존된 환자들—에게 가장 효과적이다. 그러나 삼킴 반사가 손상된 경우에는 이 자세가 음식물을 인두(pharynx)로 너무 빨리 넘어가게 하여 흡인을 유발할 위험이 높다.

턱/목 자세(Chin/Neck Position)

흥미롭게도 임상가들은 동일한 방식이나 정도로 자세를 지시하거나, 시범을 보이거

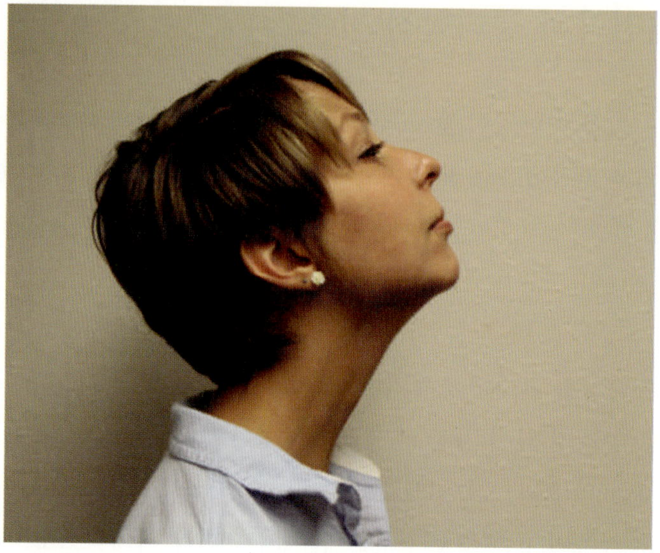

그림 8-1. 고개 젖히기 자세

나, 수정하지는 않는다. Okada와 동료들(2007)은 미국과 일본의 임상가들에게 **턱 당기기**(chin tuck)와 **턱 내리기**(chin down)라는 두 용어와 관련한 의미적인 문제를 설명하였다. 임상가가 "생리학적으로" 생각하지 않으면, 각 자세에 대한 지시사항이 다를 때 발생하는 생리학적 영향을 간과할 수 있다. **턱 당기기**와 **턱 내리기**의 조작적 정의는 이에 대한 어떠한 연구에서도 명시되거나 일관적으로 사용되지 않았다. 방사선 사진으로 포착한 한 가지 중요한 결론은, 고개와 목을 어떤 조합으로 구부리는가에 따라 구강과 인두 구조물의 위치에 영향을 미칠 수 있다는 것이다. 구조물의 위치가 변하면 음식물이 구강-인두 영역을 통과하는 경로와 방법이 변할 수 있다. 예를 들어, 고개와 목을 함께 숙이면 후두계곡의 공간(vallecular space)을 넓힐 수 있지만(그림 8-2), 목을 수직으로 고정한 뒤 고개만 앞으로 숙이는 자세는(그림 8-3) 후두계곡의 공간을 좁히고 작게 만든다.

이러한 차이는 삼킴 반사가 지연된 환자에게 임상적인 의미를 가진다. 고개와 목을 각각 또는 함께 숙임으로써 나타나는 다양한 해부학적 구조의 구성은 임상가들이 의사결정과 서비스 제공에 해부학 및 생리학에 대한 정확한 지식을 통합해야 할 필요성을 강조한다.

Logemann(1998)이 수십 년 전에 권고했듯이, 임상가는 진단 평가 시에 보상 전략의 효

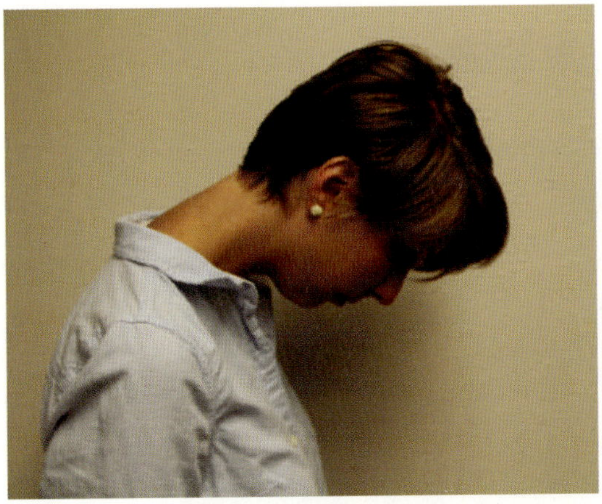

그림 8-2. 고개와 목 숙이기

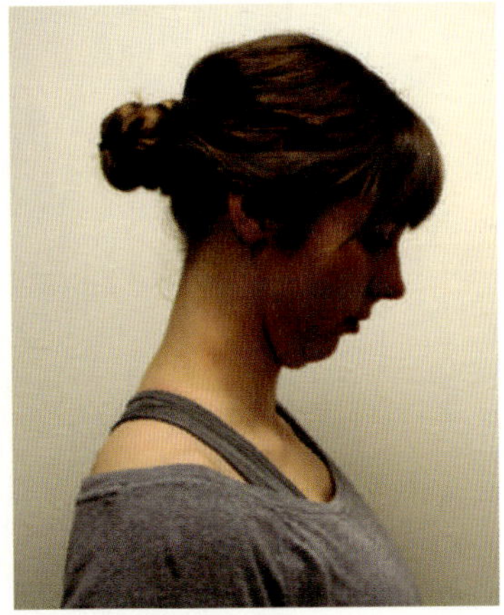

그림 8-3. 고개 숙이기 자세

과를 함께 평가해야 한다. 치료 전략을 선택할 때에는 환자 개개인의 증상을 종합적으로 고려해야 한다. 더 나아가, 임상가는 자세 변화에 따라 구조물이 음식물의 이동을 어떻게 변화시키는지에 대한 지식을 근거로 초기 전략을 선택해야 한다. 앞에서 예를 들었듯이, 자세 변화의 효과는 비디오투시조영검사(videofluoroscopic exam)를 통해 가장 잘 평가할 수 있다. 이를 통해 인두의 구조와 배열 및 삼키기 전, 중, 후에 삼킴에 미치는 영향을 시각적으로 확인할 수 있다. 표 8-1에서 볼 수 있듯이, 자세 변경법의 영향을 체계적으로 평가한 연구는 거의 없다. 이 중 많은 연구가 표본의 크기가 작아서 모든 장애군을 대표하지 못한다. 외상성 뇌손상(TBI)으로 인한 삼킴장애 환자 47명을 대상으로, 목을 숙이고 턱을 내린(chin down with neck flexion) 자세의 효과를 조사한 한 연구에서는 연구 대상자의 55%에게서만 흡인이 예방된 것으로 나타났다. 또한 흡인한 사람들의 절반에서는 무증상 흡인이 관찰되었다(Terré & Mearin, 2012). 연구 결과가 증가하면 움직임의 효과를 예상하는 데 도움이 되지만, 환자마다 보이는 증상이 다양하고 사람에 따라 같은 치료법에도 다르게 반응할 수 있기 때문에 임상가는 환자 개인별로 자세 변경법의 효과를 평가해야 한다. 기록할 때는 방사선 평가에 기반하여 각 환자에게 가장 효과적인 자세 변경법을 가능한 한 구체적으로 기술해야 한다. 한 임상가가 말한 **턱 내리기**가 다른 임상가가 말한 것과 다를 수 있다. Jones 씨에게 효과가 있는 치료법이 Smith 씨에게는 효과가 없을 수도 있다.

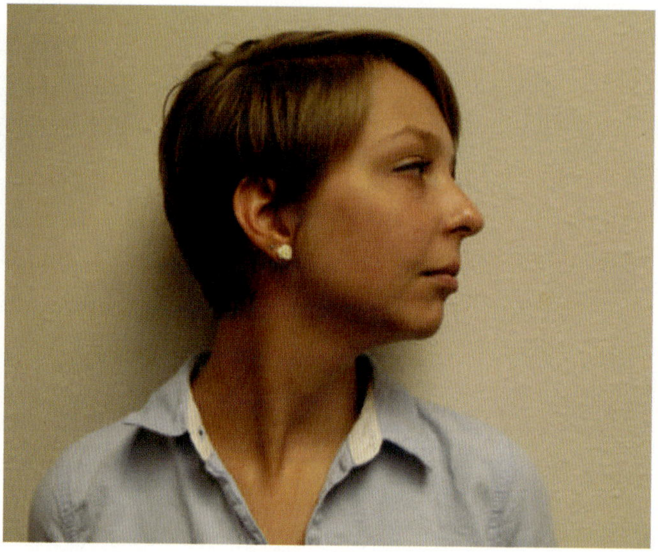

그림 8-4. 고개 돌리기

고개 돌리기(Head Rotation)

그림 8-4에 제시된 음식물의 이동에 변화를 주는 고개 돌리기의 치료 효과는 소수의 정상인과 뇌졸중으로 인한 이차적인 삼킴장애 환자들을 대상으로 연구되었다. 연구 결과, 고개를 돌린 쪽의 인두 수축 압력이 증가하였고 상부식도괄약근(UES) 열림의 지름과 지속 시간이 증가하였다(Logemann et al., 1989; Ohmae et al., 1998). 또한 고개 돌리기는 회전한 쪽의 인두 오목을 효과적으로 폐쇄하여 음식물을 그 반대쪽으로 내려 보냈다.

이러한 변화는 시스템이 약화되어 기능이 손상된 상태에서도 음식물이 식도로 내려갈 가능성을 효과적으로 높인다. 그러나 이 기법이 특정 장애 집단에서 얼마나 효과적인지에 대한 연구는 미미한 수준이다(Ashford et al., 2009).

엎드린 자세(Prone Position)

그림 8-5와 같이 옆으로 누운 자세(side-lying position)는 인두 근육의 기능이 저하되어 삼킴 후 인두 전반에 잔여물이 남는 삼킴장애 환자들에게 권고되는 중재전략이다.

작업 가설(working hypothesis)은 엎드린 자세(prone position)가 중력을 줄여 삼킴 후 흡인의 가능성을 감소시킨다는 것이다. 많은 자세 변경법의 경우와 마찬가지로, 이를 뒷

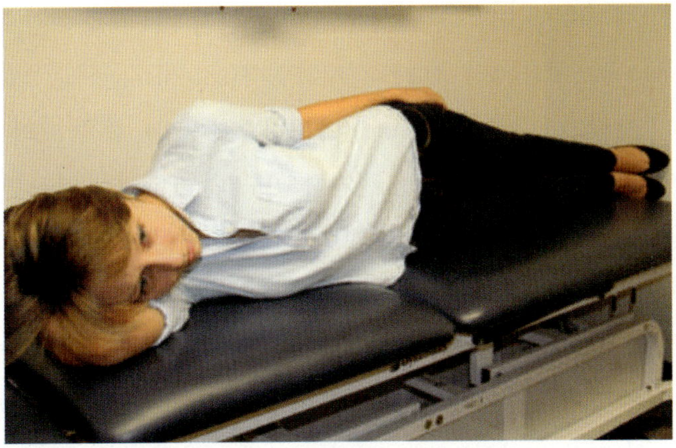

그림 8-5. 옆으로 누운 자세

받침하는 근거는 부족한 편이다(Drake et al., 1997; Rasley et al., 1993).

숨 참기(Breath-holding)

삼키기 직전과 삼킴 중에 의식적으로 숨을 참으면 성대를 폐쇄하여 기도를 추가적으로 보호할 수 있다(Donzelli & Brady, 2004; Mendelsohn & Martin, 1993; Ohmae, Logemann, Kaiser, Hanson & Kahrilas, 1996). Donzelli와 Brady의 전향적 연구(prospective study)는 정상 성인 150명을 대상으로 세 가지 숨 참기 기법의 효과를 탐구하였다. 연구자들은 가볍게 숨을 참거나, 숨을 들이쉰 후 숨을 참으라고 지시했을 때에 비해 강하게/힘을 주어 숨을 참으라고 지시했을 때 진성대(true vocal fold)와 실실주름(ventricular fold)이 가장 완벽하게 폐쇄된다는 점을 발견하였다(각각 86%와 64%). 신경학적 손상이나 질환이 있는 성인을 대상으로 한 큰 규모의 연구는 실시되지 않았다.

식이 변경법

식이 변경법은 삼킴장애의 치료에 오랫동안 사용되어 왔다. 보상 전략으로써 음식물의 특성을 바꾸면(그림 8-6 참고) 이동 속도, 운반 용이성, 응집성에 영향을 미친다.

그러나 음식물의 질감 변경의 효과를 통제된 방법으로 주의 깊게 측정한 연구는 거의 없다. 가장 최근에 이루어진 한 연구에서는 치매(dementia), 파킨슨병(Parkinson's disease),

또는 두 질환을 함께 진단받고 묽은 액체를 흡인한 환자 711명을 대상으로 대규모의 무작위 대조시험(randomized control trial)을 실시하였다(Logemann et al., 2008). 세 가지 보상 전략인 턱 내리기 자세(chin-down posture)(턱을 가슴에 붙임), 즙 농도의 액체, 꿀 농도의 액체가 각각 흡인을 예방할 수 있는지를 평가하였다. 연구 결과에 따르면 꿀 농도의 액체에서 흡인이 없는 안전한 삼킴이 가장 자주 관찰되었으며, 뒤를 이어 즙 농도의 액체, 턱 내리기 자세 순서로 안전한 삼킴이 관찰되었다. 사용하는 전략을 적용하는 순서 또한 영향을 미쳤다. 꿀 농도의 액체를 마지막에 제공했을 때 삼킴의 수행력이 가장 저하되었다—이는 피로 때문일 것으로 생각된다. 보고된 모든 치료 효과는 단기적이었으며 이러한 치료 전략이 환자의 건강에 미치는 장기적인 결과를 예측하기 위해 추가 연구가 필요하다. 특히 보상 전략을 사용했을 때 연구 대상자의 절반가량이 계속해서 흡인이 지속되었던 점을 고려해야 한다. 연구자들은 모든 연구 대상자의 흡인을 줄이는 데 단일 전략이 가장 효과적이지는 않았다는 점을 강조하였다. 개인별 차이가 충분히 존재했기 때문에 임상가가 환자에게 권고사항을 제시하기 전에 투시조영검사(fluoroscopy)를 진행하여 고려하고 있는 모든 치료법을 시도해 볼 것을 권장한다. 이 대규모 표본에서는 세 가지 치료법을 모두 사용하였을 때 흡인이 예방되었지만, 한 가지나 두 가지 치료법에서만 치료 효과가 있는 경우도 있었다. 선택된 치료 전략은 권고사항의 준수와 환자의 만족도에 명백히 영향을 미쳤다. 참여자들은 꿀 농도의 액체에서 만족도가 가장 낮았고, 흡인 방지 효과가 없었던 턱 내리기 자세를 가장 선호하였다. 이 연구는 우리가 "상식"으로 간주하는 일부 가정들을 체계적으로 연구해 보면 사실과 다를 수도 있음을 강조한다. 걸쭉한 액체를 사용한 또 다른 연구는 FEES 검사 시 묽은 액체는 흡인되었지만 퓌레는 흡인되지 않은 집단에 주목하였다. 연구에는 84명이 참여하였으며, 모두 즙 농도(315 cps)와 꿀 농도(677 cps)의 사과 주스를 흡인 없이 삼킬 수 있었다. 연구자들은 묽은 액체만 흡인하는 환자들의 경우, 즙 농도의 액체가 포함된 식이요법을 사용하는 것으로도 충분하며, 환자들이 점도가 낮은 액체를 선호하는 것에도 부합한다고 제시하였다(Leder, Judson, Sliwinski & Madson, 2013).

최근의 연구들은 다양한 농도(또는 점도)의 액체를 많이 사용하였는데, 퓌레 또는 숟가락으로 뜰 수 있는 농도의 음식으로도 삼킴의 구강준비단계에서 설골(hyoid)의 움직임이 변하고 혀의 압력이 증가하는 등 삼킴의 행동 변화가 유발되었다(Chi-Fishman & Sonies, 2002; Miller & Watkin, 1996; Nicosia et al., 2000; Pouderoux & Kahrilas, 1995). 더 걸쭉한 음식을 삼킬 때는 설골후두복합체(hyolaryngeal complex)의 움직임 시간과 범위가 증가한다. 또한 액체를 삼킬 때처럼 음식물이 후두덮개(epiglottis) 주변으로 갈라지지 않고 하나의 덩어리 상태를 유지한다. 음식물 농도의 제공 순서가 체계적으로 연구되지는 않았지만, 삼킴 후 잔여물을 줄이기 위해 환자들에게 마른 삼킴(dry swallow)을 하게 하거나, 액체와 반고체/고체를 번갈아 가며 삼키게 하는 것이 자주 권장된다.

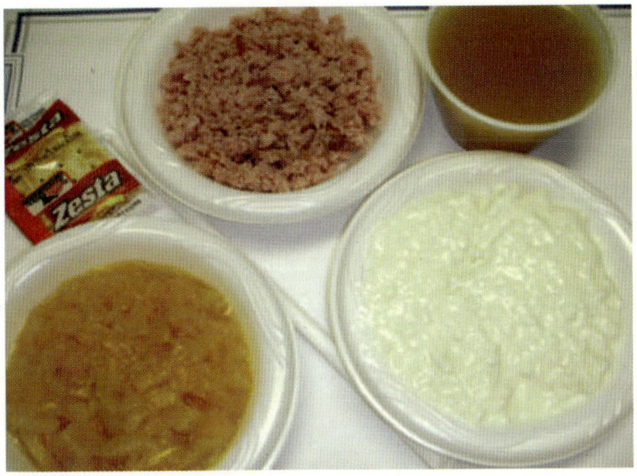

그림 8-6. 퓌레 또는 걸쭉하게 만든 음식

임상노트 8-1 음식 선호도와 문화적 차이

음식의 식감이나 질감에 대한 선호도는 개인이 속한 가족이나 공동체에서 익숙하게 먹는 음식과 밀접한 관련이 있다. 언어재활사는 문화적 차이에 따른 음식물 선호도를 인지하고, 임상 현장에서 이를 삼킴장애 치료에 적용해야 한다. 환자, 가족 또는 보호자를 치료에 참여시키는 것은 이 목표를 달성하는 가장 좋은 방법이다. 삼킴 문제가 발생하기 전에 환자가 선호하던 음식이 무엇이었는지를 물어보고, 중재 식단에 포함시킬 수 있는 음식이 있는지 찾아보라—선호하는 음식은 환자가 먹을 가능성이 더 크며, 이를 통해 '영양 보충'이라는 언어재활사의 핵심 목표를 달성할 수 있다. 언어재활사는 환자와 그 가족 또는 보호자와 함께 가능한 선택지를 논의하여 익숙하지 않은 음식의 농도나 농도의 조합을 이해해야 한다. 음식물 선택의 문제를 넘어, 우리는 임상가로서 환자들이 속한 공동체, 지리적 위치, 서비스에 대한 접근성 및 일상에서 받을 수 있는 지원을 고려해야 한다. 모든 환자가 단일세대로 구성된 환경에서 지내지 않는다는 것을 기억하라.

치료실과 가정에서 사용하는 증점제(thickener)를 고려하는 것 또한 중요하다. 증점제마다 작동하는 방식과 정도가 다르고, 시간이 지나도 일정한 농도로 유지되는 것은 아니다. 그래서 임상가가 '꿀' 농도라고 생각하는 액체가 실제로는 방치된 시간에 따라 '푸딩'처럼 걸쭉해질 수 있다. 온도가 농도에 영향을 미치기도 한다. 임상가는 제조사의 사용 설명서를 자세히 읽고 정확하게 따르며, 증점제를 사용하거나 미리 조리된 식품을 사용할 때 제제의 유동 특성에 여전히 큰 변동성이 있을 수 있음을 알고 있어야 한다(Adeleye & Rachal, 2007; Dewar & Joyce, 2006; Garcia, Chambers, Matta & Clark, 2005; Garcia, Chambers, Matta & Clark, 2008; Sopade et al., 2008).

감각 강화

음식의 맛, 온도, 또는 식감을 조절하거나 조작하여 감각을 강화하는 방법은 구강준비단계, 구강단계, 그리고 인두단계에서의 여러 문제들을 해결하기 위해 사용되어 왔다. 감각 정보의 증가는 구강암 수술이나 뇌졸중 또는 질병으로 인한 뇌신경(CN V, VII, IX)의 손상과 같은 감각 장애로 인해 구강 내 음식물의 인식이 어려운 사람들에게 도움이 될 수 있다. 감각 정보 증가의 또다른 목표는 삼키기 전에 삼킴 시스템을 조정함으로써 삼킴반사의 지연을 줄이는 것이다.

미각

정상적인 삼킴과 신경학적 삼킴장애를 보이는 성인을 대상으로 한 예비 연구 결과는 강한 신맛이 삼킴의 기능에 영향을 미친다고 하였다(Ding et al., 2003; Leow et al., 2007; Palmer et al., 2005). 신경학적 삼킴장애가 있는 대상자들이 신(sour) 음식물을 섭취하자 흡인(aspiration)과 침습(penetration)이 감소하고 삼킴 반사 지연이 감소하였다(Logemann et al., 1995; Pelletier & Lawless, 2003). 신경학적 삼킴장애 환자 17명이 참여한 연구에서는 VFSS를 시행하는 동안 탄산화 된 묽은 액체 바륨과 비탄산의 묽은 액체 바륨의 검사 결과를 비교하였다. 결과에 따르면 대상자 17명 모두 탄산이 든 묽은 액체 5ml를 흡인 없이 삼켰으며, 그중 15명은 탄산이 든 액체 10ml도 흡인 없이 삼켰다. 연구자들에 따르면 이는 탄산이 삼킴의 감각을 조절하였음을 시사하였다(Sdravou, Walshe & Dagdilelis, 2012). 작동 가설(working hypothesis)로는 구강 내 뇌신경 5번(CN V)의 말초 자극이 증가하면 뇌간(brainstem) 층위에 흥분 효과를 유발하여 고립핵(nucleus tractus solitarius)으로의 감각 정보 입력이 증가하고, 이로 인해 의핵(nucleus ambiguus)에서 운동 뉴런의 활성화가 증가하여 결과적으로 혀의 압력 생성이 증가한다는 것이다(Pelletier & Dhanaraj, 2006). 구연산(신 맛), 소금, 탄산은 모두 화학수용기를 거쳐 뇌신경 5번을 통해 자극감, 즉 케메테시스(chemetesis)를 유발한다고 알려져 있다. 삼킴에서 케메테시스의 역할은 알려지지 않았으나, 뇌간의 활동을 증가시키는 것으로 생각된다. 정상 삼킴의 성인을 대상으로 한 또 다른 연구에서는 감칠맛(palatability) 또는 맛 있음(pleasantness of taste)은 혀의 압력에 영향을 미치지 않았지만, 신맛과 짠맛은 영향을 미쳤다(Pelletier & Dhanaraj, 2006). 이러한 연구들은 정상인과 생리학적 결함이 있는 사람 모두에게 적용되는 훌륭한 예비연구 결과이지만 신 맛과 같은 불쾌한 맛이나 구연산과 같은 물질을 고농도로 혼합하는 것이 실용적일지는 의문이다. 정상 성인을 대상으로 후각(냄새에 대한 감각)과 미각의 상호작용을 탐구한 연구에서는 증가하는 턱밑 근육(submental muscle)의 활동을 측정하였을 때 후각과 미각의 결합을 통해 신경 흥분성이 강화된다고 하였다(Wahab, Jones & Huckabee, 2011).

온도와 촉각

온도와 압각(touch pressure)을 결합한 온도-촉각 자극(thermal-tactile stimulation(TTS))은 앞쪽 구개궁(anterior faucial pillars)의 감각 입력을 증가시키기 위해 사용되어왔다. 시

행 절차는 다양하지만, 핵심은 환자에게 삼킴을 지시하기 전에 지름이 10mm인 매우 차가운 후두경(그림 8-7)으로 구개궁(faucial pillar)을 위에서 아래로 여러 번 강하게 쓸어내리는 것이다.

연구들은 온도-촉각 자극 직후에 삼킴 반사가 더 빨리 유발되는 단기적인 효과를 관찰하였다(Lazzara et al., 1986; Rosenbek et al., 1996; Rosenbek et al., 1998; Sciortino et al., 2003; Teismann et al., 2009). 장기적인 효과가 보고되거나, 정해진 치료의 강도나 용량은 제시되지 않았다. Rosenbek과 동료들(1998)이 발표한 단일 연구에서는 중도(moderate)에서 심도(severe)의 삼킴장애 환자들을 대상으로 앞쪽 구개궁을 주당 300에서 500번 정도 쓸어내리는 자극의 효과를 임상실험으로 평가해야 한다고 제안하였다. 이는 대략 하루에 15분씩 5회기로 나눈 것으로 볼 수 있다. 온도-촉각 자극의 삼킴 반사를 유발하는 생리학적 기전을 설명하기 위하여 국소적인 구강 감각 수용기의 변화에서부터 뇌간핵(brainstem nuclei)의 활성화(excitation) 증가에 이르기까지 다양한 가설이 제시되었다. 최근의 전두부 자기뇌파검사(whole-head magnetoencephalography: MEG) 연구에서는 온도-촉각 자극 후에 정상 삼킴의 성인에게서 양측 대뇌피질의 활성화가 유의하게 증가하였음을 증명하였다(Teismann et al., 2009). 연구자들은 대뇌피질 활동의 증가가 구강단계와 인두단계의 삼킴에 긍정적인 영향을 주며, 이는 삼킴과 관련된 감각 영역에서 단기적인 대뇌피질의 가소성이 일어난 것을 의미할 수 있다고 하였다.

감각자극으로서의 촉각과 온도는 암을 치료하기 위한 수술적 중재로 인해 이차적인 손상이 발생한 환자들에게 특히 중요하다. 암으로 인한 수술적 절제로 영향을 받은 얼

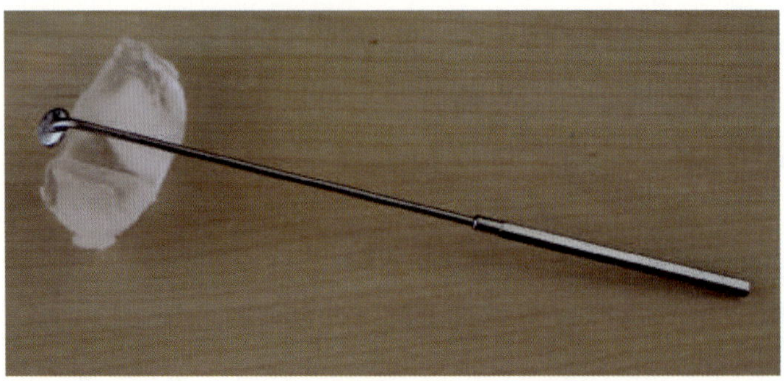

그림 8-7. 온도-촉각 자극을 위해 냉각된 후두경

굴(face), 입술(lips), 그리고 구강(oral cavity)과 같은 부위의 감각 인지를 생성하기 위해 자극이 필요할 수 있다. 감각 저하는 환자가 음식물을 머금고, 조작하고, 추진하는 능력에 영향을 미칠 수 있다. 안면 영역에 감각이 없다면, 손상 부위를 손끝이나 수건으로 가볍게 원을 그리며 마사지할 수 있다(Sonies, 1993). 구강 내부 영역은 쓸어내리거나 얼린 레몬 스왑으로 압력을 가할 수 있다. 환자에게 치료사가 자극하는 구강 내 지점들을 식별하게 하여 진전을 모니터링할 수도 있다. 인두 삼킴이 지연된 환자들의 삼킴 반사를 향상시키기 위해 온도 촉각을 사용할 수도 있다. 환자가 구강으로 음식과 액체를 시도할 수 있으면, 신맛이 나는 음식물, 차가운 음식물, 씹어야 하는 음식물, 그리고/또는 더 큰 음식물을 제공하는 등 음식물을 변형시켜 감각을 향상시킬 수 있다(Logemann, 1998; Logemann, Pauloski, Colangelo, Lazarus, Fujiu & Kahrilas, 1995).

기계적 보조

제7장에서는 두경부암의 수술 후 치료의 필요성에 대해 언급하였다. 파열된 구비강의 결손(oronasal defects)을 기계적으로 폐쇄하는 것은 삼킴에 필요한 구인두 압력(oropharyngeal pressure)을 생성하는 데 중요하다. 치열(dentition)이나 상악-하악 정렬을 개선하는 것 또한 구강준비단계에 중대한 영향을 미칠 수 있다. 경구개와 연구개를 광범위하게 절제한 환자들은 큰 **입천장 보철(palatal obturator)**을 사용하여 도움을 받을 수 있다. 입천장 보철 기기의 적용으로 광범위한 입천장의 결손을 기능적으로 폐쇄하고 말과 삼킴의 기능을 회복할 수 있다(Fukuda, Takahashi, Nagai & Iino, 2004; Matsuyama, Tsukiyama & Koyano, 2005). **입천장 재성형 보철(palatal reshaping prosthesis)**은 혀부분 절제술(partial glossectomy) 후에 혀에 맞추어 경구개의 차원을 재형성하기 위해 사용된다. 아크릴 보철은 환자의 혀가 충분히 닿지 않는 경구개 부위를 채우기 위한 모양으로 제작된다. 보철을 사용하면 혀로 음식물을 인두로 밀어넘기는 기능을 크게 개선할 수 있다(Teles & Queiroz, 2005).

표 8-2. 구강 및 인두단계의 삼킴장애 징후와 증상과 관련된 행동학적 및 의학적 치료. 아래에 설명된 많은 치료법이 특정 질환이나 장애에 따라 어느 정도의 효과가 있는지는 연구가 더 이루어져야 한다.

징후/증상	치료 종류/세부 사항	대표적인 근거
침 흘림	행동학적 침을 인식하고, 입술 폐쇄를 향상시키며, 더 자주 삼키기 위해 단서와 자가 모니터링을 사용	Dunn, Cunningham & Backman, 1987
	의학적/수술적 수술적: 침샘 절제/경로 변경(rerouting)	Crysdale, Greenberg, Koheil & Moran, 1985; Shott, Myer & Cotton, 1989
	유아기에 치아의 부정교합을 교정	Shapira, Becker & Moskowitz, 1999
	입둘레근(orbicularis oris muscle)에 EMG를 사용하여 입술을 다물 때의 바이오피드백을 제공	Koheil, Sochaniwskyj, Bablich, Kenny & Milner, 1987
	약물: 아트로핀 황산염(atropine sulfate)	Dworkin & Nadel, 1991
	스코폴라민(Scopolamine)	Brodtkorb et al., 1988
	글리코피롤레이트(Glycopyrrolate)	Neverlien, Sorumshagen, Eriksen, Grinna, Kvalshaugen & Lind, 2000
	보톡스(Botox)	Lagalla, Millevolte, Capecci, Provinciali & Ceravolo, 2006; Porta, Gamba, Bertacchi & Vaj, 2001; Verma & Steele, 2006
외측고랑(lateral sulci)에 잔여물이 고임	행동학적 음식을 구강의 더 건강한/민감한 쪽으로 보냄	Larsen, 1973; Pauloski, 2008
	고개를 더 건강한 쪽으로 기울임	Logemann, 1988; Pauloski, 2008
앞쪽고랑(anterior sulci)에 잔여물이 고임	행동학적 고개 젖히기 자세	Logemann, 1988; Pauloski, 2008
음식물 조절의 어려움	행동학적 고개 젖히기 자세	Logemann, 1988; Murphy & Gilbert, 2009; Pauloski, 2008
	의학적/수술적 구강 내 보철(intraoral prosthetics)	Dworkin, Marunick & Krouse, 2004
씹기 문제	행동학적 더 쉽게 관리할 수 있는 농도, 예를 들어 액체, 퓌레 또는 연식(mechanical soft diet)으로 농도를 변경	Logemann, 1988; Murphy & Gilbert, 2009
과도한 구토	행동학적 압각, 진동, 얼음을 사용하여 감각의 둔감화	Dworkin, Marunick & Krouse, 2004

구강 준비시간의 연장	**행동학적** 조절이 용이한 농도, 예를 들어 액체, 퓌레 또는 연식(mechanical soft diet)으로 농도를 변경	Logemann, 1998, 2006; Murphy & Gilbert, 2009; Robbins & Hind, 2008
음식물 조절력의 저하	**행동학적** 온도 촉각 자극을 제공하여 구강의 민감도를 증가	Murphy & Gilbert, 2009; Pauloski, 2008
인두삼킴 유발의 지연	**행동학적** 턱 당기기; 온도 촉각 자극 제공; 차가운, 질감이 있는, 그리고/또는 맛이 있는(flavored) 음식물의 제공; 걸쭉한 음식 또는 퓌레식	Logemann, 1998, 2006; Logemann et al., 2008; Murphy & Gilbert, 2009; Pauloski, 2008; Robbins & Hind, 2008
후두 침습	**행동학적** 턱 당기기; 약한 쪽으로 고개 돌리기; (매우) 걸쭉한 음식 또는 퓌레 식이; 숨 참기	Donzelli & Brady, 2004; Logemann, 1998, 2006; Logemann et al., 2008; Murphy & Gilbert, 2009; Pauloski, 2008; Robbins & Hind, 2008
흡인	**행동학적** 턱 당기기; 고개를 약한 쪽으로 돌리기; 걸쭉한 음식 또는 퓌레식; 숨 참기	Donzelli & Brady, 2004; Logemann, 1998, 2006; Logemann et al., 2008; Murphy & Gilbert, 2009; Pauloski, 2008; Robbins & Hind, 2008
	의학적/수술적 편측 성대 마비로 인한 경우: 수술적으로 성대 내전화 또는 주입법	Flint, Purcell & Cummings, 1997
후두계곡의 정체 (vallecular stasis)	**행동학적** 턱 당기기	Logemann et al., 2008; Murphy & Gilbert, 2009; Pauloski, 2008; Robbins & Hind, 2008
조롱박굴의 정체 (pyriform sinus stasis)	**행동학적** 고개 돌리기	Murphy & Gilbert, 2009; Pauloski, 2008
	의학적/수술적 반지인두근 확장술(cricopharyngeal dilation); 근절개술(myotomy); 보톡스 주입술	Moerman, 2006
인두 정체 (pharyngeal stasis)	**행동학적** 약한 쪽으로 고개 돌리기; 건강한 쪽으로 고개 기울이기; 묽은 농도와 걸쭉한 농도의 음식물을 번갈아 섭취하여 정체를 제거	Logemann, 1998; Murphy & Gilbert, 2009; Pauloski, 2008

비강 역류 (nasal regurgitation)	**행동학적** 턱 당기기 피하기; 걸쭉하게 한 액체	Dworkin et al., 2004; Logemann, 1998
	의학적/수술적 보철: 구개거상보철 수술적: 인두피판수술(pharyngeal flap surgery) 또는 입천장성형술(palatoplasty)	Dworkin et al., 2004

징후 및 증상에 따른 보상적 치료

치료 결정을 내릴 때는 제거하거나 감소시키고자 하는 징후나 증상을 고려하는 것이 도움이 될 때가 있다. 표 8-2에서는 관찰된 증상이나 징후를 중심으로 한 보상적 접근법의 예를 제공함으로써 표 8-1에서 논의한 보상적 접근법과는 약간 다른 접근 방식을 취한다. 표에 인용된 근거 문헌에 관하여 주의할 점이 있다. 표 8-1과 8-2에 인용된 연구들은 모든 주제를 다루지 못하고, 매우 다양하며, 제시하는 근거의 수준과 강도가 서로 다르기 때문에 확고한 근거로 해석되어서는 안 된다. 독자는 특정한 환자나 고객에게 연구 결과를 적용할 수 있는가를 결정하기에 앞서, 인용된 연구를 통합적으로 살펴볼 것을 권장한다.

요약

이 장에서는 **보상적** 중재와 **재활적** 중재 선택지의 패러다임을 소개하였다. 보상 전략의 목적은 삼킴의 안전성을 즉시 향상시키는 것이다. 언어재활사는 보상 전략을 사용하는 것이 생리학적으로 유의미한 또는 영구적인 변화로 이어지지 않는다는 것을 인지해야 한다. 이 전략은 단지 다양한 방법—몸의 자세를 변경하거나, 음식의 질감을 변경하거나, 감각을 증가시키거나, 음식물의 이동을 기계적으로 보조하는 것—을 통해 감소한 기능을 우회하거나 보상한다. 임상가는 관찰된 징후와 증상을 분석함으로써 행동학적, 의학적, 또는 외과적 방법을 통한 보상 중재전략을 세울 수 있다. 모든 중재전략의 성공

여부는 투시조영검사(fluoroscopically)나 내시경(endoscopically) 검사를 통해 평가할 수 있다.

중재전략을 선택할 때는 항상 환자와 가족의 선택을, 그리고 영양과 수분 섭취의 필요성을 고려해야 한다. 환자가 권고사항을 준수할 수 있으려면 음식 선호도와 문화적 기대도 염두에 두어야 한다. 언어재활사는 항상 목표한 결과에 집중해야 한다—환자가 권고사항을 잘 준수하여야 더 안전한 삼킴으로 이어진다.

학습질문

1. 중재전략을 보상적 또는 재활적으로 분류하는 근거를 설명하시오. 이것이 질병에 기반한 중재(예: 뇌간 뇌졸중, 외상성 뇌손상(TBI), 다발성 경화증(MS), 근위축성측삭경화증(ALS) 등을 위한 치료)보다 선호되는 이유를 설명하시오.
2. 보상 중재전략은 언제 적용할 수 있는가?
3. 아래와 같은 징후와 증상이 있을 때 가장 먼저 사용할 보상 중재전략은 무엇이며, 그 이유는 무엇인가?
   a. 좌측 외측 볼고랑(left lateral buccal sulcus)에 음식물 고임
   b. 사과주스를 마신 뒤 기침함
   c. 침 흘림
4. 냄새, 맛, 온도를 보상 중재전략으로 사용하는 근거를 설명하시오.
5. 진단적 치료(diagnostic therapy) 상황에서 특정 보상 중재전략을 선택하는 방법을 설명하시오.

참고문헌

Adeleye, B. & Rachal, C. (2007). Comparison of the rheological properties of ready-to-serve and powdered instant food-thickened beverages at different temperatures for dysphagic patients. *Journal of the American Dietetic Association 107*, 1176-1182.

Ashford, J., McCabe, D., Wheeler-Hegland, K., Frymark, T., Mullen, R., Musson, N. Schooling, T. & Smith Hammond, C. (2009). Evidence-based systematic review: Oropharyngeal dysphagia behavioral treatments. Part III - Impact of dysphagia treatments on populations with neurological disorders. *Journal of Rehabilitation Research and Development, 46*, 195-204.

Ayala, K. & Logemann, J. (2010). Effects of altered sensory bolus characteristics and repeated swallows in healthy young and elderly subjects. *Journal of Medical Speech-Language Pathology, 18*(3), 34-59.

Brodtkorb, E., Wyzocka-Bakowska, M. M., Lillevold, P. E., Sandvik, L., Saunte, C. & Hestnes, A. (1988). Transdermal scopolamine in drooling. *Journal of Mental Deficiency Research, 32*, 233-237.

Bulow, M., Olsson, R. & Ekberg, O. (2001). Videomanometric analysis of supraglottic swallow, effortful swallow, and chin tuck in patients with pharyngeal dysfunction. *Dysphagia, 16*, 190-195.

Bulow, M., Olsson, R. & Ekberg, O. (2003). Videoradiographic analysis of how carbonated thin liquids and thickened liquids affect the physiology of swallowing in subjects with aspiration on thin liquids. *Acta Radiologica, 44*, 366-372.

Castell, J. A., Castell, D. O., Schultz, A. R. & Georgeson, S. (1993). Effect of head position on the dynamics of the upper esophageal sphincter and pharynx. *Dysphagia, 8*(1), 1-6.

Chi-Fishman, G. & Sonies, B. C. (2002). Effects of systematic bolus viscosity and volume changes on hyoid movement kinematics. *Dysphagia, 17*, 278-287.

Crysdale, W. S., Greenberg, J., Koheil, R. & Moran, R. (1985). The drooling patient: Team evaluation and management. *International Journal of Pediatric Otorhinolaryngology, 9*(3), 241-248.

Davis, J. W. (1986). Prosthodontic management of swallowing disorders. *Dysphagia, 3*(4), 199-205.

Dewar, R. J., Joyce, M. J. (2006). Time-dependent rheology of starch thickeners and the clinical implications for dysphagia therapy. *Dysphagia, 21*, 264-269.

Ding, R., Logemann, J. A., Larson, C. & Rademaker, A. W. (2003). The effects of taste and consistency on swallow physiology in younger and older healthy individuals: A surface electromyographic study. *Journal of Speech-Language-Hearing Research, 46*, 977-989.

Donzelli, J. & Brady, S. (2004). The effects of breath-holding on vocal fold adduction. *Archives of Otolaryngology, Head and Neck Surgery, 130*, 208-210.

Drake, W., O'Donoghue, S., Bartram, S., Lindsay, J. & Greenwood, R. (1997). Eating in side-lying facilitates rehabilitation in neurogenic dysphagia. *Brain Injury, 11*, 137-142.

Dunn, K. W., Cunningham, C. E. & Backman, J. E. (1987). Self-control and reinforcement in the management of a cerebral-palsied adolescent's drooling. *Developmental Medicine and Child Neurology, 29*(3), 305-310.

Dworkin, J. P., Marunick, M. T. & Krouse, J. H. (2004). Velopharyngeal dysfunction: Speech characteristics, variable etiologies, evaluation techniques, and differential treatments. *Language Speech and Hearing Services in the Schools, 35*, 333-352.

Dworkin, J. P. & Nadal, J. C. (1991). Nonsurgical treatment of drooling in a patient with closed head injury and severe dysarthria. *Dysphagia, 6*(1), 40-49.

Ekberg, O. (1986). Posture of the head and pharyngeal swallowing. *Acta Radiologica: Diagnosis, 27*(6), 691-696.

Flint, P. W., Purcell, L. L. & Cummings, C. W. (1997). Pathophysiology and indications for medialization thyroplasty in patients with dysphagia and aspiration. *Otolaryngology, Head and Neck Surgery, 116*(3), 349-354.

Fukuda, M., Takahashi, T., Nagai, H. & Iino, M. (2004). Implant-supported edentulous maxillary obturators with milled bar attachments after maxillectomy. *Journal of Oral and Maxillofacial Surgery, 62*(7), 799-805.

Garcia, J. M., Chambers, E., Matta, Z. & Clark, M. (2005). Viscosity measurements of nectar- and honey-thick liquids: Product, liquid, and time comparisons. *Dysphagia, 20*(4), 325-335.

Garcia, J. M., Chambers, E., Matta, Z. & Clark, M. (2008). Serving temperature viscosity measurement of nectar- and honey-thick liquids. *Dysphagia, 23*(1), 65-75.

Hamdy, S., Kilani, S., Price, V., Parker, C., Hall, N. & Power, M. (2003). Modulation of human swallowing behaviour by thermal and chemical stimulation in health and after brain injury. *Neurogastroenterological Motility, 15*, 1104-1112.

Horner, J., Massey, E. W., Riski, J. E., Lathrop, D. L. & Chase, K. N. (1988). Aspiration following stroke: Clinical correlates and outcome. *Neurology, 38*(9), 1359-1362.

Koheil, R., Sochaniwskyj, A. E., Bablich, K., Kenny, D. J. & Milner, M. (1987). Biofeedback techniques and behavior modification in the conservative remediation of drooling by children with cerebral palsy. *Developmental Medicine and Child Neurology, 29*(1), 19-26.

Krival, K. & Bates, C. (2012). Effects of club soda and ginger brew on linguapalatal pressures in healthy swallowing. *Dysphagia, 27*(2), 228-239.

Lagalla, G, Millevolte, M. Capecci M., Provinciali, L. & Ceravolo, M. G. (2006). Botulinum toxin type A for drooling in Parkinson's disease: A double-blind, randomized, placebo-controlled study. *Movement Disorders, 21*(5), 704-707.

Larsen, G. L. (1973). Conservative management for incomplete dysphagia paralytica. *Archives of Physical Medicine and Rehabilitation, 54*(4), 180-185.

Lazzara, G., Lazarus, C. & Logemann, J. A. (1986). Impact of thermal stimulation on the triggering of the swallowing reflex. *Dysphagia, 1*, 73-77.

Leder, S. B., Judson, B. L., Sliwinski, E. & Madson, L. (2013). Promoting safe swallowing when puree is swallowed without aspiration but thin liquid is aspirated: Nectar is enough. *Dysphagia, 28*(1), 58-61.

Leow, L. P., Huckabee, M-L., Sharma, S. & Tooley, T. P. (2007). The Influence of taste on swallowing apnea, oral preparation time, and duration and amplitude of submental muscle contraction. *Chemical Senses, 32*(2), 119-128.

Lewin, J. S., Herbert, T. M., Putnam, J. B. & DuBrow, R. A. (2001). Experience with the chin tuck maneuver in postesophagectomy aspirators. *Dysphagia, 16*, 216-219.

Logemann, J. A. (1993). The dysphagia diagnostic procedure as a treatment efficacy trial. *Clinics in Communication Disorders, 3*(4), 1-10.

Logemann, J. A. (1998). *Evaluation and treatment of swallowing disorders* (2nd ed.) Austin, TX: Pro-Ed.

Logemann, J. A. (2006). Update on clinical trials in dysphagia. *Dysphagia, 21*(2), 116-120.

Logemann, J. A., Gensler, G., Robbins, J., Lindblad, A. S., Brandt, D., Hind, J. A., Kosek, S., Dikeman, K., Kazandjian, M., Gramigna, G. D., Lundy, D., McGarvey-Toler, S. & Miller Gardner, P. J. (2008). A randomized study of three interventions for aspiration of thin liquids in patients with dementia or Parkinson's disease. *Journal of Speech-Language-Hearing Research, 51*, 173-183.

Logemann, J. A., Kahrilas, P. J., Kobara, M. & Vakil, N. B. (1989). The benefit of head rotation on pharyngoesophageal dysphagia. *Archive of Physical Medicine and Rehabilitation, 70*, 767-71.

Logemann, J. A., Pauloski, B. R., Colangelo, L., Lazarus, C., Fujiu, M. & Kahrilas, P. J. (1995). Effects of a sour bolus on oropharyngeal swallowing measures in patients with neurogenic dysphagia. *Journal of Speech and Hearing Research, 38*, 556-563.

Matsuyama, M., Tsukiyama, Y. & Koyano, K. (2005). Objective clinical assessment of change in swallowing ability of maxillectomy patients when wearing obturator prostheses. *International Journal of Prosthodontics, 18*(6), 475-479.

Mendelsohn, M. S. & Martin, R. E. (1993). Airway protection during breathholding. *Annals of Otology, Rhinology, and Laryngology, 102*, 941-944.

Miller, J. L. & Watkin, K. L. (1996). The influence of bolus volume and viscosity on anterior lingual force during the oral stage of swallowing. *Dysphagia, 11*, 117-124.

Moerman, M. B. J. (2006). Cricopharyngeal Botox injection: Indications and technique. *Current Opinion in Otolaryngology & Head & Neck Surgery, 14*(6), 431-436.

Murphy, B. A. & Gilbert, J. (2009). Dysphagia in head and neck cancer patients treated with radiation: Assessment, sequelae, and rehabilitation. *Seminars in Radiation Oncology, 19*(1), 35-42.

Nagaya, M., Kachi, T., Yamada, T. & Sumi, Y. (2004). Videofluorographic observations on swallowing in patients with dysphagia due to neurodegenerative diseases. *Nagoya Journal of Medical Science, 67*(1-2), 17-23.

National Dysphagia Diet Task Force (2003). *National dysphagia diet: Standardization for optimal care*. American Dietetic Association.

Neverlien, P. O., Sorumshagen, L., Eriksen, T., Grinna, T., Kvalshaugen, H. & Lind, A. B. (2000). Glycopyrrolate treatment of drooling in an adult male patient with cerebral palsy. *Clinical Experiments in Pharmacological Physiology, 27*(4), 320-322.

Nicosia, M., Hind, J. A., Roecker, E. B., Carnes, M., Doyle, J., Dengel, G. A. & Robbins, J. (2000). Age effects on the temporal evolution of isometric and swallowing pressure. *Journals of Gerontology Series A Biological Sciences and Medical Sciences 55*, M634-M640.

Ohmae, Y., Logemann, J. A., Kaiser, P., Hanson, D. G. & Kahrilas, P. J. (1996). Effects of two breath-holding maneuvers on oropharyngeal swallow. *Annals of Otology, Rhinology, and Laryngology, 105*, 123-131.

Ohmae, Y., Ogura, M., Karaho, T. & Inouye, T. (1998). Effects of head rotation on pharyngeal swallow during normal swallow. *Annals of Otology, Rhinology, and Laryngology, 107*, 344-348.

Okada, S., Saitoh, E., Palmer, J. B., Matsuo, K., Yokoyama, M., Shigeta, R. & Baba, M. (2007). What is the chin-down posture? A questionnaire survey of speech language pathologists in Japan and the United States. *Dysphagia, 22*, 204-209.

Palmer, P. M., McCulloch, T. M., Jaffe, D. & Neel, A. T. (2005). Effects of a sour bolus on the intramuscular electro-myographic (EMG) activity of muscles in the submental region. *Dysphagia, 20*(3), 210-217.

Pauloski, B. (2008). Rehabilitation of dysphagia following head and neck cancer. Physical Medicine and Rehabilitation Clinics of North America, 19(4), 889-928.

Pelletier, C. A. & Dhanaraj, G. E. (2006). The effect of taste and palatability on lingual swallowing pressure. *Dysphagia, 21*, 121-128.

Pelletier, C. A. & Lawless, H. T. (2003). Effect of citric acid and citric acidsucrose mixtures on swallowing in neurogenic oropharyngeal dysphagia. *Dysphagia, 18*, 231-241.

Porta, M., Gamba, M., Bertacchi, G. & Vaj, P. (2001). Treatment of sialorrhoea with ultrasound guided botulinum toxin type A injection in patients with neurological disorders. *Journal of Neurology, Neurosurgery & Psychiatry, 70*, 538-540.

Pouderoux, P. & Kahrilas, P. J. (1995). Deglutitive tongue force modulation by volition, volume, and viscosity in humans. *Gastroenterology 108*, 1418-1426.

Rasley, A., Logemann, J. A., Kahrilas, P. J., Rademaker, A. W., Pauloski, B. R. & Dodds, W. J. (1993). Prevention of barium aspiration during videofluoroscopic studies: Value of change in posture. *American Journal of Roentology, 160*, 1005-1009.

Robbins, J., Gensler, G., Hind, J., Logemann, J. A., Lindblad, A. S., Brandt, D., Baum, H., Lilienfeld, D., Kosek, S., Lundy, D., Dikeman, K., Kazandjian, M., Gramigna, G. D., McGarvey-Toler, S. & Miller Gardner, P. J. (2008). Comparison of 2 interventions for liquid aspiration on pneumonia incidence: A randomized trial. *Annals of Internal Medicine, 148*, 509-518.

Robbins, J. & Hind, J. (2008). Overview of results from the largest clinical trial for dysphagia treatment efficacy. *Perspectives on Swallowing and Swallowing Disorders (Dysphagia),*

17, 59-66.

Rosenbek, J. C., Roecker, E. B., Wood, J. L. & Robbins, J. (1996). Thermal application reduces the duration of stage transition after stroke. *Dysphagia, 11*, 225-233.

Rosenbek, J. C., Robbins, J., Willford, W. O., Kirk, G., Schiltz, A., Sowell, T. W., Deutsch, S. E., Milanti, F. J., Ashford, J., Gramigna, G. D., Fogarty, A., Dong, K., Rau, M. T., Prescott, T. E., Lloyd, A. M., Sterkel, M. T. & Hansen, J. E. (1998). Comparing treatment intensities of tacticle-thermal application. *Dysphagia, 13*, 1-9.

Sciortino, K., Liss, J. M., Case, J. L., Gerritsen, K. G. & Katz, R. C. (2003). Effects of mechanical, cold, gustatory, and combined stimulation of the human anterior faucial pillars. *Dysphagia, 18*, 16-26.

Sdravou, K., Walshe, M. & Dagdilelis, L. (2012). Effects of carbonated liquids on oropharyngeal swallowing measures in people with neurogenic dysphagia. *Dysphagia, 27*(2), 240-250.

Selley, W. G., Roche, M. T., Pearce, V. R., Ellis, R. E. & Flack, F. C. (1995). Dysphagia following strokes: Clinical observations of swallowing rehabilitation employing Palatal Training Appliances. *Dysphagia, 10*(1), 32-35.

Shanahan, T. K., Logemann, J. A., Rademaker, A. W., Pauloski, B. R. & Kahrilas, P. J. (1993). Chin down posture effects on aspiration in dysphagic patients. *Archives of Physical Medicine and Rehabilitation, 74*, 736-739.

Shapira, J. Becker, A. & Moskowitz, M. (1999). The management of drooling problems in children with neurological dysfunction: A review and case report. *Special Care in Dentistry, 19*(4), 181-185.

Shott, S. R., Myer, C. M. & Cotton, R. T. (1989). Surgical management of sialorrhea. *Otolaryngology, Head & Neck Surgery, 101*, 47-50.

Sonies, B. C. (1993). Remediation challenges in treating dysphagia post head/neck cancer: A problem oriented approach. *Clinics in Communication Disorders, 3*(4), 21-26.

Sopade, P. A., Halley, P. J., Cichero, J. A. Y., Ward, L. C., Liu, J. & Varliveli, S. (2008). Rheological characterization of food thickeners marketed in Australia in various media for the management of dysphagia. III. Fruit juice as a dispersing medium. *Journal of Food Engineering, 86*, 604-615.

Teismann, I. K., Steinstrater, O., Warnecke, T., Suntrup, S., Ringelstein, E. B., Pantev, C. &

Dziewas, R. (2009). Tactile thermal oral stimulation increases the cortical representation of swallowing. *BioMedCentral Neuroscience, 10*(71). DOI: 10.1186/1471-2202-10-71.

Teles, V. & Queiroz, E. (2005). Use of palatal lift prosthesis on patient submitted to maxillectomy: A case report. *Applied Cancer Research, 25*(3), 151-154.

Terre, R. & Mearin, F. (2012). Effectiveness of chin-down posture to prevent tracheal aspiration in dysphagia secondary to acquired brain injury. A videofluoroscopy study. *Neurogastroenterology & Motility, 24*, 414-419.

Verma, A. & Steele, J. (2006). Botulinum toxin improves sialorrhea and quality of living in bulbar amyotrophic lateral sclerosis. Muscle & Nerve, 34(2), 235-237.

Wahab, N. A., Jones, R. D. & Huckabee, M-L. (2011). Effects of olfactory and gustatory stimuli on the biomechanics of swallowing. *Physiology and Behavior, 102*, 485-490.

Welch, M. W., Logemann, J. A., Rademaker, A.W. & Kahrilas, P. J. (1993). Changes in pharyngeal dimensions effected by chin tuck. *Archives of Physical Medicine and Rehabilitation, 74*, 178-181.

Wheeler-Heglund, K., Ashford, J., Frymark, T., McCabe, D., Mullen, R., Musson, N., Smith Hammond, C. & Schooling, T. (2009). Evidence-based systematic review: Oropharyngeal dysphagia behavioral treatments. Part II - Impact of dysphagia treatment on normal swallow function. *Journal of Rehabilitation Research and Development, 46*, 185-194.

제9장 재활 중재전략의 생리학적 기초

학습목표

이 장을 학습한 후,

- 재활 중재전략에 대한 해부학적, 생리학적 근거를 제시할 수 있다.
- 구강 운동 조절(oral-motor control)과 구강 운동 근력(oral motor strength) 각각을 목표로 하는 중재의 차이를 이해할 수 있다.
- 삼킴장애 환자들을 위해 선택하는 중재전략의 근거를 파악할 수 있다.
- 임상적인 의사결정을 할 때 훈련의 강도, 특이성, 전이성(transference)을 고려할 수 있다.
- 재활 전략의 장점을 뒷받침하는 최근 근거들을 이해할 수 있다.

서론

재활 중재 방법은 훈련 프로그램, 신경근 자극, 그리고/또는 반복 훈련 등을 통해 생리학적 기능을 개선하는 것을 목표로 한다. 이전 장에서 소개한 치료 기법들이 단순히 삼킴의 문제를 보완하는 것과는 달리, 재활 전략은 환자의 해부학적 구조나 기능을 변화시키는 것이 목표이다. 예를 들어, 6주간의 혀 근력 강화 훈련을 통해 기대되는 효과는 혀의 근력 증가로 인한 혀 형태(morphology)의 변화이다. 혀 근섬유(tongue muscle fibers)가 변하면 출력되는 힘이 증가한다. 기능적으로 기대되는 효과는 구강단계에서 혀로 음식물을 밀어 넘기는 능력이 향상되는 것이다. 책의 앞부분에서 논의한 것처럼, 구강단계(oral phase)에서의 음식물의 움직임은 인두단계에서의 음식물의 움직임 및 전반적인 삼킴의 결과물에 영향을 미친다. 다른 예로, 매일 고개(head) 들기를 연습하는 쉐이커 운동(Shaker exercises)은 상부식도괄약근(UES)의 열림을 증가시키기 위해 설골(hyoid bone)의 전방 이동 범위를 개선하도록 고안되었다. 이 치료법의 목표 역시 설골후두 구조물(hyolaryngeal structures)의 움직임과 관련된 생리를 변형시키고, 향상시키고, 개선하는 것이다. 재활 중재전략이 모두 포함되지는 않았지만, 표 9-1에 임상 현장이나 연구에서 가장 흔하게 사용되는 재활적 접근법을 요약하였다. 신경과학의 다른 분야에서 성과가 나타나고, 생리학적 관찰 및 측정이 가능한 영상 처리 기술이 향상되면서 재활 방법에 대한 관심이 다시 높아지고 있다. 다음 섹션에서는 이러한 재활 중재 방법들을 뒷받침하는 가설/이론, 그리고 근거가 되는 최근 연구의 장점에 대해 논의할 것이다(Ashford et al., 2009; Wheeler-Heglund et al., 2009). 앞서 논의한 보상 전략과 마찬가지로, 가설과 상식에 기반한 치료의 임상적 구현은 이러한 중재 방법의 사용을 뒷받침하는 데 필요한 체계적 조사를 앞지르고 있다. 보고된 연구의 대부분은 탐색적 성격이며 몇몇 임상 시험이 진행 중이다.

근력 강화 훈련

재활 중재전략 중에서도 구강 운동 훈련(oral-motor exercises)은 언어병리학에서 역사적으로 가장 많이 알려지고 일반적으로 사용되는 치료법 중의 하나로, 조음장애, 아동 및 성인 실행증(apraxia), 그리고 마비말장애(dysarthria)와 같은 문제들을 치료하는 데 사용된다. 비언어적(non-speech) 구강 운동 훈련은 조음/음운 장애와 같은 문제에 대해서는 효과가 적다는 근거에도 불구하고 지속적으로 사용되고 있다(see Lof, 2009; Lof & Watson, 2010). 그러나 삼킴장애의 치료에서는 이야기가 다르다. 본래 삼킴은 비언어적인 행동이므로, 구강 운동 훈련이 삼킴에 필요한 움직임을 개선하는 데 사용될 수 있을지 살펴보아야 한다.

재활 근력 강화 훈련에 대한 설명을 시작하기에 앞서, 구강 운동 조절(oral-motor control)(구강 움직임의 속도와 정확성)을 목표로 하는 훈련과 근력 강화가 목표인 구강 운동 훈련(oral-motor exercises)을 서로 구별해야 한다. 두 유형의 훈련은 목적이 다소 다르지만, 종종 상호보완적이다. 구강 구조물의 움직임의 속도와 정확성은 대부분 말운동장애 수업에서 다루어지며, 이 장의 후반부에 있는 표 9-2에서 요약된 내용을 확인할 수 있다. 최근의 연구들은 근력 강화 훈련에 따르는 생리적인 변화에 주목한다. 따라서 이 섹션에서는 근육의 힘을 증가시켜 더 높은 압력을 생성하기 위한 근육 훈련을 논의하는 것에 집중할 것이다. 최근까지도 근력 강화 훈련이 구인두 영역(oropharyngeal region)에 미치는 영향에 대한 자료는 많지 않았다. 머리와 목에서 일어나는 현상에 대한 우리의 지식과 가설은 다른 운동 시스템에서 가져온 것이다. Burkhead, Sapienza와 Rosenbek(2007)의 연구는 이러한 결과들을 잘 요약하였고, 이것이 삼킴 재활과 관련된 가능성을 제안한다. 다른 근육 시스템에서의 연구 결과에 따르면 근력 강화 훈련은 초기에 더 많은 운동 단위(motor unit)를 동원하여 신경 조절(neural regulation)의 변화를 일으킨다. 훈련을 지속하면 섬유 유형이 피로 저항성(fatigue-resistant) 섬유로 변한다. 마지막으로, 훈련 프로그램을 시작하고 약 5주가 지나면 근육 조직이 비대해지면서(hypertrophies)(부피가 증가함) 형태적 변화가 나타난다. 중추신경계(central nervous system) 수준에서는, 감각 자극을 받은 후에 관찰되는 것과 같이, 운동 지도(motor map)가 재조직화되는 등의 변화가 일어날 수 있다(Hamdy et al., 2000). 뇌졸중(stroke) 후 손상되지 않은 반구에 경두개 자기 자극(transcranial magnetic stimulation(TMS))을 적용하면 인두 조절(pharyngeal control)을 위한 대뇌피질의 표상(cortical representation)을 증가시키는 것으로 나타났다(Hamdy et al., 2000). 이 연구들과 여타의 연구 결과들은 모두 감각과 운동 경험에 의해 영향을 받을 수 있는 중추신경계의 여러 층위에서 가소성이 일어날 수 있다고 제안한다.

훈련과 반대로 운동 효과가 사라지는 **훈련중단(detraining) 효과** 또는 **탈조건화(deconditioning) 효과**가 일어나기도 한다. 훈련중단 효과에는 다량의 근육 손실(위축), 근력 감소, 지구력이 높은 섬유(Type I)에서 피로가 쉽게 축적되는 섬유(Type II)로의 섬유 변화를 포함한다. 안타깝게도 훈련중단 효과는 본래의 훈련 효과보다 훨씬 빨리 일어나며, 골격근에서는 단 4주 만에 관찰된 바 있다. 병이나 부상으로 인해 일상적인 활동이 급격히 감소했을 때는 더욱 심각하다. 몇 주간 누워 있는 것만으로도 근력이 절반 가까이 감소할 수 있다. 이런 유형의 보상 감소(decompensation)는 뇌졸중(stroke) 후 또는 질병이 있는 개인에게서 종종 관찰된다. 다행히도 훈련은 최고령 환자들에게서도 기능을 개선할 수 있는 것으로 보이며 유지 훈련 프로그램은 훈련 효과를 유지하는 데 도움을 줄 수 있다.

삼킴 재활에서 근력 강화 훈련 전략을 고려할 때 임상가는 다음의 세 가지 주요 원칙—목표한 효과를 이루기 위해 필요한 연습과 부하 **강도**(intensity); 연습의 **특이성**(specificity), 즉 훈련 활동이 실제 삼킴과 어떻게 연관되는지; **전이성**(transference), 즉 연습한 기술(예를 들어 혀와 경구개 사이에 압력 벌브를 쥐어 혀를 강화하는 활동)이 삼킴 기능으로 전이될 수 있는지—을 염두에 두어야 한다(Burkhead, Sapienza & Rosenbek, 2007). 최근의 연구들은 삼킴의 결과물을 통해 필요한 연습량과 과제의 특이성을 파악하는 데에 집중하고 있다. 예를 들어, 표 9-1에서 제시한 혀 강화 운동 중의 하나인 아이오와 구강 압력 도구(Iowa Oral Pressure Instrument(IOPI))를 근력 강화 기법으로 사용할 수 있다. IOPI는 벌브(bulb) 센서를 사용하여 혀가 벌브를 경구개에 압착할 때 생성되는 압력을 측정한다. IOPI는 특정 강도인 60%와 같이 목표를 지정하여 훈련할 수 있다. 또한 연습 회기당 반복 횟수, 일당 그리고 주당 훈련할 회기 수를 모두 지정하고, 결과를 정량화할 수 있다. 유사한 방식으로, 스프링 장착(spring-loaded) 트레이닝 장치(그림 9-1)를 사용한 호흡근 강화 훈련에 대한 초기 연구는 이러한 변수 자체를 정량화하였다(Kim & Sapienza, 2005; Sapienza & Wheeler, 2006; Troche et al., 2010). 한 연구에서는 4주간 최대 75% 수준의 강도로 훈련하는 운동 기법의 효과를 측정하였다. 이 기법은 하루에 다섯 회기, 일주일에 5일 시행되었으며, 이후 근력 개선의 효과가 정량화되었다(Sapienza & Wheeler, 2006). 호기 근력이 증가하면 삼킴장애를 가진 개인들에게 보호 메커니즘일 수 있는 생산적인 기침에 도움이 될 수 있다. 파킨슨병 환자 60명을 대상으로 한 무작위, 맹검, 위약 대조 임상 시험 연구(Troche et al., 2010)에서는 호기근 강화 훈련(expiratory muscle strength training: EMST)을 통한 4주간의 훈련 후에 정성적(침습-흡인 척도 결과)이고 정량적(투시검사로 측정한 설골후두 상승 영상)인 삼킴의 개선을 보였다.

연구들은 하루에 1~3회, 세션당 25~30회를 반복하는 주 3~5일, 4~8주 프로그램의 흡기 및 호기 호흡 훈련 효과를 수행하고 있는데, 삼킴장애를 가진 개인은 호기 근육의 힘 생성 능력의 증가가 목표이며, 기침과 삼킴 능력의 개선(개선된 침습/흡인의 수치를 통해)이 관찰되었다(Sapienza, Troche, Pitts & Davenport, 2012).

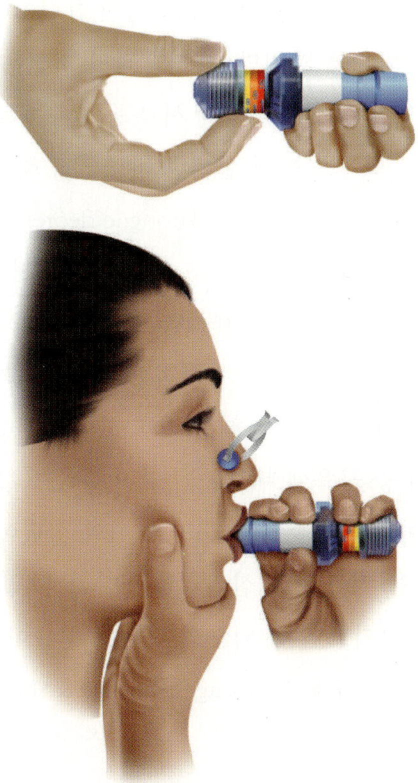

그림 9-1. 호기근 훈련 기구(expiratory muscle trainer)

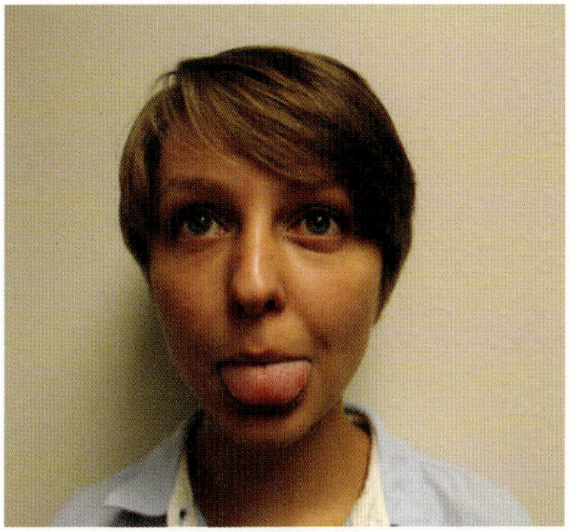

그림 9-2. 혀 물기 기법(tongue-hold maneuver)

표 9-1에 나열된 많은 최근의 중재전략은 생성된 압력이나 최대 노력값 대비 비율과 같은 수치로 쉽게 정량화되지는 않지만, 생리학적인 기전은 앞서 제시한 두 예시와 유사할 것으로 생각된다. 즉, 임상가가 일정한 시간 동안 수행할 훈련 기법의 최대 노력 반복 횟수를 지정한다. 이는 표 9-1에서 설명한 비도구적 혀 근력 강화 훈련에도 적용될 수 있다. 비록 혀의 힘을 측정하거나 설압자(tongue depressor)에 특정한 강도로 저항하게 하지는 않지만, 활동 목표(그리고 예측되는 효과)는 규정된 훈련으로 혀의 힘을 증가시키는 것이다. 앞에서 설명한 힘껏 삼키기(forceful swallow) 중재 기법의 목표는 환자가 구강단계에서 혀의 추진력을 높이기 위해 수의적으로 노력하거나 쥐어짜는 것이다. 이와 유사하게, 혀 물기(tongue hold) 전략은 혀를 이빨 사이에 물고 고정시켜 혀 뒤쪽 움직임에 저항을 줌으로써 훈련 중 근육에 부하를 주고 인두 근육을 강화시킨다(그림 9-2). 연구 결과에 따르면 이 매뉴버를 사용하는 동안 나이와 성별이 인두 및 UES 압력 생성과 지속 시간에 영향을 미치는 정도가 물 삼키기와는 다를 수 있다. 주의할 점은 혀 물기 기법은 인두의 압력을 감소시키고 후두 입구의 위치를 침습이나 흡인에 더 노출시키므로 음식물을 사용해서 진행하면 안 된다(Doeltgen, Macrae & Huckabee, 2011; Doeltgen, Witte, Gumbley & Huckabee, 2009).

표 9-1. 재활 중재전략에 대한 기존의 또는 예상되는 생리학적 근거

중재 종류	중재전략	사용 근거/생리학적 증상	지시사항	생리학적 근거	근거
효과 부위	명칭	사용하는 이유/목표한 증상	실행 방법	원리	뒷받침하는 연구
근력	혀 운동 (Tongue exercises)	음식물의 조작 및 형성 문제; 음식물 조절의 어려움; 혀의 힘 약화	상방 및 전방 혀의 움직임에 저항하도록 입술에 대고 있는 설압자, 왼쪽/오른쪽에 위치한 설압자, 구강 내 위치한 설압자를 민다; IOPI(또는 기타 압력 게이지)는 혀와 구개 사이의 압력을 측정하는 데 사용한다.	증가: 등척성(isometric) 및 삼킴의 압력; 혀의 근육량 감소: 구강단계의 지속시간; 침습/흡인	Clark et al., 2009; Lazarus et al., 2003; Robbins et al., 2005a, 2007, 2008
	힘껏 삼키기/노력 삼킴 (Forceful/effortful swallow)	혀 기저부(tongue base)의 수축 감소	힘을 주어 삼킨다; 삼킬 때 입과 목(throat)의 모든 근육을 쥐어짠다.	증가: 혀-입천장의 접촉/압력, 혀와 후인두벽(posterior pharyngeal wall)의 접촉/압력; 구강 및 인두의 압력	Hind et al., 2001; Huckabee & Steele, 2006; Lazarus et al., 2002; Park, Kim, Oh & Lee, 2012
	마사코 운동 (혀 물기) (Masako exercise (tongue-hold))	인두의 압력 생성 감소; 혀 기저부의 움직임 감소	혀를 이빨 사이에 살짝 깨물고 전방화시킨 상태에서 마른 삼킴을 실시한다.	증가: 후인두벽의 움직임; 혀 기저부의 움직임은 인두 압력에 차별적으로 영향을 줌	Doeltgen, Witte, Gumbley & Huckabee, 2009; Doeltgen, Macrae & Huckabee, 2011; Fujiu & Logemann, 1996; Fujiu, Logemann & Pauloski, 1995; Lazarus, Logemann & Gibbons, 1993

노력 음도 활창 (Effortful pitch glide)			붓인두근(stylopharyngeus m.), 귀인두관인두근(salpingopharyngeus m.), 입천장인두근(palatopharyngeus m.), 아래턱설골근(mylohyoid m.), 턱끝설골근(geniohyoid m.), 두힘살근(digastric m.), 붓설골근(stylohyoid m.)의 활동 증가	Pearson et al., 2013
가글	혀 기저부의 움직임 감소	턱을 살짝 들고 혀를 입뒤쪽으로 당긴 후 가글하는 척하면서 가능한 한 입 뒤쪽에 위치한 혀에 집중한다.	증가: 혀 기저부의 수축; 혀 기저부의 움직임	Veis et al., 2000
쉐이커 운동 (Shaker exercises)	감소된 반지인두근의 열림(cricopharyngeal opening)(조롱박굴(pyriform sinus) 정체)	a) 등을 대고 평평히 눕는다; 어깨를 내리고 고개를 들어올려 발 끝을 바라본다; 이 자세를 60초간 유지한다; 60초간 휴식한다; 이 과정을 3회 반복한다. b) 어깨를 아래로 하고 고개를 들었다 내리기를 30회 반복한다(고개를 a와 같은 자세로).	증가: 설골위근육의 힘을 증가시켜 상부식도괄약근(UES)이 더 크게 열림; 설골후두 상승 감소: 삼킴 후 조롱박굴의 잔여물; 삼킴 후 흡인	Shaker et al., 1997; Shaker et al., 2002; Shaker et al., 2002
멘델슨법 (Mendelsohn Maneuver)	후두 상승의 감소; 상부식도괄약근 열림의 감소	삼킬 때 삼킴의 정점에서 근육을 쥐어짠 상태를 '셋'까지 센 다음 이완한다.	증가: 상부식도괄약근 열림의 지름; 붓인두근, 귀인두관인두근, 입천장인두근, 아래턱설골근, 턱끝설골근, 두힘살근, 붓설골근의 활동	Crary et al., 2004; Ding et al., 2002; Kahrilas et al., 1991; Lazarus, 2009; McCullough et al., 2012; Pearson et al., 2013

	성문위삼킴/숨 참기 (Supraglottic swallow/ breath-holding) *뇌졸중(stroke) 또는 심장 동맥 질환 (coronary artery disease) 과거력이 있는 경우에는 권고하지 않음	기도(airway) 보호/성문 폐쇄 감소; 삼킴 반응의 지연, 구강 조절의 감소; 인두(pharynx)로 음식물의 미숙 유출	흡기; 흡기 후 숨 참기; 삼키는 동안 숨 참기를 유지; 삼킴 직후 기침하기; 다시 삼키기	삼킴 전과 후에 기도를 보호; 삼킴에 관여하는 구조물의 협응 증가	Martin et al., 1993; Nagaya et al., 2004; Ohmae et al., 1998 *Chaudhuri et al., 2002
	최대성문위삼킴 (Super-supraglottic swallow) *뇌졸중 또는 심장 동맥 질환 과거력이 있는 경우에는 권고하지 않음	기도 보호/성문 폐쇄 감소; 삼킴 반응의 지연, 구강 조절의 감소; 인두로 음식물의 미숙 유출	흡기; 흡기 후 매우 단단히 숨 참기; 힘주기; 힘을 주어 삼키는 동안 숨 참기 유지; 삼킴 직후 기침하기; 다시 삼키기	삼킴 전과 후에 기도를 보호; 힘을 주면 호미연골(arytenoids)이 앞쪽으로 이동함; 심실주름(ventricular folds)이 닫힘; 삼킴에 관여하는 구조물의 협응 증가	Logemann, 1998; Logemann et al., 1997 *Chaudhuri et al., 2002
	호기근 강화 훈련 (EMST)	설골후두 상승의 감소	훈련 계획에서 환자는 저항을 제공하는 스프링 장착 장치에 숨을 불어넣는다.	턱밑(submental) 근육 운동 단위의 방출 속도(discharge rate) 및 동원력(recruitment)의 증가, 신경 자극이 연장(prolong)되어 설골후두의 움직임이 증가	Kim & Sapienza, 2005; Sapienza & Wheeler, 2006; Troche et al., 2010; Wheeler, Chiara & Sapienza, 2007

직접적인 근육 자극	신경근 전기 자극(Neuromuscular electrical stimulation(NMES)); Vital Stim; 기능적 인두 전기 자극(functional pharyngeal electrical stimulation)	설골후두 상승의 감소; 인두 마비; 상부식도괄약근 열림의 감소	턱밑(submandibular)과 후두 영역에 표면 전극을 부착; (프로토콜이나 목적에 따라) 휴지기 또는 삼킴 중에 전류를 방출; 인두 카테터(pharyngeal catheter)의 전극이 전류를 전달한다.	감각 경로의 자극; 설골후두 근육 또는 인두 근육의 근력 향상	Bülow et al., 2008; Carnaby-Mann & Crary, 2007; Carnaby-Mann & Crary, 2008; Freed et al., 2001; Gallas et al., 2010; Jayasekeran et al., 2010; Kiger, Brown & Watkins, 2006; Ludlow et al., 2007
신경 활성화	반복적 경두개 자기 자극(repetitive transcranial magnetic stimulation(rTMS))		접근법 1: rTMS를 손상된 대뇌반구(hemisphere)에 적용한다. 접근법 2: rTMS를 손상되지 않은(intact) 반구에 적용한다.	접근법 1: 손상된 대뇌반구의 신경 흥분성을 증가시킴 접근법 2: 손상되지 않은 대뇌반구에 억제성 자극을 주어 양반구 간 균형을 맞춤	Hiscock et al., 2008; Khedr & Abo-Elfetoh, 2010; Khedr & Abo-Elfetoh, 2010a; Verin & Leroi, 2009

* 뇌졸중이나 심장 동맥 질환 과거력이 있는 환자들에게는 성문위삼킴과 최대성문위삼킴에 대한 이상 반응이 보고되었으므로 사용해서는 안 된다(Chaudhuri, Hildner, Brady, Hutchins, Aliga & Abadilla, 2002).

표 9-2. 삼킴 시 구강 구조물의 운동 속도, 정확성, 범위를 향상시키는 구강 운동 조절(oral-motor control) 훈련

목표 구조	운동	예측되는 생리적 변화
입술 근육 (Labial musculature)	입술을 오므렸다가 과장된 방식으로 웃으며 수축과 신장을 반복한 후, 속도를 점진적으로 증가시킨다.	운동 범위와 협응 개선
	입을 크게 벌렸다가 턱을 벌린 상태에서 입술만 닫으려고 노력한다.	입술 운동의 범위 개선
	길항반복운동 과제(Diadochokinetic task): /파파파//바바바//마마마/를 정확하게 반복하다가 점차 속도를 높인다.	입술 다물기 조절 및 속도 개선
하악(Mandible)	입을 최대한 크게 벌리고 몇 초간 유지한다.	운동 범위 개선
	턱을 번갈아가며 열고 닫으며 최대 개방 시 신장에 집중한 다음 속도를 높인다.	운동 범위와 속도 개선
	턱을 좌우로 최대한 움직인 다음 점차 속도를 높인다.	운동 범위와 속도 개선
	턱으로 원을 그린다.	운동 범위와 속도 개선
혀(Tongue)	입을 벌려 혀를 내밀고, 혀를 이빨 위에 올리지 않고 고정한다.	운동 정확도와 안정성 개선
	혀를 내밀고 혀끝을 코 방향으로 올린다.	운동 범위 개선
	혀를 내밀어 턱 쪽으로 내린다.	운동 범위 개선
	혀를 양쪽 입꼬리에 번갈아 가며 움직이고 점차 속도를 높인다.	운동 범위와 속도 개선
	혀로 입 둘레를 따라 원을 그린다.	운동 범위와 속도 개선
	입을 벌리고 혀를 입천장을 따라 최대한 뒤로 보낸다.	운동 범위 개선
	임상가가 조작하는 사물(말아놓은 거즈)을 입 안에서 좌, 우, 앞, 뒤로 조작한다.	운동 범위와 움직임 조절 개선

멘델슨법은 삼킴의 높이에서 혀 근육의 쥐어짬(수축)을 수의적으로 증가시키고 설골위근육(suprahyoid muscle)의 수축을 지속시키며, 이를 통해 삼킴 중과 후에 힘과 지구력을 증가시킨다. 생리학적으로는 설골후두 상승과 상부식도괄약근(UES)의 열림이 증가할 것으로 생각된다. 이러한 변화는 운동의 강도와 범위가 줄어들어 기능이 손상된 화학-방사선 치료 후의 환자들에게 특히 중요하다(Lazarus, 2009). McCullough와 동료들(2012)은 바이오피드백 기법으로서 표면 근전도(surface EMG)를 사용하여 멘델슨법을 하루에 두 번, 한 번에 1시간씩 집중적으로 훈련하였다. 연구 참여자 18명은 한 회기에 최소 30번씩 삼켰고 중재를 시행한 주(week) 후에는 설골(hyoid bone) 상승과 전방 움직임의 지속 시간이 증가하였으나, 중재를 시행하지 않은 주(week) 후에는 이러한 지표가 감소하는 경향을 보였다. 이 연구는 치료의 강도(dose) 또한 분석하여 10회기보다 20회기에서 향상 정도가 더 크게 나타났다고 보고하였다(McCullough et al., 2012).

쉐이커 운동(Shaker exercises)은 다른 근육 세트를 목표로 하지만, 일반적인 원칙은 동일하다. 상부식도괄약근(UES)의 열림에 관여하는 근육을 강화시키기 위해 등을 대고 누운 상태에서 고개를 든 자세를 유지하거나 고개 들기를 반복함으로써 부하(load)를 증가시킨다(그림 9-3). 쉐이커 운동은 하루에 세 번, 6주 동안 훈련하는 것이 권고된다.

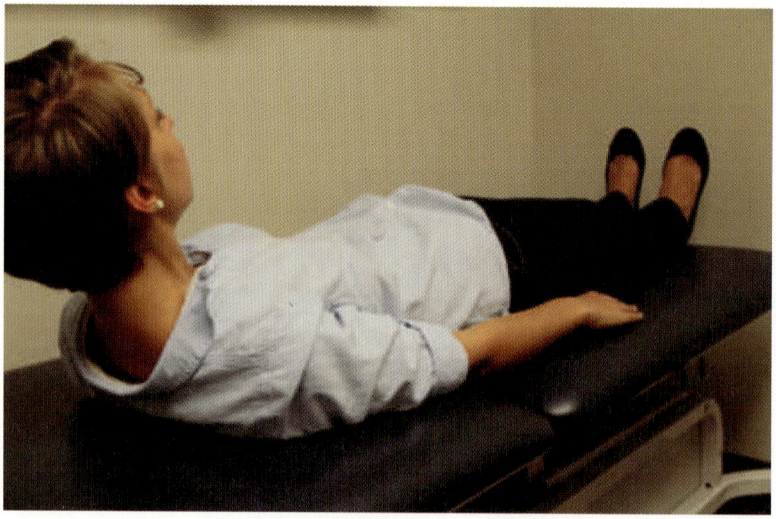

그림 9-3. 쉐이커 운동(Shaker exercises)

지금까지 설명한 훈련은 식사 시간과 독립적으로 시행될 수 있지만, 성문위삼킴(supraglottic swallow)과 최대성문위삼킴(super-supraglottic swallow)은 식사하는 동안 이루어지는 모든 삼킴에서 수행된다. 두 전략 모두 삼킴 중에 환자의 자발적인 인식과 노력을 증가시킴으로써 삼킴 중과 직후에 기도(airway)를 보호하고 신경근(neuromuscular)의 활성화를 증가시키는 것을 목표로 한다. 주의할 점은 심혈관 질환자들은 숨을 참거나, 삼킬 때 힘을 주면(bearing down) 심장 부정맥(heart arrhythmia)이나 갑작스러운 심정지가 발생할 수 있다는 점이다(Chaudhuri et al., 2002). 삼킴 기법은 환자들이 삼키는 것에 집중하고 근육에 힘을 주는 여러 단계의 지시사항을 따를 수 있어야 한다. 삼킴 기법은 운동 범위를 개선하고 개인의 반응 시간을 조절하여 손상된 삼킴 생리학을 변경하도록 되어 있다. 이 기법은 해부학적 구조가 상당히 변경된 후두절제 후(post-laryngectomy)의 환자들이나 뇌졸중 또는 퇴행성 질환으로 인한 이차적인 신경학적 삼킴장애 환자들에게 적용할 수 있다. 중요한 것은 병인이 아니라 재활의 목적과 대상이다.

임상노트 9-1 **훈련 프로그램의 준수(compliance)**

전문가로서 우리는 숙제로 제공된 훈련—특히 근력 강화(strengthening)가 목표인 훈련—의 준수가 100% 달성되지 않을 수 있다는 점을 알아야 한다. 다양한 활동—식이요법과 운동부터 생사를 오가는 질병의 의학적 관리(medical management)까지—에 대한 준수를 다룬 연구들은 심각한 만성 질환을 관리하기 위한 약을 처방하여도 6개월 후에는 환자의 약 50%가 처방을 준수하지 않는다고 보고하였다(Osterberg & Blaschke, 2005). 혀 근력 강화 운동이나 쉐이커 운동을 하지 않는다고 해서 당장 생명에 지장을 주는 것은 아니기 때문에 일부 환자들은 가정 프로그램(home program)을 따르지 않을 가능성이 높다. 임상가는 환자에게 훈련의 목적, 목표한 수준, 그리고 기대되는 효과를 설명함으로써 과제를 수행하도록 동기부여하는 것이 중요하다. 다음 방문 일 전에 과제 준수를 확인하고, 문자나 이메일을 사용하여 소통하면 환자의 준수도를 높일 수 있을 것이다.

재활 훈련 전략의 효과를 극대화하기 위해, 향후 연구에서는 목표한 기능적 삼킴 행동의 변화를 이루기 위해 필요한 반복 횟수, 운동 강도, 그리고 일당과 주당 필요한 회기의 횟수를 다루어야 할 것이다. 힘을 정량적으로 측정할 방법이 있다면 현재의 정성적이고 기술적인 치료 기록으로부터 큰 발전이 이루어질 것이다. 더 나아가, 치료 효과 유지와 관련된 문제 또한 다루어야 한다. 중재로 달성한 기능적 효과를 유지하기 위해 필요한 연습량 또는 최소 연습량을 안다면 가정 관리 프로그램(home maintenance program)을 효율적으로 진행하는 데 큰 도움이 될 것이다. 이러한 목표를 달성하기까지 가야 할 길이 멀지만, 삼킴 재활 영역에서 과학적 기반이 임상적인 활용을 따라잡고, 뛰어넘는 것을 보는 것은 고무적일 것이다.

신경근 자극

근력 강화 훈련은 대부분의 임상가에게 간단하고 관리하기 쉬운 반면, 전기(electrical)나 자기(magnetic) 자극을 사용하는 기법은 일반적인 언어-말 치료와는 약간 거리가 있다. 이 장에서는 삼킴장애의 임상적 삼킴장애 관리에 유익한 신경근 자극 치료의 목적과 현재 사용되고 있는 방법들에 대해 살펴볼 것이다.

신경근 전기 자극(Neuromuscular Electrical Stimulation: NMES)

신경근 전기 자극(NMES) 기법은 감각 경로를 자극하거나 근육 수축 시에 운동 신경세포(motor neuron)의 활성화를 증가시킴으로써 근력을 향상시키도록 고안되었다. 표면 근육(superficial muscle)을 목표로 하는 표면 전극(surface electrodes)을 통해 전류를 전달하거나, 갈고리 전극(의사가 시행)을 사용하여 목표로 하는 근육에 삽입한 근육내(intramuscular) 전극을 통해 전류를 전달할 수 있다. 또한 의사가 삽입한 인두 카테터의 관내전극(intraluminal electrodes)을 통해 전류를 전달할 수도 있다. 근육내 전극은 현재 임상적으로 사용되고 있지는 않지만, 일부 연구에서는 삼킴장애 환자들을 대상으로 근

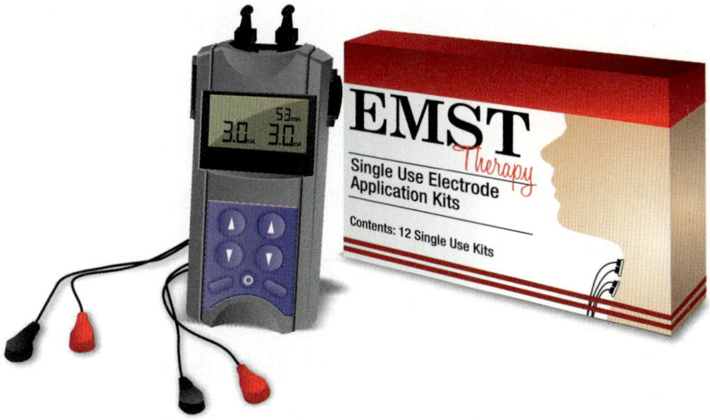

그림 9-4. 신경근 전기 자극(NMES)

육내 전극의 임상적인 유용성을 연구하고 있다(Burnett et al., 2005; Gallas, Marie, Leroi & Verin, 2010). Gallas와 동료들(2010)은 하루에 한 시간씩, 5일 동안 매분 80Hz의 자극을 5초 간격으로 전달하는 턱밑(submental) 표면 전극 자극을 받은 삼킴장애 환자(n=11)들을 관찰하였다. 연구 결과, 흡인과 인두 잔여물이 줄어들었고, 단일 음식물 섭취 시에 삼킴 반응 시간이 증가하였으며, 환자들은 증상이 줄어들었다고 자가 보고하였다. 치료 후에도 변함이 없었던 변수는 구강 운반시간, 인두 운반시간, 후두 폐쇄 기간, 그리고 피질의 인두근 표상(cortical pharyngeal muscle mapping)이었다. 관찰된 변화는 대뇌피질의 가소성 가설로 설명되었지만, 인두근 표상에 변화가 없었던 점은 가소성 외의 요인이 작용하였을 가능성을 시사한다.

그림 9-4와 같이, 표면 전극을 통해 전기 자극을 전달하는 NMES의 개발과 광고로 인하여, 이 방법은 미국에서 임상적으로 사용되기 전에 적용 가능성을 평가하는 심사평가 연구가 수행되거나 발표되었다. 그 결과, 이 기법은 다양한 삼킴장애의 증상을 치료하는데 사용되었지만 체계적인 방식으로 적용되지는 않았다. NMES를 사용한 삼킴장애 중재에 대한 14개의 연구를 대상으로, 근거 기반 체계적 문헌조사(evidence-based systematic review)가 시행되었다(Clark et al., 2009). Clark와 동료들(2009)은 근육 강화를 목표로 설골후두(hyolaryngeal) 영역에 표면 NMES를 사용하는 것은 유망하며 그 효과에 대한 높은 수준의 연구가 필요하다고 하였다. 이러한 결과는 소수의 연구에서 NMES에 대한 작지만 유의한 효과 크기를 발견한 Carnaby-Mann & Crary(2007)의 메타 분석 결과와 일치한

다. 감각 NMES는 아직 초기 검증 단계에 있지만, 유망한 방법일 것으로 생각된다. 감각 NMES는 근육 수축을 초래하지 않는 낮은 단계의 전기 자극을 사용하지만, 만성 삼킴장애 환자들의 삼킴 증상을 일부 호전시키는 효과가 있었다(Ludlow et al., 2007). 한 리뷰 논문은 e-stim에 관하여 알려진 최신 정보를 정리하며 다양한 중증도를 가진 특정 유형의 삼킴장애에 대한 e-stim의 효과를 과학적이고 엄격한 방식으로 연구해야 한다고 하였다(Humbert, Michou, MacRae & Crujido, 2012).

NMES를 적용할 수 있는 또 다른 방법은 노력 삼킴(effortful swallow) 시에 저항 훈련을 하는 것이다. Park과 동료들은 삼킴장애를 가진 뇌졸중 후(post-stroke) 환자들이 한 달 동안 20분짜리 12회기의 개별 훈련을 실시한 직후 후두의 수직 이동이 증가하였다고 보고하였다(Park, Kim, Oh & Lee, 2012). 삼킴장애를 가진 뇌졸중 후 환자들의 통제 집단도 동일하게 노력 삼킴 훈련을 하였지만, 운동 자극이 아닌 감각 자극을 사용하였는데 통제 집단에서는 중재 후 변화가 관찰되지 않았다. 실험 그룹(experimental group)의 후두 운동 증가는 마지막 중재 회기 직후에서만 평가된 결과이다. 따라서 치료 효과의 지속 시간에 대한 평가가 이루어져야 한다. 그럼에도 불구하고, 이 장의 앞부분에서 명시한 것과 같이, 중재의 과제-특이성(task-specificity) 관점에서 보면 노력 삼킴과 근육 저항성(muscular resistance)을 결합한 것은 흥미로운 접근이다.

반복적 경두개 자기 자극(Repetitive Transcranial Magnetic Stimulation: rTMS)

반복적 경두개 자기 자극(rTMS)은 신경근 전기 자극(NMES)과는 달리 말초 근육이 아닌 피질 신경세포(cortical neurons)에 영향을 미친다. rTMS는 자극이 되었을 때 국소적인 뇌 영역(focal brain region)에서 전기적 활동의 신경 조절을 통해 영구적인 피질 신경 재활이 가능하다는 이론에 근거한다. 이는 전통적인 치료법의 보조 수단으로, 치료 후 운동 활동을 향상시키는 '신경 조절 프라이머(neuromodulatory primer)'로 간주된다(Barwood & Murdoch, 2013). 그림 9-5에서는 배치 방법을 설명하였다. rTMS는 자극의 주파수 비율에 따라 대뇌 활동을 흥분시키거나 억제시킬 수 있다(Verin & Leroi, 2009). 자기 펄스 열

(magnetic pulse train)은 손상된 반구 위에 사용될 때 본질적으로 흥분성을 띠며 대뇌피질의 활동을 증가시키려고 한다. 손상되지 않은 반구에 사용될 때는 자기 펄스 열이 본질적으로 억제성을 띠며 양반구 간 간섭을 줄이려고 한다. 연구는 다양한 길이의 열(trains)과 며칠에 걸친 기간동안 반구들에 1–5Hz 자극을 가했을 때의 효과를 탐구하는 것을 목표로 한다. 저주파 자극(1Hz)은 브로카 실어증(Broca's aphasia) 환자의 손상되지 않은 언어 영역에 억제성 자극으로써 성공적으로 사용되었다. 고주파 자극(5Hz)은 파킨슨병 환자의 조음(articulatory) 기능을 향상시켰다(Barwood & Murdoch, 2013). 초기 연구 결과는 이 자극이 뇌졸중으로 인한 이차적인 삼킴장애 환자에게 긍정적인 영향을 준다고 하였다(Barwood & Murdoch, 2013; Khedr & Abo-Elfetoh, 2010; Khedr & Abo-Elfetoh, 2010a; Verin & Leroi, 2009). 초기 연구 결과들은 협응과 삼킴 반응 시간이 향상될 가능성을 시사

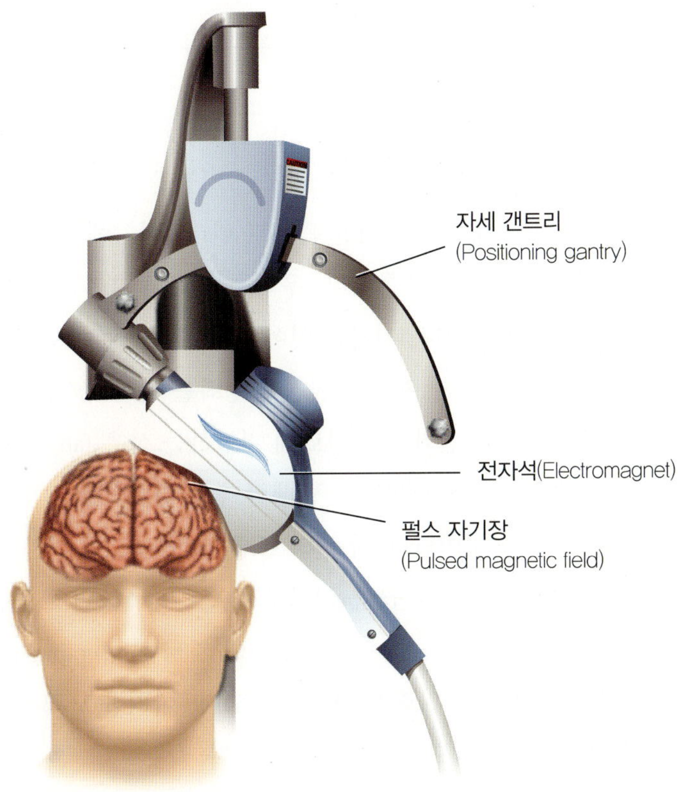

그림 9-5. rTMS 설치 도식

한다. 그러나 이 비침습적인 치료에는 발작(seizure)을 유발하는 잠재적인 부작용이 존재하기도 한다. 다양한 장애에 대해 최선의 반응을 정의하기 위해 자극의 매개변수—주파수, 강도, 타이밍, 코일 유형 및 코일 위치—가 연구되고 있다. rTMS의 위험과 이점을 평가하기 위하여 더 큰 표본을 대상으로 한 무작위 위약 대조군 임상 시험(randomized placebo-controlled clinical trials)이 필요하다.

삼킴장애 중재 기법과 전략에 대한 근거 기반은 빠르게 발전하고 있다. 임상가들은 연구들이 나올 때마다 이를 읽고 비판적으로 분석하여 새로운 정보를 업데이트해야 한다. 치료법을 선택한 근거, 이론적 및 생리학적 기초, 그리고 이론을 지지하는 또는 반문하는 증거를 고려함으로써 언어재활 전문가는 삼킴장애로 인해 환자들과 가족들이 겪는 어려움을 줄이는 데 도움이 될 것이다.

요약

삼킴장애의 재활 중재전략은 해부학적 구조나 기능을 개선하는 것, 즉 삼킴 기능에 관여하는 생리학적 변화를 개선하는 것을 목표로 한다. 여기에는 근력 강화, 구조들의 조절, 대뇌피질의 활동성 증가가 포함된다. 우리는 구강 구조물의 움직임의 속도 및 정확성과 근력 강화를 구별해야 한다. 전자는 언어재활사가 자주 사용하는 전통적인 구강 운동 훈련으로 다룰 수 있는 반면, 후자는 신경 활성화를 변화시키고(더 많은 운동 단위를 동원하고) 근육의 섬유 유형을 변화시켜 피로에 저항하는 섬유(fatigue-resistant fibers)를 늘린다. 근육의 형태적 변화는 양방향으로 발생할 수 있다—근력 강화 훈련을 중단하면 탈조건화(deconditioning)가 일어난다. 훈련의 종류 및 연습량과 더불어 강도와 과제의 특이성을 고려해야 한다. 전극으로 근육을 직접적으로 자극하면 근력을 향상시키고 감각 경로 또한 자극할 수 있다. 최근에는 경두개 자기 자극(transcranial magnetic stimulation) 기술을 사용한 신경 활성화의 변화가 연구되고 있다. 이러한 노력의 공통적인 목표는 삼킴의 생리학적 기능을 장기적으로 개선하는 것이다.

학습질문

1. 삼킴장애 치료에서 재활 중재전략의 특징을 설명하시오.
2. 이완형 마비말장애(flaccid dysarthria)의 치료와 구강단계 삼킴장애의 치료는 왜, 그리고 어떻게 다른가?
3. 쉐이커 운동(Shaker exercise)을 시행하는 생리학적 근거는 무엇인가?
4. 뇌졸중을 앓았고 마비말장애(이완형)가 있으며, 삼킴 후 흡인이 특징인 중도(moderate)의 삼킴장애 환자를 VFSS로 평가하였을 때 설골후두 상승이 저하된 것을 관찰하였다. 가장 먼저 시도할 재활 기법은 무엇이며, 그 이유는 무엇인가?
5. 근력 강화 훈련 일정을 정하기 위한 근거가 불충분하다. (구강 추진력 문제를 해결하기 위한) 혀 근력 강화 연습 숙제를 제공할 때의 의사결정 과정을 설명하시오.

참고문헌

Ashford, J., McCabe, D., Wheeler-Hegland, K., Frymark, T., Mullen, R., Musson, N. Schooling, T. & Smith Hammond, C. (2009). Evidence-based systematic review: Oropharyngeal dysphagia behavioral treatments. Part III-Impact of dysphagia treatments on populations with neurological disorders. *Journal of Rehabilitation Research and Development, 46*, 195-204.

Barwood, C. H. S. & Murdoch, B. E. (2013). rTMS as a treatment for neurogenic communication and swallow disorders. *Acta Neurologica Scandanavia, 127*, 77-91.

Bulow, M., Speyer, R., Baijens, L., Woisard, V. & Ekberg, O. (2008). Neuromuscular electrical stimulation (NMES) in stroke patients with oral and pharyngeal dysfunction. *Dysphagia, 23*, 302-309.

Burkhead, L. M., Sapienza, C. M. & Rosenbek, J. C. (2007). Strength-training exercises in dysphagia rehabilitation: Principles, procedures, and directions for future research. *Dysphagia, 22*, 251-265.

Burnett, T. A., Mann, E. A., Stoklosa, J. B. & Ludlow, C. L. (2005). Selftriggere functional electrical stimulation during swallowing. *Journal of Neurophysiology, 94*, 4011-4018.

Carnaby-Mann, G. D. & Crary, M. A. (2007). Examining the evidence on neuromuscular electrical stimulation for swallowing: A meta-analysis. *Archives of Otolaryngology, Head and Neck Surgery, 133*, 564-571.

Carnaby-Mann, G. D. & Crary, M. A. (2008). Adjunctive neuromuscular electrical stimulation for treatment-refractory dysphagia. *Annals of Otology, Rhinology & Laryngology 117*, 279-287.

Chaudhuri, G., Hildner, C. D., Brady, S., Hutchins, B., Aliga, N. & Abadilla, E. (2002). Cardiovascular effects of the supraglottic and super-supraglottic swallowing maneuvers in stroke patients with dysphgia. *Dysphagia, 17*, 19-23.

Clark, H. M., O'Brien, K., Calleja, A. & Newcomb Corrie, S. (2009). Effects of directional exercise on lingual strength. *Journal of Speech, Language, and Hearing Research, 52*, 1034-1047.

Crary, M. A., Carnaby Mann, G. D., Groher, M. E. & Helseth, E. (2004). Functional benefits of dysphagia therapy using adjunctive sEMG biofeedback. *Dysphagia, 19*, 160-164.

Ding, R., Larson, C. Logemann, J. A. & Rademaker, A. W. (2002). Surface electromyographic and electroglottographic studies in normal subjects under two swallow conditions: Normal and during the Mendelsohn maneuver. *Dysphagia, 17*, 1-12.

Doeltgen, S. H., Macrae, P. & Huckabee, M-L. (2011). Pharyngeal pressure generation during tongue-hold swallows across age groups. *American Journal of Speech-Language Pathology, 20*, 124-130.

Doeltgen, S. H., Witte, U., Gumbley, F. & Huckabee, M-L. (2009). Evaluation of manometric measures during tongue-hold swallows. *American Journal of Speech-Language Pathology, 18*, 65-73.

Freed, M. L., Freed, L., Chatburn, R. L. & Christian, M. (2001). Electrical stimulation for swallowing disorders caused by stroke. *Respiratory Care, 46*, 466-474.

Fujiu, M. & Logemann, J. A. (1996). Effect of a tongue-hold maneuver on posterior pharyngeal wall movement during degutition. *American Journal of Speech-Language Pathology, 5*, 23-30.

Fujiu, M., Logemann, J. A. & Pauloski, B. R. (1995). Increase postoperative posterior pharyngeal wall movement in patients with anterior oral cancer. Preliminary findings and possible implications for treatment. *American Journal of Speech-Language Pathology, 4*,

24-30.

Gallas, S., Marie, J. P., Leroi, A. M. & Verin, E. (2010). Sensory transcutaneous electrical stimulation improves post-stroke dysphagic patients. *Dysphagia, 25*(4), 291-297.

Hamdy, S., Rothwell, J., Aziz, Q. & Thompson, D. (2000). Organization and reorganization of human swallowing motor cortex: implications for recovery after stroke. *Clinical Science, 98*, 151-157.

Hind, J., Nicosia, M., Roecker, E., Carnes, M. & Robbins, J. (2001). Comparison of effortful and noneffortful swallows in healthy middle-aged and older adults. *Archives of Physical Medicine and Rehabilitation, 82*, 1661-1665.

Hiscock, A., Miller, S., Rothwell, J., Tallis, R. C. and Pomeroy, V. M. (2008). Informing dose-finding studies of repetitive transcranial magnetic stimulation to enhance motor function: A qualitative systematic review. *Neurorehabilitation Neural Repair, 22*(3), 228-49.

Huckabee, M-L. & Steele, C. M. (2006). An analysis of lingual contribution to submental surface electromyographic measures and pharyngeal pressure during effortful swallow. *Archives of Physical Medicine and Rehabilitation, 87*, 1067-1072.

Humbert, I. A., Michou, E., MacRae, P. R. & Crujido, L. (2012). Electrical stimulation and swallowing: How much do we know? *Seminars in Speech and Language, 33*(3), 203-216.

Jayasekeran,V., Singh, S., Tyrrell, P., Michou, E., Jefferson, S., Mistry, S., Gamble, E., Rothwell, J., Thompson, D. & Hamdy, S. (2010). Adjunctive functional pharyngeal electrical stimulation reverses swallowing disability after brain lesions. *Gastroenterology, 138*, 1737-1746.

Kahrilas, P. J., Logemann, J. A., Krugler, C. & Flanagan, E. (1991). Volitional augmentation of upper esophageal sphincter opening during swallowing. *American Journal of Physiology, 260*, G450-G456.

Khedr, E. M. & Abo-Elfetoh, N. (2010). Therapeutic role of rTMS on recovery of dysphagia in patients with lateral medullary syndrome and brainstem infarction. *Journal of Neurology, Neurosurgery & Psychiatry, 81*(5), 495-499.

Khedr, E. M. & Abo-Elfetoh, N. (2010a). Short- and long-term effect of rTMS on motor function recovery after ischemic stroke. *Restorative Neurology and Neuroscience, 28*(4), 545-559.

Kiger, M., Brown, C. S. & Watkins, L. (2006). Dysphagia management: An analysis of patient outcomes using VitalStim therapy compared to traditional swallowing therapy. *Dysphagia, 21*, 243-253.

Kim, J. & Sapienza, C. (2005). Implications of expiratory muscle strength training for rehabilitation of the elderly: Tutorial. *Journal of Rehabilitation Research and Development, 42*, 211-224.

Lazarus, C. (2009). Effects of chemoraditherapy on voice and swallowing. *Current Opinion Otolaryngololgy, Head and Neck Surgery, 17*(3), 172-178.

Lazarus, C., Logemann, J. A. & Gibbons, P. (1993). Effects of maneuvers on swallow functioning in a dysphagic oral cancer patient. *Head and Neck, 15*, 419-424.

Lazarus, C., Logemann, J. L., Huang, C-F & Rademaker, A. W. (2003). Effects of two types of tongue strengthening exercises in young normals. *Folia Phoniatrica et Logopaedica, 55*, 199-205.

Lazarus, C., Logemann, J., Song, C., Rademaker, A. & Kahrilas, P. (2002). Effects of voluntary maneuvers on tongue base function for swallowing. *Folia Phoniatrica et Logopaedia, 54*, 171-176.

Lof, G. (2009). The nonspeech oral motor exercise phenomenon in speech pathology practice. In C. Bowen (Ed.), *Children's speech sound disorders* (pp. 181-184). Oxford: Wiley-Blackwell.

Lof, G. & Watson, M. (2010). Five reasons why nonspeech oral motor exercises (NSOME) do not work. *Perspectives on School-Based Issues, 11*, 109-117.

Logemann, J. A. (1998). *Evaluation and treatment of swallowing disorders* (2nd ed.) Austin, TX: Pro-Ed.

Logemann, J. A., Pauloski, B. R., Rademaker, A. W. & Colangelo, L. (1997). Super-supraglottic swallow in irradiated head and neck cancer patients. *Head and Neck, 19*, 535-540.

Ludlow, C. L., Humbert, I., Saxon, K., Poletto, C., Sonies, B. & Crujido, L. (2007). Effects of surface electrical stimulation both at rest and during swallowing in chronic pharyngeal dysphagia. *Dysphagia, 22*, 1-10.

Martin, B. J. W., Logemann, J. A., Shaker, R. & Dodds, W. J. (1993). Normal laryngeal valving patterns during three breath hold maneuvers: A pilot investigation. *Dysphagia, 8*, 11-20.

McCullough, G. H., Kamarunas, E., Mann, G. C., Schmidley, J. W., Robbins, J. A. & Crary, M.

A. (2012). Effects of Mendelsohn Maneuver on Measures of Swallowing Duration Post-Stroke. *Topics in Stroke Rehabilitation, 19*(3), 234-243.

Nagaya, M., Kachi, T., Yamada, T. & Sumi, Y. (2004). Videofluorographic observations on swallowing in patients with dysphagia due to neurodegenerative diseases. *Nagoya Journal of Medical Science, 67*(1-2), 17-23.

Ohmae, Y., Ogura, M., Karaho, T. & Inouye, T. (1998). Effects of head rotation on pharyngeal swallow during normal swallow. *Annals of Otology, Rhinology, and Laryngology, 107*, 344-348.

Osterberg, L. & Blaschke, T. (2005). Adherence to medication. *New England Journal of Medicine, 353*, 487-497.

Park, J-W., Kim, Y., Oh, J-C. & Lee, H-J. (2012). Effortful swallowing training combined with electrical stimulation in post-stroke dysphagia: A randomized controlled study. *Dysphagia*. DOI: 10.1007/s00455-012-9403-3.

Pearson, W.G., Hindson, D.F., Langmore, S.E. & Zumwalt, A.C. (2013). Evaluating swallowing muscles essential for hyolaryngeal elevation by using muscle functional magnetic resonance imaging. *International Journal of Radiation Oncology, Biology, Physics, 85*(3), 735-740.

Robbins, J., Gangnon, R., Theis, S., Kays, S., Hewitt, A. & Hind, J. (2005a). The effects of lingual exercise on swallowing in older adults. *Journal of the American Geriatric Society, 53*, 1483-1489.

Robbins, J., Gensler, G., Hind, J., Logemann, J. A., Lindblad, A. S., Brandt, D., Baum, H., Lilienfeld, D., Kosek, S., Lundy, D., Dikeman, K., Kazandjian, M., Gramigna, G. D., McGarvey-Toler, S. & Miller Gardner, P. J. (2008). Comparison of 2 interventions for liquid aspiration on pneumonia incidence: A randomized trial. *Annals of Internal Medicine, 148*, 509-18.

Robbins, J., Kays, S., Gangnon, R., Hind, J., Hewitt, A., Gentry, L. & Taylor A. J. (2007). The effects of lingual exercise in stroke patients with dysphagia. *Archives of Physical Medicine and Rehabilitation, 88*, 150-158.

Sapienza, C. & Wheeler, K. (2006). Respiratory muscle strength training: Functional outcomes versus plasticity. *Seminars in Speech and Language, 27*, 236-244.

Sapienza, C., Troche, M., Pitts, T. & Davenport, P. (2012). Respiratory strength training:

Concept and intervention outcomes. *Seminars in Speech and Language, 32*(1), 21-30.

Shaker, R., Dua, K. S., Ren, J., Xie, P., Funahashi, A. & Schapira, R. M. (2002). Vocal cord closure pressure during volitional swallow and other voluntary tasks. *Dysphagia, 17*, 13-18.

Shaker, R., Easterling, C., Kern, M., Nitschke, T., Massey, B., Daniels, S., Grande, B., Kazandjian, M. & Dikeman, K. (2002a). Rehabilitation of swallowing by exercise in tube-fed patients with pharyngeal dysphagia secondary to abnormal UES opening. *Gastroenterology, 122*, 1314-1321.

Shaker, R., Kern, M., Barden, E., Taylor, A., Stewart, E. T., Hoffman, R. G., Arndorfer, R. C., Hoffman, C. & Bonnevier, J. (1997). Augmentation of deglutive upper esophageal sphincter opening in the elderly by exercise. *American Journal of Physiology, 272*, G1518-G1522.

Troche, M. S., Okun, M. S., Rosenbek, J. C., Musson, N., Fernandez, H. H., Rodriguez, R., Romwell, J., Pitts, T., Wheeler-Hegland, K. M. & Sapienza, C. M. (2010). Aspiration and swallowing in Parkinson's disease and rehabilitation with EMST: A randomized trial. *Neurology, 75*, 1912-1919.

Verin, E. & Leroi, A. M. (2009). Poststroke dysphagia rehabilitation by repetitive transcranial magnetic stimulation: A noncontrolled pilot study. *Dysphagia, 24*(2), 204-210.

Wheeler, K. M., Chiara, T. & Sapienza, C. M. (2007). Surface electromyographic activity of the submental muscles during swallow and expiratory pressure threshold training tasks. *Dysphagia, 22*(2),108-116.

Wheeler-Heglund, K., Ashford, J., Frymark, T., McCabe, D., Mullen, R., Musson, N., Smith Hammond, C. & Schooling, T. (2009). Evidence-based systematic review: Oropharyngeal dysphagia behavioral treatments. Part II - Impact of dysphagia treatment on normal swallow function. *Journal of Rehabilitation Research and Development, 46*, 185-194.

부록 A. 신경계 평가(Love & Webb, 1992; Perlman, 1991; Seikel, King, & Drumright, 1997에서 발췌)

뇌신경	운동 평가	감각 평가	상부운동신경세포(UMN) 해석	하부운동신경세포(LMN) 해석
V	환자: 이를 악 물기 임상가: 깨물근 및 측두근 체크 관찰: 대칭성과 근육량 기록 환자: 아래턱을 올림, 내림, 측면으로 움직임 임상가: 움직임에 수동(manual) 저항 제공 관찰: 강도, 대칭성, 부드러움, 움직임의 범위를 기록 환자: 삼키기 임상가: 설골 위치 확인 관찰: 설골후두 상승의 범위와 속도	환자: 눈 감기 임상가: 얼굴의 사분면, 혀 앞쪽 2/3, 치아, 안쪽 뺨, 경구개 및 연구개에 차갑고 따뜻한 가벼운 접촉 관찰: 따끔거림 보고; 국소 촉각의 정확성	<u>일측 UMN</u>: 일반적으로 운동 또는 감각 이상 소견이 없음; 때때로 경미하고 일시적인 손실 <u>양측 UMN</u>: 씹기의 어려움; 씹기근의 과긴장; 감각 결손; 턱밑 근육의 개입으로 인한 설골후두 상승의 감소; 인두단계에 영향을 미치는 구강단계의 심각한 결손	<u>일측 LMN</u>: 아래턱 하강 시 마비 또는 불완전 마비된 쪽으로 편향; 근긴장 저하 및 위축이 뚜렷; 설골후두 상승의 손상; 동측의 감각 손상; 구강단계의 경도- 중등도 수준의 결손 <u>양측 LMN</u>: 씹는 능력의 심각한 손상; 양측의 근긴장 저하; 양측의 감각 결손; 설골후두 상승의 심각한 손상; 인두단계에 부정적인 영향을 미치는 구강단계의 심각한 결손

VII	환자: 이마 주름지기; 두 눈, 왼쪽 눈, 오른쪽 눈 감기; 입 다물기; 미소짓기와 입술 오므리기를 번갈아가면서 3회 실시; 얼굴 찌푸리기; 입술 내밀기; 공기로 뺨 부풀리기; /파/를 최대한 빠르게 반복 임상가: 휴식 시 대칭성과 긴장도 평가; 대칭성과 움직임의 범위 평가; /파/ 반복의 정확도와 속도 평가	혀 앞쪽 2/3에 제공되는 다양한 맛(단맛, 짠맛, 신맛, 식초)을 평가	<u>일측 UMN</u>: 경직형 마비, 반대쪽의 얼굴 아래 부위와 목의 약화; 수의적인 움직임 시에는 약화가 명확하지만 감정적인 움직임에는 명확하지 않음; 반대쪽의 타액 분비 감소; 반대쪽의 혀 앞쪽 2/3에서 미각 감소 <u>양측 UMN</u>: 얼굴 전체의 경직형 마비; 타액 분비의 심각한 손실; 혀 앞쪽 2/3에서 미각의 손실; 구강단계의 심각한 결손	<u>일측 LMN</u>: 동측 얼굴 전체의 이완형 마비; 수의적이고 감정적인 움직임 모두에 있어 모든 안면 구조의 움직임이 없거나 상당한 손상; 눈물; 입가 침 흘림; 동측 타액 상실; 동측 혀 앞쪽의 2/3에서 미각 상실; 구강단계의 심각한 결손 <u>양측 LMN</u>: 얼굴 전체에 이완형 마비; 과소긴장 및 위축; 혀 앞쪽 2/3에서 타액 분비 및 미각의 심각한 상실; 구강단계의 심각한 결손
IX	붓인두근(stylopharyngeus)으로의 운동-독립적으로 평가될 수 없음	환자: 눈 감기 임상가: 혀 뒤쪽 1/3의 왼쪽과 오른쪽, 구개궁, 구개 편도, 후인두벽에 차갑고 따뜻한 가벼운 접촉 관찰: 정확한 감각의 증거 환자: 입을 벌림 임상가: 혀 뒤쪽 1/3에 다양한 맛을 적용 관찰: 예민함과 맛 분별의 증거	<u>일측 UMN</u>: 반대쪽 약화 또는 감각 손실의 증거가 거의 없음 <u>양측 UMN</u>: 혀 뒤쪽 1/3의 감각과 미각의 완전한 손실; 구개궁과 후인두벽 감각의 완전한 손실; 이하선의 타액 손상; 구역반사의 손상 또는 부재; 인두단계의 심각한 결손 (특히 인두단계 시작 시)	<u>일측 LMN</u>: 동측 혀 뒤쪽 1/3의 촉각, 통증, 열 및 미각 상실; 구개궁 및 후인두벽에 대한 동측 감각 상실; 동측 이하선에서 타액 분비 상실 <u>양측 LMN</u>: 혀 뒤쪽 1/3의 감각과 미각의 완전한 상실; 구개궁과 후인두벽 감각의 완전한 상실; 인두단계 시작의 어려움

IX, X, XI	환자: "아" 지속 임상가: 관찰(가능하거나 필요한 경우 시각화 기술로 보완) 관찰: 연구개 운동의 대칭성; 외측 인두벽의 움직임; 발성 및 공명의 질		일측 UMN: 연구개 움직임이 거의 없거나 경미한 정도의 영향 양측 UMN: (가성구마비)는 삼킬 때보다 말산출 시에 더 심한 연인두폐쇄의 손상을 나타낼 수 있음; 과비성, 비강 누출; 긴장되고 쥐어짜는 목소리의 질; 삼키는 동안 비강역류가 발생할 가능성이 적음; 명령에 따른 삼킴의 어려움; 불수의적인 삼킴의 시작에는 어려움이 적음; 인두삼킴반응이 지연되거나 없음; 인두 단계의 상당한 결손	일측 LMN: 연구개 및 인두근의 동측 마비; 연구개가 병변에서 멀어짐; 인두 정체(pharyngeal stasis) 및 동측 조롱박굴에 음식물 고임 양측 LMN: 연인두폐쇄가 없거나 극도로 손상됨; 비강역류; 인두 정체; 조롱박굴에 음식물 고임; 인두 단계의 심각한 결손
X	환자: 발성, 말하기 임상가: 지각적 또는 도구적 평가 관찰: 음성의 질; 음도와 음량 수준 조절 비디오투시영상검사 중 반지인두근의 열림을 관찰	감각 검사를 포함한 광섬유 내시경 삼킴검사(FEESST): 후두계곡, 후두덮개, 조롱박굴의 앞벽 및 호미후두덮개 주름의 오른쪽과 왼쪽에 공기 펄스를 전달(Aviv, Kaplan, Thomson, Spitzer, Diamond, & Close, 2000)	일측 UMN: 반대쪽 성대의 경미한 약화 가능성; 마비의 가능성은 거의 없음; 반대쪽 후두인두 감각 결손의 가능성 존재(Aviv et al., 1996) 양측 UMN: (가성구마비) 긴장/쥐어짜는 특징; 과긴장으로 인한 단음도; 반지인두근의 과긴장; 조롱박굴에 음식물 고임; 양측 후두인두의 감각 손상; 턱반사 및 구토반사의 증가, 정서적 불안정성(Kirshner, 1989); 인두단계의 상당한 결손	일측 LMN: 결손은 병변 위치에 따라 다름; 연구개 상승의 동측 결손 가능성; 음도조절의 동측 손상 가능성; 후두인두, 후두계곡 및 후두덮개의 동측 감각 상실 가능성; 정중옆(paramedian)의 위치에서 동측 성대마비 가능성; 중간 위치에서 동측 성대마비 가능성; UES 열림 감소 양측 LMN: 결손 패턴은 병변 수준에 따라 다름; 연구개 부동(immobility)의 가능성; 양측 반지방패근 마비로 인한 성대 손상 또는 부동성; 또는 다른 모든 내부 후두근육의 양측 마비; 인두, 후두인두, 후두계곡 및 후두덮개의 감각 상실 가능성; UES의 열림 감소; 조롱박굴에 음식물 고임; 흡인 및 질식의 위험이 있는 심각한 인두단계의 삼킴장애

XII	환자: 연결발화; /카/ 및 /타/ 반복 임상가: 지각적이거나 도구적인 평가; 비구어 과제에서 혀의 모양 및 움직임 검사 관찰: 조음 정확도; 말속도; 혀의 위축이나 연축 여부; 혀의 움직임 범위의 감소 및 비대칭 여부; 힘 감소		일측 UMN: 반대쪽 턱끝혀근(genioglossus muscle)의 경직형 마비; 혀를 내밀었을 때 약한 쪽으로 혀가 편향됨(UMN인 경우 병변의 반대쪽) 양측 UMN: 양쪽 약화; 혀를 입술 너머로 내밀 수 없음; 긴장 또는 경직성 증가; 자음의 부정확성; 음식물을 조작하는데 어려움	일측 LMN: 혀의 동측 전체가 쪼그라들거나 위축된 것처럼 보임; 혀 표면 아래에 잔물결로 보이는 연축이나 세동을 볼 수 있음; 혀는 약한쪽(LMN 병변인 경우 병변과 같은쪽)으로 편향됨; 혀의 운동 범위 감소; 자음의 부정확성 양측 LMN: (위축과 연축을 특징으로) 혀 양쪽의 마비; 말하고 삼키는 데 필요한 혀 움직임의 심각한 손상

부록 B. 학습질문 정답

제1장 답안

1. 두개골(skull)에 있는 유일한 관절은 턱관절(temporomandibular joint)이다. 턱관절의 평행(translational)이동과 회전(rotational)이동은 씹기에서 매우 중요하다.
2. 턱밑샘(submandibular glands)은 아래턱(mandible) 아래에 위치하며 안면신경(CN VII)의 지배를 받는다. 턱밑샘은 구강 분비의 70%를 차지한다. 혀밑샘(sublingual glands)은 턱(jaw)의 안쪽 표면을 따라 구강 바닥에 위치하며 안면신경(CN VII)의 지배를 받는다. 다량의 귀밑샘(parotid gland)은 턱의 가지(ramus) 위에 위치하며 설인신경(CN IX)의 지배를 받는다. 혀밑샘과 귀밑샘은 구강 분비의 25%를 차지한다.
3. a. 입술 다물기는 표정을 담당하는 입주위근(perioral muscle)의 활성화를 통해 이루어지며 안면신경(CN VII)의 지배를 받는다. 여기에는 아래 및 위입둘레근(inferior and superior orbicularis oris muscles), 아래 및 위앞니입술(inferior and superior incisivus labii)이 포함되며, 입술을 힘주어 다물 때는 입꼬리내림 및 올림근(levator and depressor anguli oris muscle)이 관여한다.
   b. 볼근(buccinator) 및 입꼬리당김근(risorius muscle)이 활성화되면 볼의 긴장도를 높일 수 있다. 이 근육들은 안면신경(CN VII)의 지배를 받는다.
   c. 혀 바깥쪽(laterally)에 부착되는 혀 내근(intrinsic tongue muscle)(특히 수평섬유(transverse fibers))이 활성화되면 혀 정중선(midline)에 통로가 생긴다. 이 통로는 음식물, 특히 액체류를 담는 데 필수적이다. 모든 혀 내근은 설하신경(hypoglossal nerve)(CN XII)의 지배를 받는다.
   d. 씹기는 여러 씹기근(muscles of mastication)의 협동 작용을 통해 이루어진다. 씹기근에는 깨물근(masseter muscle), 안쪽 날개근(medial pterygoid muscle), 그리고 턱 올림을 담당하는 측두근(temporalis muscle), 턱 내림과 수평 움직임을 담당하는 외측 날개근(lateral

pterygoid muscle)과 두힘살근 전복(anterior belly of digastric muscle)이 포함된다. 이 근육은 모두 삼차신경(trigeminal nerve)(CN V)의 아래턱가지(mandibular branch)의 지배를 받는다.

4. 연구개(velum)의 활동적인 수축은 구강준비단계나 구강운반단계에서 적극적인 역할을 하지는 않는다. 그 대신, 연구개는 구인두(oropharynx)로 낮게 내려와 음식물이나 액체가 인두로 미숙유출되는 것을 방지한다.
5. 감각 정보는 구강준비단계와 구강운반단계에서 음식물을 조절하는 데 매우 중요하다. 구강준비단계에서 감각 정보는 음식물을 충분히 씹게 하고 침을 생성하며, 구강운반단계에서는 음식물을 효율적으로 처리한다. 삼킴의 첫 두 단계에서 이루어지는 음식덩이의 형성과 운반에 감각 정보가 매우 중요하다. 무치아 상태(edentulous state)는 음식덩이의 형성을 저해할 수 있는데, 고기와 같은 단단한 음식물을 씹는 것이 어렵고, 이로 인해 음식덩이가 잘 형성되지 않으면 운반이 어려워져 인두단계에서도 문제가 생기게 된다. 미각(taste) 저하는 구강(oral cavity) 내 음식덩이의 형성을 어렵게 하여 음식물의 조절을 어렵게 한다. 미숙 삼킴(premature swallow)이 일어나거나 음식물이 준비되기 전에 뒤쪽 혀(posterior tongue)로 넘어가면 침습 또는 흡인으로 이어진다. 미각은 삼킴 반응의 유발을 도울 수 있기 때문에 삼킴에 있어 매우 중요한 감각이다. 미각 저하는 식욕과 침의 유량을 감소시킬 수 있고, 영양실조와 함께 나타날 수 있다. 구강 감각 저하는 음식물이 고랑(sulci)에 고이게 하거나 삼킴 후 침습/흡인의 위험을 증가시킨다.

제2장 답안

1. 다음과 같은 구조적 활동은 인두삼킴반응과 관련이 있다: 연인두폐쇄, 설골후두 상승, 후두덮개 젖혀짐, 가성대와 진성대 닫힘, 점진적인 인두수축, UES 확장
2. 인두삼킴반응은 앞쪽 구개활, 아래턱의 밑 테두리 수준의 혀 뒤쪽, 후두계곡, 조롱박굴, 후두입구에서 가장 효과적으로 유발된다.
3. 기압차는 인두를 따라 인접한 부위의 수축과 팽창으로 생성된다. 기압차는 음식물을 UES로 밀어넘기는 것을 돕는다. 압력 차에 기여하는 구조들은 혀 뒤쪽과 상, 중, 하인두수축근의 수축이다.

4. 연수의 고립핵으로 향하는 표층 및 심부의 감각 수용기는 적절한 패턴과 강도의 감각정보일 때 인두삼킴 또는 기침반응을 유발한다.
5. 대부분의 삼킴은 짧은 호기 후에 시작되고 삼킴 후 호기가 따른다(호기-삼킴-호기). 흡기가 따르는 정상삼킴은 드물다. 허약하거나 호흡곤란이 있는 환자들은 삼킴 시 무호흡 후에 숨을 들이쉬는 경향이 있는데, 이는 환자들을 흡인의 위험에 노출시킨다.

제3장 답안

1. 식도로의 혈액공급은 주로 경부, 흉부, 복부의 세 부분에 혈액을 공급하는 특정 동맥을 통해 분절적으로 이루어진다. 경부식도는 하갑상선동맥의 가지에서 혈액을 공급받는다. 흉부 식도는 대동맥 가지, 오른쪽 갈비사이동맥, 기관지동맥에서 혈액을 공급받는다. 왼쪽 위(gastric), 짧은 위(gastric), 왼쪽 아래횡격막동맥은 복부 식도에 혈액을 공급한다.
2. 1차와 2차 식도 연동파는 둘다 정상적인 순차적 박리파이다. 차이점은 1차 파동은 삼킴으로 시작되지만 2차 파동은 삼킴의 시작과 관계가 없다.
3. UES 열림의 생리는 신경학적 억제로 인한 2~6cm 영역의 긴장성 폐쇄와 설골후두 상승 및 전방 운동에 의해 UES에 가해지는 기계적 견인의 조합이다. 현재까지 설골후두복합체의 위쪽과 앞쪽 움직임은 효율적인 음식물의 통로인 UES가 시의적절하게 열리는 데 가장 중요하다고 알려져 있다.
4. UES와 LES 간의 유사성은 음식물이 역행하는 것을 방지하도록 설계된 밸브형 구조로서 동일한 역할을 한다는 점이다. 두 괄약근 모두 중추 및 국소적인 신경조절을 받으며 불수의적인 통제하에 있다. UES와 LES는 가만히 있을 때는 긴장하여 닫혀 있다. UES의 형태는 LES와는 상당히 다르다. UES는 줄무늬 근섬유를 사용하고 LES는 민무늬근만을 사용한다. LES는 그곳에 위치한 원형 근섬유의 조직학적 변화로 인해 식도의 원형 근섬유의 두께가 증가하면서 형성된다. 이러한 완전한 근육 고리는 UES처럼 연골에 삽입되지 않는다. UES는 삼킴 시작 시 이완하고 LES는 연동파가 식도의 중간 부위에 있을 때 이완한다. UES와는 달리 LES는 음식물의 특성에 영향을 많이 받지 않는다.
5. "계속해서 소식을 전해 주셔서 감사합니다. 설골후두 상승이 정상적이나 삼킴 후 조롱박굴에 음식물이 고이고 있습니다. UES의 신경학적 열림의 문제가 아닐 수 있어 근절제술의 결

과가 실망스러울 수도 있습니다. 변형된 바륨 삼킴검사에서 SLP가 관찰한 설골후두 상승이 비정상이라고 생각된다면 Smith 씨와 몇 가지 행동학적 치료 전략을 시도해 보고 싶습니다. 괜찮으신가요? 후두상승을 증가시키는 여러 가지 운동에 관한 연구자료를 가지고 있는데 귀하에게 복사본을 보내 드리겠습니다."

제4장 답안

1. 분리되지 않는 음식물의 섭취 시에는 인두삼킴반응이 시작되기 전에 음식물이 인두에 들어가 머물러 있다. 이는 성대의 부분 내전과 관련이 있고 복잡한 턱밑 근육의 활동보다 먼저 발생한다.
2. 운동 동등성은 여러 가지 방법으로 운동 목표를 달성하는 시스템의 능력을 의미한다. 삼킴과 관련한 예로는 한 입 가득한 음식물을 씹어서 삼키기 쉬운 음식물로 조작하는 다양한 방법들이다.
3. 음식물의 크기, 농도, 온도, 맛, 점도는 삼킴의 매개변수를 변화시킬 수 있다.
4. 연령이 증가하면 속도가 느려지고 이동 시간이 증가하면서 삼킴의 효율성이 경도에서 중등도 수준으로 저하된다.
5. 구강 점막의 감각 수용기는 음식물과 음식물의 다양한 특성에 의해 자극된다. 이 감각정보는 뇌신경 IX, X, XI(아마도 뇌신경 V 및 VII 포함)과 특수 감각(미각)의 뇌신경 VII 및 IX를 통해 연수의 고립핵으로 전달된다. 감각자극이 역치에 도달하면 고립핵은 흥분성 명령을 의핵으로 보내 패턴화된 자극을 근육으로 전달하고 기도 보호와 음식물을 밀어 넘기는 이벤트를 실시한다.

제5장 답안

1. 투시영상의 A–P면은 음식물을 섭취하는 동안 구인두 부위의 오른쪽과 왼쪽의 대칭성을 평가할 때 선택한다. 언어재활사는 A–P면에서 오른쪽과 왼쪽을 독립적으로 살펴보고 음식물의 운반과 고임, 삼킴 후 잔여물의 주요 측면을 평가할 수 있다. 또한 이 위치는 손상된 쪽으로 머리를 돌리는 것과 같은 치료 전략의 효율성을 평가하는 데에도 도움이 된다. 삼킴 후에는 잔여물을 평가하기 위해 고개를 되돌린다.

2. 후두인두 역류를 평가하기 위해 가장 많이 사용되는 검사는 24시간 pH-프로브(pH-probe) 검사이다. 이 검사는 하루 중 제한된 시간에 빠르게 샘플링을 하는 대신에, 계속적으로 자주 샘플링을 할 수 있다. 이는 수면 중에 발생할 수 있는 활동에 대해 보다 민감한 측정이 가능하다.
3. 식도조영술(또는 바륨 삼킴)과 변형된 바륨 삼킴검사는 목적이 다르다. 바륨 삼킴검사는 주로 식도단계의 해부학적 결함과 운동성 문제를 찾기 위한 것이다. 인두식도조영술은 구인두와 위 들문(gastric cardia)(식도가 연결되는 위(stomach) 부분) 사이의 구조를 볼 수 있다. 상부 위장 시리즈에서는 위(stomach)와 십이지장(소장의 상단 부분)을 포함하여 바륨 삼킴에서 볼 수 있는 모든 구조를 볼 수 있다. 변형된 바륨 삼킴의 목적은 삼킴 메커니즘의 해부와 생리를 평가하는 것으로, 구강, 인두 및 초기 식도 단계를 관찰하고 흡인과 침습 증상의 근본 원인을 진단하는 탁월한 방법이다. 또한 인두단계를 시각화하고 삼킴의 안전성과 효율성을 증가시키기 위한 능력을 보기 위해 보상전략을 평가한다. 이 평가는 대량의 바륨에 의해 손상없이 구조들을 시각화할 수 있도록 단계화된 음식물의 양을 사용하여 평가한다.
4. 묽은 바륨은 식사 시 먹는 묽은 액체와 같지 않다. 예를 들어, 묽은 바륨은 커피 한잔과는 음식물의 밀도(무게), 점도(끈적임), 항복 응력(액체 추진의 어려움)의 특징이 다르다. 또한 구강 촉감도 다르다. (한 모금 마시고 차이를 경험해 보라!)
5. 삼킴 기능을 평가하는 최고의 방법은 한 개가 아니다. 의사가 선택하는 방법은 환자의 증상, 의심되는 문제의 위치, 특정 질병의 배제, 확인, 등급화하는데 필요한 정보가 무엇인지에 따라 결정된다. 다양한 평가 방법은 보충적인 정보를 제공한다. 특정 영상 기법이 다른 기법보다 나은 것이 아니라 찾고자 하는 연구와 정보의 목적에 따라 평가 방법이 다르다. 종종 한 방법에 내재된 약점은 진단적 정보를 최대로 제공하기 위해 투시영상을 압력계 연구에 결합하는 것과 같은 결합 기술에 의해 향상된다.

제6장 답안

1. 구강단계에서 발생하는 삼킴장애의 증상은 음식물이 외측고랑(lateral sulci)에 고이는 것이다. 이는 볼(cheek)이나 혀(tongue)의 근육 문제 또는 치주 구조물(periodontal structures)과 볼 점막(mucosa) 사이의 감각 문제로 인해 발생할 수 있다. 구강단계 삼킴장애의 두 번째 증상은 침

흘림(drooling)이다. 이는 입둘레근(orbicularis oris muscle)의 기능장애나 구강(oral cavity)의 앞쪽 또는 얼굴 아래쪽의 감각 문제로 인해 나타날 수 있다. 구강단계에 영향을 주는 세 번째 삼킴장애 증상은 구강 통과시간의 증가이다. 이는 혀 근육, 안면 근육, 또는 씹기근의 운동 조절 기능장애로 인해 나타날 수 있다. 구강 감각의 감소 또한 이를 유발할 수 있다.

2. 인두삼킴 유발 지연은 인두단계 삼킴장애의 징후이다. 이는 구강, 인두 또는 식도 근육의 기능장애나 구인두(oropharynx) 및 인후두(laryngopharynx)의 감각 기능장애로 인해 발생할 수 있다. 흡인은 인두단계 장애의 또 다른 징후이다. 설골후두 상승(hyolaryngeal elevation)의 감소, 후두 폐쇄의 감소, 또는 후두 점막 감각이 감소해도 흡인으로 이어질 수 있다. 후두계곡 정체(vallecular stasis)는 인두단계 삼킴장애의 세 번째 징후이다. 이는 혀 기저부(tongue base)의 후퇴 그리고/또는 설골후두 상승의 감소, 또는 후두계곡(valleculae) 및 후두덮개의(epiglottis) 감각 감소로 인해 발생할 수 있다.
3. 뇌혈관사고(cerebrovascular accident(CVA))는 삼킴장애의 가장 중요한 신경학적 원인 질환이다. 매년 뇌졸중(stroke) 환자의 약 160,000에서 573,000명(또는 42%에서 75%)이 삼킴장애를 경험한다. 여러 CVA 환자가 초기에 삼킴 문제를 호소하고 시간이 지나면서 점차 호전되는 모습을 보이며, 6개월 후에는 환자의 대부분이 큰 기능장애를 보이지 않는다.
4. 삼킴장애와 관련된 흔한 신경학적 원인 질환에는 뇌혈관질환, 외상성 뇌손상, 뇌간(brainstem)에 발생하는 종양 또는 뇌졸중, ALS, 파킨슨병(Parkinson's disease), 헌팅턴병(Huntington's disease), 다발성 경화증(multiple sclerosis), 중증 근무력증(myasthenia gravis)이 있다.
5. 이 장에서 설명한 많은 질환이 퇴행성이기 때문에 전문용어(의료진을 대상으로)와 일반적인 용어(보호자를 대상으로)를 모두 사용하여 삼킴장애 치료에 대해 설명할 수 있어야 한다. 전문용어를 사용한다면 "퇴행 과정에서 이차적으로 발생하는 삼킴장애는 비가역적이지만, 보상 기법을 전략적으로 사용하고 재활 기법으로 근력을 최대화하면 구강 식이를 유지할 수 있습니다. 모든 중재의 목표는 안전한 구강 식이를 최대한 오래 유지하는 것입니다."라고 설명할 수 있다. 일반적인 용어를 사용한다면 "Jones 부인, 남편분께서는 호전이 어려운 질환을 앓고 있습니다. 하지만 몇 가지 훈련법을 사용하고 좋아하시는 몇 가지 음식을 안전하게 섭취하시는 방법을 안내해 드림으로써 남편분께서 식사하시는 능력을 유지하실 수 있도

록 도와드릴 수 있습니다."라고 말할 수 있다.

제7장 답안

1. 성문위 후두절제술(supraglottic laryngectomy)은 후두(larynx)의 위쪽 끝에서 설골(hyoid bone)을 제거하는 것이다. 제거될 수 있는 구조물에는 후두덮개(epiglottis), 호미후두덮개주름(aryepiglottic folds), 가성대(false vocal folds), 그리고 혀 기저부가 포함된다. 성문위 후두절제술 후 흡인을 유발할 수 있는 세 가지 요소는 설골후두 상승 감소, 후두 기도 보호(laryngeal airway protection) 기전의 상위 두 층 제거, 그리고 후두 상승 유발 지연이다.
2. 입이 마르는 구강건조증(xerostomia)은 방사선 치료, 쇼그렌 증후군(Sjögren syndrome), 또는 약물 사용으로 인해 발생할 수 있다. 침이 감소하면 음식물 운반에 어려움이 나타날 수 있고, 씹기와 삼킴이 불편하거나 비효율적일 수 있으며, 구강 감염과 충치가 증가할 수 있다. 구강건조증 환자는 건조한 음식, 후레이크류, 단단한 음식물을 처리하기 어려울 수 있으며, 이로 인해 씹기 시간이 길어지고 구강 및 인두 정체가 증가한다. 침 대체제나 침 생성을 증가시키는 약물로 증상을 줄일 수 있다.
3. 두경부 방사선 치료로 인하여 구강건조증, 조직 괴사(necrosis), 부종(edema)(부기), 감각 변화, 그리고/또는 조직의 섬유화가 나타날 수 있다. 구강건조증, 또는 침 감소로 인한 입 마름은 음식물의 운반을 저해할 수 있고, 씹고 삼키는 것이 불편해지거나 구강 감염과 충치가 증가할 수 있다. 조직 괴사, 또는 연조직과 뼈의 손상은 구조물(structures)을 변형시켜 흡인을 유발하거나 삼킴 통증(odynophagia), 호흡 방해, 목 쉰 음성(hoarseness)을 유발할 수 있다. 조직 섬유화(근섬유가 결합조직(connective tissue)으로 변하는 것)는 뒤쪽 혀 기저부(posterior tongue base)의 움직임 또는 후두 상승을 감소시킬 수 있고, 후두덮개 기저부와 호미연골의 접촉을 제한할 수 있으며, 이 모든 문제는 삼키기 전 또는 후에 흡인으로 이어질 수 있다.
4. 기관절개술(tracheostomy)이 실시된 후에 흡인을 유발할 수 있는 기계적인 변화는 후두 상승의 감소, 커프로 인한 방해, 성문하압(subglottic pressure)의 감소이다. 삼킴 문제로 이어질 수 있는 신경생리학적 변화로는 후두 감각의 저하가 있으며, 이로 인해 보호 반사가 소실되고 후두 폐쇄가 불협응될 수 있다.
5. a. 수술 중이나 호흡 곤란이 있을 때 입이나 코에 호흡관(breathing tube)을 삽관하는 것을 기

관 내 삽관(endotracheal intubation)이라고 한다. 삽관 시에 기관내관(endotracheal tube)이 호미연골(arytenoid cartilage)을 건드리면 호미연골이 탈골되고 성대가 마비되어 흡인으로 이어질 수 있다. 장기간 삽관하게 되면 기관내관이 후두의 감각 시스템을 바꾸어 관을 제거한 후에도 흡인의 위험이 증가하게 된다. 삽관 기간이 길어질수록 후두에 부종(edema), 자극(irritation), 육아조직(granulation tissue)이 발생할 수 있다. 시간이 지나면 성문하 협착증(subglottic stenosis)이 유발될 수도 있다.

b. 뼈곁돌기(osteophytes)는 경추(spinal cervical vertebrae)에서 뼈가 자라나는 것이며, 대개 정상적인 노화로 인하여 흔히 나타난다. 뼈곁돌기의 크기가 커지면 인두나 식도의 공간을 좁혀 진행성 삼킴장애가 나타나기도 한다. 뼈곁돌기가 음식물의 경로를 후두 전정(laryngeal vestibule) 쪽으로 바꾸거나 후두덮개의 젖힘을 방해하면 흡인이 일어날 수 있다.

c. 혀 절제술(glossectomy)은 종양이 생겨 혀를 잘라내는 것을 말한다. 혀부분절제술(partial glossectomy) 환자들은 음식물의 형성과 밀어 넘기기가 어렵고, 구강 및 인두 잔여물이 증가하며, 구강 통과시간이 증가하고, 걸쭉한 음식물의 삼킴에 어려움을 보인다. 반 혀절제술(hemiglossectomy) 환자들은 심각한 삼킴 문제를 보이지 않는다. 혀 전절제술(total glossectomy) 환자들은 혀 운동 조절의 문제, 혀 기저부의 수축 감소, 인두 삼킴 지연과 같은 심각한 삼킴 문제를 보인다.

d. 협착(stricture)은 광범위한 절제나 흉터 조직으로 인하여 인두(pharynx)나 상부 식도(esophagus)가 좁아지거나 협착(stenosis)되는 것이다. 협착은 음식물의 이동을 방해하며 특히 걸쭉한 점도나 고형 음식물의 삼킴을 어렵게 한다.

e. 젠커 게실(Zenker's diverticulum)(벽이 돌출되어 주머니가 생기는 것)은 점막과 점막하가 인두의 뒤쪽 근육층을 뚫고 돌출되는 것으로, 특히 반지인두근(cricopharyngeus muscle) 층 위에서 흔하게 발생한다. 이는 인두 수축과 반지인두근 이완의 불협응으로 인해서, 또는 위식도역류(gastroesophageal reflux)의 결과로 나타날 수 있다. 게실은 주머니에 음식 조각들이 고이게 하여 삼킴에 부정적인 영향을 줄 수 있다. 젠커 게실 환자들은 구취, 역류, 및 기침을 호소할 수 있다.

제8장 답안

1. 중재전략을 **보상**과 **재활**로 분류하는 것은 언어재활사가 생리학적 측면에서 목표한 중재 전략이 원하는 결과에 집중하도록 돕는다. 보상 중재전략은 문제를 우회하고, 재활 중재전략은 생리를 개선하도록 고안되었다. 만약 안전한 삼킴을 즉시 유도하는 것이 목적이라면 보상 중재전략을 사용하는 것이 우선일 것이다. 삼킴 생리학을 장기적으로 개선하는 것이 목표라면 재활 중재전략이 더 적합할 것이다. 중재를 두 가지로 분류하는 이유는 재활 과정의 어느 시점에서든지 임상가가 환자에게 필요한 효과에 집중하게 하기 위함이다. 삼킴의 안전과 회복을 극대화하기 위해서는 두 중재전략이 모두 필요하다. 질병이나 장애(예: 알츠하이머병(Alzheimer's disease)이나 뇌혈관사고(CVA))에 기반한 치료는 징후나 증상에 구체적으로 초점을 맞추지 못할 수 있고 임상가가 즉각적인 변화나 장기적인 효과를 유도하기 위해 취해야 할 행동을 결정하는 데 도움이 되기 어렵다.
2. 최소한의 개입으로 안전한 삼킴을 즉시 유도하는 것이 목표일 때마다 보상 중재전략을 사용해야 한다. 임상가는 보상 전략이 생리학적 측면—신체 구조물의 힘, 속도, 또는 협응—을 개선하지 않는다는 것을 이해해야 한다.
3. a. 왼쪽 외측 볼고랑(left lateral buccal sulcus)에 음식물이 고일 때 사용할 수 있는 첫 번째 보상 전략은 환자에게 고개를 오른쪽으로 기울이게 하고 음식물을 오른쪽 구강에 놓는 것이다. 이를 통해 음식물이 적절한 위치에 놓이게 하고, 중력의 도움을 받아 더 강하고 온전한 쪽으로 유지되도록 할 수 있다.
   b. 사과주스를 마신 뒤 기침이 관찰되었다면 초기에 사용할 수 있는 보상 전략으로 빨대 사용을 들 수 있다. 이 방법은 삼킴의 속도를 늦추고 음식물의 크기를 제한하여 묽은 액체를 잘 조절할 수 있게 한다. 또 다른 전략은 주스를 즙(nectar) 농도로 걸쭉하게 하여 구강에서 음식물의 조절을 용이하게 하는 것이다.
   c. 환자가 침을 흘린다면 임상가가 환자와 미리 정한 수신호(hand signal)인 입꼬리 만지기 등을 사용하여 환자가 자발적으로 삼킬 수 있도록 단서를 줄 수 있다.
4. 보상 중재의 목표로서 후각, 미각, 온도는 감각을 증진시키기 위해 빠르고 쉽게 조절될 수 있는 요소이다. 연구 결과들은 턱밑 근육 활동을 측정했을 때 후각과 미각이 결합되면 신경 활동이 증가한다는 가설을 뒷받침한다.

5. 임상가는 진단 회기에서 항상 "관찰된 행동을 유발하는 생리적인 문제는 무엇인가?"를 질문해야 한다. 질문에 대한 가설은 빠르게 생성된다. "주스를 크게 한 모금 마셨을 때 음식물의 조절을 상실하고 기침이 났다". 이러한 경우, 거의 비어 있는 컵을 사용하여 적은 모금만 마시게 하면 기침 반응을 줄일 수 있다. 만약 환자가 적은 용량에서도 여전히 기침을 한다면, 다음 삼킴 시도 시에는 걸쭉한 액체를 사용해 볼 수 있다.

제9장 답안

1. 삼킴장애를 대상으로 하는 재활 방법은 생리를 영구적으로 변경하도록—근력을 강화하고, 신경 활성화를 증가시키며, 시간적 특성(속도, 범위, 유연성)을 개선하도록—설계되었다(속도, 범위, 유연성으로 기억하라).
2. 마비말장애(dysarthria)는 말운동장애(motor speech disorder)로, 조음(articulation) 또는 말소리 산출을 목표로 한다는 점에서 삼킴장애와 차이가 있다. 비슷한 구강 근육의 그룹이 서로 다른 방식으로 사용되기 때문이다. 마비말장애 치료에서는 구어(spoken language)를 과제 자극으로 사용해야 하지만, 삼킴장애 치료에서는 삼킴 활동(보상적 또는 재활적)을 목표로 해야 한다.
3. 쉐이커 운동(Shaker exercises)의 목표는 인두 근육의 기능을 향상시켜 설골후두의 활동성을 증가시키는 것이다. 이는 재활 전략 또는 장기적인 해결책에 해당한다.
4. 이 환자에게 즉각적인 보호와 상부식도괄약근(UES)의 열림에 필요한 근력의 장기적인 개선을 돕는 가장 쉬운 치료법을 시도할 것이다. 이는 설골후두 복합체(hyolaryngeal complex)를 들어올리는 결과를 가져온다. 이 목표를 위해 가장 먼저 멘델슨법을 선택할 것이고, 환자에게 "삼킬 때 삼킴의 정점에서 근육을 쥐어짠 상태를 '셋'까지 센 다음 이완하세요."라고 지시한다. 멘델슨법은 설골후두 상승을 즉각적으로 향상시키면서 후두 폐쇄를 증가시키는 상대적으로 간단한 기법이다. 시간이 지나면 실제로 근력을 개선할 수도 있다—일석이조인 셈이다! 멘델슨법을 쉐이커 운동과 병행할 수 있으며, 이렇게 적용하면 시간이 지나면서 설골후두 기능이 향상될 수 있다.
5. 환자에게 도전적이지만 매일 훈련을 하기 싫은 정도는 아닌 엄격한 숙제 프로그램을 제공하고자 한다고 설명할 것이다.

찾아보기

ㅎ

저자 소개

Kim Corbin-Lewis는 Department of Communicative Disorders and Deaf Education, Utah State University의 교수이자 학과장이다. 강의 및 연구 관심사는 해부 및 생리, 말과학, 삼킴장애, 음성장애이다.

Julie M. Liss는 ASHA 펠로우이고, Department of Speech and Hearing Science, Arizona State University의 교수이자 College of Health Solutions의 부학장이다. 강의 및 연구 관심사는 신경학적 말과 삼킴장애, 저하된 말 지각 분야이다.

역자 소개

김자영

고려대학교 심리학 학사
연세대학교 언어병리학 석사
University of Florida 언어병리학 박사
1급 언어재활사
(전) 서울아산병원 신경과 언어재활사
연세대학교 언어병리학협동과정 연구교수
신경언어/말장애 및 삼킴장애 강의, 다수 대학원 출강
(현) 가톨릭관동대학교 언어재활학과 교수

정다희

서강대학교 영미어문 학사
서울대학교 인지과학 석사
연세대학교 언어병리학 석사
1급 언어재활사
(전) 서울대학교 인지과학연구소 연구원
(현) 서울아산병원 신경과 언어재활사

[원서 2판]
삼킴장애
Clinical Anatomy & Physiology of the Swallow Mechanism (2nd ed.)

2025년 6월 20일 1판 1쇄 인쇄
2025년 6월 25일 1판 1쇄 발행

지은이 • Kim Corbin-Lewis · Julie M. Liss
옮은이 • 김자영 · 정다희
펴낸이 • 김진환
펴낸곳 • ㈜학지사
04031 서울특별시 마포구 양화로 15길 20 마인드월드빌딩
대표전화 • 02-330-5114 팩스 • 02-324-2345
등록번호 • 제313-2006-000265호

홈페이지 • http://www.hakjisa.co.kr
인스타그램 • https://www.instagram.com/hakjisabook

ISBN 978-89-997-3421-2 93370

정가 29,000원